U0110661

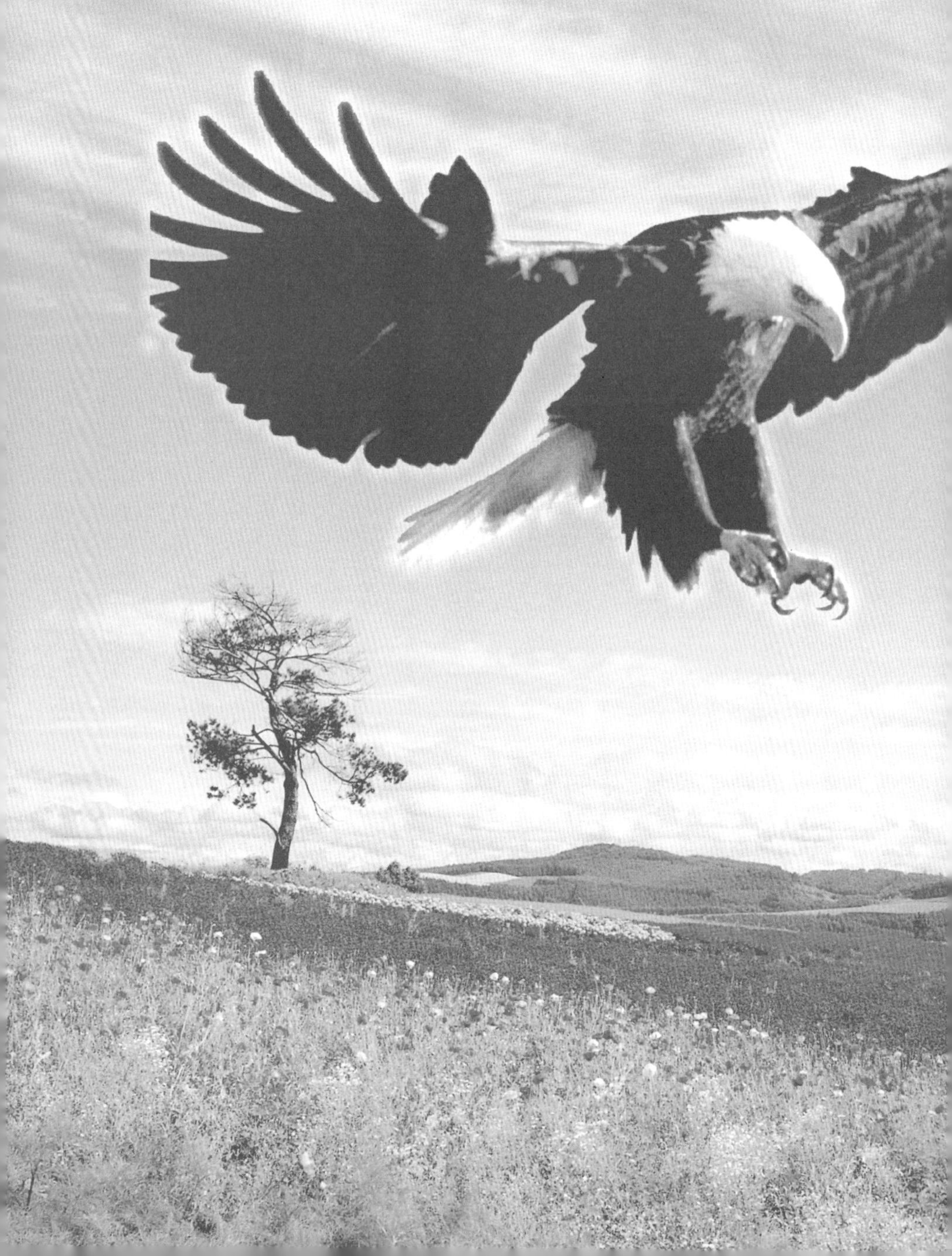

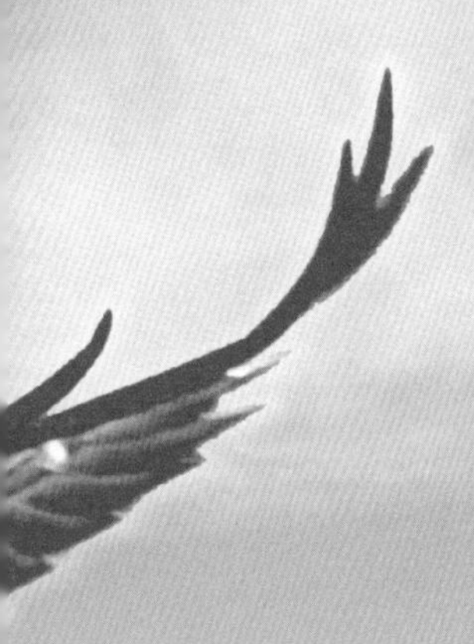

中醫保健站：65

家庭泡腳秘方大全

主編｜譚同來

大展出版社有限公司

家庭泡腳秘方大全
編委會

主　　編　譚同來

策　　劃　趙志春

副主編　譚躍飛　李　遠

編　　委　劉　玄　劉惠勇　李　遠　張詠梅

　　　　　譚同來　譚躍飛　譚笑麗　趙彥琴

學術秘書　李　遠　趙彥琴

序

中藥泡腳是中國醫藥學寶庫中的一顆明珠，它有著十分悠久的歷史和極其豐富的內容，早在周代，《禮記》中就記載了當時的人們用草藥「薰、蒸、浸、泡」的生活習慣；帛書《脈法》就提出了「寒頭暖足」的養生保健原則；現存最早的中醫經典著作《黃帝內經》一書將泡腳療法上升到理論高度，為泡腳療法奠定了理論基礎。唐・孫思邈《千金要方》一書中，對浴洗法、浸洗法、泡洗法均有詳細論述；宋・《太平聖惠方》中就載有洗浴方 163 首，《聖濟總錄》中也載有洗浴薰洗方 40 餘首。明・《普濟方》中收載的薰洗方百餘種；李時珍《本草綱目》中收載的薰洗、藥浴方達數百首之多。

在中國的歷史長河中，足浴養生保健流傳著許多名人的故事：唐朝一代美女楊貴妃經常靠足浴來養顏美容；宋朝大文豪蘇東坡每晚都運用足浴來強身健體；清代名臣曾國藩更是視「讀書」、「早起」和「足浴保健」為其人生的三大得意之舉；近代京城名醫施今墨也是每晚必用花椒水來泡腳養生。

可見中藥泡腳是一種治療疾病、保健養生，簡易、科學、實用的祛病保健方法。

俗話說「每天食肉，不如泡腳」、「足是人之底，一夜一次洗。」隨著社會的發展，市場經濟的繁榮，人們的幸福指數不斷提高，泡腳已成為城鄉一個新型的服務產業，為提高廣大人民的身體素質和生活品質發揮著重要的作用。願泡腳走進您的家庭，消除您的疲勞，增加您的心身愉悅，康復您的肌體，伴著您的事業前行……

譚同來

癸巳仲夏於神農塔下

編寫說明

隨著社會的發展，市場經濟的繁榮，人們的幸福指數不斷提高，泡腳這種歷史悠久、應用獨特的療法頗受廣大群眾的青睞。我們本著「泛覽眾方，擇善綴錄；採製方便，家庭實用」的原則，編寫了《家庭泡腳秘方大全》一書。

一、全書分十一章，前三章在簡介泡腳的歷史後，著重闡述泡腳治病的原理、常用方法與特點、應用範圍與注意事項以及常用的中藥、養生保健的作用；接著以內科、外科、婦科、兒科、五官科、男科、皮膚科、骨科八章為綱，以病證為目類方，全書涵蓋 120 個家庭應掌握的常見病、多發病症；輯錄秘方 1182 首。

二、本書所載的病名中西兼顧，以中醫為主。首敘病症的含義，臨床特點，病因病機，中、西醫病名對應的關係。使讀者知其端倪，次述秘方的藥物組成、功能主治、使用方法，秘方來源。層次分明，結構嚴謹，淺顯易讀，簡便實用。

三、所選秘方，以家庭定位，力求藥物可得，療效可靠，來源可考。組成藥物不多者，方名採用主藥命名法，十多味藥物者，以主藥加功效命名之；功能主治，有方有證者，根據藥物的組成，補充功效；使用方法中，燻蒸的溫度可去渣取汁後用，溫度高；薰洗、泡腳的溫度，根據有關論文探討，選擇40℃左右為宜，便於規範操作。

斯書集成，在編寫過程中參閱了大量的文獻資料。在此謹向有關文獻的作者及出版社表示誠摯的謝意，向每一個秘方的原創者致以崇高的敬意。

編　者

目 錄

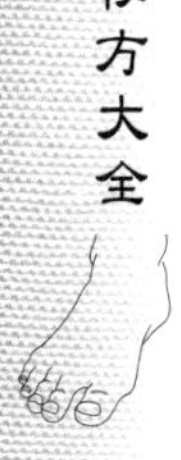

第1章
泡腳療法源遠流長

泡腳，又稱泡足、足浴，是用熱水或藥液薰洗、浸泡雙腳，達到強身健體，延年益壽，防病治病目的的一種方法。屬中醫外治法的範疇。

泡腳，在我國有著悠久的歷史和獨特的應用形式。據文獻記載，早在周代，《禮記》中就記載了當時的人們用草藥「薰、蒸、浸、泡」的生活習慣。公元 2100 多年前，帛書《脈法》就提出了「寒頭暖足」的養生保健原則。現存最早的中醫經典著作《黃帝內經》一書將泡腳療法上升到理論高度，如《素問・陰陽應象大論》云「其有邪者，漬形以為汗」，「寒者熱之，熱者寒之……摩之浴之」；《素問・至真要大論》說：「脾風……發癉、腹中熱、煩心、出黃……可浴」；《素問・玉機真藏論》中指出了藥浴與足浴的適應證；《靈樞・百病始生篇》還指出了「用力過度，若入房汗出，浴則傷腎」等洗浴療法的禁忌證。這些均為泡腳療法奠定了理論基礎。

漢代的藥浴及泡腳療法已廣泛用於臨床，在我國現存的第一部藥物學專著《神農本草經》中，有眾多的中藥都明確標明「可做浴湯」。東漢張仲景在《傷寒雜病論》中更有狐惑病用苦參湯薰洗，腳氣衝心用礬石湯泡腳的記載，為泡腳等薰洗療法起到了承前啟後的作用。

晉代與南北朝時期，薰洗及泡腳療法還被推廣適用於急症，如葛洪《肘後備急方》中便有「治卒心腹煩滿，又胸脅痛欲死方，以熱湯令灼灼爾，漬手足。」「治霍亂心腹脹痛……濃煮竹葉湯五六升，令灼已轉筋處。」

到唐代，腳的薰洗療法已被廣泛運用於內科、外科、婦科、兒科、皮膚科、五官科各科病症的防治，在孫思邈《千金要方》一書中，對浴洗法、浸洗法、泡洗法均有詳細論述。

宋金元時期，洗浴療法有了進一步發展，相關的藥物和方劑層出不窮，僅《太平聖惠方》中就載有洗浴方 163 首，《聖濟總錄》中也載有洗浴薰洗方 40 餘首。

明代，腳的薰洗療法的運用則更為普及，我國歷史上最大的方書《普濟方》中收載的薰洗方百餘種；李時珍《本草綱目》中收載的薰洗、藥浴方達數百首之多。

清代，薰洗療法等自然療法得到了空前的普遍應用，尤其值得一提的是，清代外治宗師吳師機，對包括泡腳在內的藥浴療法做出了史無前人的貢獻。他在《理瀹駢文》一書中說：「臨臥濯足，三陰皆起於足，寒從足心入，濯之所以溫陽，而卻寒也。」並對藥浴、薰洗的理論基礎、作用機制、辨證論治、藥物選擇、使用方法、主治功效、適用病證、注意事項等，均有深入而實用的闡述，他提出了「外治之理，即內治之理」的著名論斷，認為「雖治在外，無殊治內」的治療原則，並創立整理了藥浴驗方 79 首，至今仍具有很高的指導意義和實用價值。

1973 年湖南馬王堆三號墓出土的《五十二病方》一書，其中記載有雷丸藥浴、泡洗治嬰兒癲癇等多種病症的

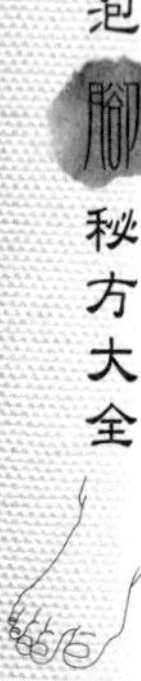

方法。治療小腿挫傷的泡腳方法更為獨特，具體方法是將中藥煎煮成藥液倒入盆中，內置可以滾動的木踏腳，病人將腳放入湯液中洗浴、浸泡，燻蒸時，足踩木踏腳，可隨意滾動按摩足心，容器中的藥液可隨時增加熱水以加溫，使藥液始終保持有效的溫度。這便是泡足器械的最早文字記載。

新中國成立後，隨著社會的發展，科技的進步，足浴這一傳統的外治法與其他自然療法一樣得到了較快的發展。特別是近 20 年來，發展異常迅速，「泡足坊」、「足浴中心」已遍及城鎮大街小巷，泡腳保健的方法受到了廣大群眾的青睞，各種多功能的泡足器已不斷問世，有關泡足療法的論文散見於各類期刊雜誌，泡足書籍正不斷湧現。泡足療法已引起港澳台等地、東南亞各國及全世界的關注與重視。

第一節◆腳與人體的密切關係

腳是人體重要的負重器官和運動器官。位於人體最低位置。分為腳心、腳掌、腳背、腳跟等部分，人的每隻腳上具有 26 塊骨頭。33 個關節，20 條大小不同的肌肉，並有 114 條堅強的韌帶，以及無數靈敏的神經與豐富的血管。足的底部，是汗腺分佈最密集之處。其結構精湛絕倫，被生理學家稱譽為：「解剖學上的奇蹟」！

對於足之自然性功用，人類學家、心理學家、醫學研究專家都有專門研究。人在胚胎期中的第 3 至 4 週，便有足的生成。產下幾個月後，足即能直立。一年左右就可行走。近代科學研究發現，在人類進化的漫長歷史中，正是雙腳直立，促進了大腦的發達，增長了人類的壽命。

大量的例證表明：足是具有第五感官——觸覺的器官之一；也是人體中富有性感、能傳遞性的信號的部位。

在世界各地的神話、民俗及象徵文化中，足與性觀念有著一種緊密關聯。在東歐，歷來就有一種將足和人類生殖器官類比的傳統及象徵。德國心理學家艾格雷盟就認為：「赤裸的腳是性魅力的一種方式。腳和有關性的事物有著密切的聯繫。」而另一位性心理研究者哈伍洛克・埃里斯也指出：「腳也是身體中最有誘惑力的部位。」由此可見，腳是人類進化的關鍵。

步態穩健，行走如飛，往往是健康長壽的標誌。而人的衰老，也首先表現在雙腳，如兩腳痿軟無力，往往是腎氣衰退的徵象。腳部的疾病也反映了臟腑的功能，如肝經濕熱下注而生足癬。另外，足部的保養失當，「熱毒之氣，暴發於皮膚之間，不得外洩，蓄熱為丹毒」。「足部之瘍，積滯蘊熱，則發水疔（類似氣性壞疽）」。

人體的雙腳都客觀存在著與人體各臟腑器官相對應的區域，即反射區。透過刺激這些反射區就能調節人體各臟腑器官的生理功能，從而達到治療疾病和自我保健的目的。雙足有 62 個基本反射區，像人體的一個縮影，它時時刻刻關注著人體各部的健康情況。

經常性地透過中草藥足浴來刺激反射區，能提高藥物的吸收，加快藥物的輸布，在反射區刺激感應和藥物的雙重作用下，促使全身血液的通暢、調節各組織器官的功能，改善臟腑器官的病理變化，提高肌體的免疫力。

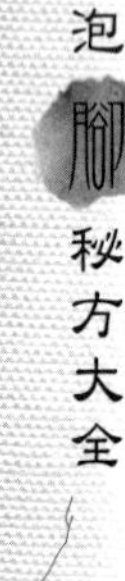

第二節◆泡腳治病的原理

泡腳是足療諸法中的一種，是透過水的溫熱作用、機械作用、化學作用以及藥物蒸汽和藥液薰洗的作用，可使藥物直接作用於皮膚、孔竅、腧穴，迅速直達病所，達到內病外治的目的。借助皮膚的禦邪、分泌、吸收、滲透、排泄、感覺等多種功能，改善腳部皮膚、肌肉、關節三者的代謝、達到疏通腠理，祛風散寒，透達筋骨，理氣和血，從而達到調和周身氣血，調整臟腑功能、改善睡眠、消除疲勞、消除亞健康狀態、增強人體抵抗力，治療多種疾病。泡腳能治病其原理有四：

1. 循環原理

循環學說認為：由於心臟有節律的搏動，血液不停地在全身循環流動，成為機體內外物質運輸和交換的重要通道。當人體某個器官機能異常或發生病變時，就會產生一些對人體有害的代謝產物沉積在循環通道上。由於足部是處於遠離心臟的部位，加之地心引力的影響，這些有害物質就很容易在足部沉積下來，造成局部皮膚組織變異的現象，如皮膚變色、皮下顆粒、索條硬結節等。透過泡腳，可促進局部循環、血流通暢，最終由腎臟等排泄器官將這些沉積物排出體外，恢復臟腑器官的正常功能。

2. 反射原理

反射學說認為：人體各器官均在腳部有特定的反射區。人體各個系統能彼此保持密切的聯繫、合作與協調，是依靠複雜的體液、神經等能流系統來完成的。人體的體表和內臟到處都有豐富的感受器，當感受器接受到外界或體內環境的變化就會引起神經衝動，沿傳入神經到中樞神經，中樞神經進行分析綜合產生新的衝動，再沿傳出神經傳至器官、腺體或肌肉，使之作出相應的反應。這就是神經反射的過程。

足部分佈著由許多神經末梢構成的觸覺、壓覺和痛覺等感受器，它處於人體最遠離中樞神經的部位，其資訊傳遞的途徑是足部脊髓大腦，而脊髓有與各個臟腑器官連接。因此，足部存在著人體各個部位和臟器的資訊，同樣足部受到的刺激也可以傳遞到全身，是一個反應最敏感的反射地帶，所以當人體各部位臟腑器官發生異常時，足部就會出某些相關的資訊。腳浴通過刺激人體各器官在雙足中相對應的穴位，產生神經反射，啟動感應器官的功能，增強血液循環、調節內分泌失調、平衡血壓。

3. 經絡原理

中醫經絡學說認為，足是三陽經和三陰經循行交接之處。足三陽經循行於足的外側及足背部，足三陰經則循行於足內側。足心為腎經的井穴「湧泉」所在，大踇趾是肝、脾兩經的通路，第 2、第 3 趾為胃經的止點，第 4 趾屬膽經，小趾屬膀胱經。

在這些經脈上雙足部共有 66 個穴位，這些穴位對各種刺激都非常敏感，穴位又與全身各臟腑器官密切相連，透過中草藥足浴可起到促進氣血運行，溫煦臟腑的作用，從而達到內病外治，上病下治的效果。

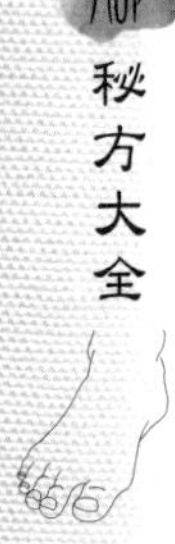

4. 物理原理

在中草藥足浴過程中，透過熱能作用、水壓作用、藥物離子運動等物理因子共同作用，刺激足部，以激發機體自身調節作用，促進機體產生抵抗功能，增強機體的免疫功能，從而抑制或減少生物活性物質的釋放，達到調節臟腑代謝和防病治病的功效。

同時在生物負離子能量作用下，使腦垂體的神經細胞、腦腺和淋巴細胞至最大限度地被啟動，進而提高抗體物質對病菌、病毒的鑑別和殺滅功能，促進體內毒素隨汗腺、泌尿系統等排泄器官排出體外。

泡腳治病的作用是透過熱水和藥液的溫度刺激、物理刺激、化學刺激、藥物對皮膚的滲透吸收等綜合作用來實現的。其功效有：

1. 促進血液循環

腳離心臟最遠，又處於人體的最低位置，是末梢血液循環相對較差的部位。加之足部缺少皮脂腺，汗腺分佈相對較多，就容易消耗熱量，故有「寒從腳上來，病從腳上起」之說，泡腳、蒸腳時，水的熱刺激可以促使血管擴張，外周阻力降低，提高血液的流量和流速，進而改善整體的血液循環。這符合中醫「血遇熱則行，遇寒則凝」的道理。血液循環的改善，可以為各組織器官，甚至每個細胞提供更多的氧氣和養分，進而促進新陳代謝，達到保健治病的目的。這與中醫「痛則不通，通則不痛」之說相吻合。因此，泡腳對心血管病、關節痠痛、腸胃不適等疾病均有顯著療效。

2. 增強汗腺及皮脂腺排泄

透過對雙腳的熱刺激，能使全身毛孔擴張，汗腺、皮脂腺等排泄功能增強。足部藥浴在燻蒸、泡洗後，幾分鐘就能使人全身發熱冒汗。透過排汗，可以把體內各種各樣的混合物（有害物質）帶出體外。

實驗表明，尿素氮是一種代謝的廢物，一般由尿從人體中排出，但當腎臟的功能發生障礙時，它就積聚在血液裡，可以由汗液排泄。

藥液燻蒸、泡洗後雙腳暖和，可以「引熱下行，調和氣血，祛風除濕，溫經散寒」。因此，足部藥浴對傷風感冒、汗代謝異常、皮膚病等均有較好療效。

3. 增強內臟功能

泡腳時熱水及蒸氣對足部的反射區和經絡能進行有效刺激，從而調節和增強臟器功能，收到保健、治療之功效。藥浴後足部肌肉組織軟化，皮膚滑潤，可使藥物直接作用於皮膚、孔竅、腧穴，迅速直達病所，達到內病外治的目的。同時，藥浴療法可避免藥物直接進入人體大循環，從而減少對肝臟、腎臟的毒副作用，更有利於增強內臟功能。

4. 增強免疫功能

泡腳在促進全身血液循環的同時，也相應地改善了淋巴液的循環。淋巴系統組織對外有抑制病菌的作用。淋巴系統循環的加快，可以使淋巴細胞不斷生產抗體，從而增強人體免疫功能。據觀察，足部藥谷對反覆感冒等多種免疫功能低下的疾病有效。

5. 促進新陳代謝

泡腳可使腳部與全身血液循環得到改善，促使各內分泌腺體分泌各種激素，調節體內脂肪、蛋白質、糖、水、鹽的代謝平衡，從而改善人體的新陳代謝，維持內外環境的相對穩定，促進機體健康。

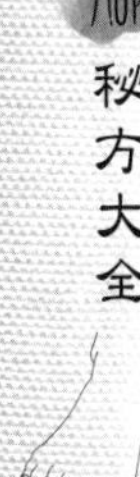

6. 調整血壓

腳部藥浴能使全身血液循環得到改善。大小循環暢通，改善了小靜脈回流功能，從而取得降壓效果。原發性高血壓的病人，自主神經功能紊亂，血管的收縮、舒張功能發生障礙，小動脈處於痙攣狀態。

腳部藥浴能改善以上病理狀態，起到防治高血壓的作用。腳部藥浴還有雙向調節血壓的作用，對慢性低血壓也有效，只是藥液配方不同。

7. 降低血液黏稠度

肥胖者和一些老年人的血液呈高黏滯狀態，血液流動緩慢。平常運動量少、血脂高、血液黏度高的人，在晚上睡眠時易發生腦血栓，可以出現頭痛、頭昏、神志不清、半身不遂甚至昏迷等症狀，常常危及生命。腦血栓是常見的腦血管病，嚴重威脅著人們的生命。

腳部藥浴透過溫熱藥液的良性作用，可以促進血液循環，降低血液黏稠度，使血液流動朝正常狀態轉化，最後達到良性循環。流動的液體都遵循「得熱則溶，遇寒則凝」的自然規律。腳部藥浴能降低血液黏度，對預防腦中風等疾病有重要作用。

8. 消除疲勞

腳部藥浴可以促進雙足及全身的血液循環，增強人體的新陳代謝，放鬆緊張的下肢及全身肌肉，消除疲勞。戰爭年代部隊天天行軍作戰，就是靠每晚的熱水泡腳來消除疲勞，恢復體力的。

在外徒步工作及旅遊的人，也多有用熱水泡腳消除疲勞的經歷及體會。

9. 改善睡眠

每晚臨睡前用熱水泡腳，可使下肢血液循環血容量增加。這種狀況透過皮膚感受器作用於中樞神經系統，可使頭部的血液相對減少，從而使人容易入睡。所以，對失眠等神經衰弱的病人有明顯療效。

10. 活血通絡

風、寒、濕三種邪氣侵入人體後，常滯留於經絡、肌肉、關節，可造成經脈閉塞，氣滯血瘀。

中醫認為「血遇熱則行，遇寒則凝」，因而治病原則是以通為用。水的熱力可使毛孔疏通、腠理開洩、氣血通暢，瘀者得疏，滯者得行，從而起到舒筋通絡、活血化瘀、消腫止痛的作用。

11. 祛寒除濕

在藥力作用下，全身血流迅速加快，肌理得以開洩，引起冒汗。多種有害物質隨著汗液的排出體外。這時耗氧量大，淋巴液回流增多，呼吸頻率增高，促進了氧氣和營養的供應，既有體育運動的效果，又無體育運動之疲勞，可達到祛寒除濕、祛病健身的目的。

12. 緩解肌肉痙攣

泡腳可緩解肌肉痙攣及由此產生的疼痛，這已被臨床實踐證實。凡跌打損傷引起的痛性痙攣、慢性類風濕性關節炎引起的僵硬、小腿腓腸肌痙攣、踝關節扭傷引起的痙攣疼痛、胃平滑肌痙攣所致的寒性疼痛，均可由足部藥浴得到明顯的緩解。

13. 緩解緊張和憂慮

一個人遇到家庭糾紛或升學、就業、婚姻等方面的困

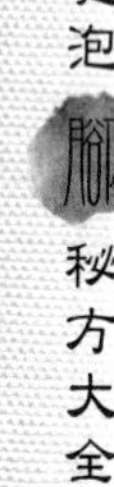

難時，便會感到心氣不順，情緒憂慮。這時若採用足部藥浴，頭腦就會清醒起來，情緒就容易平靜下來，緊張和憂慮可得以緩解，從而避免造成身心疾病。

第三節◆泡腳的常用方法與特點

泡腳是講究方法的，胡亂泡腳而不講究方法，會對雙腳造成一定程度的損傷，進而使我們的健康受到損害。常用方法可分為熱水足浴療法和足藥浴療法。

1. 熱水足浴療法

熱水足浴療法是指透過水的溫熱和機械作用，刺激足部各穴位，促進氣血運行、暢通經絡、改善新陳代謝，進而起到防病及自我保健的效果。

一般採用自來水或井水（沒有污染的河水、溪水也可）煮沸後倒入木盆，利用水蒸氣先薰腳，待藥溫降至40℃左右時才泡腳，泡腳的水要淹過踝部，且要時常蹉動，泡腳時間 30～40 分鐘即可。這種方法操作簡便，不需要購買藥液及中藥配方，經濟實惠，適宜養生保健及一般的疾病治療。有時也可取材家庭尚存的酒、醋、鹽、茶葉等物質做浴劑。

（1）**酒**　普通酒的主要成分是乙醇，經研究證明乙醇可由膨脹和軟化角質層，使汗腺、毛囊的開口變大，從而有利於藥物離子通過皮膚，提高一些藥物經皮滲透率，並且米酒、紅酒等，含有人體所需氨基酸、B 群維生素、礦物質，能促進血液循環、消除壓力、預防失眠、光潔皮膚。另外，我國生產的白酒、米酒、黃酒中除乙醇外，尚含一些氨基酸、糖化物等，對皮膚起軟化、柔和等作用，也可協助滲透。

（2）**醋** 人體是分為酸、鹼環境的，有研究證明酸性環境更有助於藥物穿透皮膚，而且有助於有機酸及其苷的有效成分的透皮吸收。另外，酸對中藥還能起化學作用，能改變藥物理化性質，與植物中的生物鹼類形成鹽類，水溶性增大，從而改變藥物分子的皮膚分配行為。

醋中含有豐富的乙酸、乳酸、氨基酸、甘油和醛等化合物，對皮膚有柔和的刺激作用，它可以使小血管擴張，增加皮膚的血液循環。而米醋、蘋果醋等，含有豐富的氨基酸、維生素，具有柔和肌膚、消腫、調節身體機能、殺菌、消除脂肪之功效。

（3）**天然鹽、粗鹽** 沒有經過人工化學處理的鹽，價格便宜，蘊含日月精華及能量，含有豐富的礦物質，最適宜泡澡、泡腳。另外，死海鹽、岩鹽也是良好的泡腳劑，死海鹽是指來自死海的海鹽，紫外線破壞較少，其中鎂的成分是一般礦鹽的 34 倍，能促進排汗、排毒。而岩鹽來自喜馬拉雅山和安第斯山。含有人體所需的主要礦物質及多種微量元素，低鈉、高鈣、高鎂、高鐵等。

（4）**茶葉** 烏龍茶、綠茶、杜仲茶等，含有單寧酸、咖啡因、芳香油、維生素、茶色素等。具有消除脂肪、促進血液循環和新陳代謝、防止皮膚老化、軟化角質層、消除疲勞的作用。

2. 足藥浴療法

足藥浴療法是指選擇適當的藥物、水煎後兌入溫水，然後進行足藥浴，讓藥液離子在水的溫熱作用和機械作用

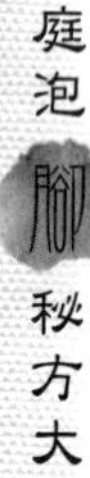

下由黏膜吸收和皮膚滲透進入到人體血液循環進而輸送到人體的全身臟腑，達到防病、治病的目的。這種方法養生保健、治療疾病針對性強，但造價要貴些。目前足療市場常用的足浴劑有：

（1）**藏藥水晶泥**：由紅景天、獨一味、穆庫爾沒藥、吉娘察、藏菖蒲等中藥萃取物和吸水樹脂組成。具有活化皮膚細胞、軟化足部角質、去污除臭、促進血液循環、消除疲勞等功效。

（2）**薑汁藻泥**：選用進口海藻，再配以含有天然芳香油的天然中草藥加工而成。本品保濕效果好，具有活血散瘀、解除痺痛、殺菌抑菌、除臭止癢、消除疲勞等功效。

（3）**牛奶珍珠水晶泥**：本品選用優質水晶泥、蘆薈，再配以天然植物香薰精油，經過精心加工而成。具有收汗除臭、潤膚止癢等功效。由足部反射區和經絡傳達到內臟，能保健強身，愉悅身心。香薰精油的芳香療法，還可起到緩解精神緊張、增強記憶、延年益壽的作用。

（4）**藏藥藻泥**：本品選用進口海藻，再配以含有天然芳香油的藏藥，經過精心加工提取而成。具有保濕護膚、活血散瘀、解除冷痺疼痛、除臭止癢、消除疲勞等功效。

（5）**滋陰壯陽藻泥**：本品選用進口海藻，再配以滋陰壯陽類的天然芳香油加工而成。具有滋陰壯陽、消除疲勞等作用。

（6）**舒筋活血藻泥**：選用進口海藻，再配以舒筋活血類的天然芳香油加工而成。具有舒筋通絡、活血化瘀、消除痺痛、解除疲勞等功效。

（7）**黃連抑菌藻泥**：本品選用進口海藻，再配以清熱抑菌類的天然芳香油加工而成。具有清熱解毒、殺菌抑菌、消炎退腫等功效。

（8）**浴足桑拿粉**：本品選用富含天然芳香揮發油的丁香、菖蒲、蒼朮、當歸、菊花、蘆薈等名貴中草藥組成。具有避穢除瘴、愉悅身心、緩解疲勞、促進循環、軟化角質、祛除足臭等功效。

（9）**足舒寶滅菌藥包**：由蒼朮、茯苓、北細辛、車前子、金錢草、百部、蛇床子、地膚子等地道中藥磨製而成。具有消炎殺菌、抑制真菌生長、止汗除臭等功效，對頑固性腳氣尤為適宜。

（10）**薰衣草水晶泥浴足劑**：由薰衣草、枯礬、甘松、木香、甘草、藿香、苦參等天然中草藥組成，採取高技術手段提取其精華，以吸水材料為載體精製而成。具有香足除臭、辟穢去濁、愉悅身心等功效，對身有異味，足臭者尤為適宜。

（11）**水晶靈藻泥浴足劑**：含天山雪蓮、紅景天、巴戟天、胡黃連、黃柏等中草藥的提取精華素，配以高分子吸水材料、礦物質、B 群維生素及抑菌劑。具有清熱解毒、消炎除菌、除臭止癢、潤膚爽膚、促進血液循環、補陽壯腎等功效。

（12）**珍珠水晶泥浴足劑**：由綠藻、當歸、川芎、木香、白芷、香草和吸水樹脂組成。具有活化細胞、軟化角質、去污除臭、放鬆身心、陶冶情操等功效。

（13）**草木香水晶泥浴足劑**：含黃連、苦參、蛇床

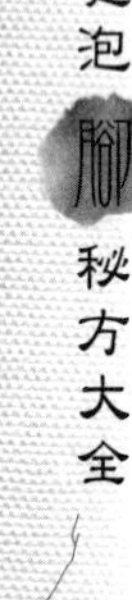

子、藏菖蒲等中藥萃取物及香薰精油和吸水樹脂。具有活化細胞、軟化角質、去污除臭、清熱祛濕、殺蟲止癢等功效。本品又分為蘆薈、檸檬、薄荷、牛奶、檀香、黃玫瑰、紅玫瑰、桂花、紅花等類型的產品。

（14）**人參水晶泥浴足劑**：本品選用人參、黃耆、當歸、紅景天、刺五加、白朮、生地黃等名貴天然中草藥，經高科技技術提取其精華，以吸水材料為載體而製成。具有大補氣血，滋養五臟、增強免疫功能、抗老防衰、增進食慾、改善睡眠、愉悅身心的作用。適用於身體虛弱、體力欠佳及腦力疲勞的人群。

（15）**香薰水晶泥沐足劑**：由天然植物香薰精油、高分子吸水材料、維生素E、保濕因子、紅花素、薄荷腦等成分組成。具有疏通經絡、促進血液循環、消除疲勞、清潔皮膚、消炎抑菌、除臭止癢、滋潤皮膚、軟化角質等功效。

（16）**金銀花浴足劑**：由金銀花、檀香、丁香、獨活、桂枝、當歸、川芎、艾葉等中草藥提取物精製而成。具有清熱解毒、殺菌抑菌、活血通絡、辟穢除臭等功效。

（17）**古道芳浴足劑**：由檀香、丁香、獨活、桂枝、當歸、川芎、艾葉、菖蒲、薄荷等中草藥提取物精製而成。具有爽足香體、清心寧神、通經活絡、通暢氣血、辟穢除濁、斂汗除臭等功效。

（18）**神芝沐足劑**：由檀香、丁香、當歸、菖蒲、人參、田七、飛揚草、大黃等多種中草藥組成。具有爽足香體、活血舒筋、殺菌抑菌、除臭止癢、益氣養血等功效。

（19）**海冰水晶啫喱**：由無機鹽、植物精油、中草藥提取物、薄荷腦、冰片組成。具有消炎抑菌、潔膚止癢、爽膚潤膚、去除異味、軟化角質、疏通經絡、消除疲勞、促進血液循環等功效。

3. 介紹幾種家庭常見的泡腳方法

有人可能說，你上面所說的泡腳方法太專業化了，在家裡最簡單的泡腳方法可選擇哪些呢？

（1）**水醋泡腳法**　這種泡腳方法可解決腳臭問題。醋可殺滅細菌，在一定的程度上可以治療腳氣；可緩解疲勞；同時也可滋潤皮膚，軟化角質，增加皮膚彈性；有一定的促進睡眠作用。可以清除人體血液垃圾和病變沉渣，治癒許多慢性病症。

【方法】準備米醋或老陳醋 100～150 克，倒入洗腳盆中，洗腳水溫在 40 度左右，水要能淹蓋腳的踝部，泡洗 20 分鐘左右。

風濕病人可以多用這種方法泡腳，因為這種方法能祛除風濕，改善畏寒怕冷的症狀。

（2）**鹽水泡腳法**　鹽水泡腳可以防腳氣；使雙腳皮膚光滑整潔，而且還可以防感冒。

用鹽水泡腳時，可一邊泡一邊按摩足心的湧泉穴，這樣能促眠抗衰。

（3）**薑水泡腳法**　這種泡腳法可以防治下肢靜脈曲張。如果將薑和醋一起泡可以治療失眠。

【方法】將生薑 100 克，陳皮 20 克，薄荷 30 克混在一起泡腳可以暖脾胃、去濕、解困。

（4）**酒水泡腳法**　在泡腳時，加入一些酒，可以促進血液循環，將酒和茶葉或葛根一起泡腳可以除腳臭。用這種方法泡腳 15 分鐘後，取少量紅花油搓揉腳背、腳心

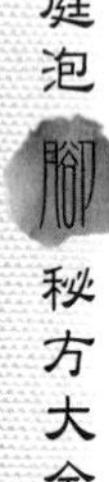

至發熱，可以緩解疲勞。

（5）**檸檬泡腳法**　這種方法可以預防感冒、順氣提神；同時也可以軟化角質層，消除腳部浮腫。需要指出的是，檸檬可以用檸檬草或檸檬精油代替。

（6）**常用中藥泡腳法**

【配方①】用當歸20克，桃仁15克，紅花15克，冬瓜仁15克一起泡腳，可以潤膚、保濕，使自己的雙腳皮膚柔軟有彈性。

【方法】將所有材料用紗布袋包好並捆緊；用適量泡腳水先浸泡約20分鐘後再加熱；最後倒入盆中加冷水調和，就可以泡腳了。

【配方②】用苦參15克，白礬5克，蒼朮15克，大黃10克，蛇床子15克一起泡腳。可以止癢、軟化角質，對天氣濕熱而引起的腳部濕疹有一定的治療作用。泡腳方法與配方①相同。

第四節◆泡腳器的選擇

目前，家庭使用的泡腳器分為傳統泡腳器和現代足浴器兩種。

一、傳統的泡腳器

傳統泡腳器指的是木製直桶，因不能保持恆溫，長時間的泡腳，需添加2～3次熱水，但價格較低，頗受歡迎。

1. 木桶的選擇

（1）**木桶的材質**：泡腳桶一般以雲杉、香柏木、橡木、檀木、檜木等實木為原料。這些木材木質堅硬，密度高，色澤鮮明美觀，再經過特殊的工藝處理，製作出來的浴桶外表光滑，手感細膩，具有防腐、防蟻、防黴、抗靜電、抗菌、保溫、不易變形、耐磨等特性，不易與中藥中的鞣酸發生反應，且清洗方便，保養容易。

（2）**木桶的厚薄**：桶壁太厚，使用不方便；桶壁過薄，保溫性能差。那種帶檐的桶壁在3公分以上的桶為好。

（3）**木桶的高度**：泡腳木桶的高度最好能超過20公分高（沒過踝關節），直徑為30～35公分，能容納雙腳即可。假如泡腳桶太矮，熱水浸泡的位置就低，浸泡到的下肢皮膚面積也就相對較少，因此，泡腳的效果自然要差些。需要提醒的是，泡腳時坐的椅子不能太高，也不能太矮，應高低適中，以保證身體的姿勢處於舒適狀態為宜。

（4）**木桶的質量**：做工好的腳桶外表光滑，手感細膩，板與板之間、盆與箍之間接合良好，這樣的腳桶裝水後才不容易變形。

此外，家中現有的搪瓷盆和塑料盆可作泡腳器之用，但金屬盆不能作泡腳器用，因金屬盆容易與中藥中的鞣酸發生反應，生成鞣酸鐵等有害物質，使藥物的療效大打折扣。

2. 木桶的保養與維護

（1）購買木桶3天內，應將桶蓄2/3的水浸泡8小時，使其恢復正常含水率，以延長使用壽命。

（2）每次泡完腳後。用清水沖淨，保持木桶衛生乾淨，以免木質吸收污水而加速老化或產生黴斑。

（3）木材本身會熱脹冷縮，木桶不可直接曬太陽或

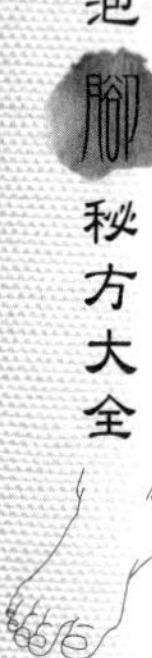

受冷風吹，因季節交替或室內暖氣等不可控因素影響，如果長時間不用達 2 個月以上，可將木桶淋濕後用大塑料袋封住，避免空氣帶走水分。

（4）活箍木桶使用一段時間後，因熱脹冷縮，桶外固定的鐵箍可能會有些鬆動（主要以北方乾燥地區），這時可先將木桶倒立，把活箍擰緊，即可正常添加熱水繼續使用。

（5）購買木桶時，一定要在大型的商場或建材城。因為木桶不同於其他消費品，它的使用年限大約 5 至 10 年，而且經常需要專業的修護、加固，因此一定要選擇品質好且售後服務有保障的商家來購買。

（6）清洗木桶時切忌勿用硬物刷洗表面，使用柔性布料或良好海綿即可。否則容易把木桶表面漆膜損壞，導致木桶發黑發黴。

（7）清洗木桶切忌勿用深色清潔劑，深色清潔劑容易引致色素滲入桶面。使用家庭常用的市面上一般的洗衣粉肥皂液或沐浴露即可。

（8）木桶使用後，切忌不要留下金屬物品於木桶內，它們會生鏽弄髒油漆表面，留下洗不去的痕跡。

二、現代足浴器

現代足浴器分結構簡單和結構複雜兩種，這些足浴器價格要貴些，各人可根據自己的愛好和經濟實力進行選購。

1. 結構簡單的足浴器：

現介紹一種獲得專利號的輕鬆保健蒸足桶，它是用高

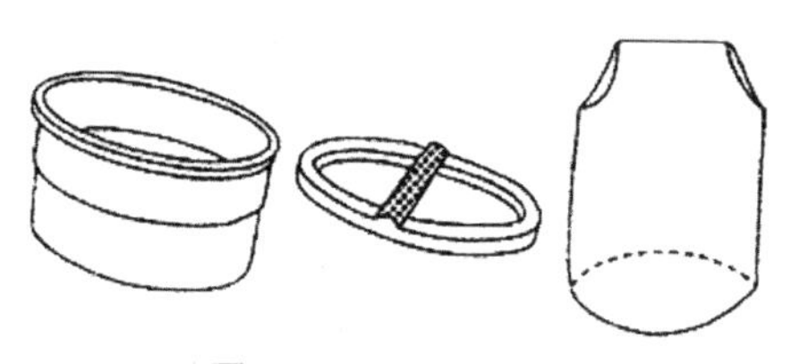
圖 1－1　保健蒸足桶

壓聚乙烯、APS 原料製成，有盛水桶、擱腳墊、保溫塑料袋三部分組成（圖 1-1）。穿入保溫塑料袋踏在擱腳墊上，袋口向下封住桶口，供下肢燻蒸（又稱足桑拿）使用（圖 1-2）。在桶底與擱腳墊上有密集的凸點，在燻蒸和足部藥浴的同時，對足底反射區有按摩作用。

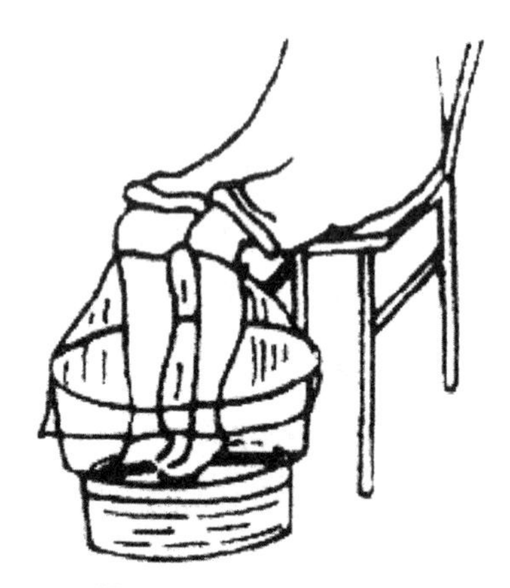
圖 1－2　足部燻蒸與藥浴

該保健蒸足桶，具有足部藥浴、燻蒸、按摩的功效，效果明顯，價格較低，使用方便，安全可靠，適用普通家庭選購使用。

2. 結構複雜的足浴器：

結構複雜的足部藥浴器是透過電源來控制水溫的，具有自動控制水溫並保持恆溫的功能。有的廠家為了提高足部藥浴的保健效果，還在足浴器上安裝了多種設備，具有多種功能，如：

（1）**自動加熱保溫**　足浴按摩器採用節能流水直熱式，可有效控制、保持人體感覺舒適的水溫，開機後可在 35～50℃之間隨意調節，到達您設定的溫度。自動保持恆溫狀態，使您盡情享受足浴按摩器帶給您的舒適。

（2）**氣泡沖擊按摩**　足浴按摩器的氣泡槽能放出大量氣泡沖擊足底各個穴位，促進血液循環，起到按摩保健作用。

（3）**振動按摩**　足浴按摩器底部設有振動電機和上百個按摩粒子，開機後高頻振動，可充分刺激腳部穴位，促進血液循環，改善新陳代謝，提高睡眠品質，消除疲勞，增進健康，提高抗病能力。

（4）**水流沖擊按摩**　足浴按摩器前側有水柱噴擊，沖擊腳部穴位，起到緩解肌肉緊張和柔性按摩作用，改善足部微循環，促進身體健康。

（5）**臭氧去除腳氣、腳臭、腳癬**　足浴按摩器可產生臭氧氣泡，溶解於水中，用含有活氧的水泡腳，可殺除腳上的各種細菌，您的腳自然就不會生腳氣了。

（6）**紅外線按摩**　可緩和肌肉緊張，促進血液循環，改善新陳代謝。

（7）**磁保健作用**　足浴按摩器底部裝有永久磁石，形成低磁場網絡覆蓋足部，磁場滲透足部穴位，能產生多種效應的綜合作用，促進保健效果。

（8）**自動排水功能**　可自動將存水排放。

（9）**內置藥盒**　設計有內置藥盒，只要將盒蓋垂直向上提起，裝入藥包，即可享受藥浴。

您可以按照自己的需要選擇含以上功能的足浴器。需要提醒的是，常見的加熱方式有直接加熱、氣流加熱，氣流加熱安全係數高；家用足浴器講究經濟適用，根據自己需求和經濟條件選用適合自己的產品。

第五節◆泡腳療法的應用範圍與注意事項

泡腳療法因其方法簡便、經濟價廉、療效顯著、安全可靠、副作用少而深受人們的青睞，也便於推廣。

1. 泡腳療法的應用範圍

泡腳具有促進氣血運行、溫煦臟腑、通經活絡的作用，能調節內臟器官功能，促進全身血液循環，改善毛細血管通暢，改善全身組織的營養狀況，加強機體新陳代謝。因此，泡腳療法適應證較廣泛，適於內科、外科、兒科、婦科及皮膚科等，也可用來保健益壽、美容潔膚。尤其是對痺症、風濕性關節炎、類風濕性關節炎、中風後遺症、四肢厥冷症、血栓閉塞性脈管炎、閉經、神經官能症、小兒麻痺後遺症等有獨特的療效。

但下列人群不適合泡腳：

（1）妊娠及月經期中的婦女，因為中藥浴足可能會刺激到婦女的性腺反射區，從而影響孕婦及胎兒的健康。

（2）患有各種嚴重出血病的人，如咯血、吐血、便血、腦出血、胃出血、子宮出血及其他內臟出血等，在進行足底按摩時，可能會導致局部組織內出血。

（3）腎衰竭、心力衰竭、心肌梗塞、肝壞死等各種危重病人，由於病情很不穩定，對足部反射區的刺激可能會引起強烈反應，使病情複雜化。

（4）一些急性的傳染病、急性的中毒、外科急症的患者，如外傷、骨折、燒傷、穿孔、大出血等，因此可能會貽誤治療最佳時機。

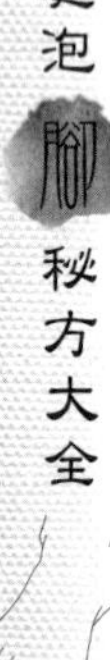

（5）精神緊張、身體過度疲勞的人，正處於大怒、大悲、大喜之中時。

（6）足部疾病者，如足部有外傷、水疱、疥瘡、發炎、化膿、潰瘍、水腫及較重的靜脈曲張的患者等。

2. 泡腳療法的注意事項

（1）足浴時要注意溫度適中（最佳溫度在 40～45℃），既防止水溫過高灼傷皮膚，尤其是昏迷、生活不能自理者，同時涼水對血管的收縮作用而不利健康。最好能讓水溫按足部適應逐步變熱。

（2）足浴的時間在 30～40 分鐘為宜，足浴時間內水溫要保持，尤其進行足浴治療時，只有保持一定的溫度和確保規定的足浴時間，才能保證藥物效力的最大限度發揮，從而起到治療的效果。

（3）足藥浴時，如給予足部以適當的物理刺激，如按摩、捏腳或搓腳等，有條件者也可使用具有加熱和按摩功能的足浴盆進行足浴，效果更佳。

（4）飯前、飯後 30 分鐘不宜進行足浴，由於足浴時，足部血管擴張，血容量增加，造成胃腸及內臟血液減少，影響胃腸的消化功能。飯前足藥浴可能抑制胃液分泌，對消化不利，飯後立即足浴可造成胃腸的血容量減少，影響消化。

（5）足藥浴治療時，有些藥物外用可起泡，或局部皮膚發紅、瘙癢。有的病人屬特異體質，用藥後可出現過敏反應。出現這些症狀後，應停止用藥。

（6）足藥浴所用外治藥物，劑量較大，有些藥物尚有毒性，故一般不宜入口。同時，足藥治療完畢後，應洗淨患處，拭乾。

（7）有傳染性皮膚疾病者，如足癬病人，應注意自身傳染和交叉傳染的可能。同一家庭成員，最好各自使用自己的浴盆，以防止交叉感染或傳播傳染病。

（8）在進行足浴時，由於足部及下肢血管擴張，血容量增加，可引起頭部急性貧血，出現頭暈、頭眩。出現上述症狀時，可用冷水洗足，使足部血管收縮，血流充分流向頭部，消除頭部急性貧血，緩解症狀。

第2章

泡腳常用的中藥

中藥主要是指來源於天然藥及其加工品。它包括植物藥、動物藥、礦物藥及部分化學、生物製品類藥物。在長期的社會實踐中，少數民族地區又逐步發展形成了本民族醫藥特色和較強地域性的藥物，如藏藥、蒙藥、維藥、傣藥、苗藥等，這些都是中國傳統醫藥的一個重要組成部分。用中藥泡腳，必須掌握中藥的四氣五味、升降浮沉、補瀉歸經、有毒無毒、配伍禁忌、證候禁忌等藥性。

此外，中藥泡腳的劑量一般比口服劑量要大，由於年齡、體質的不同，對藥物耐受程度不同，則藥物用量也就有了差別。通常老年、幼兒、婦女產後及體虛弱的人，都要減少劑量，成人及平素體質壯實的人用量宜重；夏季辛溫大熱藥不宜多用，劑量宜輕；冬季辛熱大熱藥可以多用，劑量宜重。

除了劇毒藥、峻烈藥、精製藥及某些貴重藥外，一般泡腳的中藥劑量約為 10～30 克；部分常用劑量較大，劑量約為 30～60 克；新鮮藥常用量為 50～100 克。

第一節◆發散藥

本類藥物分發散風寒和發散風熱兩類，大多辛散輕揚，主入肺經、膀胱經，偏行肌表，能促進肌體發汗，使表邪由汗出而解，現代藥理研究證明，發散藥一般具有不同程度的發汗、解熱、鎮痛、抑菌、抗病毒及祛痰、鎮咳、平喘、利尿作用。

1. 桂　枝

為樟科植物肉桂的乾燥嫩枝。主產廣東、廣西及雲南等地。春、夏二季採收，除去葉，曬乾或切片曬乾。生用。

【性味歸經】辛、甘，溫。歸心、肺、膀胱經。

【功效主治】發汗解肌，溫經通脈，助陽化氣。主治風寒感冒、寒凝血滯諸痛證，痰飲、蓄水證，心悸。

【化學成分】本品含揮發油，其主要成分為桂皮醛，另外尚含有酚類、有機酸、多糖、苷類、香豆精及鞣質等。

【藥理作用】桂枝煎劑及桂皮醛有降溫、解熱作用。桂枝煎劑對金黃色葡萄球菌、白色葡萄球菌、傷寒桿菌、常見致病皮膚真菌、痢疾桿菌、腸炎沙門氏菌、霍亂弧菌、流感病毒等均有抑制作用。桂皮醛對結核桿菌有抑制作用，並有鎮痛、鎮靜、抗驚厥作用。揮發油有止咳、祛痰作用。

2. 防　風

為傘形科植物防風的根。主產於東北及內蒙古東部。春、秋二季採挖未抽花莖植株的根，除去鬚根及泥沙，曬乾。切片，生用或炒炭用。

【性味歸經】辛、甘，微溫。歸膀胱、肝、脾經。

【功效主治】祛風解表，勝濕止痛，止痙。主治外感

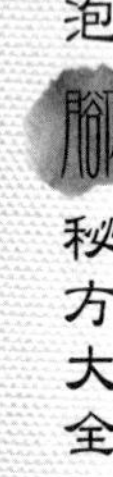

表證、風疹瘙癢，風濕痺痛，破傷風證。

【化學成分】本品含揮發油、甘露醇、β一谷甾醇、苦味苷、酚類、多糖類及有機酸等。

【藥理作用】本品有解熱、抗炎、鎮靜、鎮痛、抗驚厥、抗過敏作用。防風新鮮汁對綠膿桿菌和金黃色葡萄球菌有一定抗菌作用，煎劑對痢疾桿菌、溶血性鏈球菌等有不同程度的抑製作用。

3. 荊　芥

為唇形科植物荊芥的乾燥地上部分。主產江蘇、浙江、河南、河北、山東等地。多為栽培。夏、秋二季花開到頂、穗綠時採割，除去雜質，曬乾，切段。生用或炒炭用。

【性味歸經】辛，微溫。歸肺、肝經。

【功效主治】祛風解表，透疹消瘡。止血。主治外感表證，麻疹不透、風疹瘙癢，吐衄下血。

【化學成分】本品含揮發油，其主要成分為右旋薄荷酮、消旋薄荷酮、胡椒酮及少量右旋檸檬烯。另有荊芥苷、荊芥醇、黃酮類化合物。

【藥理作用】荊芥水煎劑可增強皮膚血液循環，增加汗腺分泌，有微弱解熱作用；對金黃色葡萄球菌、白喉桿菌有較強的抑菌作用，對傷寒桿菌、痢疾桿菌、綠膿桿菌和人型結核桿菌均有一定的抑制作用，荊芥對酸性引起的炎症有明顯的抗炎作用，荊芥穗有明顯的抗補體作用。

4. 羌　活

為傘形科植物羌活或寬葉羌活的乾燥根莖及根。羌活主產於四川、雲南、青海、甘肅等地。寬葉羌活主產於四川、陝西、青海、河南等地。春、秋二季採挖，除去鬚根及泥沙，曬乾。切片，生用。

【性味歸經】辛、苦，溫。歸膀胱、腎經。

【功效主治】解表散寒，祛風勝濕，止痛。主治風寒感冒、風寒濕痺。

【化學成分】本品含揮發油、β一谷甾醇、香豆素類化合物，酚類化合物、胡蘿蔔苷、歐芹屬素乙、有機酸及生物鹼等。

【藥理作用】羌活水溶部分有抗實驗性心律失常作用，揮發油有抗炎、鎮痛、解熱作用，並能對抗腦垂體後葉素引起的心肌缺血和增加心肌營養性血流量。

5. 檉　柳

為檉柳科植物檉柳的嫩枝葉。全國各地均有分佈，野生或栽培。5～6 月花未開時割取細枝嫩葉，陰乾。切段，生用。

【性味歸經】辛，平。歸肺、胃、心經。

【功效主治】發表透疹，祛風除濕。主治痲疹不透，風疹瘙癢，風濕痺痛。

【化學成分】本品含揮發油、芸香苷、槲皮苷、有機酸、樹脂、胡蘿蔔苷等。

【藥理作用】檉柳煎劑對肺炎球菌、甲型鏈球菌、白色葡萄球菌及流感桿菌有抑制作用。並有一定的解熱、解毒、抗炎及減輕四氯化碳引起肝組織損害作用。

6. 菊　花

為菊科植物的乾燥頭狀花序。主產於浙江、安徽、河南等地。四川、河北、山東等地亦產。多栽培。9～11 月

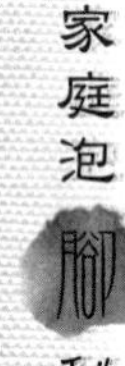

花盛開時分批花採收，陰乾或焙乾，或燻、蒸後曬乾。生用。藥材按產地和加工方法的不同，分為「亳菊」、「滁菊」、「貢菊」、「杭菊」等，以亳菊和滁菊品質最優。由於花的顏色不同，又有黃菊花和白菊花之分。

【性味歸經】辛、甘、苦，微寒。歸肺、肝經。

【功效主治】疏散風熱，平抑肝陽，清肝明目，清熱解毒。主治風熱感冒，溫病初起；肝陽眩暈，肝風實證；目赤昏花，瘡癰腫毒。

【化學成分】本品含揮發油，油中為龍腦、樟腦、菊油環酮等，此外，尚含有菊苷、腺嘌呤、膽鹼、黃酮、水蘇鹼、維生素A、維生素B_1、維生素E、氨基酸及刺槐素等。

【藥理作用】菊花水浸劑或煎劑，對金黃色葡萄球菌、多種致病性桿菌及皮膚真菌均有一定的抗菌作用。本品對流感病毒PR_3和鉤端螺旋體也有抑制作用。菊花製劑有擴張冠狀動脈、增加冠脈血流量、提高心肌耗氧量的作用，並具有降壓、縮短凝血時間、解熱、抗炎、鎮靜作用。

7. 薄　荷

為唇形科植物薄荷的乾燥地上部分。主產於江蘇的太蒼以及浙江、湖南等地。夏、秋二季莖葉茂盛或花開至三輪時，選晴天，分次採割，曬乾或陰乾。切段，生用。

【性味歸經】辛、涼。歸肺、肝經。

【功效主治】疏散風熱，清利頭目，利咽透疹，疏肝行氣。主治風熱感冒，溫病初起；風熱頭痛，目赤多淚，咽喉腫痛；麻疹不透，風疹瘙癢；肝鬱氣滯，胸悶脅痛。

【化學成分】本品主含揮發油。油中主要成分為薄荷醇、薄荷酮、異薄荷酮、薄荷腦、薄荷脂類等多種成分。另含異端葉靈、薄荷糖苷及多種游離氨基酸等。

【藥理作用】薄荷油通過興奮神經中樞神經系統，使皮膚毛細血管擴張，促進汗腺分泌，增加散熱，而起到發汗解熱作用。薄荷煎劑對單純性疱疹病毒、森林病毒、流行性腮腺炎病毒有抑制作用，對金黃色葡萄球菌、白色葡萄球菌、A 型鏈球菌、B 型鏈球菌、卡他球菌、腸炎球菌、福氏痢疾桿菌、炭疽桿菌、白喉桿菌、傷寒桿菌、綠膿桿菌、大腸桿菌有抑菌作用。

8. 桑　葉

為桑科植物桑的乾燥葉。我國各地大都有野生或栽培。初霜後採收，除去雜質，曬乾。生用。

【性味歸經】甘、苦，寒。歸肺肝經。

【功效主治】疏散風熱，清肺潤燥，平抑肝陽，清肝明目。主治風熱感冒，溫病初起；肺熱、燥熱咳嗽；肝陽眩暈，目赤昏花。

【化學成分】本品含脫皮固醇、芸香苷、桑苷、槲皮素、異槲皮素、東莨菪素、東莨菪苷等。

【藥理作用】鮮桑葉煎劑對金黃色葡萄球菌、B 型溶血性鏈球菌等多種致病菌有抑製作用，有抑制鉤端螺旋體的作用；脫皮激素能降低血脂水平，對人體能促進蛋白質合成，排除體內膽固醇，降低血脂。

9. 浮　萍

為浮萍科草本植物紫萍的乾燥全草。全國各地池沼均產，以湖北、江蘇、浙江、福建、四川等地產量大。6～

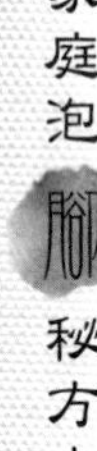

9月採收，除去雜質，曬乾。生用。

【性味歸經】辛，寒。歸肺、膀胱經。

【功效主治】發汗解表，透疹止癢，利尿消腫。主治風熱感冒、麻疹不透、風疹瘙癢、水腫尿少等證。

【化學成分】本品含紅草素、牡荊素等黃酮類化合物。此外，還含有胡蘿蔔素、葉黃素、醋酸甲、氯化鉀、碘、溴、脂肪酸等物質。

【藥理作用】浮萍中的醋酸鉀、氯化鉀有利尿作用。浮萍水浸膏有強心作用，並能收縮血管使血壓上升。此外，尚有解熱及抑菌作用。

第二節◆清熱藥

本類藥物藥性寒涼，沉降入裏，通過清熱瀉火、涼血、解毒及清虛熱等不同作用，使裏熱得以清解。現代藥理研究證明，清熱藥一般具有抗病原微生物和解熱作用，部分藥物有增強機體特異性或非特異性功能、抗腫瘤、抗變態反應及鎮靜、降血壓等作用。

1. 蘆　根

為禾本科植物蘆葦的新鮮或乾燥根莖。全國各地均有分佈。全年均可採挖，除去芽、鬚根及膜狀葉。鮮用，或切後曬乾用。

【性味歸經】甘，寒。歸肺、胃經。

【功效主治】清熱瀉火，生津止渴，除煩，止嘔，利尿。主治熱病煩渴，胃熱嘔噦，肺熱咳嗽、肺癰吐膿，熱淋澀痛等證。

【化學成分】本品所含碳水化合物中有木聚糖等多種具免疫活性的多聚糖類化合物，並含有多聚醇、甜菜鹼、薏苡素、游離脯氨基酸、天門冬醯胺及黃酮類化合物苜蓿素等。

【藥理作用】本品有解熱、鎮靜、鎮痛、降血壓、降血糖、抗氧化及雌性激素樣作用，對β一溶血鏈球菌有抑制作用，所含薏苡素對骨骼肌有抑制作用，苜蓿素對腸管有鬆弛作用。

2. 淡竹葉

為禾本科植物淡竹葉的乾燥莖葉。主產於長江流域至華南各地。

夏季未抽花穗前採割，曬乾切段，生用。

【性味歸經】甘、淡，寒。歸心、胃、小腸經。

【功效主治】清熱瀉火，除煩、利尿。主治熱病煩渴，口瘡尿赤、熱淋澀痛。

【化學成分】本品含三萜類化合物，如蘆竹素、白茅素、蒲公英賽醇及甾類物質如β一谷甾醇、豆甾醇、菜油甾醇、蒲公英甾醇等。

【藥理作用】本品利尿作用較弱而增強尿中氯化物的排出量則較強；其粗提物有抗腫瘤作用；其水煎劑對金黃色葡萄球菌、溶血性鏈球菌有抑制作用。此外，還有升高血糖作用。

3. 夏枯草

為唇形科植物夏枯草的乾燥果穗。全國各地均產，主產於江蘇、浙江、安徽、河南等地。夏季果穗呈棕紅色時採收。除去雜質，曬乾。生用。

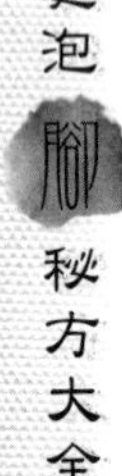

【性味歸經】辛、苦，寒。歸肝膽經。

【功效主治】清熱瀉火，明目，散結消腫。主治目赤腫痛，頭痛眩暈，目珠夜痛；瘰癧、癭瘤；乳癰腫痛等證。

【化學成分】本品含三萜皂苷、靶香苷、金絲桃苷等苷類物質及熊果酸、咖啡酸、游離齊墩果酸等有機酸；花穗中含飛燕草素、矢車菊素的花色苷、α-樟腦、α-小茴香酮等。

【藥理作用】本品煎劑可明顯降低動物血壓，其中穗比莖、葉的降壓作用明顯；本品煎劑在體外對痢疾桿菌、傷寒桿菌、霍亂弧菌、大腸桿菌、變形桿菌、葡萄球菌及人型結核桿菌均有一定的抑制作用。

4. 決明子

為豆科植物決明或小決明的乾燥成熟種子。全國南北各地均有栽培，主產於安徽、廣西、四川、浙江、廣東等地。秋季採收成熟果子，曬乾，打下種子，除去雜質。生用，或炒用。

【性味歸經】甘、苦，鹹，微寒。歸肝、大腸經。

【功效主治】清肝明目，潤腸通便。主治目赤腫痛、羞明多淚，目暗不明；頭痛，眩暈；腸燥便秘等證。

【化學成分】本品含有大黃酸、大黃素、蘆薈大黃素、決明子素、橙黃決明子素、決明素等蒽醌類物質，以及決明苷、決明酮、決明內脂等萘並吡咯酮類物質；此外，尚含甾醇、脂肪酸、糖類、蛋白質等。

【藥理作用】本品的水浸出液有降低血壓、降低血漿總膽固醇和甘油三酯的作用，其所含蒽醌類物質有緩和瀉下作用；其水浸液對皮膚真菌有不同程度的抑菌作用。

5. 金銀花

為忍冬科植物忍冬、紅腺忍冬、山銀花或毛花柱忍冬的乾燥花蕾或帶初開的花。我國南北各地均有分佈，主產於河南、山東等地。夏初花開放前採摘，陰乾。生用。

【性味歸經】甘，寒。歸肺、心、胃經。

【功效主治】清熱解毒，疏散風熱。主治癰腫疔瘡，外感風熱，溫病初起以及熱毒血痢等證。

【化學成分】本品含有揮發油、木犀草素、環己六醇、黃酮類、肌醇、皂苷、鞣質等。分離出的綠原酸和異綠原酸是本品抗菌的主要成分。

【藥理作用】本品煎劑能促進白細胞的吞噬作用；有明顯的抗炎及解熱作用。

本品有一定降低膽固醇作用。

6. 連　翹

為木犀科植物連翹的乾燥果實。產於我國東北、華北、長江流域至雲南。秋季果實初熟尚帶綠色時採收，除去雜質，蒸熟，曬乾，習稱「青翹」；果實熟透時採收，曬乾，除去雜質，習稱「老翹」或「黃翹」。青翹採得後即蒸熟曬乾，篩取籽實作「連翹心」用。生用。

【性味歸經】苦，微寒。歸肺、心、小腸經。

【功效主治】清熱解毒，消腫散結，疏散風熱。主治癰腫瘡毒，瘰癧痰核；風熱外感，溫病初起；熱淋澀痛等證。

【化學成分】本品含三萜皂苷，果皮含甾醇、連翹酚、生物鹼、皂苷、齊墩果酸、香豆精類，還有豐富的維生素P及少量揮發油。

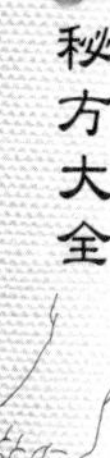

【藥理作用】本品連翹酚及揮發油有廣譜抗菌作用，對金黃色葡萄球菌、痢疾桿菌有很強的抑菌作用，對其他致病菌、流感病毒以及鉤端螺旋體也均有一定的抑制作用；本品所含齊墩果酸有強心、利尿及降壓作用；所含維生素 P 可降低血管通透性及脆性，防止溶血。其煎劑有鎮吐和抗肝損傷作用。

7. 蒲公英

為菊科植物蒲公英、鹼地蒲公英或同屬數種植物的乾燥全草。全國各地均有分佈。

夏至秋季花開時採挖，除去雜質，洗淨，切段，曬乾。鮮用或生用。

【性味歸經】苦、甘，寒。歸肝、胃經。

【功效主治】清熱解毒，消腫散結，利濕通淋。主治癰腫疔毒，乳癰內癰；熱淋澀痛，濕熱黃疸等證。

【化學成分】本品含蒲公英固醇、蒲公英素、蒲公英苦素、肌醇和萵苣醇、蒲公英賽醇、咖啡酸及樹脂等。

【藥理作用】本品煎劑對金黃色葡萄球菌、溶血性鏈球菌及卡他球菌有較強的抑制作用，對肺炎雙球菌、腦膜炎雙球菌、白喉桿菌、福氏痢疾桿菌、綠膿桿菌及鉤端螺旋體等也有一定的抑制作用，尚有利膽、保肝、搞內毒素及利尿作用，其利膽效果較茵陳煎劑更為顯著。

8. 紫花地丁

為堇菜科植物紫花地丁的乾燥全草。產於我國長江下游至南部各省。春秋二季採收，除去雜質，洗淨，切碎，鮮用或乾燥生用。

【性味歸經】苦、辛，寒。歸心、肝經。

【功效主治】清熱解毒，涼血消腫。主治瘰瘡腫毒，乳癰腸癰、毒蛇咬傷等證。

【化學成分】本品含苷類，黃酮類。全草含棕櫚酸、反式對羥基桂皮酸、丁二酸、二十四酞對羥基苯乙胺、山萘酚－3－0－鼠李吡喃糖苷和蠟，蠟中含飽和酸、不飽和酸、醇類及烴。

【藥理作用】本品有明顯的抗菌作用，對結核桿菌、痢疾桿菌、金黃色葡萄球菌、肺炎球菌、皮膚真菌及鉤端螺旋體有抑制作用。有確切的抗病毒作用。本品尚有解熱、消炎、消腫作用。

9. 土茯苓

為百合科植物光葉菝葜的乾燥塊莖。長江海域及南部各省均有分佈。

夏、秋二季採收，除去殘莖和鬚根，洗淨，曬乾；或趁鮮切成薄片，乾燥，生用。

【性味歸經】甘、淡，平。歸肝、胃經。

【功效主治】解毒，除濕，通利關節。主治楊梅毒瘡，肢體拘攣；淋濁帶下，濕疹瘙癢；癰腫瘡毒等證。

【化學成分】本品含落新婦苷、異黃杞苷、胡蘿蔔苷、3，5，4’－三羥基蓍、表兒茶精 L、琥珀酸、β－谷甾醇等皂苷、鞣質、黃酮、樹脂類等，還含有揮發油、多糖、澱粉等。

【藥理作用】本品所含落新婦苷有明顯的利尿、鎮痛作用；對金黃色葡萄球菌、溶血性鏈球菌、大腸桿菌、綠膿桿菌、傷寒桿菌、福氏痢疾桿菌、白喉桿菌和炭疽桿菌均有抑制作用；本品可由影響 T 淋巴細胞釋放淋巴因子的炎症過程而選擇性地抑制細胞免疫反應；此外尚能緩解汞中毒；明顯拮抗棉酚毒性。

10. 魚腥草

為三白草科植物蕺菜的乾燥地上部分。分佈於長江流域以南各地。

夏季莖葉茂盛穗多時採割，除去雜質，迅速洗淨，切段，曬乾。生用。

【性味歸經】辛，微寒。歸肺經。

【功效主治】清熱解毒，消癰排膿，利尿通淋。主治肺癰吐膿，肺熱咳嗽；熱毒瘡癰、濕熱淋證等。

【化學成分】本品含魚腥草素、揮發油、蕺菜鹼、槲皮苷、氯化鉀等。

【藥理作用】魚腥草素對金黃色葡萄球菌、肺炎雙球菌、A 型鏈球菌、流感桿菌、卡他球菌、傷寒桿菌以及結核桿菌等多種革蘭陽性及陰性細菌，均有不同程度的抑制作用；本品能增強白細胞吞噬能力，提高機體免疫力，並有抗炎作用；所含槲皮素及鉀鹽能擴張腎動脈，增加腎動脈血流量，因而有較強的利尿作用。此外，還有鎮痛、止血、促進組織再生和傷口癒合以及鎮咳等作用。

11. 敗醬草

為敗醬科植物黃花敗醬、白花敗醬的乾燥全草。全國大部分地區均有分佈，主產於四川、河北、河南、東北三省等地。

夏、秋季採收，全株拔起，除去泥沙，洗淨，陰乾或曬乾。切段，生用。

【性味歸經】辛、苦，微寒。歸胃、大腸、肝經。

【功效主治】清熱解毒，消癰排膿，祛瘀止痛。主治腸癰肺癰，癰腫瘡毒；產後瘀阻腹痛等證。

【化學成分】黃花敗醬根和根莖含齊墩果酸，常春藤皂苷元，黃花龍芽苷、胡蘿蔔苷及多種皂苷；含揮發油、其中以敗醬烯和異敗醬烯含量最高；亦含生物鹼、鞣質等。白花敗醬含有揮發油，乾燥果枝含黑芥子苷等；根和根莖中含莫羅冬苷、番木鱉苷、白花敗醬苷等。

【藥理作用】黃花敗醬草對金黃色葡萄球菌、痢疾桿菌、傷寒桿菌、綠膿桿菌、大腸桿菌有抑制作用；並有抗肝炎病毒作用，能促進肝細胞再生，防止肝細胞變性，改善肝功能，尚有抗腫瘤作用。

12. 馬齒莧

為馬齒莧科一年生肉質草本植物馬齒莧的乾燥地上部分。全國大部分地區均產。

夏、秋二季採收，除去殘根和雜質，洗淨，鮮用；或略蒸或燙後曬乾切段用。

【性味歸經】酸，寒。歸肝、大腸經。

【功效主治】清熱解毒，涼血止血，止痢。主治熱毒血痢、熱毒瘡瘍、崩漏、便血等證。

【化學成分】本品含三萜醇類，黃酮類，氨基酸，有機酸及其鹽。還有鈣、磷、鐵、硒、硝酸鉀、硫酸鉀等微量元素及其無機鹽，以及硫胺素、核黃素、維生素 B_1、A，β 一胡蘿蔔素、蔗糖、葡萄糖、果糖等。本品尚含有大量的 L-去甲基腎上腺素和多巴胺及少量的多巴。

【藥理作用】本品水煎液對痢疾桿菌有顯著的抑制作用，對大腸桿菌、傷寒桿菌、金黃色葡萄球菌、杜盎氏小

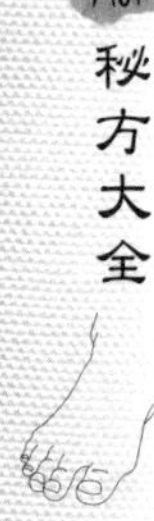

芽孢癬菌也均有一定抑制作用。本品鮮汁和沸水提取物可增加動物離體迴腸的緊張度，增強腸蠕動，又可劑量依賴性地鬆弛結腸、十二指腸；本品能升高血鉀濃度；尚未對心肌收縮力呈劑量依賴性的雙向調節。此外，還有利尿和降你膽固醇等作用。

13. 四季青

為冬青科植物冬青的葉。主產於江蘇、浙江、廣西、廣東和西南各地。

秋、冬季採收，除去雜質，曬乾。生用。

【性味歸經】苦、澀，寒。歸肺、心經。

【功效主治】清熱解毒，涼血止血，斂瘡。主治水火燙傷，濕疹，瘡瘍；肺熱咳嗽，咽喉腫痛，熱淋，瀉痢，外傷出血等證。

【化學成分】四季青主要含原兒茶酚、原兒茶醛，馬素酸，縮合型鞣質，黃酮類化合物及揮發油等。

【藥理作用】四季青煎劑有廣譜的抗菌作用，尤其對金黃色葡萄球菌的抑菌作用最強；對控制燒傷創面感染有一定作用；本品還能降低冠狀血管阻力，增加冠脈流量；所含原兒茶酸能在輕度改善心臟功能的情況下增強心肌的耐缺氧能力。本品尚有顯著的抗炎及抗腫瘤作用。

14. 黃　芩

為唇形科植物黃芩的乾燥根。主產於河北、山西、內蒙古、河南、陝西等地。

春、秋兩季採挖，除去鬚根及泥沙，曬後撞去粗皮，蒸透或開水潤透切片，曬乾。生用。

【性味歸經】苦，寒。歸肺、膽、脾、胃、大腸、小腸經。

【功效主治】清熱燥濕，瀉火解毒，止血，安胎。主治濕溫、暑溫，胸悶嘔惡，濕熱痞滿，黃疸瀉痢；肺熱咳嗽，高熱煩渴；血熱吐衄，癰腫瘡毒，胎動不安等證。

【化學成分】本品含黃芩苷元、黃芩苷、漢黃芩素、漢黃芩苷、黃芩新素、苯乙酮、棕櫚酸、油酸、脯氨酸、苯甲酸、黃芩酶、β一谷甾醇等。

【藥理作用】黃芩煎劑在體外對痢疾桿菌、白喉桿菌、綠膿桿菌、傷寒桿菌、副傷寒桿菌、變形桿菌、金黃色葡萄球菌、溶血性鏈球菌、肺炎雙球菌、腦膜炎球菌、霍亂弧菌等有不同程度的抑制作用，本品還有降熱、降壓、鎮靜、保肝、利膽、抑制腸蠕動、降血脂、抗氧化、調節 cAMP 水平、抗腫瘤等作用。

15. 黃　柏

為芸香科植物黃皮樹或黃檗的乾燥樹皮。前者習稱「川黃柏」，後者習稱「關黃柏」。川黃柏主產於四川、貴州、湖北、雲南等地；關黃柏主產於遼寧、吉林、河北等地。清明之後剝取樹皮，除去粗皮、曬乾壓平；潤透，切片或切絲。生用或鹽水炙。

【性味歸經】苦，寒。歸腎、膀胱、大腸經。

【功效主治】清熱燥濕。瀉火除蒸，解毒療瘡。主治濕熱帶下，熱淋澀痛；濕熱瀉痢，黃疸；濕熱腳氣，痿證；骨蒸勞熱，盜汗，遺精；瘡瘍腫毒，濕疹瘙癢等證。

【化學成分】黃柏樹皮含有小檗鹼、黃柏鹼、木蘭花鹼、藥根鹼、掌葉防己鹼等多種生物鹼，並含黃柏內脂、黃柏酮、黃柏酮酸及 7-脫氫豆甾醇、β一谷甾醇、菜油甾

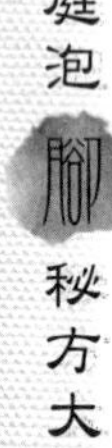

醇等；黃皮樹樹皮含小檗鹼、木蘭花鹼、黃柏鹼、掌葉防己鹼多種生物鹼及內脂、甾醇等。

【藥理作用】本品具有抗病原微生物作用，對痢疾桿菌、傷寒桿菌、結核桿菌、金黃色葡萄球菌、溶血性鏈球菌等多種致病細菌有抑制作用；對某些皮膚真菌、鉤端螺旋體、B 肝表面抗原也有抑制作用；所含藥根鹼具有小檗鹼相似的正性肌力和抗心律失常作用。

16. 苦　參

為豆科植物苦參的乾燥根，我國各地均產。春、秋二季採挖，除去根頭及小鬚，洗淨，乾燥；或趁鮮切片，乾燥。生用。

【性味歸經】苦，寒。歸心、肝、胃、大腸、膀胱經。

【功效主治】清熱燥濕，殺蟲，利尿。主治濕熱瀉痢，便血，黃疸；濕熱帶下，陰腫陰癢，濕疹濕瘡，皮膚瘙癢，疥癬；濕熱小便不利等證。

【化學成分】本品含水量苦參鹼、氧化苦參鹼、異苦參鹼、槐果鹼、異槐果鹼、槐胺鹼、氧化槐果鹼等生物鹼，此外還含苦醇 C、苦醇 G、異苦參酮、苦參醇、新苦參醇等黃酮類化合物。

【藥理作用】本品對心臟有明顯的抑製作用，可使心率減慢，心肌收縮力減弱，心輸出量減少；苦參鹼、苦參黃酮均有抗心律失常作用；苦參煎劑對結核桿菌、痢疾桿菌、金黃色葡萄球菌、大腸桿菌均有抑制作用，對多種皮膚真菌也有抑制作用。

還有利尿、抗炎、抗過敏、鎮靜、平喘、祛痰、升高白細胞、抗腫瘤等作用。

17. 白鮮皮

為芸香科植物白鮮的乾燥根皮。主產於遼寧、河北、四川、江蘇等地。春、秋二季採挖根部，除去泥沙及粗皮，切片，乾燥。生用。

【性味歸經】苦，寒。歸脾、胃、膀胱經。

【功效主治】清熱燥濕，祛風解毒。主治濕熱瘡毒，濕疹，疥癬，濕熱黃疸，風濕熱痺等證。

【化學成分】本品含白鮮鹼、白鮮內脂、胡蘆巴鹼、膽鹼、谷甾醇、白鮮腦交脂、皮酮、黃柏酮、黃柏酮酸等。

【藥理作用】本品水浸劑對堇毛癬菌、同心性毛癬菌、許蘭氏黃癬菌、奧杜盎氏小芽孢癬菌、鐵鏽色小芽孢癬菌、羊毛狀小芽孢癬菌、腹股溝表皮癬菌、星形奴卡氏菌等多種致病真菌有不同程度的抑制作用，並有解熱作用；本品揮發油在體外有抗癌作用。

18. 穿心蓮

為爵床科植物穿心蓮的乾燥地上部分。主產於廣東、廣西、福建，現雲南、四川、江西、江蘇、浙江、上海、山東、北京等地均有栽培。

秋初莖葉茂盛時採收，除去雜質，洗淨，切段，曬乾生用，或鮮用。

【性味歸經】苦，寒。歸心、肺、大腸、膀胱經。

【功效主治】清熱解毒，涼血，消腫，燥濕。主治外感風熱，溫病初起；肺熱咳喘，肺癰吐膿，咽喉腫痛；濕熱瀉痢，熱淋澀痛，濕疹瘙癢；癰腫瘡毒，蛇蟲咬傷等證。

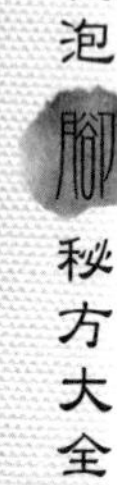

【化學成分】本品含穿心蓮內酯、去氧穿心蓮內酯、新穿心蓮內酯、穿心蓮烷、穿心蓮酮、穿心蓮甾醇，根還含多種黃酮類成分。

【藥理作用】穿心蓮煎劑對金黃色葡萄球菌、綠膿桿菌、變形桿菌、肺炎雙球菌、溶血性鏈球菌、痢疾桿菌、傷寒桿菌均有不同程度的抑制作用；有增強白細胞對細菌的吞噬能力；有解熱、抗炎、抗腫瘤、利膽保肝、抗蛇毒及毒蕈鹼樣作用；並有終止妊娠等作用。

19. 馬尾蓮

為毛茛科植物多葉唐松草和貝加爾唐松草或偏翅唐松草的根莖及根。全草也可藥用。全國各地多有分佈，西北、西南及東北較多。秋、冬二季採挖，洗淨，切段，乾燥。生用，或鮮用。

【性味歸經】苦，寒。歸心、肺、肝、膽、大腸經。

【功效主治】清熱燥濕，瀉火解毒。主治濕熱瀉痢，黃疸，熱病煩躁，肺熱咳嗽，癰瘡腫毒，目赤腫痛等證。

【化學成分】本品含唐松草鹼、小檗胺、小檗鹼、掌葉防己鹼、藥根鹼等，其地上部分含生物鹼、黃酮苷、皂苷、強心苷、維生素 C 等。

【藥理作用】本品水煎劑對白喉桿菌、金黃色葡萄球菌、變形桿菌、福氏痢疾桿菌均有抑制作用；其所含非替定鹼有降壓作用；本品有乙醯膽鹼樣作用，有利膽、抗腫瘤、升高白細胞、解熱、利尿、鎮靜等作用。

20. 玄　參

為玄參科植物玄參的乾燥根。產於長江流域及陝西、福建等地，野生、家種均有。冬季莖葉枯萎時採挖。除去根莖、幼芽、鬚根及泥沙，曬或烘至半乾，堆放 3～6 天，反覆數次至乾燥。生用。

【性味歸經】甘、苦，鹹。歸肺、胃、腎經。

【功效主治】清熱涼血，瀉火解毒，滋陰。主治溫邪入營，內陷心包，溫毒發斑；熱病傷陰，津傷便秘，骨蒸勞嗽；目赤咽痛，瘰癧，白喉，癰腫瘡毒等證。

【化學成分】本品含哈巴苷、哈巴苷元、桃葉珊瑚苷、6－對甲基鋅醇、浙玄參苷甲、乙等環烯醚萜類化合物及生物鹼、植物甾酣醇、油酸、硬脂酸、葡萄糖、天冬醯胺、微量揮發油等。

【藥理作用】本品水煎劑有降壓作用，本品對金黃色葡萄球菌、白喉桿菌、傷寒桿菌、B 型溶血性鏈球菌、綠膿桿菌、福氏痢疾桿菌、大腸桿菌、鬚發癬菌、絮狀表皮癬菌、羊毛狀小芽孢菌和星狀奴卡氏菌均有抑制作用。此外，本品還有抗炎、鎮靜、抗驚厥作用。

21. 牡丹皮

為毛茛科植物牡丹的乾燥根皮。產於安徽、山東等地。秋季採挖根部，除去細根，剝取根皮，曬乾。生用。

【性味歸經】苦、甘、微寒。歸心、肝、腎經。

【功效主治】清熱涼血，活血祛瘀。主治溫毒發斑，血熱吐衄；溫病傷陰，陰虛發熱，夜熱早涼、無汗骨蒸；血滯經閉、痛經，跌打傷痛；癰腫瘡毒等證。

【化學成分】本品含牡丹酚、牡丹酚苷、牡丹酚原苷、牡丹酚新苷，並含芍藥苷、氧化芍藥苷、苯甲　芍藥苷、沒食指酸、揮發油、植物甾醇、苯甲酸、蔗糖、葡萄糖等。

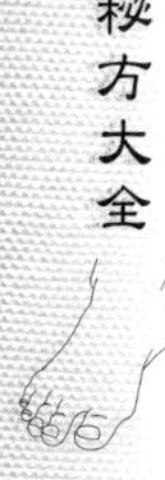

【藥理作用】所含牡丹酚及其以外的糖苷類成分均有抗炎作用，牡丹酚有鎮靜、降溫、解熱、鎮痛、解痙等中樞抑制作用及抗動脈粥樣硬化、利尿、抗潰瘍等作用；牡丹皮水煎液能增加冠脈血流量、降低血壓的作用，並對痢疾桿菌、傷寒桿菌等多種致病菌及致病性皮膚真菌均有抑制作用。

22.赤　芍

為毛茛科植物赤芍或川赤芍的乾燥根。全國大部分地區均產。春、秋二季採挖，除去根莖、鬚根及泥沙，曬乾，切片。生用或炒用。

【性味歸經】苦，微寒。歸肝經。

【功效主治】清熱涼血，散瘀止痛。主治溫毒發斑，血熱吐衄；目赤腫痛，癰腫瘡瘍；肝鬱脅痛，經閉痛經，瘕腹痛，跌打損傷等證。

【化學成分】本品含芍藥苷、芍藥內酯苷、氧化芍藥苷、苯甲醯芍藥苷、芍藥吉酮、芍藥新苷、沒食指鞣質、苯甲酸、揮發油、脂肪油、樹脂等。

【藥理作用】本品能擴張冠狀動脈、增加冠脈血流量；赤芍水煎劑能延長體外血栓形成時間，減輕血栓幹重；所含芍藥苷有鎮靜、抗炎止痛作用；赤芍對肝細胞 DNA 的合成有明顯的增強作用，對多種病原微生物有較強的抑制作用。

23.紫　草

為紫草科植物新疆紫草，或內蒙古紫草的乾燥根，主產於遼寧、湖南、河北、新疆等地。春、秋二季採挖，除去泥沙，乾燥。生用。

【性味歸經】甘、鹹，寒，歸心、肝經。

【功效主治】清熱涼血，活血，解毒透疹。主治溫病血熱毒盛，斑疹紫黑，麻疹不透；瘡瘍，濕疹，水火燙傷。

【化學成分】本品含紫草素（紫草醌）、紫草烷、乙醯紫草素、去氧紫草素、異丁醯紫草素、二甲基戊烯草素、β一二甲基丙烯醯紫草素等。

【藥理作用】本品煎劑、紫草素、二甲基戊烯醯紫草素、二甲基丙烯紫草素對金黃色葡萄球菌、大腸桿菌、枯草桿菌等具有抑制作用；紫草素對大腸桿菌、傷寒桿菌、痢疾桿菌、綠膿桿菌及金黃色葡萄球菌均有明顯的抑制作用；其乙醚、水、乙醇提取物均有一定的抗炎作用；本品有抗生育、解熱等作用。

24.青　蒿

為菊科植物黃花蒿的乾燥地上部分。全國大部分地區均有分佈。夏秋季花將開時採割，除去老莖。鮮用或陰乾，切段生用。

【性味歸經】苦、辛，寒。歸肝、膽經。

【功效主治】清透虛熱，涼血除蒸，解暑，截瘧。主治溫邪傷陰，夜熱早涼；陰虛發熱，勞熱骨蒸；暑熱外感，發熱口渴；瘧疾寒熱。

【化學成分】本品主要含有倍半萜類、黃酮類、香豆素類、揮發性成分及其他 β－半乳糖苷酶、β－葡萄糖苷酶、β－谷甾醇等。倍半萜類有青蒿素、青蒿酸、青蒿醇、青蒿酸甲酯等。黃酮類有 3，4－二羥基－四甲氧基黃酮醇、貓眼草黃素、貓眼草酚等。香豆素類有香豆素、6－甲氧基－7－羥基香豆素、東莨菪內脂等。揮發性成分中以莰烯、β－莰烯、異蒿酮、左旋樟腦、β－丁香烯、β－菠烯為主，另含α菠烯、蒿酮、樟腦等。

【藥理作用】青蒿素可減慢心率、抑制心肌收縮力、降低冠脈流量以及降低血壓。青蒿對多種細菌、病毒具有殺傷作用。有較好的解熱、鎮痛作用。

25. 白　薇

為蘿藤科植物白薇，或蔓生白薇的乾燥根及根莖。我國南北各省均有分佈。春、秋二季採挖，洗淨，乾燥。切段，生用。

【性味歸經】苦、鹹，寒。歸胃、肝、腎經。

【功效主治】清熱涼血，利尿通淋，解毒療瘡。主治陰虛發熱，產後虛熱；熱淋，血淋；瘡瘍腫毒，毒蛇咬傷，咽喉腫痛；陰虛外感證。

【化學成分】本品含揮發油、強心苷等。其中強心苷中主要為甾體多糖苷，揮發油的主要成分為白薇苷。

【藥理作用】本品所含白薇苷有加強心肌收縮的作用，可使心率減慢。對肺炎球菌有抑制作用，並有解熱、利尿作用。

26. 地骨皮

為茄科植物枸杞，或寧夏枸杞的乾燥根皮。分佈於我國南北各地。初春或秋後採挖根部，洗淨，剝取根皮，曬乾，切段入藥。

【性味歸經】甘，寒。歸肺、肝、腎經。

【功效主治】涼血除蒸，清肺降火。主治陰虛發熱，盜汗骨蒸；肺熱咳嗽、血熱出血證。

【化學成分】本品含桂皮酸和多量酚類物質，甜菜鹼，尚分離到 β－谷甾醇、亞油酸、亞麻酸和卅一酸等。此外，又從地骨皮中分得降壓生物鹼苦柯鹼 A（又名地骨皮甲素）以及枸杞素 A 和 B。

【藥理作用】地骨皮煎劑具有降血壓、降血糖、降血脂及免疫調節作用，又有抗微生物作用，對傷寒桿菌、甲型副傷寒桿菌及福氏痢疾桿菌有較強的抑制作用，對流感亞洲甲型京科 68－1 病毒株有抑制其致細胞病變作用。

第三節◆祛風濕藥

本類藥物味多辛苦，性或溫或涼，能祛除留著於肌肉、經絡、筋骨的風濕之邪，有的還兼有散寒、舒筋、通絡、止痛、活血或補肝腎、強筋骨等作用。主要用於風濕痺證之肢體疼痛，關節不利、腫大，筋脈拘攣等症。部分藥物還適用於腰膝痠軟、下肢痿弱等。

現代藥理研究證明，祛風濕藥一般具有不同程度的抗炎、鎮痛及鎮靜等作用。常用於風濕性關節炎、類風濕性關節炎、強直性脊柱炎、坐骨神經痛、纖維組織炎、肩周炎、腰肌勞損、骨質增生、跌打損傷、神經痛、半身不遂及某些皮膚病等。

1. 獨　活

為傘形科植物重齒毛當歸的乾燥根。主產於四川、湖北、安徽等地。

春初或秋末採挖，除去鬚根及泥沙，烘至半乾，堆至 2～3 天，發秋後再烘至全乾。切片，生用。

【性味歸經】辛、苦，微溫，歸腎、膀胱經。

【功效主治】祛風濕，止痛，解表。主治風寒濕痺、風寒挾濕表證、少陰頭痛等。

【化學成分】本品含二氫山芹醇及其乙酸酯，歐芹酚甲醚，異歐前胡內脂，香柑內脂，花椒毒素，二氫山芹醇當歸酸酯，二氫山芹醇葡萄糖苷，毛當歸醇，當歸醇 D、G、B，γ-氨基丁酸及揮發油等。

【藥理作用】獨活有抗炎、鎮痛及鎮靜作用；對血小板聚集有抑制作用；並有降壓作用，但不持久；所含香柑內脂、花椒毒素等有光敏及抗腫瘤作用。

2. 伸筋草

為石松科植物石松的乾燥全草。主產於東北、華北、華中、西南各省。夏、秋二季莖葉茂盛時採收，除去雜質，曬乾。切段，生用。

【性味歸經】微苦、辛，溫。歸肝、脾、腎經。

【功效主治】祛風濕，舒筋活絡。主治風寒濕痺，肢體麻木，跌打損傷等證。

【化學成分】本品含石松鹼，棒石松寧鹼等生物鹼，石松三醇、石松四醇酮等萜類化合物，β-谷甾醇等甾醇，及香草酸、阿魏酸等。

【藥理作用】伸筋草水浸液有解熱作用，醇提取物有明顯的鎮痛作用，所含石松鹼對小腸及子宮有興奮作用。

3. 尋骨風

為馬兜鈴科植物棉毛馬兜鈴的根莖或全草。主產於河南、江蘇、江西等地。夏、秋二季採收。曬乾，切段，生用。

【性味歸經】辛、苦，平。歸肝經。

【功效主治】祛風濕，通絡止痛。主治風濕痺證、跌打損傷等。

【化學成分】本品含生物鹼，揮發油及內酯等。

【藥理作用】尋骨風煎劑對風濕性、類風濕性關節炎有較好的止痛、消腫、改善關節功能的作用。

4. 海風藤

為胡椒科植物風藤的乾燥藤莖。主產於廣東、福建、台灣等地。夏、秋二季採割，除去根、葉，曬乾。切厚片，生用。

【性味歸經】辛、苦，微溫。歸肝經。

【功效主治】祛風濕，通絡止痛。主治風寒濕痺、跌打損傷等證。

【化學成分】本品含細葉青蔞藤素，細葉青蔞藤烯酮，細葉青蔞藤醌醇，細葉青蔞藤醯胺，β－谷甾醇，豆甾醇及揮發油等。

【藥理作用】海風藤能對抗內毒素性休克；能增加心肌營養血流量，降低心肌缺血區的側枝血管阻力；可降低禽乾缺血區興奮性氨基酸含量，對腦幹缺血損傷具有保護作用；酮類化合物有抗氧化作用，並拮抗血栓形成，延長凝血時間；酚類化合物、醇類化合物有抗血小板聚集作用。

5. 青風藤

為防己科植物青藤及毛青藤的乾燥根莖。主產於長江流域及其以南各地。秋末冬初採割，曬乾。切片，生用。

【性味歸經】苦、辛，平。歸肝、脾經

【功效主治】祛風濕，通經絡，利小便。主治風濕痺

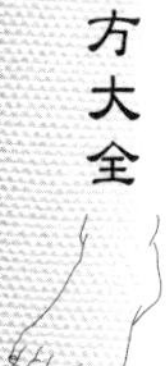

證，水腫，腳氣等證。

【化學成分】本品藤莖及根含青風藤鹼，青藤鹼，尖防己鹼，N－去甲尖防己鹼，白蘭花鹼，光千金藤鹼，木蘭花鹼，四氫表小檗鹼，異青藤鹼，土藤鹼，豆甾醇，β－谷甾醇，消旋丁香樹脂酚及十六烷酸甲酯等。

【藥理作用】青藤鹼有抗炎、鎮靜、鎮痛、鎮咳作用，對非特異性免疫、細胞免疫和體液免疫均有抑制作用，可使心肌收縮力、心率、舒張壓、左心室收縮壓、心臟指數、外周血管阻力及心輸出量顯著下降，有抗心肌缺血，保護再灌注損傷的作用，對心律失常有明顯作用。

6. 絲瓜絡

為葫蘆科植物絲瓜的乾燥成熟果實的維管束。我國各地均有栽培。夏、秋二季果實成熟、果皮變黃、內部乾枯時採摘，除去外皮及果肉，洗淨，曬乾，除去種子。切段，生用。

【性味歸經】甘，平。歸肺、胃、肝經。

【功效主治】祛風，通絡，活血。主治風濕痺證，胸脅脹滿，乳汁不能、乳癰等證。

【化學成分】本品含木聚糖，甘露聚糖，半乳聚糖等。

【藥理作用】絲瓜水有明顯的鎮痛、鎮靜和抗炎作用。

7. 秦　艽

為龍膽科植物秦艽、麻花秦艽、粗莖秦艽或小秦艽的乾燥根。前三種按性狀不同分別習稱「秦艽」和「麻花艽」，後一種習稱「小秦艽」。主產於陝西、甘肅、內蒙古、四川等地。春、秋二季採挖，除去泥沙；秦艽及麻花秦艽曬軟，堆置「發汗」至表面呈紅黃色或灰黃色時，攤開曬乾，或不經「發汗」直接曬乾；小秦艽趁鮮時挫去黑皮，曬乾。切片，生用。

【性味歸經】辛、苦，平。歸胃、肝、膽經。

【功效主治】祛風濕，通絡止痛，退虛熱，清濕熱。主治風濕痺證，中風不遂，骨蒸潮熱、宿積發熱，濕熱黃疸等證。

【化學成分】本品含秦艽鹼甲、乙、丙，龍膽苦苷，當藥苦苷，褐煤酸，褐煤酸甲酯，櫟癭酸，α－香樹脂醇，β－谷甾醇等。

【藥理作用】秦艽具有鎮靜、鎮痛、解熱、抗炎作用，能抑制反射性腸液的分泌；能明顯降低胸腺指數，有抗組胺作用；對病毒、細菌、真菌皆有一定的抑制作用。秦艽鹼甲能降低血壓、升高血糖；龍膽苦苷能抑制 CCL_4 所致轉氨酶升高，具有抗肝炎作用。

8. 五加皮

為五加科植物細柱五加的乾燥根皮。習稱「南五加皮」。主產於湖北、河南、安徽等地。夏、秋採挖，剝取根皮，曬乾。切厚片，生用。

【性味歸經】辛、苦，溫。歸肝、腎經。

【功效主治】祛風濕，補肝腎，強筋骨，利水。主治風濕痺證，筋骨萎軟，小兒行遲，體虛乏力，水腫，腳氣等證。

【化學成分】本品含丁香苷，刺五加苷 B1，右旋芝麻素，16α－羥基－（一）－貝殼松－19－酸，左旋對映貝殼松烯酸，β－谷甾醇、β－谷甾醇葡萄糖苷、硬脂酸，

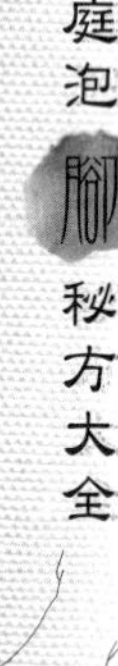

棕櫚酸，亞麻酸，維生素 A、B_1，揮發油等。

【藥理作用】五加皮有抗炎、鎮壓痛、鎮靜作用，能提高血清抗體的濃度，促進單核吞噬細胞的吞噬功能，有抗應激作用，能促進核酸的合成、降低血糖，有性激素樣作用，並能抗腫瘤、抗誘變、抗潰瘍，且有一定的抗排異作用。

9. 海桐皮

為豆科植物刺桐或喬木刺桐的幹皮或根皮。主產於浙江、福建、台灣、四川、貴州、雲南等地。夏、秋剝取樹皮，曬乾。切絲，生用。

【性味歸經】苦、辛，平。歸肝經。

【功效主治】祛風濕，通絡止痛，殺蟲止癢。主治風濕痺證、疥癬、濕疹等。

【化學成分】本品含刺桐文鹼、水蘇鹼等多種生物鹼，還含黃酮、氨基酸和有機酸等。

【藥理作用】海桐皮有抗炎、鎮痛、鎮靜作用；並能增強心肌收縮力；且有降壓作用；對金黃色葡萄球菌有抑制作用，對堇色毛癬菌等皮膚真菌亦有不同程度的抑制作用。

10. 絡石藤

為夾竹桃科植物絡石的乾燥這葉藤莖。主產於江蘇、湖北、山東等地。冬季至次春採割，除去雜質，曬乾。切段，生用。

【性味歸經】苦，微寒。歸心、肝、腎經。

【功效主治】祛風通絡，涼血消腫。主治風濕熱痺，喉痺，癰腫，跌打損傷等證。

【化學成分】本品藤莖含絡石苷，去甲絡石苷，牛蒡苷，穗羅漢松樹脂酚苷，橡膠肌醇等，葉含生物鹼、黃酮類化合物。

【藥理作用】絡石藤所含黃酮苷對尿酸合成酶黃嘌呤氧化酶有顯著抑制作用而能抗痛風；煎劑對金黃色葡萄球菌、福氏痢疾桿菌及傷寒桿菌有抑制作用；牛蒡苷可引起血管擴張、血壓下降，對腸及子宮有抑制作用。

第四節◆利水滲濕藥

本類藥物味多甘淡，主歸膀胱、小腸經，作用趨向偏於下行，具有利水消腫，利尿通淋、利濕退黃等功效。主要用於小便不利、水腫、洩瀉、痰飲、淋證、黃疸、濕瘡、帶下、濕溫等水濕所致的各種病證。

現代藥理研究證明，利水滲透濕藥大多具有不同程度的利尿、抗病原體、利膽、保肝、降壓、抗腫瘤等作用。部分藥物還有降血糖、降血脂及調節免疫功能的作用。

1. 茯　苓

為多也菌科真菌茯苓的乾燥菌核。寄生於松科植物赤松或馬尾松等樹根上。野生或栽培，主產於雲南、安徽、湖北、河南、四川等地。產雲南者稱「雲茯苓」，質較優。多於 7～9 月採挖。挖出後除去泥沙，堆置「發汗」後，攤開晾至表面乾燥，再「發汗」，反覆數次至現皺紋、內部水分大部分散失後，陰乾，稱為「茯苓個」。取之浸潤後稍蒸，及時切片，曬乾；或將鮮茯苓按不同部位切割，陰乾，生用。

【性味歸經】甘、淡，平。歸心、脾、腎經。

【功效主治】利水消腫，滲濕，健脾，寧心。主治水腫、痰飲，脾虛洩瀉，心悸，失眠等證。

【化學成分】本品含β－茯苓聚糖，佔乾重約93%，另含茯苓酸、蛋白質、脂肪、卵磷脂、膽鹼、組氨酸、麥角甾醇等。

【藥理作用】茯苓煎劑具有利尿、鎮靜、抗腫瘤、降血糖、增加心肌收縮力的作用。茯苓多糖有增強免疫功能的作用。茯苓有護肝作用，能降低胃液分泌、對胃潰瘍有抑制作用。

2. 車前子

為車前科植物車前或平車前的乾燥成熟種子。前者分佈全國各地。後者分佈東北各省。夏、秋二季種子成熟時採收果穗。曬乾，搓出種子，除去雜質。生用或鹽水炙用。

【性味歸經】甘，微寒。歸肝、腎、肺、小腸經。

【功效主治】利尿通淋，滲濕止瀉，明目，祛痰。主治淋證，水腫，洩瀉，目赤腫痛，目暗腫痛，目暗昏花，翳障，痰熱咳嗽等證。

【化學成分】本品含黏液質、琥珀酸、二氫黃酮苷、車前烯醇、腺嘌呤、膽鹼、車前子鹼、脂肪油、維生素A、B等。

【藥理作用】本品有顯著利尿作用，還能促進呼吸道黏液分泌，稀釋痰液，故有祛痰作用。對各種桿菌和葡萄球菌均有抑制作用。

3. 香加皮

為蘿摩科植物槓柳的乾燥根皮。主產於山西、河南、河北、山東等地。

春、秋二季採挖根部，剝取根皮，曬乾。除去雜質洗淨，潤透，切片曬乾，生用。

【性味歸經】辛、苦，溫。有毒。歸肝、腎、心經。

【功效主治】利水消腫，祛風濕，強筋骨。主治水腫，小便不利，風濕痺證等。

【化學成分】本品含十餘種苷類化合物，其中最主要的是強心苷，有槓柳毒苷和香加皮苷 A、B、C、D、E、F、G、K 等。此外還有 4－甲氧基水楊醛。

【藥理作用】香加皮具有強心、升壓、抗癌作用，所含的槓柳毒苷有增強呼吸系統功能作用。此外，香加皮尚有抗炎及殺蟲作用。

4. 薺菜

為十字花科植物薺菜的帶根乾燥全草。我國各地均有分佈。3～5 月採集，洗淨切段，曬乾，生用。

【性味歸經】甘，涼。歸肝、胃經。

【功效主治】利水消腫，明目，止血。主治水腫，肝熱目赤，目生翳膜，血熱出血證等。

【化學成分】薺菜含膽鹼、乙醯膽鹼、馬錢子鹼、山梨醇、甘露醇、側金盞花醇等。

【藥理作用】薺菜煎劑對子宮有顯著興奮作用，並能縮短出血時間。薺菜全草提取物有抗腫瘤作用。薺菜有解熱作用。

5. 地膚子

為蓼科植物地膚的成熟果實。全國大部分地區均產。秋季果實成熟時採收植株，曬乾，打下果實，除去雜質，

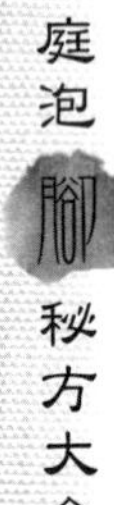

生用。

【性味歸經】辛、苦、寒。歸腎、膀胱經。

【功效主治】利尿通淋，清熱利濕，止癢。主治淋證，陰癢帶下，風疹，濕疹等。

【化學成分】本品含三萜皂苷、脂肪油、維生素A類物質

【藥理作用】本品水浸劑對許蘭氏小芽孢癬菌、鐵鏽色小芽孢癬菌等多種皮膚真菌，均有不同程度的抑制作用。

6. 澤 瀉

為澤瀉科植物澤瀉的乾燥塊莖。主產福建、四川、江西等地。冬季莖葉開始枯萎時採挖，洗淨，乾燥，除去鬚根及粗皮，以水潤透切片，曬乾。麩炒或鹽水炒用。

【性味歸經】甘，寒，歸腎、膀胱經。

【功效主治】利水消腫，滲濕，洩熱。主治水腫，小便不利，洩瀉；淋證、遺精等證。

【化學成分】本品主要含澤瀉萜醇A、B、C，揮發油、生物鹼、天門冬素、樹脂等。

【藥理作用】本品有利尿作用，能增加尿量，增加尿素與氯化物的排泄，對腎炎患者利尿作用更為明顯。有降壓、降血糖作用，還有抗脂肪肝作用。對金黃色葡萄球菌、肺炎雙球菌、結核桿菌有抑制作用。

7. 萆 薢

為薯蕷科植物綿草萆薢、福州薯蕷或粉背薯蕷的乾燥根莖。前兩種稱「綿萆薢」，主產於浙江、福建；後一種稱「粉萆薢」，主產浙江、安徽、江西、湖南。秋、冬二

季採挖。除去鬚根，洗淨，切片，曬乾。生用。

【性味歸經】苦，平。歸腎、胃經。

【功效主治】利濕祛濁，祛風除痺。主治膏淋、白濁、風濕痺痛等證。

【化學成分】萆薢含薯蕷皂苷等多種甾體皂苷，總皂苷水解後生成薯蕷皂苷元等。此外，還含鞣質、澱粉、蛋白質等。

【藥理作用】萆薢含的薯蕷皂苷、克拉塞林苷均有抗真菌作用。

8. 金錢草

為報春花科植物過路黃的乾燥全草。江南各省均有分佈。夏、秋二季採收。除去雜質，曬乾，切段生用。

【性味歸經】甘、鹹，微寒。歸肝、膽、腎、膀胱經。

【功效主治】利濕退黃，利尿通淋，解毒消腫。主治濕熱黃疸，石淋，熱淋，癰腫疔瘡、毒蛇咬傷等證。

【化學成分】本品主要含酚性成分和甾醇、黃酮類、氨基酸、鞣質、揮發油、膽鹼、鉀鹽等。

【藥理作用】金錢草水煎液能明顯促進膽汁分泌，使膽管泥沙狀結石易於排出，膽管阻塞和疼痛減輕，黃疸消退。本品有抑菌作用，還有抗炎作用。對體液免疫、細胞免疫均有抑制作用。

9. 地耳草

為藤黃科植物地耳草的乾燥全草。主產於江西、福建、廣東、廣西、四川、湖南等地。夏、秋二季採收。曬乾。生用或鮮用。

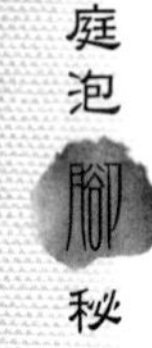

【性味歸經】苦、甘，涼。歸肝、膽經。

【功效主治】利濕退黃，清熱解毒，活血消腫。主治黃疸，癰腫，跌打損傷等證。

【化學成分】本品含槲皮苷、田基黃甲素、地耳草素等。

【藥理作用】本品有保肝，抗癌，抗瘧，抗菌作用。

第五節◆化濕藥

本類藥物辛香溫燥，主入脾、胃經，能促進脾胃運化，消除濕濁，前人謂之「醒捭」，「醒脾化濕」等。此外，部分藥還兼有解暑、辟穢、開竅、截瘧等作用，適用於濕濁內阻，脾為濕困，運化失常所致的脘腹痞滿、嘔吐泛酸、大便溏薄、食少體倦、口甘多涎、舌苔白膩等證。現代藥理研究表明，本類藥大多能刺激嗅覺、味覺及胃黏膜，從而促進胃液分泌，興奮腸管蠕動，使胃腸推進運動加快，以增強食慾，促進消化，排除腸道積氣的作用。

1. 藿　香

為唇形科植物廣藿香的地上部分。主產於廣東、海南等地。夏秋季枝葉茂盛時採割。切段生用。

【性味歸經】辛，微溫。歸脾、胃、肺經。

【功效主治】化濕，止嘔，解暑。主治濕阻中焦，嘔吐，暑濕或濕溫初起等證。

【化學成分】本品含揮發油約 15%，油中主要成分為廣藿香醇，其他成分有苯甲醛、丁香油酚、桂皮醛等。另有多種其他倍半　如竹烯等。尚含生物鹼類。

【藥理作用】揮發油能促進胃液分泌，增強消化力，對胃腸有解痙作用。有防腐和抗菌作用，此外，尚有收斂止瀉、擴張血管而略有發汗等作用。

2. 蒼　朮

為菊科多年生草本植物茅蒼朮或北蒼朮的乾燥根莖。前者主產於江蘇、湖北、河南等地，以產於江蘇茅山一帶者品質最好，故名茅蒼朮。後者主產於內蒙古、山西、遼寧等地。春、秋二季採挖，曬乾。切片，生用、麩炒或米泔水炒用。

【性味歸經】辛、苦，溫。歸脾、胃、肝經。

【功效主治】燥濕健脾，祛風散寒。主治濕阻中焦證、風濕痺證、風寒挾濕表證等。

【化學成分】本品主要含揮發油。油中主含蒼朮醇（係桉油醇和茅術醇的混合結晶物）。其他尚含少量蒼朮酮、維生素A樣物質、維生素B及菊糖。

【藥理作用】蒼朮煎劑有降血糖作用，同時具排鉀、排鈉作用，其揮發油有明顯的抗副交感神經介質乙醯膽鹼引起的腸痙攣；其維生素A樣物質可治療夜盲及角膜軟化症。

3. 佩　蘭

為菊科植物佩蘭的乾燥地上部分。主產於江蘇、浙江、河北等地。夏、秋二季分兩次採割。切段生用，或鮮用。

【性味歸經】辛，平。歸脾、胃、肺經。

【功效主治】化濕，解暑。主治濕阻中焦，暑濕，濕溫初起等證。

【化學成分】全草含揮發油05%～2%。油中含聚傘花素（對異丙基甲苯）、乙酸橙花醇酯，葉含香豆精、鄰香豆酸、麝香草氫醌。其他尚含有三萜類化合物。

【藥理作用】佩蘭水煎劑，對白喉桿菌、金黃色葡萄球菌、八疊球菌、變形桿菌、傷寒桿菌有抑制作用。其揮發油及油中所含的傘花烴、乙酸橙花酯對流感病毒有直接抑制作用。

第六節◆溫裏藥

本類藥物均味辛而性溫熱，辛能散，溫能通，善走臟腑而能溫裏祛寒，溫經止痛，故可治裏寒證，尤以裏寒實證為主。此外，有的藥物尚能助陽、回陽，用以治療虛寒證、亡陽證。

現代藥理研究證明，溫裏藥一般具有不同程度的鎮靜、鎮壓痛、健胃、祛風、抗血栓形成，抗潰瘍、抗腹瀉、抗凝、抗血小板聚集、抗缺氧、擴張血管等作用，部分藥物還有強心、抗休克、抗驚厥、調節胃腸運動、促進膽汁分泌等作用。本類藥物主要用於治慢性胃炎、慢性腸炎、慢性支氣管炎、疝氣、休克等。

1. 附　子

為毛茛科植物烏頭的子根的加工品。主產於四川、湖北、湖南等地。6 月下旬至 8 月上旬採挖，除去母根、鬚根及泥沙，習稱「泥附子」。加工炮製為鹽附子、黑附片（黑順片）、白附子、淡附片、炮附片。

【性味歸經】辛、甘，大熱。有毒。歸心、腎、脾經。

【功效主治】回陽救逆，補火助陽，散寒止痛。主治亡陽證、陽虛證、寒痺證。

【化學成分】本品含烏頭鹼，中烏頭鹼，次烏頭鹼，異飛燕草鹼，新烏寧鹼，烏胺及尿嘧啶等。

【藥理作用】附子煎劑有明顯的強心作用，有顯著的抗炎作用；中烏頭鹼、烏頭鹼及次烏頭鹼均有鎮痛作用。最近研究表明，附子能增強機體抗氧化能力，具有抗衰老作用。

2. 丁　香

為桃金娘科植物丁香的乾燥花蕾。習稱公丁香。主產於坦桑尼亞、馬來西亞、印度尼西亞，我國主產於廣東、海南等地。通常於 9 月至次年 3 月，花蕾由綠轉紅時採收，曬乾。生用。

【性味歸經】辛，溫。歸脾、胃、肺、腎經。

【功效主治】溫中降逆，散寒止痛，溫腎助陽。主治胃寒嘔吐，脘腹冷痛，陽痿，宮冷等證。

【化學成分】本品含揮發油 16%～19%，油中主要成分是丁香油酚、乙醯丁香油酚，微量成分有丁香烯醇、庚酮、水楊酸甲脂、α－丁香烯、胡椒酚、苯甲醇、苯甲醛等。

【藥理作用】本品煎劑對葡萄球菌、鏈球菌及白喉、變形、綠膿、大腸、痢疾、傷寒等桿菌均有抑制作用，並有較好的殺螨作用，另有抗血小板聚集、抗凝、抗血栓形成、抗腹瀉、利膽和抗缺氧等作用。

3. 高良薑

為薑科植物高良薑的乾燥根莖。主產於廣東、廣西、

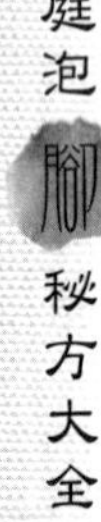

海南等地。夏末秋初採挖生長 4～6 年的根莖，除去地上莖、鬚根及殘留鱗片，洗淨，切段，曬乾。生用。

【性味歸經】辛，熱。歸脾、胃經。

【功效主治】散寒止痛，溫中止嘔。主治胃寒冷痛、胃寒嘔吐等證。

【化學成分】本品含揮發油 05%～15%，油中主要成分為 1，8－桉葉素、桂皮酸甲酯、丁香油酚、蒎烯、蓽澄茄烯及辛辣成分高良薑酚等。尚含黃酮類高良薑素、山柰素、山柰酚、槲皮素、異鼠李素等。

【藥理作用】本品水提取物具有鎮痛抗炎作用，100% 煎液對炭疽桿菌、α－或 β－溶血性鏈球菌、白喉及類白喉桿菌、肺炎球菌、金黃色葡萄球菌、白色葡萄球菌等革蘭陽性嗜氣菌皆有抗菌作用。

4. 花　椒

為芸香科植物青椒或花椒的乾燥成熟果皮。我國大部分地區有分佈，但以四川產者為佳，故又名川椒、蜀椒。

秋季採收成熟果實，曬乾，除去種子及雜質。生用或炒用。

【性味歸經】辛、溫。歸脾、胃、腎經。

【功效主治】溫中止痛，殺蟲止癢。主治中寒腹痛，寒濕吐瀉，蟲積腹痛，濕疹，陰癢等證。

【化學成分】本品果皮中揮發油的主要成分為檸檬烯，佔總油量的 25.10%，1，8－桉葉素佔 2198%，月桂烯佔 11.99%，還有 α－蒎烯，β－蒎烯，香檜烯，紫蘇烯，芳樟醇，愛菜腦等。果皮還含香草木寧鹼、菌芋鹼，單葉芸香品鹼，脫腸草素等。

【藥理作用】本品具有鎮壓痛抗炎作用，其揮發油對 11 種皮膚癬菌和 4 種深部真菌均有一定的抑制和殺死作用，其中羊毛小孢子菌和紅色毛癬菌最敏感，並能殺蚧蟎等。

第七節◆活血化瘀藥

本類藥物性味多為辛、苦、溫，部分動物類藥味鹹，主入心、肝經。味辛則能散、能行，味苦則通洩，且均入血分，故能行血活血，使血脈通暢，瘀滯消散。適用於內科的胸、腹、頭痛、痛如針刺，痛有定處，體內的癥積聚，中風不遂，肢體麻木以及關節痺痛日久；傷科的跌仆損傷，瘀腫疼痛；外科的瘡瘍腫痛；婦科的月經不調、經閉、痛經、產後腹痛等。

現代藥理研究證明，活血化瘀藥具有改善血液循環，特別是微循環，以促進病理變化恢復的作用；具有抗凝血的功能，以防止血栓及動脈硬化斑塊的形成；能改善機體的代謝功能，保使組織的修復，創傷、骨折的癒合；能改善毛細血管的通透性，減輕炎症反應，促進炎症病灶的消退和吸收；能改善結締組織的代謝，促進增生病變的轉化吸收，使萎縮的結締組織康復；能調整機體免疫，有抗菌消炎作用。

1. 川　芎

為傘形科植物川芎的根莖。主產於四川、貴州、雲南，以四川產者質優。係人工栽培。5 月採挖，除去泥沙，再去鬚根。用時切片生用或酒炙。

【性味歸經】辛，溫。歸肝、膽、心經。

【功效主治】活血行氣，祛風止痛。主治氣滯血瘀痛證，頭痛，風濕痺痛證等。

【化學成分】本品含生物鹼（如川芎嗪）、揮發油（主要為藁本內脂、香燴烯等），酚類物質（如阿魏酸），內脂素以及維生素A、葉酸、蔗糖、甾醇、脂肪油等。

【藥理作用】本品水煎劑有鎮靜作用，並有明顯而持久的降壓作用；可加速骨折局部血腫的吸收，促進骨痂形成；有抗維生素E缺乏作用；能抑制多種桿菌；有抗組織胺和利膽作用。

2. 夏天無

為罌粟科植物伏生紫堇的塊莖。主產於河南、江蘇、安徽、浙江、江西、福建、台灣、湖南、湖北等地。每年4月上旬至5月初待莖葉變黃時，在晴天挖掘塊根莖，除去鬚根，洗淨泥土，鮮用或曬乾。

【性味歸經】苦、微辛，溫。歸肝經。

【功效主治】活血止痛，舒筋通絡，祛風除濕。主治中風半身，跌仆損傷，肝陽頭痛，風濕痺痛，關節拘攣等證。

【化學成分】含延胡乙索、原阿片鹼、空褐鱗鹼、藤荷包牡丹定鹼等多種生物鹼。

【藥理作用】本品具有鎮痛和鎮靜作用；增加冠脈流量，擴張外周血管，降低血壓；能抑制血小板聚集，對抗血栓形成；對子宮平滑肌和腸平滑肌具有鬆弛和解痙作用。

3. 紅　花

為菊科植物紅花的筒狀花冠。全國各地多有栽培，主產於河南、湖北、四川、雲南、浙江等地。夏季開花，花色由黃轉為鮮紅時採摘。陰乾或微火烘乾。

【性味歸經】辛，溫。歸心、肝經。

【功效主治】活血通經，祛瘀止痛。主治血滯經閉、痛經，產後瘀滯腹痛，（症）瘕積聚，胸痺心痛，血瘀腹痛，脅痛，跌打損傷，瘀滯腫痛，瘀滯斑疹色暗等證。

【化學成分】本品含紅花醌苷、新藥花苷、藥花苷、葒花黃色素和黃色素。另含紅花油，油中包括棕櫚酸、肉荳蔻酸、月桂酸、硬脂酸、花生酸、油酸等。

【藥理作用】本品有輕度興奮心臟、降低冠脈阻力、增加冠脈流量和心肌營養性血流量的作用；保護和改善心肌缺血，縮小心肌梗死範圍；紅花黃色素分離物能對抗心律失常；煎劑能擴張周圍血管、降低血壓，能抑制血小板聚集，增強纖維蛋白溶解，降低全血黏度；對子宮和腸道平滑肌有興奮作用，紅花黃色素對中樞神經系統有鎮痛、鎮靜和抗驚厥、免疫抑制作用。

4. 丹　參

為唇形科植物丹參的根。多為栽培，全國在部分地區均有。主產於四川、安徽、江蘇、河南、山西等地。春、秋兩季採挖，除去莖葉，洗淨，潤透，切片，曬乾。生用或酒炙用。

【性味歸經】苦，微寒。歸心、心包、肝經。

【功效主治】活血調經，祛瘀止痛，涼血消癰，除煩安神。主治朋經不調，閉經痛經，產後瘀滯腹痛，血瘀心痛，脘腹疼痛，瘕積聚，跌打損傷，風濕痺證，瘡瘍腫毒，熱病煩渴神昏，心悸失眠等證。

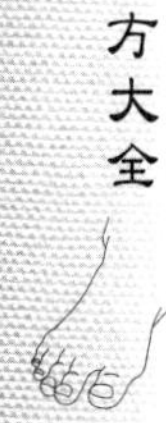

【化學成分】本品主含脂溶性成分和水溶性成分。脂溶性成分包括丹參酮Ⅰ、丹參酮ⅡA、丹參酮ⅡB、丹參酮Ⅲ，隱丹參酮、羥基丹參酮、丹參酸甲酯、紫丹參甲素、紫丹參乙素、丹參新酮、丹參醇Ⅰ、丹參醇Ⅱ、丹參醇Ⅲ、丹參酚、丹參醛等。水溶性成分主要含有丹參素，丹參酸甲、乙、丙，原兒茶醛等。

【藥理作用】本品能擴張冠脈，增加冠脈血流量，改善心肌缺血，促進心肌缺血或損傷的恢復，縮小心肌梗塞範圍；能提高耐氧能力，對缺氧心肌有保護作用；能改善微循環，促進血液流速；能擴張血管，降低血壓。能改善血液流變性，降低血液黏度，抑制血小板和凝血功能，啟動纖溶，對抗血栓形成；能保護紅細胞膜。能調節血脂，抑制動脈粥樣硬化斑塊的形成。能保護胃黏膜、抗胃潰瘍。對中樞神經有鎮靜和鎮痛作用。具有改善腎功能、保護缺血性腎損傷的作用。具有抗炎、抗過敏的作用。對金黃色葡萄球菌、多種桿菌、某些癬菌以及鉤端螺旋體等有不同程度的抑制作用。

5. 桃　仁

為薔薇科植物桃或山桃的成熟種子。桃全國各地均產，多為栽培；山桃主產於山東、遼寧、河北、河南、四川、雲南等到地，野生。6～7 月果實成熟時採摘，除去果肉及核殼，取出種子，去皮，曬乾，生用或炒用。

【性味歸經】苦、甘，平。有小毒。歸心、肝、大腸經。

【功效主治】活血祛瘀，潤腸通便，止咳平喘。主治瘀血阻滯諸證，肺癰、腸癰；腸燥便秘，咳嗽氣喘等證。

【化學成分】本品含苦杏仁苷、苦杏仁酶、揮發油、脂肪油，油中主要含有油酸甘油酯和少量亞油酸甘油酯。

【藥理作用】桃仁煎劑對體外血栓有抑制作用，水煎液有纖維促進作用，桃仁中含有 45%的脂肪油可潤滑腸道，利於排便。桃仁能促進初產婦子宮收縮及出血。水煎劑及提取物有鎮痛、抗炎、抗菌、抗過敏作用。桃仁中的苦杏仁苷有鎮咳平喘及抗肝纖維化的作用。

6. 牛　膝

為莧科植物牛膝（懷牛膝）和川牛膝（甜牛膝）的根。以栽培品為主。也有野生者。懷牛膝主產四川、雲南、貴州等地。冬季苗枯時採挖。洗淨，曬乾。生用或酒炙用。

【性味歸經】苦、甘、酸，平。歸肝、腎經。

【功效主治】活血通經，補肝腎，強筋骨，利水通淋，引火（血）下行。主治瘀血阻滯經閉、痛經、經行腹痛、胞衣不下、跌打傷痛；腰膝痠痛，下肢痿軟；淋證，水腫，小便不利；頭痛，眩暈，齒痛，口舌生瘡，吐血，衄血等證。

【化學成分】牛膝含有三萜皂苷（經水解後成為齊墩果酸和糖）、蛻皮甾酮、牛膝甾酮、紫莖牛膝甾酮等甾體類成分和多糖類成分。此外，牛膝還含有精氨酸等 12 種氨基酸以及生物鹼類、香豆素類等化合物和鐵、銅等微量元素。

【藥理作用】牛膝總皂苷對子宮平滑肌有明顯的興奮作用，牛膝煎劑有短暫的降壓和輕度利尿作用，並伴有呼吸興奮；牛膝具有抗炎、鎮痛作用，能提高機體免疫功能。

7. 益母草

為唇形科植物益母草的地上部分。我國大部分地區均

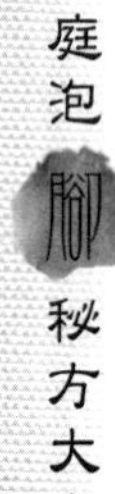

產，野生或栽培，通常夏季莖葉茂盛，花未開或初開時採割，除去雜質，洗淨，潤透，切段後乾燥，生用。

【性味歸經】辛、苦，微寒。歸心、肝、膀胱經。

【功效主治】活血調經，利水消腫，清熱解毒。主治血滯經閉、痛經、經行不暢、產後惡露不盡、瘀滯腹痛，水腫、小便不利；跌打損傷，瘡癰腫毒，皮膚隱疹等證。

【化學成分】本品含有益母草鹼，水蘇鹼、益母草定、亞麻酸、β－亞麻酸、油酸、月桂酸、苯甲酸、芸香苷及延胡索酸。

【藥理作用】益母草有強心、增加冠脈流量和心肌營養性血流量的作用，能減慢心率，對抗實驗性心肌缺血和心律失常，縮小心肌醒死範圍。能改善腎功能，益母草鹼有明顯的利尿作用。

8. 雞血藤

為豆科植物密花豆的藤莖。主產於廣西、雲南等地。野生。秋、冬兩季採收莖藤，除去枝葉及雜質，潤透，切片，曬乾。生用。

【性味歸經】苦、微甘，溫。歸肝、腎經。

【功效主治】行血補血，調經，舒經活絡。主治月經不調，痛經，閉經；風濕痺痛，手足麻木，肢體癱瘓，血虛萎黃等證。

【化學成分】本品主要含有異黃酮類化合物如芒剌丙花素，三萜類化合物如青木栓醇、木栓酮等以及甾體類化合物如β－谷甾醇、胡蘿蔔素苷、油菜甾醇、雞血藤醇等。

【藥理作用】雞血藤水煎劑可降低膽固醇，明顯對抗動脈粥樣硬化的病變。

第八節◆補虛扶正藥

本類藥物大多具有甘味，能扶助正氣，補益精微。可分為補氣藥、補陽藥、補血藥、補陰藥。可治療人體正氣虛弱、精微物質虧耗引起的精神萎靡、體倦乏力、面色淡白或萎黃、心悸氣短、脈象虛弱等。

現代藥理研究證明，補虛藥可增強機體的免疫功能，產生扶正祛邪的作用。在物質代謝方面，補虛藥對肝臟、脾臟和骨髓等器官組織的蛋白質合成有促進作用，或改善脂質代謝、降低高血脂症。對神經系統的作用，主要是提高學習記憶功能。並可調節內分泌功能，改善虛證患者的內分泌功能減退。本類藥還有延緩衰老、抗氧化、增強心肌收縮力、抗心肌缺血、抗心律失常、促進造血功能、改善消化功能、抗應激及抗腫瘤等多方面作用。

1. 黃　耆

為豆科植物蒙古黃蓍或膜莢黃蓍的根。主產於內蒙古、山西、黑龍江等地。春秋二季採挖，除去鬚根，曬乾，切片，生用。

【性味歸經】甘，微溫。歸脾、肺經。

【功效主治】健脾補中，升陽舉陷，益衛固表，利尿，托毒生肌。

主治脾氣虛證，肺氣虛證，氣虛自汗，氣血虧虛，瘡瘍難潰難腐，或潰久難斂等證。

【化學成分】本品主要含苷類、多糖、黃酮、氨基酸、微量元素等。

【藥理作用】黃蓍能促進機體代謝、抗疲勞、促進血清和肝臟蛋白質的更新；有明顯的利尿作用，能消除實驗性腎炎尿蛋白；能改善貧血；能升高低血糖，降低高血糖；能興奮呼吸；能增強和調節機體免疫功能，對干擾素系統有促進作用，可提高機體的抗病力；對流感病毒等多種病毒所致細胞病變有輕度抑制作用；有較廣泛的抗菌作用；能增強心肌收縮力，保護心血管系統，抗心律失常，擴張冠狀動脈和外周血管，降低血壓，能降低血小板黏附力，減少血栓形成；還有降血脂、抗衰老、抗缺氧、抗輻射、保肝等作用。

2. 白　朮

為菊科植物白朮的根莖。主產於浙江、湖北、湖南等地。以浙江于潛產者最佳，稱為「于術」。冬季採收，烘乾或曬乾，除去鬚根，切厚片，生用或土炒、麩炒用。

【性味歸經】甘、苦，溫。歸脾、胃經。

【功效主治】健脾益氣，燥濕利尿，止汗，安胎。主治脾氣虛證，氣虛自汗，脾虛胎動不安等證。

【化學成分】本品含揮發油，油中主要有蒼朮酮、蒼朮醇、蒼朮醚、杜松腦、蒼朮內脂等，並含有果糖、菊糖、白朮多糖，多種氨基酸及維生素A類成分等。

【藥理作用】白朮對腸管活動有雙向調節作用，當腸管興奮時呈抑制作用，而腸管抑制時則呈興奮作用；有強壯作用；能明顯促進小腸蛋白質的合成，能促進細胞免疫功能；有一定的升白細胞作用；還能保肝、利膽、利尿、降血糖、抗血凝、抗菌、抗腫瘤。白朮揮發油有鎮靜作用。

3. 山　藥

為薯蕷科植物薯蕷的根莖。主產於河南省，湖南、江西等地亦產。習慣認為河南（懷慶府）所產者品質最佳，故有「懷山藥」之稱。霜降後採挖，刮去粗皮，曬乾或烘乾，為「毛山藥」；或再加工「光山藥」。潤透，切厚片，生用或麩炒用。

【性味歸經】甘，平。歸脾、肺、腎經。

【功效主治】補脾養胃，生津益肺，補腎澀精。主治脾虛證、肺虛證、腎虛證及消渴氣陰兩虛證。

【化學成分】本品含薯蕷皂苷元、黏液質、膽鹼、澱粉、糖蛋白、游離氨基酸、維生素 C、澱粉酶等。

【藥理作用】山藥對離體腸管運動有雙向調節作用，有助消化作用，並有抗氧化、降血糖等作用。

4. 淫羊藿

為小檗科植物淫羊藿和箭葉淫羊藿或柔毛淫羊藿等的全草。主產於陝西、遼寧、山西、湖北、四川等地。

夏秋莖葉茂盛時採收，割取地上部分，曬乾，切碎。生用。

【性味歸經】辛、甘，溫。歸腎、肝經。

【功效主治】補腎壯陽，祛風除濕。主治腎陽虛衰，陽痿尿頻，腰膝無力；風寒濕痺，肢體麻木等證。

【化學成分】淫羊藿類植物的化學成分主要是黃酮類化合物，還含有木脂素、生物鹼和揮發油等。

【藥理作用】淫羊藿能增強下丘腦垂體性腺軸及腎上腺皮質軸、胸腺軸等內分泌系統的分泌功能，淫羊藿煎劑有降壓作用。

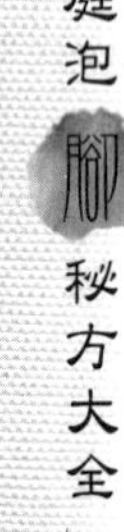

5. 仙　茅

為石英鍾蒜科植物仙茅的根莖。產於西南各省，四川產量較大。

春初發芽前及秋末地上部分枯萎時採挖，除去鬚根，曬乾，防蛀。切片生用，或經米泔水浸泡切片。

【性味歸經】辛，熱；有毒。歸腎、肝經。

【功效主治】溫腎壯陽，祛寒除濕。主治腎陽不足，命門火衰，陽痿精冷，小便頻數；腰膝冷痛，筋骨痿軟等證。

【化學成分】仙茅主要為多種環木菠蘿烷型三萜及其糖苷、甲基苯酚及氯代甲基苯酚等多糖苷類，其他尚含有含氮類化合物、甾醇、脂肪類化合物及黃酮醇苷等。

【藥理作用】仙茅水煎液有鎮定、抗驚厥等作用。

6. 杜　仲

為杜仲科植物杜仲的樹皮。主產於四川、雲南、貴州、湖北等地。

4～6 月採收，去粗皮堆置「發汗」至內皮呈紫褐色，曬乾。生用或鹽水炒用。

【性味歸經】甘，溫。歸肝、腎經。

【功效主治】補肝腎，強筋骨，安胎。主治腎虛腰痛及各種腰痛，胎動不安，習慣性墮胎等證。

【化學成分】本品含杜仲膠、杜仲苷、松脂醇二葡萄糖苷、桃葉珊瑚苷、鞣質、黃酮類化合物等。

【藥理作用】杜仲煎劑能對抗氫化可的松的免疫抑制作用，具有調節細胞免疫平衡的功能，有明顯的降壓作用。

7. 續　斷

為川續斷科植物川續斷的乾燥根。主產於四川、湖北、湖南、貴州等地。雲南、陝西等地亦產。以四川、湖北產的質量較佳。野生栽培均有。

秋季採挖，除去根頭及鬚根，用微火烘至半乾堆置「發汗」後烘乾，切片用。

【性味歸經】苦、辛，微溫。歸肝、腎經。

【功效主治】補益肝腎，強筋健骨，止血安胎，療傷續折。主治陽痿不舉，遺精遺尿，腰膝痠痛，寒濕痺痛，崩漏下血，胎動不安，跌打損傷，筋傷骨折等證。

【化學成分】本品含三萜皂苷類、揮發油。

【藥理作用】續斷有抗維生素 E 缺乏症的作用。對瘡瘍有排膿、止血、鎮痛、促進組織再生的作用。

8. 當　歸

為傘形科植物當歸的根。主產於甘肅省東南部的岷縣（秦州），產量多，質量好。其次，陝西、四川、雲南、湖北等省也有栽培。

秋末採挖，除盡蘆頭、鬚根，待水分稍行蒸發後按大小粗細分別捆成小把，用微火緩緩燻乾或用硫黃煙燻，防蛀防黴切片生用，或經酒拌、酒炒用。

【性味歸經】甘、辛，溫。歸肝、心、脾經。

【功效主治】補血調經，活血止痛，潤腸通便。主治血虛諸證，血虛血瘀，月經不調，經閉，痛經，虛寒性腹痛，跌打損傷，癰疽瘡瘍，風寒痺痛，血虛腸燥便秘等證。

【化學成分】當歸中含 β－蒎烯、α－蒎烯、莰烯等

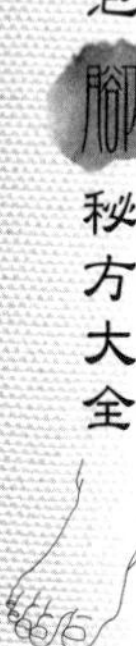

中性油成分。含對－甲基苯甲醇、5－甲氧基－2，3－二甲苯酚等酸性油成分、有機酸、糖類、維生素、氨基酸等。

【藥理作用】當歸揮發油能對抗腎上腺素－腦垂體後葉素或組織胺對子宮的興奮作用，當歸水浸液，能顯著促進血紅蛋白及紅細胞的生成。

9. 女貞子

為木犀科植物女貞的成熟果實。主產於浙江、江蘇、湖南等地。冬季果實成熟時採收，稍蒸或置沸水中略燙後，乾燥，生用或酒製用。

【性味歸經】甘、苦，涼。歸肝、腎經。

【功效主治】滋補肝腎，烏鬚明目。主治肝腎陰虛所致的目暗不明、視力減退、鬚髮早白、眩暈耳鳴、失眠多夢、腰膝痠軟、遺精等。

【化學成分】本品含齊墩果酸、乙醯齊墩果酸、熊果酸、甘露醇、葡萄糖、棕櫚酸、硬脂酸、油酸、亞油酸等成分。

【藥理作用】女貞子可增強非特異性免疫功能，對異常的免疫功能具有雙向調節作用；對化療和放療所致的白細胞減少有升高作用；有強心、利尿、降血糖及保肝作用；並有止咳、緩瀉、抗菌、抗腫瘤作用。

10. 墨旱蓮

為菊科一年生草本植物鱧腸的地上部分。主產於江蘇、江西、浙江等地。花開時採割，曬乾，切段生用。

【性味歸經】甘、酸，寒。歸肝、腎經。

【功效主治】滋補肝腎，涼血止血。主治肝腎陰虛證及陰虛血熱的失血證。

【化學成分】本品含皂苷、鞣質、維生素 A 樣物質、體腸素、三噻嗯甲醇、三噻嗯甲醛、螃蜞菊內酯、去甲螃蜞菊內酯苷及煙鹼等成分。

【藥理作用】本品具有提高機體非特異性免疫功能，消除氧自由基以抑制 5－脂氧酶，保護染色體，保肝，促進肝細胞的再生，增加冠狀動脈流量等作用，並有鎮靜、鎮痛、促進毛髮生長、使頭髮變黑、止血、抗菌、抗阿米巴原蟲、抗癌等作用。

第九節◆攻毒殺蟲藥

本類藥物以外用為主，兼可內服。主要適用於某些外科皮膚科及五官科病證，如瘡癰疔毒，疥癬，濕疹，耳，梅毒及蟲蛇咬傷，癌腫等。

現代藥理研究證明，本類藥物大多具有殺菌消炎作用，可殺滅細菌、真菌、疥蟲、蟎蟲、滴蟲等。且在局部外用後能形成薄膜以保護創面，減輕炎症反應與刺激；部分藥物有收斂作用，能凝固表面蛋白質，收縮局部血管，減少充血與滲出，促進傷口癒合。

1. 蛇床子

為傘形科植物蛇床的成熟果實。全國各地均產，以河北、山東、浙江、江蘇、四川等地產量較大。均為野生，夏、秋二季果實成熟時採收，除去雜質，曬乾，生用。

【性味歸經】辛、苦，溫。有小毒。歸腎經。

【功效主治】殺蟲止癢，燥濕，溫腎壯陽。主治陰部

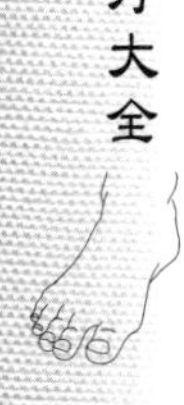

濕癢，濕疹。疥癬；寒濕帶下，濕痺腰痛；腎虛陽痿，宮冷不孕等證。

【化學成分】果實含揮發油 1.3%，已從油中分出 27 個成分。還含香豆精類等成分，如蛇床明素、花椒毒素等。

【藥理作用】蛇床子對耐藥性金黃色葡萄球菌、綠膿桿菌及皮膚癬菌有抑制作用，能殺滅陰道滴蟲。所含的花椒毒酚有較強的抗炎和鎮痛作用。另外，還有抗心律失常、降低血壓、祛痰平喘、延緩衰老、促進記憶、局麻、抗誘變、抗骨質疏鬆、殺精子等作用。

2. 土荊皮

為松科植物金錢松的根皮或近根樹皮。主產於江蘇、浙江、安徽、江西等地。多為栽培。於立夏前後剝取，除去雜質。生用。又名土槿皮。

【性味歸經】辛，溫。有毒。歸肺、脾經。

【功效主治】殺蟲，止癢。主治體癬、手足癬、頭癬等多種癬病及濕疹，皮炎，皮膚瘙癢等證。

【化學成分】根皮含土荊皮酸、β-谷甾醇、鞣質、揮發油、多糖等。

【藥理作用】土荊皮對我國常見的 10 種致病性皮膚真菌和白色念珠菌均有一定的抗菌作用；土荊皮酸能抗癌細胞，還能抗早孕，抑制卵子受精。

3. 白　礬

為硫酸鹽類礦物明礬石經加工提煉製成。主產於安徽、浙江、山西、湖北等地。全年均可採挖。將採得的明礬石用水溶解，濾過，濾液加熱濃縮，放冷後所得結晶即為白礬。生用或鍛用。鍛後稱枯礬。

【性味歸經】酸、澀，寒。歸肺、脾、肝、大腸經。

【功效主治】外用解毒殺蟲，燥濕止癢；內服止血，止瀉，化痰。主治濕疹瘙癢，瘡瘍疥癬；便血、吐衄、崩漏等證。

【化學成分】本品為含水硫酸鋁鉀〔KAL（SO_4）2・$12H_2O$〕。

【藥理作用】白礬能強力凝固蛋白質，臨床用又可消炎、止血、止汗、止瀉和用作硬化劑。可廣譜抗菌，對多種革蘭陽性球菌和陰性桿菌、某些厭氧菌、皮膚癬菌、白色念珠菌均有不同程度的抑菌作用，對綠膿桿菌、金黃色葡萄球菌抑制明顯；在體外有明顯抗陰道滴蟲作用。

第3章
泡腳與養生保健

隨著現代化生活節奏的加快，社會競爭日趨激烈，人際關係複雜緊張，人的心理失衡所致的「亞健康狀態」的人群不斷遞增。

亞健康是一種臨界狀態，處於亞健康狀態的人，雖然沒有明確的疾病，但卻出現精神活力和適應能力的下降，在中醫學中稱「未病」。

如果這種狀態不能得到及時的糾正，非常容易引起心身疾病。包括心理障礙、胃腸道疾病、高血壓、冠心病、癌症、性功能下降，倦怠、注意力不集中、心情煩躁、失眠、消化功能不好、食慾不振、腹脹、心慌、胸悶、便秘、腹瀉、感覺很疲憊等，處於亞健康狀態的人約占人群的 25%～28%。

泡腳可以促進血行，疏通經絡，調節人體的陰陽平衡，在一定程度上不僅可以有效緩解身體疲勞程度，而且對改善身體亞健康狀態也有一定的幫助。

一、溫陽禦寒

畏寒是指自覺怕冷，多加衣被或近火取暖而能夠緩解者。一般表現為怕冷，手足發涼，得溫可緩等症狀，多見於老年人及婦女。

畏寒可由貧血、低血壓病、甲狀腺功能減退、內分泌失調而導致，但大多數情況下屬於亞健康狀態。

主要是飲食不當、營養不良、衣著不當、缺乏運動。中醫認為畏寒主要為陽氣虛弱（脾腎陽虛），形體失於溫煦所致。泡腳藥方多選用溫補脾腎之品，有助於改善畏寒怕冷現象。

方 1　附子乾薑方

【藥物組成】熟附子 60 克，乾薑 100 克，山藥 50 克。

【功能主治】溫補脾腎，禦寒回陽。主治畏寒怕冷，手腳發涼。

【使用方法】將以上 3 藥同入鍋中，加水適量，煎煮 30 分鐘，去渣取汁，倒入泡腳桶中。先薰洗，後浸泡雙腳 30 分鐘。每天 1 次。15 天為 1 個療程。

【來源】《泡足驗方》

方 2　淫羊藿川椒方

【藥物組成】淫羊藿 50 克，川椒 30 克，生薑 40 克。

【功能主治】溫補脾腎，禦寒回陽。主治畏寒怕冷，手腳發涼。

【使用方法】將以上 3 藥同入鍋中，加水適量，煎煮 30 分鐘，去渣取汁，倒入泡腳桶中。先薰洗，後浸泡雙腳 30 分鐘。每天 1 次。15 天為 1 個療程。

【來源】《足療足浴治病大全》

方 3　桂枝乾薑方

【藥物組成】桂枝 100 克，乾薑 150 克，細辛 10 克。

【功能主治】溫補脾腎，禦寒回陽。主治畏寒怕冷，手腳發涼。

【使用方法】將以上 3 藥同入鍋中，加水適量，煎煮 30 分鐘，去渣取汁，倒入泡腳桶中。先薰洗，後浸泡雙腳 30 分鐘。每天 1 次。15 天為 1 個療程。

【來源】《泡足驗方》

二、扶正祛邪

扶正，即扶助正氣，增強體質，提高機體的抗邪及康復能力。即所謂「正氣存內，邪不可干。」扶正增強了正氣，有助於機體祛除病邪，即所謂「正勝邪自去」。

現代醫學認為，中藥泡腳能改善全身血液循環，增強淋巴系統抑制病毒、細菌的能力，從而提高人體的免疫能力。泡腳藥方多選用補氣活血、增強抵抗力之品。

方 1　參葉防風方

【藥物組成】人參葉莖 30 克，防風 20 克，山藥 20 克，白朮 30 克，甘草 6 克。

【功能主治】益氣健脾，增強抵抗力。防治因抵抗力低下引起的疾病。

【使用方法】將以上藥物同入鍋中，加水適量，煎煮 2 次（每次 30 分鐘），合併濾液，倒入泡腳桶中。先燻蒸，後泡腳 30 分鐘。每晚 1 次，15 天為 1 個療程。

【來源】《泡足驗方》

方 2　黃蓍刺五加方

【藥物組成】黃蓍 30 克，刺五加 40 克，川芎 20 克，貫眾 30 克。

【功能主治】補氣活血，增強抵抗力。防治因抵抗力低下引起的疾病。

【使用方法】將以上藥物同入鍋中，加水適量，煎煮2次（每次30分鐘），合併濾液，倒入泡腳桶中。先燻蒸，後泡腳30分鐘。每晚1次，15天為1個療程。

【來源】《泡足驗方》

方3　黨參黃耆方

【藥物組成】黨參20克，黃耆30克，薏苡仁50克，當歸20克。

【功能主治】補氣活血，增強抵抗力。防治因抵抗力低下引起的疾病。

【使用方法】將以上藥物同入鍋中，加水適量，煎煮2次（每次30分鐘），合併濾液，倒入泡腳桶中。先燻蒸，後泡腳30分鐘。每晚1次，15天為1個療程。

【來源】《足療足浴治病大全》

方4　膠股藍大青葉方

【藥物組成】膠股藍20克，大青葉30克，魚腥草20克。

【功能主治】益氣養陰，抗病毒，增強抵抗力。主治因抵抗力低下引起的疾病。

【使用方法】將以上藥物同入鍋中，加水適量，煎煮2次（每次30分鐘），合併濾液，倒入泡腳桶中。先燻蒸，後泡腳30分鐘。每晚1次，15天為1個療程。

【來源】《足療足浴治病大全》

方5　苡仁菜豆方

【藥物組成】薏苡仁100克，菜豆200克。

【功能主治】益氣健脾，增強抵抗力。防治因抵抗力低下引起的疾病。

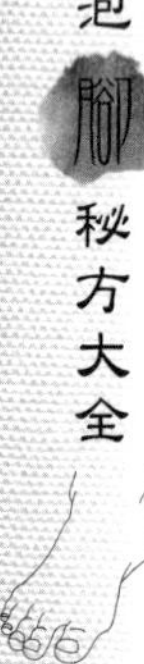

【使用方法】將以上藥物同入鍋中，加水適量，煎煮2次（每次30分鐘），合併濾液，倒入泡腳桶中。先燻蒸，後泡腳30分鐘。每晚1次，15天為1個療程。

【來源】《泡足驗方》

方6　紅景天五味子方

【藥物組成】紅景天100克，五味子30克，茶葉6克。

【功能主治】補氣活血，增強抵抗力。防治因抵抗力低下引起的疾病。

【使用方法】將以上藥物同入鍋中，加水適量，煎煮2次（每次30分鐘），合併濾液，倒入泡腳桶中。先燻蒸，後泡腳30分鐘。每晚1次，15天為1個療程。

【來源】《泡足驗方》

三、消除疲勞

疲勞是人們連續學習或工作以後效率下降的一種現象，因運動過度或刺激過強，肌體的乳酸及其他代謝產物的堆積，引起細胞、組織或器官的機能或反應能力減弱所致。一般可分為生理疲勞與心理疲勞。

中醫認為，疲勞為一個病名，是臨床上常見病、多發病，屬於亞健康範疇，其病因為過勞、久思，元氣耗傷所致。外出「打工一族」、「辦公一族」常處於疲勞的狀態，中藥泡腳對軀體疲勞、腦力性疲勞、心理性疲勞有良好的消除作用。

泡腳藥方常選用益氣溫陽、舒筋活絡之品。

方1　刺五加桂枝方

【藥物組成】刺五加50克，桂枝60克，甘草5克。

【功能主治】益氣溫陽。主治各種疲勞症，對軀體性疲勞尤為適宜。

【使用方法】將以上藥物同入鍋中，加水適量，煎煮30分鐘，去渣取汁，倒入泡腳桶中。先燻蒸，後泡腳30分鐘。每晚1次。10天為1個療程。

【來源】《泡足驗方》

方2　人參川芎方

【藥物組成】人參葉40克，川芎30克。

【功能主治】益氣活血。主治各種疲勞症，對軀體性疲勞尤為適宜。

【使用方法】將以上藥同入鍋中，加水適量，煎煮30分鐘，去渣取汁，倒入泡腳桶中。先燻蒸，後泡腳30分鐘。每晚1次。10天為1個療程。

【來源】《足療足浴治病大全》

方3　黃蓍黨參方

【藥物組成】黃蓍30克，黨參20克，白酒30克。

【功能主治】補益肺脾，強壯精神。主治各種疲勞症，對軀體性疲勞尤為適宜。

【使用方法】將前2藥同入鍋中，加水適量，煎煮30分鐘，去渣取汁，兌入白酒，倒入泡腳桶中。先燻蒸，後泡腳30分鐘。每晚1次。10天為1個療程。

【來源】《泡足驗方》

方4　首烏益智仁方

【藥物組成】製首烏50克，益智仁30克，菟絲子30克，川芎20克。

【功能主治】補益肝腎，強壯精神。主治各種疲勞

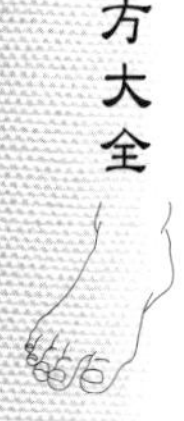

症，對腦力性疲勞、心理（精神）性疲勞尤為適宜。

【使用方法】將以上藥物同入鍋中，加水適量，煎煮 30 分鐘，去渣取汁，倒入泡腳桶中。先燻蒸，後泡腳 30 分鐘。每晚 1 次。10 天為 1 個療程。

【來源】《足療足浴治病大全》

四、解除抑鬱

抑鬱症是一種常見的心境障礙，可由遺傳因素、生化因素、心理——社會因素等原因引起，以情緒低落、思維遲緩、意志活動減退為主要臨床特徵，程度較輕的患者感到悶悶不樂，無愉快感，凡事缺乏興趣，感到「心裡有壓抑感」、「高興不起來」；程度重的可悲觀絕望，有度日如年、生不如死之感，患者常訴說「活著沒有意思」、「心裡難受」等。

更年期和老年抑鬱症患者可伴有煩躁不安、心神不寧、渾身燥熱、潮紅多汗等，而兒童和少年可以表現為易激惹（如不耐煩、為一點小事發怒）。

典型的抑鬱心境還具有晨重夜輕節律的特點，即情緒低落在早晨較為嚴重，而傍晚時可有所減輕。

患者本人可能會有反應遲鈍，或者記憶力、注意力減退，學習或者工作能力下降或者猶豫不決，缺乏動力，什麼也不想幹，以往可以勝任的工作生活現在感到無法應付；患者不僅開始自我評價降低，有時還會將所有的過錯歸咎於自己，常產生無用感、無希望感、無助感和無價值感，甚至開始自責自罪，嚴重時可出現罪惡妄想（反覆糾結與自己一些小的過失，認為自己犯了大錯，即將受到懲罰）、反覆出現消極觀念或者行為。

值得注意的是，由於中國文化的特點，一些患者的情感症狀可能並不明顯，突出的會表現為各種身體的不適，以消化道症狀較為常見，如食慾減退、腹脹、便秘等，還會有頭痛、胸悶等症狀。

中醫認為肝主疏洩，能調暢情志。採用疏肝理氣解鬱的藥液泡腳並配合藥物治療，可收事半功倍之效。

方 1　橘皮橘核橘絡方

【藥物組成】橘皮 100 克。橘核 80 克，橘絡 10 克。

【功能主治】疏肝理氣，理氣通絡。主治情緒憂鬱，胸脅脹痛。

【使用方法】將以上 3 藥同入鍋中，加水適量，煎煮 30 分鐘，去渣取汁，倒入泡腳桶中。先燻蒸，後泡腳 30 分鐘。每晚 1 次。10 天為 1 個療程。

【來源】《泡足驗方》

方 2　金桔葉鬱金方

【藥物組成】金桔葉 100 克，鬱金 30 克，玄胡 15 克，川芎 15 克。

【功能主治】疏肝理氣，理氣通絡。主治情緒憂鬱，胸脅脹痛。

【使用方法】將以上 4 藥同入鍋中，加水適量，煎煮 30 分鐘，去渣取汁，倒入泡腳桶中。先燻蒸，後泡腳 30 分鐘。每晚 1 次。10 天為 1 個療程。

【來源】《足療足浴治病大全》

方 3　柴胡青皮方

【藥物組成】柴胡 50 克，青皮 60 克，枳殼 15 克。

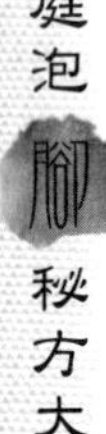

【功能主治】疏肝理氣，理氣通絡。主治情緒憂鬱，胸脅脹痛。

【使用方法】將以上 3 藥同入鍋中，加水適量，煎煮 30 分鐘，去渣取汁，倒入泡腳桶中。先燻蒸，後泡腳 30 分鐘。每晚 1 次。15 天為 1 個療程。

【來源】《泡足驗方》

五、增進食慾

食慾不振是指進食的慾望降低。甚至不想進食的症狀，又稱不欲食、納呆。

食慾不振是疾病過程中常見的病理現象，主要是脾胃病變的反映，抑或是其他腑病變影響到脾胃功能的表現。多見於急性、慢性胃炎，胃癌，肺結核，尿毒症，心力衰竭，肝炎，肝硬化，慢性腎上腺功能減退，神經性厭食，化療藥物的副作用等。

但也有一些人並未生病，只是由於學習緊張、工作壓力過大，精神不愉快、過食高糖和高脂肪食物等原因而導致食慾不振，這便屬於一種亞健康狀態。

應該採取有效措施，促進食慾恢復正常，否則可損害健康，導致心身疾病的產生。泡腳藥方多選用消食和胃之品，有助於促進食慾。

方 1　青陳皮山楂方

【藥物組成】青皮 20 克，陳皮 30 克，焦山楂 50 克，薄荷 10 克。

【功能主治】消食和胃，促進食慾。主治食慾不振，食量減少。

【使用方法】將以上藥物同入鍋中，加水適量，煎煮30分鐘，去渣取汁，倒入泡腳桶中。先燻蒸，後泡腳30分鐘。每晚1次。7天為1個療程。

【來源】《足療足浴治病大全》

方2　橘皮荷葉方

【藥物組成】鮮橘皮60克，鮮荷葉1張，麥芽30克，穀芽30克。

【功能主治】消食和胃，促進食慾。主治食慾不振，食量減少。

【使用方法】將以上藥物同入鍋中，加水適量，煎煮30分鐘，去渣取汁，倒入泡腳桶中。先燻蒸，後泡腳30分鐘。每晚1次。7天為1個療程。

【來源】《泡足驗方》

方3　白蘿蔔砂仁方

【藥物組成】白蘿蔔500克，砂仁4克，陳皮30克，神麴40克。

【功能主治】消食和胃，促進食慾。主治食慾不振，食量減少。

【使用方法】將以上藥物同入鍋中，加水適量，煎煮30分鐘，去渣取汁，倒入泡腳桶中。先燻蒸，後泡腳30分鐘。每晚1次。7天為1個療程。

【來源】《足療足浴治病大全》

六、養肝明目

眼睛是人體的視覺器官，是我們感受和認識世界的窗戶，必須悉心調理和養護。視力下降，視物模糊不清，眼睛痠痛、發脹，兩眼乾澀，是困擾人們的一種常見的亞健康狀態。

用眼過度，使用電腦或看電視時間過久，均可導致視覺疲勞、視力下降，不及時糾正可引發多種慢性眼病。預防視力下降，應合理用眼、均衡營養。

中醫認為，肝藏血，開竅於目，肝主筋。泡腳藥方多選用滋陰平肝，瀉火明目之品，可以活絡通經，調整人體氣血有一定的明目作用。

方 1　枸杞葉菊花方

【藥物組成】枸杞葉 60 克，白菊花 30 克，薺菜 50 克。

【功能主治】滋陰平肝，瀉火明目。主治視力下降，眼睛乾澀。

【使用方法】將以上 3 藥同入鍋中，加水適量，煎煮 30 分鐘，去渣取汁，倒入泡腳桶中。先燻蒸，後泡腳 30 分鐘。每晚 1 次。15 天為 1 個療程。

【來源】《足療足浴治病大全》

方 2　蘆筍綠茶方

【藥物組成】鮮蘆筍 200 克，綠茶 5 克，決明子 30 克。

【功能主治】滋陰平肝，瀉火明目。主治視力下降，眼睛乾澀。

【使用方法】將蘆筍洗淨切碎，與綠茶、決明子同入鍋中，加水適量，煎煮 30 分鐘，去渣取汁，倒入泡腳桶中。先燻蒸，後泡腳 30 分鐘。每晚 1 次。15 天為 1 個療程。

【來源】《泡足驗方》

方 3　石斛首烏方

【藥物組成】石斛 30 克，製首烏 60 克，穀精草 40 克。

【功能主治】滋陰平肝，瀉火明目。主治視力下降，眼睛乾澀。

【使用方法】將以上 3 藥同入鍋中，加水適量，煎煮 30 分鐘，去渣取汁，倒入泡腳桶中。先燻蒸，後泡腳 30 分鐘。每晚 1 次。15 天為 1 個療程。

【來源】《足療足浴治病大全》

七、促進性慾

性功能減退，又稱性功能低下，是指性慾存在不同程度的抑制。男女雙方均可出現性功能減退。

在已婚男子常表現為對性刺激不感興趣，缺少應有的性衝動，性情感的表達和對性刺激的反應水準降低。在已婚女子常表現為缺乏性慾，或雖有性慾但每次都不能激起性高潮。

有些人在婚後很久仍缺乏性的慾望，對性生活不感興趣，甚至逐漸厭惡，出現性慾淡漠的精神狀態。有些人則是性的感受不足，性交時感覺不到應有的快感，也無性高潮的表現。性功能減退除少數屬於器質性疾病外，大多數屬於亞健康狀態。

泡腳藥方多選用溫腎補陰之品，對性功能減退有輔助治療功效。

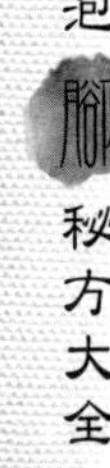

方 1　菟絲子韭菜子方

【藥物組成】菟絲子 30 克，韭菜子 60 克，紅茶 3 克。

【功能主治】溫腎補陽，促進性慾。主治性功能減退。

【使用方法】將以上藥物同入鍋中，加水適量，煎煮 30 分鐘，去渣取汁，倒入泡腳桶中。先燻蒸，後泡腳 30 分鐘。每晚 1 次。15 天為 1 個療程。

【來源】《泡足驗方》

方 2　巴戟天仙靈脾方

【藥物組成】巴戟天 30 克，仙靈脾 40 克，仙茅 30 克，精鹽 6 克。

【功能主治】溫腎補陽，促進性慾。主治性功能減退。

【使用方法】將以上前 3 藥同入鍋中，加水適量，煎煮 30 分鐘，去渣取汁，調入精鹽，待其溶解後倒入泡腳桶中。先燻蒸，後泡腳 30 分鐘。每晚 1 次。15 天為 1 個療程。

【來源】《足療足浴治病大全》

方 3　鹿角霜生薑方

【藥物組成】鹿角霜 20 克，生薑 50 克，精鹽 5 克。

【功能主治】溫腎補陽，促進性慾。主治性功能減退。

【使用方法】將以上藥及精鹽同入鍋中，加水適量，煎煮 30 分鐘，去渣取汁，倒入泡腳桶中。先燻蒸，後泡腳 30 分鐘。每晚 1 次。15 天為 1 個療程。

【來源】《泡足驗方》

八、健腦益智

腦居人身之高巔，外為顱骨，內涵腦髓，下與脊髓相通，為髓聚之所處，屬奇恆之腑。

《素問・五藏生成》說：「諸髓者，皆屬於腦。」故又有「髓海」之稱；因「腦者人身之大主」，是生命的樞機，是精髓和神明匯集發出之處，又稱為「元神之府」；又因眼、耳、口、鼻、舌諸竅，皆位於頭面，與腦相通，故又有「清竅之所在」之說。

腦的主要生理功能是主思維、主感覺認知、主記憶、主運動、主五志。其生理特性表現為中清之腑，不能容邪，犯之則病。也為純陽之腑，不但藏精氣而不洩且督主一身之陽。喜靜惡擾，藏元神，以清淨明亮內持為貴，動擾則掉搖散亂，無所適從。採用健腦益智的中藥泡腳，對大腦有良好的保健作用。

方 1　首烏益智方

【藥物組成】製首烏 40 克，夜交藤、熟地黃各 30 克，刺五加 20 克。

【功能主治】健腦益智，安神通竅。主治記憶力減退、反應遲鈍等症。

【使用方法】將上藥同入鍋中，加清水 2000 毫升，煎至水剩 1500 毫升時，澄出藥液，倒入腳盆中。先燻蒸，待溫度適宜時泡洗雙腳。每晚臨睡前泡洗 1 次，每次 40 分鐘，20 天為 1 療程。

【來源】《泡足驗方》

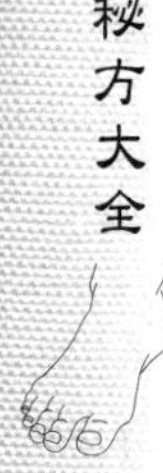

方 2　遠志五味方

【藥物組成】遠志 30 克，五味子 20 克，丹參 50 克，山藥 40 克。

【功能主治】健腦益智，安神通竅。主治記憶力減退、反應遲鈍等症。

【使用方法】將以上藥物同入鍋中，加水適量，煎煮 2 次（每次 30 分鐘），合併濾汁，倒入泡腳桶中。先燻蒸，後泡腳 30 分鐘。每晚 1 次。20 天為 1 個療程。

【來源】《足療足浴治病大全》

方 3　菖蒲地黃方

【藥物組成】石菖蒲 50 克，地黃 20 克，天門冬 15 克，麥門冬 15 克，杜仲 20 克，白茯苓 30 克，黨參 15 克，丹參 30 克，防風 15 克，柏子仁 15 克，百部 20 克，遠志 30 克，五味子 15 克，桂枝 10 克，山藥 20 克。

【功能主治】健腦益智，安神通竅。主治記憶力減退、反應遲鈍等症。

【使用方法】將以上 15 種藥物同入鍋中，加水適量，煎煮 2 次（每次 30 分鐘），合併濾汁，倒入泡腳桶中。先燻蒸，後泡腳 30 分鐘。每晚 1 次。20 天為 1 個療程。

【來源】《泡足驗方》

九、抗衰延年

衰老是人的臟腑機能萎瘁，外表體竅表現出衰老退化的系列徵象。中醫認為人的衰老與腎虛、脾胃虛弱、氣滯血瘀有關；《素問》強調衰老與否、衰老的速度，決定於腎氣的強弱，還記載了「使道閉塞不通……以此養生則殃」，明確指出了血脈不通有礙養生長壽。

名醫李皋則十分重視脾胃在衰老中的作用，指出「胃之一腑病，則十二經元氣皆不足也……凡有此病，雖不變易他疾，已損其天年」。

現代研究表明，老年人存在著血液循環和微循環障礙，呈現一種嗜血栓狀態。淤血產生後，氣血運行受阻，臟腑得不到正常濡養，氣化功能受損；同時，代謝產物不能排泄，堆積體內，毒害機體，從而形成惡性循環，加速衰老。中藥泡腳可補腎健脾，益氣活血，延緩人的衰老。

方 1　菊花延齡方

【藥物組成】菊花 30 克，槐花 40 克，銀杏葉 100 克，丹參 20 克。

【功能主治】平肝活血，軟化血管，降低血脂，防止衰老。防治原發性高血壓、冠狀動脈粥樣硬化性心臟病、高血脂症等多種老年病。

【使用方法】將上藥同入鍋中，加清水適量，浸泡 20 分鐘，煎數沸，取藥液與 1500 毫升開水同入腳盆中。趁熱燻蒸，待溫度適宜時泡洗雙腳。每晚 1 次，每次 40 分鐘，20 天為 1 個療程。

【來源】《泡足驗方》

方 2　五子地黃抗衰方

【藥物組成】覆盆子、菟絲子、熟地黃各 30 克，車前子 20 克，五味子 15 克，枸杞子 10 克。

【功能主治】補腎壯陽，滋補肝腎，改善性功能，抗衰老。防治年老體弱、性功能減退、心血管疾病。

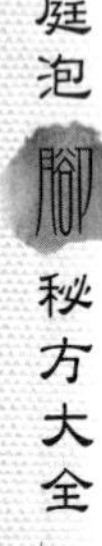

【使用方法】將上藥同入鍋中，加清水 2000 毫升，煎至水剩 1500 毫升時，澄出藥液，倒入腳盆中。先燻蒸，待溫度適宜時泡洗雙腳。每晚臨睡前泡洗 1 次，每次 40 分鐘，20 天為 1 個療程。

【來源】《泡足驗方》

方 3　黃精抗衰方

【藥物組成】黃精 100 克。

【功能主治】推遲衰老，健身延壽。適用於少氣無力、行動遲緩、精神倦怠、中氣不足的老年人。

【使用方法】將上藥入鍋中，加清水適量，煎煮 30 分鐘，去渣取汁。取 1 杯代茶頻服，餘下藥液與 2000 毫升開水一起倒入盆中。先燻蒸，待溫度適宜時泡洗雙腳。每天 1 次，每次薰泡 40 分鐘，10 天為 1 個療程。

【來源】《泡足驗方》

方 4　首烏菊花抗衰方

【藥物組成】製首烏 20 克，白菊花 15 克，生地 10 克，當歸、枸杞子各 5 克。

【功能主治】養肝明目，烏髮延壽。適用於眼目昏花、頭髮早白、早衰等症。

【使用方法】將上藥同入鍋中，加清水適量，煎煮 30 分鐘，去渣取汁，與 2000 毫升開水一起倒入盆中。先燻蒸，待溫度適宜時泡洗雙腳。每天早、晚各 1 次，每次薰泡 40 分鐘，10 天為 1 個療程。

【來源】《泡足驗方》

方 5　海藻山楂方

【藥物組成】海藻 60 克，生山楂 50 克，杜仲克，桑寄生 40 克。

【功能主治】補益肝腎，降壓降脂，抗衰老。防治原發性高血壓、高血脂症、血液黏稠症等多種老年病。

【使用方法】先將海藻用溫水泡發，與生山楂、杜仲、桑寄生一同入鍋，加水適量，煎煮 2 次，每次 30 分鐘，合併濾汁，倒入泡腳桶，先燻蒸，後泡腳 30 分鐘，每晚 1 次。20 天為 1 個療程。

【來源】《泡足驗方》

方 6　鹿角霜女貞子方

【藥物組成】鹿角霜 20 克，女貞子 50 克，旱蓮草 40 克，桑寄生 30 克，辣椒 20 克。

【功能主治】補腎壯陽，滋補肝腎，改善腎功能，抗衰老。防治年老體弱，性功能減退及心腦血管疾病。

【使用方法】將上藥同入鍋中，加水適量，煎煮 2 次，每次 30 分鐘，合併濾汁，倒入泡腳桶，先燻蒸，後泡腳 30 分鐘，每晚 1 次。20 天為 1 個療程。

【來源】《泡足驗方》

十、護膚美容

愛美之心人皆有之。中醫認為人體是一個整體，顏面、五官、毛髮、肌膚、爪甲都不是獨立存在的。要想面容靚麗動人，皮膚潤澤富有彈性，頭髮烏黑髮亮，就必須做到身體健康、臟腑功能旺盛，氣血充足。

用天然藥物及食物製成藥液泡腳，透過皮膚的吸收，能起到增強內臟功能、增強汗腺及皮脂腺排泄功能、促進新陳代謝等多方面的作用，從而達到美容、潤膚、烏髮等

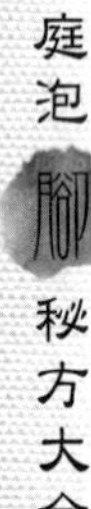

功效。

方 1　絲瓜汁方

【藥物組成】鮮嫩絲瓜及新鮮葉、藤各 50 克。

【功能主治】涼血解毒，美容護膚，殺菌消炎。防治容顏衰老、皮膚粗糙、面疣、粉刺、毛囊炎。

【使用方法】將絲瓜及葉、藤洗淨，切碎，搗爛，包在潔淨紗布中，絞汁。取 1 小瓶搽臉，每天 3 次，餘下的汁液倒入泡腳桶中，加入 2000 毫升 40℃的溫開水，泡腳 30 分鐘，每晚 1 次，20 天為 1 個療程。

【來源】《泡足驗方》

方 2　白芷白及方

【藥物組成】白芷 15 克，白及 20 克，瓜蔞 30 克，白蘞 15 克，茯苓 20 克，藿香 15 克。

【功能主治】美白潤膚，減少皺紋。防治皮膚黯黑粗糙，皺紋增多及面部黑斑。

【使用方法】將以上藥物一同研成細粉，加入 2000 毫升 40℃的溫開水中，攪勻。取 1 小瓶混懸液搽臉及手臂。餘下的藥液倒入泡腳桶中，泡腳 30 分鐘。每天 1～2 次。20 天為 1 個療程。

【來源】《泡足驗方》

方 3　杏仁茶葉方

【藥物組成】苦杏仁 50 克，綠茶 5 克。

【功能主治】滋潤皮膚，消炎殺菌，補充維生素及礦物質。防治皮膚萎黃、黯黑、粗糙及痤瘡、疥瘡。

【使用方法】將苦杏仁、茶葉一同入鍋，加水 2000 毫升，煎煮 30 分鐘，去渣取汁。取 1 小瓶混懸液搽臉及手臂。

餘下的藥液倒入泡腳桶中，放置至40℃左右泡腳30分鐘。每天1～2次，20天為1個療程。

【來源】《足療足浴治病大全》

方4　菊花柏葉方

【藥物組成】甘菊花60克，乾柏葉20克，蔓荊子15克，川芎20克，桑白皮15克，白芷10克，細辛8克，旱蓮草30克。

【功能主治】烏髮潤髮。防治頭髮早白、脫髮。

【使用方法】將以上藥物一同研成細粉同入鍋中，加水2000毫升，煎煮20分鐘，去渣取汁。放置40℃左右，浸泡頭髮20分鐘（頭髮須先用洗髮水洗去污垢），然後將浸泡過頭髮的藥液加溫40℃左右倒入泡腳桶中，泡腳20分鐘。每晚1次。20天為1個療程。

【來源】《足療足浴治病大全》

方5　生地黃枇杷葉方

【藥物組成】生地黃60克，鮮枇杷葉60克（乾品40克）。

【功能主治】清熱涼血，清肺降火。主治肺熱、血熱引起的面部痤瘡、皮疹及酒渣鼻。

【使用方法】將上藥一同入鍋，加水2000毫升，煎煮30分鐘，去渣取汁。放置至40℃左右時清洗面部，然後將藥液倒入泡腳桶中，泡腳30分鐘。每晚1次。20天為1個療程。

【來源】《泡足驗方》

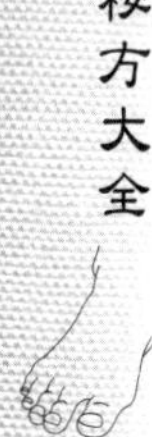

方 6　三花方

【藥物組成】桃花 20 克，荷花 40 克，芙蓉花 30 克。

【功能主治】清熱涼血，活血潤膚。防治面色無華，皮膚粗糙、乾燥、面部色素沉著。

【使用方法】將上藥一同入鍋，加水 2000 毫升，煎煮 30 分鐘，去渣取汁。放置至 40℃左右時清洗面部，然後將藥液倒入泡腳桶中，泡腳 30 分鐘。每晚 1 次。20 天為 1 個療程。

【來源】《泡足驗方》

方 7　二花方

【藥物組成】桃花 40 克，杏花 30 克，川芎 30 克。

【功能主治】清熱涼血，活血潤膚。防治面色無華，皮膚粗糙、乾燥、面部色素沉著

【使用方法】將上藥一同入鍋，加水 2000 毫升，煎煮 30 分鐘，去渣取汁。放置至 40℃左右時清洗面部，然後將藥液倒入泡腳桶中，泡腳 30 分鐘。每晚 1 次。20 天為 1 個療程。

【來源】《泡足驗方》

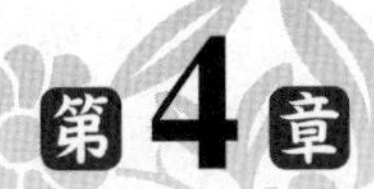

第4章 內科疾病泡腳秘方

一、感冒

感冒是感受風邪或時行疫毒，導致肺衛失和為主要表現的外感疾病。其病情輕者亦稱「傷風」或「冒風」、「冒寒」；病情重者稱為「重傷風」。在一個時期廣泛流行，證候多相類似者，稱為「時行感冒」。

此病全年均發，尤以冬春季為多。初起多見鼻竅和衛表症狀，鼻、咽作癢而不適，鼻塞、流清涕、噴嚏、聲重而嘶、頭痛、惡風等；繼而惡寒發熱、咳嗽、咽痛、肢節酸重不適等。部分患者病及脾胃，而表現胸脘痞悶、噁心嘔吐、食慾減退、大便稀溏等症。

時行感冒，多呈流行性，同時一家、一處、眾人突然發病，迅速蔓延，首發症狀常見憎寒、發熱，體溫常達 40 攝氏度，周身痠痛，疲乏無力。1～3 日後出現明顯的鼻塞、流涕、噴嚏、咳嗽、咽痛，病情較一般感冒為重，體力恢復較慢。一般病情為 3～7 天。泡腳藥組方選擇以解表發汗，疏風宣肺，清熱解毒之品為主。

方 1　鮮生薑方

【藥物組成】鮮生薑 100 克。

【功能主治】辛溫解表。主治風寒型感冒。

症見惡寒重，發熱輕，鼻塞流涕，頭痛無汗，周身痠痛，苔薄白等症。

【使用方法】將生薑壓扁與 3000 毫升開水一起倒入泡足桶，先薰足，待藥溫降至 40℃左右時，後溫洗雙腳，每天 1～2 次，每次 40 分鐘，每天 1 劑，3 天為 1 個療程。

【來源】《泡足驗方》

方 2　風油精方

【藥物組成】風油精 1 小瓶。

【功能主治】辛溫解表。主治風寒型感冒。

【使用方法】將風油精 1 小瓶與 3000 毫升開水同入泡足桶中，先燻蒸，待藥溫降至 40℃左右時，後泡洗雙腳，每天 1～2 次，每次 30 分鐘，每天 1 劑，3 天為 1 個療程。

【來源】《泡足驗方》

方 3　紫蘇雞蛋方

【藥物組成】紫蘇 60 克，雞蛋 2 個。

【功能主治】祛風散寒。主治風寒感冒下肢作冷。

【使用方法】將上藥同入鍋中，加水適量，煎煮 30 分鐘，去渣取汁，待藥溫降至 40℃左右時，倒入盆中，浸泡雙腳 30 分鐘，每天 2 次。

【來源】《藥浴百方》

方 4　紫蘇葉四季蔥方

【藥物組成】紫蘇葉 90 克，四季蔥 90 克。

【功能主治】辛溫解表。主治風寒感冒、發燒。

【使用方法】將上藥同入鍋中，加入適量的水，煎煮 30 分鐘，去渣取汁，倒入泡足器中，待藥溫降至 40℃左

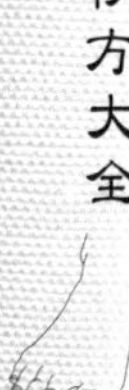

右時泡腳，微汗出即可，每晚 1 次。並按壓湧泉。

【來源】《足浴指南》

方 5　蔥白豆豉方

【藥物組成】蔥白適量，豆豉 6 克。

【功能主治】發汗解表。主治風寒感冒。症見鼻塞、流涕、微惡寒發熱。

【使用方法】將上藥同入鍋中，加入適量的水，煎煮 30 分鐘，去渣取汁，待藥溫降至 40℃左右時，倒入泡足器中，微汗出即可，每晚 1 次，後用藥末敷於足底。

【來源】《足浴指南》

方 6　陳皮蔥白方

【藥物組成】陳皮 50 克，蔥白 25 克。

【功能主治】理氣散寒。適用於風寒型感冒。

【使用方法】將陳皮切絲，蔥白切碎，入鍋中，加水適量，先浸泡 5～10 分鐘，再煎煮 30 分鐘，去渣取汁，倒入盆中，先燻蒸，待藥溫降至 40℃左右時，再浸泡雙腳 30 分鐘，每天 2 次，連用 3～5 劑。

【來源】《泡腳按摩祛百病》

方 7　生薑蔥白方

【藥物組成】鮮生薑 60 克，蔥白 50 克，白酒 50 克。

【功能主治】辛溫解表。主治風寒型感冒。

【使用方法】將生薑、蔥白切碎，搗爛，與白酒及 3000 毫升開水一起放入泡足桶中，先燻蒸，待藥溫降至 40℃左右時，後泡洗雙腳，每天泡 1～2 次，每次 40 分鐘，每天 1 劑。

【來源】《泡足驗方》

方 8　麻黃桂枝方

【藥物組成】生麻黃 20 克，桂枝 30 克，細辛 10 克。

【功能主治】辛溫解表。主治風寒型感冒。

【使用方法】將以上 3 藥同入鍋中，加水適量，煎煮 2 次，每次 20 分鐘，合併濾汁，與 3000 毫升開水同入泡足桶中，先燻蒸，待藥溫降至 40℃左右時，後泡洗雙腳，每天 1～2 次，每次 30 分鐘，每天 1 劑，3 天為 1 個療程。

【來源】《泡足驗方》

方 9　荊防貫眾方

【藥物組成】荊芥 30 克，防風 30 克，貫眾 100 克，白酒 50 克。

【功能主治】辛溫解表。主治風寒型感冒。

【使用方法】將上藥入鍋中，加水適量，煎 20 分鐘，連續煎煮兩次，取汁，加入白酒，倒入盆中，先燻蒸，待藥溫降至 40℃左右時，再浸泡雙腳 30 分鐘，每天 1～2 次，每天 1 劑，3 天為 1 個療程。

【來源】《足療足浴治病大全》

方 10　貫眾湯

【藥物組成】貫眾葉 150 克，荊芥 45 克，紫蘇葉 45 克，薄荷 30 克，防風 45 克。

【功能主治】發汗解表。適用於風寒感冒。

【使用方法】將上藥同入鍋中，加水適量，先浸泡 5～10 分鐘，再煎煮 30 分鐘，去渣取汁，倒入盆中，先燻蒸，待藥溫降至 40℃左右時，再浸泡雙腳 30 分鐘，每天 2～3 次，連用 2～3 天。

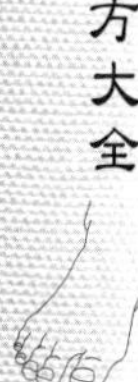

【來源】《泡腳按摩祛百病》

方 11　麻桂羌獨方

【藥物組成】麻黃 15 克，桂枝 15 克，荊芥 15 克，白芷 15 克，紫蘇 15 克，蓮鬚蔥頭 3 根，生薑 10 克，柴胡 25 克，羌活 10 克，獨活 10 克。

【功能主治】發汗解表，散寒退熱。主治風寒型感冒。

【使用方法】將上藥同入鍋中，加入適量的水，煎煮 30 分鐘，去渣取汁，倒入泡足器中，待藥溫降至 40℃左右時泡腳，微汗出即可，每晚 1 次。

【來源】《足浴指南》

方 12　生薑蒲公英湯

【藥物組成】生薑 50 克，蒲公英 100 克。

【功能主治】清熱解毒，宣肺散寒。主治風熱感冒。

【使用方法】將上藥入鍋中，加入適量的水，煎煮 30 分鐘，去渣取汁，倒入泡足器中，待藥溫降至 40℃左右時泡腳，微汗出即可，每天 2～3 次，連用 2～3 天。

【來源】《家庭足浴》

方 13　銀翹薄荷方

【藥物組成】金銀花 30 克，連翹 50 克，薄荷 30 克。

【功能主治】辛涼解表，清熱解毒。主治風熱型感冒。

症見發熱重，惡寒輕，汗少，頭脹痛，咽痛，喉癢紅腫，咳嗽吐黃色痰，口乾，苔薄黃。

【使用方法】將上藥入鍋中，加水適量，煎 20 分鐘，連續煎煮兩次，取汁，加入白酒，倒入盆中，先燻蒸，待藥溫降至 40℃左右時，再浸泡雙腳 30 分鐘，每天

1～2次。

【來源】《足療足浴治病大全》

方14　忍冬藤野菊花方

【藥物組成】忍冬藤60克，野菊花50克，白芷20克。

【功能主治】辛涼解表，清熱解毒。主治風熱型感冒。

【使用方法】將上3藥入鍋中，加水適量，煎煮20分鐘，合併濾液與3000毫升開水同入泡足桶中，先燻蒸，待藥溫降至40℃左右時，後泡洗雙腳，每天1～2次，每次30分鐘，每天1劑，3天為1個療程。

【來源】《泡足驗方》

方15　板藍根豆豉方

【藥物組成】板藍根50克，豆豉30克，薄荷30克，桔梗20克，甘草10克。

【功能主治】辛涼解表，清熱解毒。主治風熱型感冒。

【使用方法】將上5藥入鍋中，加水適量，煎煮20分鐘，去渣取汁，與3000毫升開水同入泡足桶中，先燻蒸，待藥溫降至40℃左右時，後泡洗雙腳，每天1～2次，每次30分鐘，每天1劑，3天為1個療程。

【來源】《泡足驗方》

方16　銀翹桔梗清涼方

【藥物組成】金銀花50克，連翹50克，桔梗30克，薄荷30克，淡豆豉20克，牛蒡子20克，甘草10克。

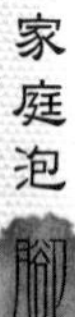

【功能主治】辛涼解表，清熱解毒。主治風熱型感冒。

症見發熱重，惡寒輕，汗少，頭脹痛，咽痛，喉癢紅腫，咳嗽吐黃色痰，口乾，苔薄黃。

【使用方法】將上藥同入鍋中，加水適量，先浸泡5～10分鐘，再煎煮30分鐘，去渣取汁，倒入盆中，先燻蒸，待藥溫降至40℃左右時，再浸泡雙腳30分鐘，每天2～3次。

【來源】《泡腳按摩祛百病》

方17　藿香佩蘭方

【藥物組成】藿香50克，佩蘭50克，豆捲60克，薄荷30克。

【功能主治】解表清熱，清暑化濕。主治夏季暑濕感冒。

症見發熱惡風，頭重頭痛，胸悶脘痞，噁心食少，大便或稀，舌苔膩等症。

【使用方法】將上4藥入鍋中，加水適量，煎煮20分鐘，合併濾液與3000毫升開水同入泡足桶中，先燻蒸，待藥溫降至40℃左右時，後泡洗雙腳，每天1～2次，每次30分鐘，每天1劑3天為1個療程。

【來源】《泡足驗方》

方18　蒲公英方

【藥物組成】蒲公英100克。

【功能主治】清熱解毒。主治流行性感冒。

症見全身症狀較重，壯熱，嗜睡，汗出熱不解，目赤，咽紅，肌肉痠痛，舌紅，苔黃，脈數。

【使用方法】將上藥入鍋中，加入 2000 毫升水，煎煮 30 分鐘，倒入泡足器中，待藥溫降至 40℃左右時，泡腳 20～30 分鐘，至湧泉穴發熱。

【來源】董偉，洗足療法，2000，6

方 19　貫眾穿心蓮湯

【藥物組成】貫眾 30 克，穿心蓮 30 克。

【功能主治】清熱解毒，宣肺利咽。主治流行感冒。

【使用方法】將上藥同入鍋中，加入適量的水，煎煮 30 分鐘，去渣取汁，倒入泡足器中，待藥溫降至 40℃左右時泡腳，微汗出即可，每天 2～3 次，連用 2～3 天。

【來源】《家庭足浴》

方 20　藍根公英湯

【藥物組成】板藍根 30 克，大青葉 30 克，蒲公英 30 克。

【功能主治】清熱解毒，宣肺利咽。主治流行感冒。

【使用方法】將上藥同入鍋中，加入適量的水，煎煮 30 分鐘，去渣取汁，倒入泡足器中，待藥溫降至 40℃左右時泡腳，微汗出即可，每天 2～3 次，連用 2～3 天。

【來源】《家庭足浴》

方 21　羌活解毒湯

【藥物組成】羌活 30 克，獨活 30 克，白芷 30 克，川芎 30 克，麻黃 30 克。

【功能主治】疏風散寒，解毒止痛。適用於流感頭身疼痛。

【使用方法】將上藥同入鍋中，加入適量的水，煎煮 30 分鐘，去渣取汁，倒入泡足器中，待藥溫降至 40℃左

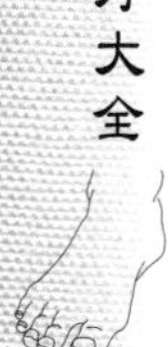

右時泡腳，微汗出即可，每天 2～3 次，連用 2～3 天。

【來源】《家庭足浴》

二、頭　痛

頭痛即指由於外感與內傷，致使脈絡絀急或失養，清竅不利所引起的以病人自覺頭部疼痛為特徵的一種常見病證。按部位分有太陽、陽明、少陽、太陰、厥陰、少陰頭痛；按病因分有外感頭痛與內傷頭痛。

外感頭痛，以突然發作，其痛如破，痛無休止為特徵，其痛多以掣痛、跳痛、灼痛、脹痛或重痛為主；內傷頭痛，以緩慢而病，痛勢綿綿，時痛時止，長久不癒為特徵，其痛多以空痛、隱痛、昏痛，遇勞或情志刺激而發作與加重為主。

常可見現代醫學的感染發熱性疾病、高血壓性頭痛、偏頭痛、血管性頭痛、緊張性頭痛等。

泡腳藥組方選擇以祛風活絡，調神利竅，緩急止痛，滋養陰血之品為主。

方 1　川烏草細辛方

【藥物組成】製川烏 30 克，製草烏 20 克，白殭蠶 30 克，細辛 15 克，白酒 30 克。

【功能主治】疏風散寒止痛。主治風寒頭痛。

【使用方法】將上 4 藥入鍋中，加水適量，煎 20 分鐘，去渣取汁，加入白酒，倒入盆中，先燻蒸，待藥溫降至 40℃左右時，再浸泡雙腳 40 分鐘，每天 2 次，4 天為 1 個療程。

【來源】《足療足浴治病大全》

方 2　羌活白芷方

【藥物組成】羌活 40 克，白芷 30 克，川芎 30 克，防風 20 克，藁本 30 克。

【功能主治】疏風散寒止痛。主治風寒頭痛。

【使用方法】將以上 5 藥入鍋中，加水適量，煎煮 20 分鐘，去渣取汁，與 3000 毫升開水同入泡足桶中，先燻蒸，待藥溫降至 40℃左右時，後泡洗雙腳，每天薰泡 1 次，每次 40 分鐘，4 天為 1 個療程。

【來源】《泡足驗方》

方 3　川芎茶調方

【藥物組成】川芎 30 克，白芷 20 克，羌活 30 克，防風 30 克，薄荷 20 克，細辛 15 克，綠茶 5 克。

【功能主治】疏風散寒止痛。主治風寒頭痛，症見頭部抽引疼痛，或拘急收縮，痛處不定，或見偏頭痛，遇風受涼易發，得溫可減輕，苔白滑等症。

【使用方法】將以上 7 藥入鍋中，加水適量，煎煮 20 分鐘，去渣取汁，與 3000 毫升開水同入泡足桶中，先燻蒸，待藥溫降至 40℃左右時，後泡洗雙腳，每天 1 次，每次 40 分鐘，4 天為 1 個療程。

【來源】《泡足驗方》

方 4　桑菊川芎方

【藥物組成】桑葉 150 克，野菊花 60 克，川芎 50 克，蔓荊子 40 克。

【功能主治】疏散清熱，通絡止痛。主治風熱頭痛。

症見頭額脹痛如裂，劇則經脈躍起，搏動跳痛，受熱加重，目赤心煩，口渴喜飲，苔黃等症。

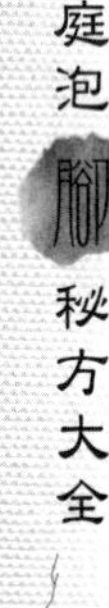

【使用方法】將以上 4 藥入鍋中，加水適量，煎煮 20 分鐘，去渣取汁，與 3000 毫升開水同入泡足桶中，先燻蒸，待藥溫降至 40℃左右時，後泡洗雙腳，每天 1 次，每次 40 分鐘，4 天為 1 個療程。

【來源】《泡足驗方》

方 5　桂枝二桑湯

【藥物組成】桂枝 15 克，桑枝 30 克，桑葉 10 克。

【功能主治】清熱平肝，活血通絡。適用於肝陽上亢所致頭痛。

症見頭部昏暈疼痛，時輕時重，怒時疼痛厲害，目花，視物模糊，耳鳴，口乾，面紅等。

【使用方法】將上 3 藥入鍋中，加水適量，先浸泡 5～10 分鐘，再煎煮 30 分鐘，去渣取汁，倒入盆中，先燻蒸，待藥溫降至 40℃左右時，再浸泡雙腳 30 分鐘，每天 2 次，連用 3～5 天。

【來源】《泡腳按摩祛百病》

方 6　天麻川芎冰片方

【藥物組成】天麻 15 克，川芎 30 克，山梔 20 克，冰片 5 克。

【功能主治】平肝潛陽，通絡止痛。主治肝陽頭痛。

【使用方法】將上 3 藥入鍋中，加水適量，煎煮 20 分鐘，去渣取汁，與 3000 毫升開水同入泡足桶中，再加入碾碎的冰片粉，攪勻即成，先燻蒸，待藥溫降至 40℃左右時，後泡洗雙腳，每天 1 次，每次 40 分鐘，4 天為 1 個療程。

【來源】《泡足驗方》

方 7　枸杞葉菊花方

【藥物組成】枸杞葉 200 克，菊花 30 克，天麻 20 克，鉤藤 20 克。

【功能主治】滋養肝腎，平肝止痛。主治陰虛陽亢型頭痛。

症見頭部昏暈疼痛，時輕時重，煩怒時疼痛厲害，目花，視物模糊，耳鳴，痛處多在顛頂或移動不定，口乾，舌質紅等症。

【使用方法】將以上藥入鍋中，加水適量，煎煮 20 分鐘，去渣取汁，與 3000 毫升開水同入泡足桶中，先燻蒸，待藥溫降至 40℃左右時，後泡洗雙腳，每天 1 次，每次 40 分鐘，4 天為 1 個療程。

【來源】《泡足驗方》

方 8　桑菊枝草湯

【藥物組成】菊花、桑葉、桑枝、夏枯草各等量。

【功能主治】清熱平肝，活血通絡。適用於肝陽上亢所致頭痛。

症見頭部昏暈疼痛，時輕時重，怒時疼痛厲害，目花，視物模糊，耳鳴，口乾，面紅等。

【使用方法】將上藥同入鍋中，加水適量，先浸泡 5～10 分鐘，再煎煮 30 分鐘，去渣取汁，倒入盆中，先燻蒸，待藥溫降至 40℃左右時，再浸泡雙腳 30 分鐘，每天 2 次，連用 3～5 天。

【來源】《泡腳按摩祛百病》

方 9　吳茱萸刺蒺藜湯

【藥物組成】吳茱萸 20 克，刺蒺藜 20 克，夏枯草 15

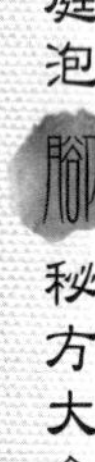

克，茺蔚子 10 克。

【功能主治】清熱平肝，活血通絡。適用於肝陽上亢所致頭痛。

症見頭部昏暈疼痛，時輕時重，怒時疼痛厲害，目花，視物模糊，耳鳴，口乾，面紅等。

【使用方法】將上 4 藥入鍋中，加水適量，先浸泡 5～10 分鐘，再煎煮 30 分鐘，去渣取汁，倒入盆中，先燻蒸，待藥溫降至 40℃左右時，再浸泡雙腳 30 分鐘，每天 2 次，連用 7 天。

【來源】《泡腳按摩祛百病》

方 10　川芎白芷方

【藥物組成】當歸 60 克，夜交藤 100 克，川芎 30 克，白芷 20 克。

【功能主治】益氣養血，通絡止痛。主治氣血不足型頭痛。

症見頭部綿綿空痛，疲勞則痛甚，頭昏，兩目乾澀，面色萎黃，心慌，舌質淡，苔薄等症。

【使用方法】將以上 4 藥入鍋中，加水適量，煎煮 20 分鐘，去渣取汁，與 3000 毫升開水同入泡足桶中，先燻蒸，待藥溫降至 40℃左右時，後泡洗雙腳，每天 1 次，每次 40 分鐘，4 天為 1 個療程。

【來源】《泡足驗方》

三、咳　嗽

咳嗽是指肺失宣降，肺氣上逆，發出咳聲，或咳吐痰液的一種肺系病證。其中有聲無痰稱為咳，有痰無聲稱為嗽。一般聲痰並見，很難截然分開，所以通稱咳嗽。

發病以冬春季為多，老幼易患。因風寒燥熱等外邪侵犯肺系引起的咳嗽，為外感咳嗽，多起病急，病程短，常伴惡寒發熱等表證；由臟腑功能失調，內邪傷肺，致肺失肅降，引發咳嗽，為內傷咳嗽。

內傷咳嗽多為久病，常反覆發作，病程較長，常伴有其他臟腑失調的症狀。

現代醫學認為，咳嗽是上呼吸道感染、急慢性支氣管炎、支氣管擴張、肺炎等疾病常見的症狀之一。

泡腳藥組方選擇以驅邪宣肺，止咳扶正之品為主。

方 1　麻黃金沸草桔梗方

【藥物組成】麻黃 20 克，金沸草 30 克，桔梗 30 克，艾葉 20 克。

【功能主治】疏風散寒，宣肺止咳。主治風寒咳嗽。

【使用方法】將上藥入鍋中，加水適量，煎 20 分鐘，去渣取汁，倒入盆中，先燻蒸，待藥溫降至 40℃左右時，再浸泡雙腳 40 分鐘，每天 1 次，5 天為 1 個療程。

【來源】《足療足浴治病大全》

方 2　大蔥薤白方

【藥物組成】大蔥 200 克，薤白頭 50 克，桔梗 15 克，杏仁 20 克。

【功能主治】疏風散寒，宣肺止咳。主治風寒咳嗽。

【使用方法】將上藥入鍋中，加水適量，煎 20 分鐘，去渣取汁，倒入盆中，先燻蒸，待藥溫降至 40℃左右時，再浸泡雙腳 40 分鐘，每天 1 次，5 天為 1 個療程。

【來源】《足療足浴治病大全》

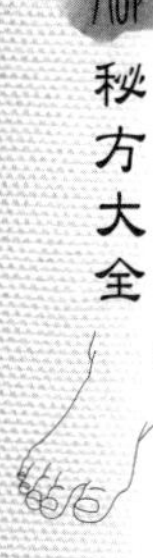

方 3　麻黃半夏方

【藥物組成】麻黃 20 克，薑半夏 20 克，細辛 15 克，冰片 3 克。

【功能主治】疏風散寒，化痰止咳。主治風寒咳嗽。

症見急性支氣管炎早期，咽癢咳嗽，咳痰稀白或黏，並有鼻塞、流涕，或有惡寒、發熱、頭痛、四肢痠痛，舌苔薄白等症。

【使用方法】將上 3 藥入鍋中，加水適量，煎煮 20 分鐘，去渣取汁，與 3000 毫升開水同入泡足桶中，再加入碾碎的冰片粉，攪勻即成，先燻蒸，待藥溫降至 40℃左右時，後泡洗雙腳，每天 1 次，每次 40 分鐘，4 天為 1 個療程。

【來源】《泡足驗方》

方 4　胡椒杏仁方

【藥物組成】胡椒 30 克，苦杏仁 30 克，百部 30 克，桔梗 20 克。

【功能主治】疏風散寒，化痰止咳。主治風寒咳嗽。

【使用方法】將上 4 藥入鍋中，加水適量，煎煮 20 分鐘，去渣取汁，與 3000 毫升開水同入泡足桶中，先燻蒸，待藥溫降至 40℃左右時，後泡洗雙腳，每天 1 次，每次 40 分鐘，5 天為 1 個療程。

【來源】《泡足驗方》

方 5　魚腥草杏仁方

【藥物組成】魚腥草 50 克，杏仁 30 克。

【功能主治】疏風散熱，化痰止咳。主治風熱咳嗽。

症見急性支氣管炎及慢性支氣管炎繼發感染，咳嗽不爽，咳痰黃稠或白黏，口乾嚥痛，或有發熱，頭痛惡風，舌苔薄黃等症。

【使用方法】將上 2 藥入鍋中，加水適量，煎煮 20 分鐘，去渣取汁，與 3000 毫升開水同入泡足桶中，先燻蒸，待藥溫降至 40℃左右時，後泡洗雙腳，每天 1 次，每次 40 分鐘，5 天為 1 個療程。

【來源】《泡足驗方》

方 6　金蕎麥桔梗方

【藥物組成】金蕎麥 60 克，桔梗 30 克，薄荷 20 克。

【功能主治】疏風散熱，宣肺止咳。主治風熱咳嗽。

【使用方法】將上 3 藥入鍋中，加水適量，煎煮 20 分鐘，去渣取汁，與 3000 毫升開水同入泡足桶中，先燻蒸，待藥溫降至 40℃左右時，後泡洗雙腳，每天 1 次，每次 40 分鐘，5 天為 1 個療程。

【來源】《泡足驗方》

方 7　牽牛子橘皮方

【藥物組成】牽牛子 50 克，橘皮 60 克，佛耳草 60 克，白芥子 30 克。

【功能主治】燥濕化痰，化痰止咳。主治痰濕咳嗽。症見慢性支氣管炎咳嗽反覆發作，遇寒更重，痰多易出，色白質稠厚成塊，早晚咳甚，胸脘痞悶，食慾不振，舌苔白膩等症。

【使用方法】將上 4 藥入鍋中，加水適量，煎煮 20 分鐘，去渣取汁，與 3000 毫升開水同入泡足桶中，先燻蒸，待藥溫降至 40℃左右時，後泡洗雙腳，每天 1 次，每次 40 分鐘，5 天為 1 個療程。

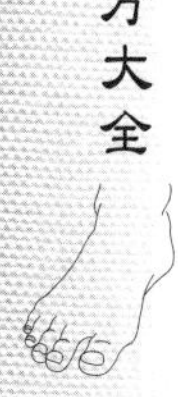

【來源】《泡足驗方》

方 8　桑菊前胡方

【藥物組成】桑葉 1000 克，菊花 50 克，連翹 50 克，牛蒡子 50 克，前胡 40 克。

【功能主治】疏風散熱，宣肺止咳。主治風熱咳嗽。

【使用方法】將以上藥入鍋中，加水適量，煎煮 20 分鐘，去渣取汁，與 3000 毫升開水同入泡足桶中，先燻蒸，待藥溫降至 40℃左右時，後泡洗雙腳，每天 1 次，每次 40 分鐘，5 天為 1 個療程。

【來源】《泡足驗方》

方 9　百部止咳湯

【藥物組成】百部 30 克，紫菀 10 克，化橘紅 10 克，牛蒡子 10 克，前胡 10 克。

【功能主治】宣肺理氣，止咳化痰。適用於咳嗽咽癢，咳嗽不爽的肺燥咳嗽及陰虛咳嗽。

【使用方法】將上藥同入鍋中，加水適量，先浸泡 5～10 分鐘，再煎煮 30 分鐘，去渣取汁，倒入盆中，先燻蒸，待藥溫降至 40℃左右時，再浸泡雙腳 30 分鐘，每天 2 次，連用 3～5 天。

【來源】《泡腳按摩祛百病》

方 10　白芥子方

【藥物組成】白芥子 250～550 克。

【功能主治】溫化寒痰。適用於寒痰咳嗽。

【使用方法】將上藥研碎入鍋中，加水適量，先浸泡 5～10 分鐘，再煎煮 30 分鐘，去渣取汁，倒入盆中，先燻蒸，待藥溫降至 40℃左右時，再浸泡雙腳 30 分鐘，每天1次，連用2～3天。

【來源】《泡腳按摩祛百病》

方11　蘿蔔橘皮方

【藥物組成】蘿蔔一根，紫蘇子100克，鮮橘皮100克。

【功能主治】下氣平喘。適用於痰濕咳嗽。

【使用方法】將上藥同入鍋中，加水適量，先浸泡5～10分鐘，再煎煮30分鐘，去渣取汁，倒入盆中，先燻蒸，待藥溫降至40℃左右時，再浸泡雙腳30分鐘，每天1次，連用3～5天。

【來源】《泡腳按摩祛百病》

方12　茯苓陳皮浴

【藥物組成】茯苓皮100克，陳皮100克，大腹皮100克。

【功能主治】化痰除濕。適用於痰濕咳嗽。症見咳喘，痰多，呈白色泡沫樣，早上多見，口不渴。

【使用方法】將上藥同入鍋中，加水適量，先浸泡5～10分鐘，再煎煮30分鐘，去渣取汁，倒入盆中，先燻蒸，待藥溫降至40℃左右時，再浸泡雙腳30分鐘，每天1次，連用3～5天。

【來源】《泡腳按摩祛百病》

方13　麻黃乾薑細辛方

【藥物組成】麻黃20克，桂枝30克，乾薑30克，細辛15克，薑半夏30克，甘草10克。

【功能主治】溫肺化痰止咳。主治痰濕蘊肺型咳嗽。症見慢性喘息性或阻塞性支氣管炎，或併發阻塞性肺氣腫

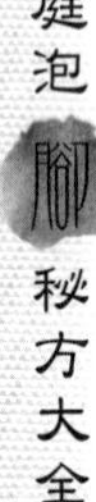

者，咳嗽反覆發作，長期不癒，天氣寒冷時加重，痰多白沫或白黏，氣喘氣短，喉間有痰鳴聲，活動後或夜間更明顯，甚至不能平臥，怕冷，苔白滑等症。

【使用方法】將上6藥入鍋中，加水適量，煎煮20分鐘，去渣取汁，與3000毫升開水同入泡足桶中，先燻蒸，待藥溫降至40℃左右時，後泡洗雙腳，每天1次，每次40分鐘，5天為1個療程。

【來源】《泡足驗方》

方14　麻黃紫蘇子方

【藥物組成】地龍40克，紫蘇子40克，麻黃80克，生薑30克，蔥白30克，吳茱萸30克，白芷30克。

【功能主治】疏風散寒，宣肺理氣。主治痰濕蘊肺型咳嗽，經久不癒者。

【使用方法】將上藥同入鍋中，加水適量，先浸泡5～10分鐘，再煎煮30分鐘，去渣取汁，倒入盆中，先燻蒸，待藥溫降至40℃左右時，再浸泡雙腳30分鐘，每天1次，連用2～3天。

【來源】《泡腳按摩祛百病》

方15　魚腥草細辛麻黃方

【藥物組成】魚腥草150克，細辛100克，麻黃50克。

【功能主治】清熱肅肺，化痰止咳。適用於痰熱鬱肺型咳嗽。症見咳嗽不爽，咳痰黃稠，口乾嗌痛。

【使用方法】將上藥同入鍋中，加水適量，先浸泡5～10分鐘，再煎煮30分鐘，去渣取汁，倒入盆中，先燻蒸，待藥溫降至40℃左右時，再浸泡雙腳30分鐘，每天1次，連用3～5天。

【來源】《泡腳按摩祛百病》

方16　陳夏茯苓湯

【藥物組成】陳皮30克，法半夏30克，茯苓30克，白芥子15克，紫蘇子15克。

【功能主治】理氣健脾，化痰止咳。主治咳嗽脾虛者。

【使用方法】將上藥同入鍋中，加水適量，先浸泡5～10分鐘，再煎煮30分鐘，去渣取汁，倒入盆中，先燻蒸，待藥溫降至40℃左右時，再浸泡雙腳30分鐘，每天1次，連用3～5天。

【來源】《泡腳按摩祛百病》

四、哮　喘

哮病是由於宿痰伏肺，遇誘固或感邪引觸，以致痰阻氣道，肺失肅降，氣道攣急所致發作性的痰鳴氣喘疾患。因哮必兼喘，故又稱哮喘病。（值得指出的是現代《中醫內科學》將哮病與喘證分兩章介紹，哮指聲響言，喉中有哮鳴聲，是一種反覆發作的獨立性疾病；喘指氣息言，為呼吸困難，是多種急慢性疾病的一個症狀。）

其基本病機為內有壅塞之氣，外有非時之感，膈有膠固之痰，三者相合，閉拒氣道，發為哮病，常可見現代西醫學的支氣管哮喘、喘息性支氣管炎，或其他急性肺部過敏性疾患所致的哮喘。

泡腳藥組方選擇以祛邪宣肺，化痰平喘之品為主。

方1　白芥子方

【藥物組成】白芥子30克，萊菔子60克，蘇子30

克。

【功能主治】溫肺散寒，化痰平喘。主治寒痰所致的哮喘。

症見胸膈氣悶如塞，喉中痰鳴，痰稀白，量少不爽，口不渴，或喜熱飲，怕冷，舌苔白滑等。

【使用方法】將上 3 藥入鍋中，加水適量，煎煮 20 分鐘，去渣取汁，與 3000 毫升開水同入泡足桶中，先燻蒸，待藥溫降至 40℃左右時，後泡洗雙腳，每天 1 次，每次 40 分鐘，7 天為 1 個療程。

【來源】《泡足驗方》

方 2　桂枝細辛方

【藥物組成】桂枝 30 克，麻黃 20 克，細辛 15 克，蘇子 20 克，生薑 30 克。

【功能主治】溫肺散寒，止咳定喘。主治寒痰所致的哮喘。

症見胸膈氣悶如塞，喉中痰鳴，痰稀白，量少不爽，口不渴，或喜熱飲，怕冷，舌苔白滑等。

【使用方法】將上 4 藥入鍋中，加水適量，煎煮 20 分鐘，去渣取汁，與 3000 毫升開水同入泡足桶中，先燻蒸，待藥溫降至 40℃左右時，後泡洗雙腳，每天 1 次，每次 40 分鐘，7 天為 1 個療程。

【來源】《泡足驗方》

方 3　麻黃五味子杏仁方

【藥物組成】麻黃 30 克，桂枝 40 克，五味子 30 克，杏仁 40 克。

【功能主治】溫肺散寒，化痰平喘。主治寒痰所致的哮喘。

症見胸膈氣悶如塞，喉中痰鳴，痰稀白，量少不爽，口不渴，或喜熱飲，怕冷，舌苔白滑等。

【使用方法】將上 4 藥入鍋中，加水適量，煎煮 20 分鐘，去渣取汁，與 3000 毫升開水同入泡足桶中，先燻蒸，待藥溫降至 40℃左右時，後泡洗雙腳，每天 1 次，每次 40 分鐘，7 天為 1 個療程。

【來源】《泡足驗方》

方 4　附子蘇子方

【藥物組成】附子 20 克，蘇子 30 克，葶藶子 20 克，白芥子 15 克，厚朴 10 克。

【功能主治】溫肺散寒，化痰平喘。主治寒痰所致的哮喘。

症見胸膈氣悶如塞，喉中痰鳴，痰稀白，量少不爽，口不渴，或喜熱飲，怕冷，舌苔白滑等。

【使用方法】將上 5 藥入鍋中，加水適量，煎煮 20 分鐘，去渣取汁，與 3000 毫升開水同入泡足桶中，先燻蒸，待藥溫降至 40℃左右時，後泡洗雙腳，每天 1 次，每次 40 分鐘，7 天為 1 個療程。

【來源】《泡足驗方》

方 5　銀花藤桑白皮方

【藥物組成】銀花藤 80 克，桑白皮 100 克，麻黃 20 克。

【功能主治】清熱宣肺，平喘化痰。主治熱痰所致哮喘。

症見胸膈煩悶，氣粗痰稠，咳吐黃色痰液，面紅，自汗，口渴喜熱飲，或有發熱，舌邊紅苔黃膩等症。

【使用方法】將上 3 藥入鍋中，加水適量，煎煮 20 分鐘，去渣取汁，與 3000 毫升開水同入泡足桶中，先燻蒸，待藥溫降至 40℃左右時，後泡洗雙腳，每天 1 次，每次 40 分鐘，7 天為 1 個療程。

【來源】《泡足驗方》

方 6　桑白皮杏仁方

【藥物組成】桑白皮 100 克，苦杏仁 30 克，射干 20 克。

【功能主治】清熱宣肺，平喘化痰。主治熱痰所致哮喘。

症見胸膈煩悶，氣粗痰稠，咳吐黃色痰液，面紅，自汗，口渴喜熱飲，或有發熱，舌邊紅苔黃膩等症。

【使用方法】將上 3 藥入鍋中，加水適量，煎煮 20 分鐘，去渣取汁，與 3000 毫升開水同入泡足桶中，先燻蒸，待藥溫降至 40℃左右時，後泡洗雙腳，每天 1 次，每次 40 分鐘，7 天為 1 個療程。

【來源】《泡足驗方》

方 7　石膏桑白皮方

【藥物組成】生石膏 100 克，桑白皮 80 克，黃芩 20 克，地龍 30 克。

【功能主治】清熱宣肺，平喘化痰。主治熱痰所致哮喘。

症見胸膈煩悶，氣粗痰稠，咳吐黃色痰液，面紅，自汗，口渴喜熱飲，或有發熱，舌邊紅苔黃膩等症。

【使用方法】將上 4 藥入鍋中，加水適量，煎煮 20

分鐘，去渣取汁，與 3000 毫升開水同入泡足桶中，先燻蒸，待藥溫降至 40℃左右時，後泡洗雙腳，每天 1 次，每次 40 分鐘，7 天為 1 個療程。

【來源】《泡足驗方》

方 8　蒲公英二草方

【藥物組成】蒲公英 100 克，魚腥草 60 克，車前草 50 克，蘇子 30 克，地龍 20 克。

【功能主治】清熱宣肺，平喘化痰。主治熱痰所致哮喘。

症見胸膈煩悶，氣粗痰稠，咳吐黃色痰液，面紅，自汗，口渴喜熱飲，或有發熱，舌邊紅苔黃膩等症。

【使用方法】將上 5 藥入鍋中，加水適量，煎煮 20 分鐘，去渣取汁，與 3000 毫升開水同入泡足桶中，先燻蒸，待藥溫降至 40℃左右時，後泡洗雙腳，每天 1 次，每次 40 分鐘，7 天為 1 個療程。

【來源】《泡足驗方》

五、胸痺心痛

胸痺心痛是由於正氣虧虛，痰濁、瘀血、氣滯、寒凝而引起心脈痺阻不暢，臨床以膻中或左胸部發作性憋悶、疼痛為主要表現的一種病證。

輕者偶發短暫輕微的胸部沉悶或隱痛，或發作性膻中或左胸含糊不清的不適感；重者疼痛劇烈，或呈壓榨樣絞痛。常伴有心悸，氣短，呼吸不暢，甚至喘促，驚恐不安，面色蒼白，冷汗自出等。

多由勞累、飽餐、寒冷及情緒激動而誘發，亦可無明

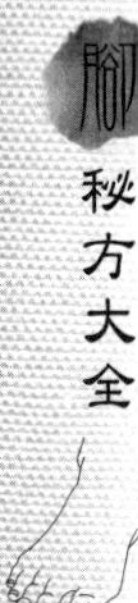

顯誘因或安靜時發病。

現代西醫的冠心病心絞痛，其他疾病表現為膻中及左胸部發作性憋悶疼痛為主症時也可參考本病治療。泡腳藥組方選擇以通陽瀉濁、活血化瘀之品為主。

方 1　薤白丹參方

【藥物組成】薤白 60 克，丹參 30 克，川芎 15 克。

【功能主治】通陽活血化瘀。主治心陽不足型心臟病。

症見心悸不寧，短氣胸悶，畏寒肢冷，面色蒼白，唇甲淡白，舌青紫，脈律不整。

【使用方法】將上藥入鍋中，加水適量，煎 40 分鐘，去渣取汁，倒入盆中，先燻蒸，待藥溫降至 40℃左右時，再浸泡雙腳 30～40 分鐘，每天 1 次，10 天為 1 個療程。

【來源】《足療足浴治病大全》

方 2　人參葉桂枝方

【藥物組成】人參葉 20 克，桂枝 30 克，製附子 20 克。

【功能主治】益氣通陽。主治心陽不足型心臟病。

症見心悸不寧，短氣胸悶，畏寒肢冷，面色蒼白，唇甲淡白，舌青紫，脈律不整。

【使用方法】將上藥入鍋中，加水適量，煎 40 分鐘，去渣取汁，倒入盆中，先燻蒸，待藥溫降至 40℃左右時，再浸泡雙腳 30～40 分鐘，每天 1 次，10 天為 1 個療程。

【來源】《足療足浴治病大全》

方 3　萬年青益母草方

【藥物組成】萬年青 60 克，益母草 100 克，川芎 20 克。

【功能主治】活血化瘀。主治心脈瘀阻型心臟病。

症見心慌不寧，胸悶心疼，畏寒肢冷，唇甲青灰，舌質暗灰，脈律不整。

【使用方法】將上藥入鍋中，加水適量，煎 40 分鐘，去渣取汁，倒入盆中，先燻蒸，待藥溫降至 40℃左右時，再浸泡雙腳 30～40 分鐘，每天 1 次，10 天為 1 個療程。

【來源】《足療足浴治病大全》

方 4　三根方

【藥物組成】老茶樹根 100 克，榆樹根 80 克，茜草根 50 克。

【功能主治】活血化瘀。主治心脈瘀阻型心臟病。

症見心慌不寧，胸悶心疼，畏寒肢冷，唇甲青灰，舌質暗灰，脈律不整。

【使用方法】將上藥入鍋中，加水適量，煎 40 分鐘，去渣取汁，倒入盆中，先燻蒸，待藥溫降至 40℃左右時，再浸泡雙腳 30～40 分鐘，每天 1 次，10 天為 1 個療程。

【來源】《足療足浴治病大全》

方 5　橘皮杏仁方

【藥物組成】鮮橘皮 100 克，杏仁 30 克，茜草根 20 克。

【功能主治】化痰瀉濁。主治痰瘀中阻型心臟病。

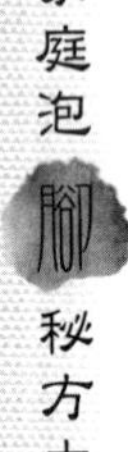

症見心慌氣短，胸悶，痰多，飲食減退，舌苔白膩，脈弦滑。

【使用方法】將上藥入鍋中，加水適量，煎 40 分鐘，去渣取汁，倒入盆中，先燻蒸，待藥溫降至 40℃左右時，再浸泡雙腳 30～40 分鐘，每天 1 次，10 天為 1 個療程。

【來源】《足療足浴治病大全》

方 6　萊菔子海藻方

【藥物組成】萊菔子 50 克，海藻 60 克，製半夏 40 克。

【功能主治】化痰瀉濁。主治痰瘀中阻型心臟病。

症見心慌氣短，胸悶，痰多，飲食減退，舌苔白膩，脈弦滑。

【使用方法】將上藥入鍋中，加水適量，煎 40 分鐘，去渣取汁，倒入盆中，先燻蒸，待藥溫降至 40℃左右時，再浸泡雙腳 30～40 分鐘，每天 1 次，10 天為 1 個療程。

【來源】《足療足浴治病大全》

六、眩　暈

眩即眼花，暈是頭暈，兩者常同時並見，故統稱為眩暈。多由風、火、痰、虛、瘀引起清竅失養所致。其輕者僅眼花，頭重足輕，或搖晃浮沉感，閉目即止；重者如坐車船，視物旋轉，甚則仆倒。或兼目澀耳鳴，少寐健忘，腰膝痠軟；或兼噁心嘔吐，面色蒼白，汗出肢冷等。發作間歇期長短不一，多為數月或數年發作一次，亦有一月數次。可突然發病，也有逐漸加重者。

現代醫學的高血壓、低血壓、耳源性眩暈、腦性眩暈、神經衰弱等病，臨床上表現以眩暈為主要症狀者，可參考本病辨治療。泡腳藥組方選擇以平肝潛陽，補益氣血，滋養肝腎之品為主。

方 1　小薊方

【藥物組成】鮮小薊 200 克，冰片 2 克。

【功能主治】平肝潛陽定眩。主治風陽上亢型眩暈。

症見眩暈耳鳴，頭部脹痛，性情急躁，惱怒加重，睡眠多夢，四肢麻木，口苦，舌苔黃，苔質紅，脈細數。

【使用方法】將鮮小薊入鍋中，加水適量，煎 40 分鐘，去渣取汁，加入冰片，倒入盆中，先燻蒸，待藥溫降至 40℃左右時，再浸泡雙腳 30～40 分鐘，每天 1 次，7 天為 1 個療程。

【來源】《足療足浴治病大全》

方 2　桑葉鉤藤方

【藥物組成】桑葉 50 克，鉤藤 30 克，川芎 15 克。

【功能主治】平肝潛陽，活血定眩。主治風陽上亢型眩暈。

症見眩暈耳鳴，頭部脹痛，性情急躁，惱怒加重，睡眠多夢，四肢麻木，口苦，舌苔黃，苔質紅，脈細數。

【使用方法】將上藥入鍋中，加水適量，煎 40 分鐘，去渣取汁，倒入盆中，先燻蒸，待藥溫降至 40℃左右時，再浸泡雙腳 30～40 分鐘，每天 1 次，7 天為 1 個療程。

【來源】《足療足浴治病大全》

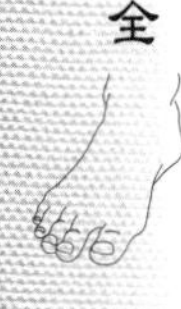

方 3　當歸川芎方

【藥物組成】當歸 20 克，川芎 15 克，首烏藤 50 克。

【功能主治】補益氣血，寧心安神。主治氣血不足型眩暈。症見頭暈目花，突然坐起起時加重，平臥減輕，心慌失眠，面色蒼白或萎黃，神疲乏力，舌淡苔黃，脈細軟。

【使用方法】將上藥入鍋中，加水適量，煎 40 分鐘，去渣取汁，倒入盆中，先燻蒸，待藥溫降至 40℃左右時，再浸泡雙腳 30～40 分鐘，每天 1 次，7 天為 1 個療程。

【來源】《足療足浴治病大全》

方 4　熟地黃黨參方

【藥物組成】熟地黃 30 克，黨參 20 克，川芎 15 克，柏子仁 10 克。

【功能主治】補益氣血，寧心安神。主治氣血不足型眩暈。症見頭暈目花，突然坐起起時加重，平臥減輕，心慌失眠，面色蒼白或萎黃，神疲乏力，舌淡苔黃，脈細軟。

【使用方法】將上藥入鍋中，加水適量，煎 40 分鐘，去渣取汁，倒入盆中，先燻蒸，待藥溫降至 40℃左右時，再浸泡雙腳 30～40 分鐘，每天 1 次，7 天為 1 個療程。

【來源】《足療足浴治病大全》

方 5　女貞子旱蓮草方

【藥物組成】女貞子 50 克，旱蓮草 60 克。

【功能主治】滋養肝腎。主治肝腎陰虛型眩暈。

症見眩暈腦空，思慮時加重，精神萎靡，記憶減退，腰膝痠軟，遺精，耳鳴，五心煩熱，睡眠不安，形體消瘦，苔少，脈細弦。

【使用方法】將上藥入鍋中，加水適量，煎 40 分鐘，去渣取汁，倒入盆中，先燻蒸，待藥溫降至 40℃左右時，再浸泡雙腳 30～40 分鐘，每天 1 次，7 天為 1 個療程。

【來源】《足療足浴治病大全》

方 6　地黃首烏山藥方

【藥物組成】地黃 20 克，製首烏 30 克，淮山藥 20 克，醋 50 毫升。

【功能主治】滋養肝腎。主治肝腎陰虛型眩暈。

症見眩暈腦空，思慮時加重，精神萎靡，記憶減退，腰膝痠軟，遺精，耳鳴，五心煩熱，睡眠不安，形體消瘦，苔少，脈細弦。

【使用方法】將上藥入鍋中，加水適量，煎 40 分鐘，去渣取汁，倒入盆中，先燻蒸，待藥溫降至 40℃左右時，再浸泡雙腳 30～40 分鐘，每天 1 次，7 天為 1 個療程。

【來源】《足療足浴治病大全》

七、中風後遺症

中風病是由於氣血逆亂，產生風、火、痰、瘀，導致腦脈痺阻或血溢腦脈外。臨床主症為神昏、半身不遂、言語謇澀或不語，口舌歪斜、偏身麻木；次症風頭痛、頭暈、嘔吐、二便失禁或不通、煩躁、抽搐、痰多、呃逆。舌象有舌強、舌歪、舌捲，舌質暗紅帶紫，或紅絳、舌有瘀斑；苔薄白、白膩、黃或黃膩；脈象多弦、弦細，或結或代等。發病半年以上者稱為後遺症期，常見半身不遂、

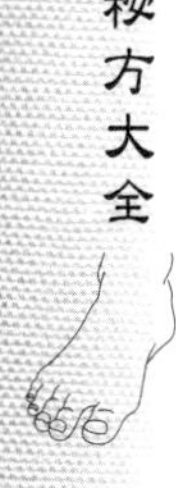

口舌歪斜、言語不利、痴呆等。其病因多為積損正虛，勞倦內傷，痰濁內生，情志過極所致。

現代醫學的缺血性和出血性腦病均可參考本病辨證治療。泡腳藥組方選擇以補血益氣，行瘀通絡，溫經散寒之品為主。

方1　黃蓍川芎方

【藥物組成】黃蓍30克，川芎15克，當歸尾15克，雞血藤50克。

【功能主治】補血益氣，行瘀通絡。主治氣血瘀滯型中風後遺症。症見半身不遂，肢軟無力，短氣少言，乏力，舌有紫暗瘀點，苔淡白。

【使用方法】將上藥入鍋中，加水適量，煎40分鐘，去渣取汁，倒入盆中，先燻蒸，待藥溫降至40℃左右時，再浸泡雙腳30～40分鐘，每天1次，15天為1個療程。

【來源】《足療足浴治病大全》

方2　人參葉桃紅方

【藥物組成】人參葉20克，桃紅15克，紅花10克，豨薟草30克。

【功能主治】補血益氣，行瘀通絡。主治氣血瘀滯型中風後遺症。症見半身不遂，肢軟無力，短氣少言，乏力，舌有紫暗瘀點，苔淡白。

【使用方法】將上藥入鍋中，加水適量，煎40分鐘，去渣取汁，倒入盆中，先燻蒸，待藥溫降至40℃左右時，再浸泡雙腳30～40分鐘，每天1次，15天為1個療程。

【來源】《足療足浴治病大全》

方 3　歸參赤芍方

【藥物組成】當歸 20 克，黨參 30 克，赤芍 20 克，乾地龍 30 克。

【功能主治】補血益氣，行瘀通絡。主治氣血瘀滯型中風後遺症。症見半身不遂，肢軟無力，短氣少言，乏力，舌有紫暗瘀點，苔淡白。

【使用方法】將上藥入鍋中，加水適量，煎 40 分鐘，去渣取汁，倒入盆中，先燻蒸，待藥溫降至 40℃左右時，再浸泡雙腳 30～40 分鐘，每天 1 次，15 天為 1 個療程。

【來源】《足療足浴治病大全》

方 4　人參葉乳沒方

【藥物組成】人參葉 30 克，乳香 10 克，沒藥 10 克，赤芍 30 克，白酒 30 克。

【功能主治】益氣通絡，活血化瘀。主治中風後遺症下肢偏癱。

【使用方法】將上 4 藥入鍋中，加水適量，煎煮 20 分鐘，去渣取汁，加入白酒，與 3000 毫升開水同入泡足桶中，待藥溫降至 40℃左右泡洗雙腳，每次 40 分鐘，每天 2 次，20 天為 1 個療程。

【來源】《泡足驗方》

方 5　黃蓍全蠍方

【藥物組成】炙黃蓍 30 克，全蠍 15 克，烏梢蛇 15 克，蜈蚣 2 條，川芎 20 克。

【功能主治】補氣活血，祛風通絡。主治氣血瘀滯型

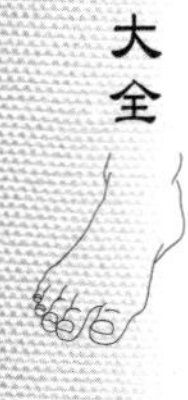

中風後遺症。偏癱日久不癒者。

【使用方法】將上藥入鍋中，加水適量，煎40分鐘，去渣取汁，倒入盆中，先燻蒸，待藥溫降至40℃左右時，再浸泡雙腳30～40分鐘，每天1次，15天1個療程。

【來源】《足療足浴治病大全》

方6　黃蓍雞血藤方

【藥物組成】黃蓍30克，雞血藤60克，當歸15克，桃仁20克，桑寄生30克，地龍20克，白酒30克。

【功能主治】補氣活血，行瘀通絡。主治中風後遺症下肢偏癱。

【使用方法】將上6藥入鍋中，加水適量，煎煮20分鐘，去渣取汁，加入白酒，與3000毫升開水同入泡足桶中，待藥溫降至40℃左右時，泡洗雙腳，每次40分鐘，每天2次，20天為1個療程。

【來源】《泡足驗方》

方7　參蓍歸草湯

【藥物組成】黨參30克，黃蓍30克，丹參30克，當歸30克，川芎30克，牛膝30克，伸筋草30克，透骨草30克，馬錢子30克，威靈仙50克。

【功能主治】益氣活血，通絡止痛。適用於中風後半生不遂。

【使用方法】將上藥同入鍋中，加水適量，先浸泡5～10分鐘，再煎煮30分鐘，去渣取汁，倒入盆中，先燻蒸，待藥溫降至40℃左右時，再浸泡雙腳30分鐘，每天1次，連續1～2個月。

【來源】《泡腳按摩祛百病》

方 8　透骨伸筋紅花湯

【藥物組成】透骨草 30 克，伸筋草 30 克，紅花 30 克。

【功能主治】活血通絡，理筋透骨。適用於中風後手足痙攣。

【使用方法】將上藥入鍋中，加水適量，先浸泡 5～10 分鐘，再煎煮 30 分鐘，去渣取汁，倒入盆中，先燻蒸，待藥溫降至 40℃左右時，再浸泡雙腳 30 分鐘，每天 3 次，連續 2 個月，手足麻木者加桑葉 250 克。

【來源】《泡腳按摩祛百病》

方 9　豨薟草透骨草方

【藥物組成】豨薟草 100 克，透骨草 50 克，威靈仙 30 克，伸筋草 40 克，白酒 30 克。

【功能主治】活血通絡兼祛風濕。主治中風後遺症下肢偏癱。

【使用方法】將上 4 藥入鍋中，加水適量，煎煮 20 分鐘，去渣取汁，加入白酒，與 3000 毫升開水同入泡足桶中，待藥溫降至 40℃左右時，泡洗雙腳，每次 40 分鐘，每天 2 次，20 天為 1 個療程。

【來源】《泡足驗方》

方 10　伸筋草川芎方

【藥物組成】伸筋草 30 克，川芎 20 克，透骨草 30 克，紅花 15 克，白酒 30 克。

【功能主治】活血通絡兼祛風濕。主治中風後遺症下肢偏癱。

【使用方法】將上 4 味藥入鍋中，加水適量，煎煮 20 分鐘，去渣取汁，加入白酒，與 3000 毫升開水同入泡足

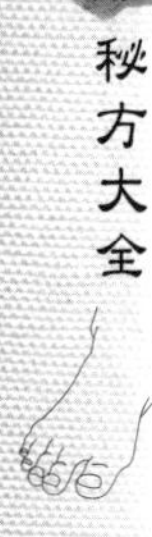

桶中，待藥溫降至 40℃左右時，泡洗雙腳，每次 40 分鐘，每天 2 次，20 天為 1 個療程。

【來源】《泡足驗方》

方 11 木瓜桑枝方

【藥物組成】木瓜 20 克，桑枝 100 克，桃樹枝 50 克，桑寄生 30 克，川牛膝 30 克。

【功能主治】活血通絡兼祛風濕。主治中風後遺症下肢偏癱。

【使用方法】將上 5 藥入鍋中，加水適量，煎煮 20 分鐘，去渣取汁，與 3000 毫升開水同入泡足桶中，待藥溫降至 40℃左右時，泡洗雙腳，每次 40 分鐘，每天 2 次，20 天為 1 個療程。

【來源】《泡足驗方》

方 12 地龍川芎方

【藥物組成】地龍 100 克，川芎 30 克，桃仁 20 克，丹參 30 克，石菖蒲 50 克。

【功能主治】活血通絡兼祛風濕。主治中風後遺症下肢偏癱。

【使用方法】將上 5 藥入鍋中，加水適量，煎煮 20 分鐘，去渣取汁，與 3000 毫升開水同入泡足桶中，待藥溫降至 40℃左右時，泡洗雙腳，每次 40 分鐘，每天 2 次，20 天為 1 個療程。

【來源】《泡足驗方》

方 13 當歸川芎千年健方

【藥物組成】當歸 20 克，川芎 20 克，紅花 15 克，千年健 30 克，五加皮 20 克。

【功能主治】活血通絡兼祛風濕。主治中風後遺症下肢偏癱。

【使用方法】將上 5 藥入鍋中，加水適量，煎煮 20 分鐘，去渣取汁，與 3000 毫升開水同入泡足桶中，待藥溫降至 40℃左右時，泡洗雙腳，每次 40 分鐘，每天 2 次，20 天為 1 個療程。

【來源】《泡足驗方》

方 14　透骨草山甲湯

【藥物組成】透骨草 25 克，穿山甲 25 克，急性子 15 克，片薑黃 15 克，荊三棱 15 克，莪朮 15 克，漢防己 15 克，威靈仙 15 克。

【功能主治】活血通絡，消腫止痛。適用於中風後手足腫脹。

【使用方法】將上藥同入鍋中，加水適量，先浸泡 5～10 分鐘，再煎煮 30 分鐘，去渣取汁，倒入盆中，先燻蒸，待藥溫降至 40℃左右時，再浸泡雙腳 30 分鐘，每天 2 次，7 天為 1 個療程，隔 3 天進行下 1 個療程，連用 2～3 個療程。

【來源】《泡腳按摩祛百病》

方 15　枝茄根湯

【藥物組成】蓖麻仁 15 克，桃枝 40 克，柳枝 40 克，桑枝 40 克，槐枝 40 克，椿枝 40 克，茄子 40 克。

【功能主治】活血通絡。適用於中風後半生不遂。

【使用方法】將上藥同入鍋中，加水適量，先浸泡 5～10 分鐘，再煎煮 30 分鐘，去渣取汁，倒入盆中，先燻蒸，待藥溫降至 40℃左右時，再浸泡雙腳 30 分鐘，每

天 1 次，連續 1～2 個月

【來源】《泡腳按摩祛百病》

方 16　**石菖蒲海蛤浴**

【藥物組成】製川烏 90 克，吳茱萸 90 克，炮山甲 90 克，海蛤粉 90 克，石菖蒲 180 克，蔥白適量。

【功能主治】活血通絡，溫經散寒。適用於中風後半身不遂。

【使用方法】將前 5 藥研碎，蔥白搗成泥，調敷於湧泉穴，其餘加入鍋中，加水適量，先浸泡 5～10 分鐘，再煎煮 30 分鐘，去渣取汁，倒入盆中，先燻蒸，待藥溫降至 40℃左右時，再浸泡雙腳 30 分鐘，每天 1 次，連續 2 個月。

【來源】《泡腳按摩祛百病》

方 17　**南星川烏方**

【藥物組成】南星 20 克，製川烏 15 克，製草烏 15 克，製附子 15 克，川芎 20 克。

【功能主治】化痰通絡，溫陽散寒。主治中風後遺症下肢偏癱，手足發冷，關節痠痛者

【使用方法】將上 5 味藥入鍋中，加水適量，煎煮 20 分鐘，去渣取汁，與 3000 毫升開水同入泡足桶中，待藥溫降至 40℃左右時，泡洗雙腳，每次 40 分鐘，每天 2 次，20 天為 1 個療程。

【來源】《泡足驗方》

八、失　眠

失眠是由於心神失養或不安而引起經常不能獲得正常

睡眠為特徵的一類病證。

主要表現為睡眠時間、深度的不足以及不能消除疲勞、恢復體力與精力，輕者入睡困難，或寐而不酣，時寐時醒，或醒後不能再寐，重則徹夜不寐。由於睡眠時間的不足或睡眠不熟，醒後常見神疲乏力，頭暈頭痛，心悸健忘及心神不寧等。

現代醫學的神經官能症、更年期綜合徵以及某些精神病等出現的失眠可參考本病治療。

泡腳藥組方選擇以清心瀉火，重鎮安神，滋陰降火，理氣解鬱等品為主。

方 1　黃連肉桂湯

【藥物組成】黃連 20 克，肉桂 10 克。

【功能主治】清熱瀉火，寧心安神。適用於失眠多夢，心煩不寐。

【使用方法】將上藥入鍋中，加水適量，先浸泡 5～10 分鐘，再煎煮 30 分鐘，去渣取汁，倒入盆中，先燻蒸，待藥溫降至 40℃左右時，再浸泡雙腳 30 分鐘，每天 1 次，連用 3～5 天。

【來源】《泡腳按摩祛百病》

方 2　磁石生龍骨方

【藥物組成】磁石 100 克，生龍骨 60 克，夜交藤 30 克，白酒 30 克。

【功能主治】重鎮安神。主治失眠伴心悸、心煩、多噩夢。

【使用方法】將上 3 味藥入鍋中，加水適量，煎煮 20 分鐘，去渣取汁，加入白酒，與 3000 毫升開水同入泡足

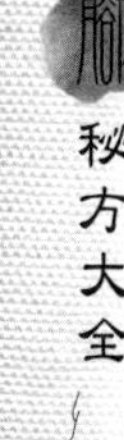

桶中，先燻蒸，待藥溫降至 40℃左右時，後泡洗雙腳，每次 40 分鐘，15 天為 1 個療程。

【來源】《泡足驗方》

方 3　磁石菊花安神湯

【藥物組成】磁石 30 克，菊花 25 克，黃芩 25 克，夜交藤 25 克。

【功能主治】清熱鎮驚，安神定志。適用於失眠多夢易驚醒。

【使用方法】將上藥入鍋中，加水適量，先浸泡 5～10 分鐘，再煎煮 30 分鐘，去渣取汁，倒入盆中，先燻蒸，待藥溫降至 40℃左右時，再浸泡雙腳 30 分鐘，每天 1 次，連用 3～5 天。

【來源】《泡腳按摩祛百病》

方 4　穿心蓮桂枝方

【藥物組成】穿心蓮 20 克，桂枝 15 克，荷葉 30 克，夜交藤 30 克。

【功能主治】清熱安神。主治心火偏旺引起的心煩失眠。

【使用方法】將上 4 藥入鍋中，加水適量，煎煮 20 分鐘，去渣取汁，與 3000 毫升開水同入泡足桶中，先燻蒸，待藥溫降至 40℃左右時，後泡洗雙腳，每次 40 分鐘，15 天為 1 個療程。

【來源】《泡足驗方》

方 5　丹參紅花方

【藥物組成】丹參 30 克，紅花 10 克，荷葉 30 克，川椒 5 克。

【功能主治】清熱寧心安神。主治各類失眠。

【使用方法】將上 4 藥入鍋中，加水適量，煎煮 20 分鐘，去渣取汁，與 3000 毫升開水同入泡足桶中，先燻蒸，待藥溫降至 40℃左右時，後泡洗雙腳，每次 40 分鐘，15 天為 1 個療程。

【來源】《泡足驗方》

方 6　夜交藤遠志方

【藥物組成】夜交藤 60 克，遠志 15 克，川椒 10 克。

【功能主治】寧心安神，鎮靜催眠。主治心腎不交型失眠。

【使用方法】將上 3 藥入鍋中，加水適量，煎煮 20 分鐘，去渣取汁，與 3000 毫升開水同入泡足桶中，先燻蒸，待藥溫降至 40℃左右時，後泡洗雙腳，每次 40 分鐘，15 天為 1 個療程。

【來源】《泡足驗方》

方 7　敗醬草松針方

【藥物組成】敗醬草 100 克，松針 150 克。

【功能主治】鎮靜安神。主治各類失眠。

【使用方法】將上 2 藥入鍋中，加水適量，煎煮 20 分鐘，去渣取汁，與 3000 毫升開水同入泡足桶中，先燻蒸，待藥溫降至 40℃左右時，後泡洗雙腳，每次 40 分鐘，15 天為 1 個療程。

【來源】《泡足驗方》

方 8　地黃五味子方

【藥物組成】地黃 30 克，五味子 15 克，柏子仁 15 克。

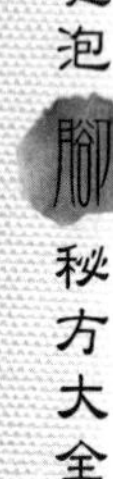

【功能主治】滋陰降火，寧心安神。主治陰虛火旺型失眠。

【使用方法】將上 3 藥入鍋中，加水適量，煎煮 20 分鐘，去渣取汁，與 3000 毫升開水同入泡足桶中，先燻蒸，待藥溫降至 40℃左右時，後泡洗雙腳，每次 40 分鐘，15 天為 1 個療程。

【來源】《泡足驗方》

方 9　酸棗樹根丹參方

【藥物組成】酸棗樹根 150 克，丹參 20 克，白酒 50 克。

【功能主治】養心安神。主治心脾兩虛型失眠。

【使用方法】將上 2 藥入鍋中，加水適量，煎煮 20 分鐘，去渣取汁，加入白酒，與 3000 毫升開水同入泡足桶中，先燻蒸，待藥溫降至 40℃左右時，後泡洗雙腳，每次 40 分鐘，15 天為 1 個療程。

【來源】《泡足驗方》

方 10　合歡皮香附方

【藥物組成】合歡皮 60 克，香附 30 克，橘皮 20 克，陳醋 20 克。

【功能主治】理氣解鬱，安神催眠。主治肝鬱型失眠。伴精神抑鬱、胸悶脅痛，噯氣。

【使用方法】將上 3 藥入鍋中，加水適量，煎煮 20 分鐘，去渣取汁，加入陳醋，與 3000 毫升開水同入泡足桶中，先燻蒸，待藥溫降至 40℃左右時，後泡洗雙腳，每次 40 分鐘，15 天為 1 個療程。

【來源】《泡足驗方》

方 11　合歡花金桔葉方

【藥物組成】合歡花 10 克，金桔葉 60 克，青皮 30 克，川芎 15 克。

【功能主治】理氣解鬱，安神催眠。主治肝鬱型失眠。伴精神抑鬱、胸悶脅痛，噯氣。

【使用方法】將上 4 藥入鍋中，加水適量，煎煮 20 分鐘，去渣取汁，與 3000 毫升開水同入泡足桶中，先燻蒸，待藥溫降至 40℃左右時，後泡洗雙腳，每次 40 分鐘，15 天為 1 個療程。

【來源】《泡足驗方》

九、胃　痛

胃痛，又稱胃脘痛，是由外感邪氣、內傷飲食情志，臟腑功能失調等導致氣機鬱滯，胃失所養，以上腹胃脘部近歧骨處疼痛為主症的病證。一般表現為胃脘疼痛，伴食慾不振，痞悶或脹痛，噁心嘔吐，吞酸嘈雜等。基本病機為氣機鬱滯，胃失所養。

常可見於現代醫學的急、慢性胃炎，消化性潰瘍，胃痙攣，胃下垂，胃黏膜脫垂症，胃神經官能症等疾病。

泡腳藥組方選擇以祛邪和胃，疏肝止痛之品為主。

方 1　乾薑吳茱萸艾葉方

【藥物組成】乾薑 50 克，吳茱萸 30 克，艾葉 60 克。

【功能主治】溫胃散寒止痛。主治寒性胃痛。症見胃脘冷痛，遇熱痛減，遇冷後加重，苔薄。

【使用方法】將上 3 藥入鍋中，加水適量，煎煮 20 分鐘，去渣取汁，與 3000 毫升開水同入泡足桶中，先燻

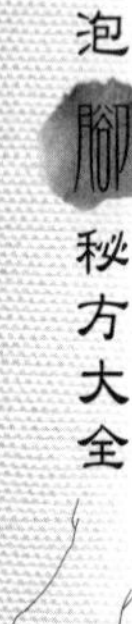

薰蒸，待藥溫降至 40℃左右時，後泡洗雙腳，每天 1 次，每次 40 分鐘，7 天為 1 個療程。

【來源】《泡足驗方》

方 2　高良薑桂枝陳皮方

【藥物組成】高良薑 30 克，桂枝 40 克，陳皮 50 克。

【功能主治】溫胃散寒止痛。主治寒性胃痛。症見胃脘冷痛，遇熱痛減，遇冷後加重，苔薄。

【使用方法】將上 3 藥入鍋中，加水適量，煎煮 20 分鐘，去渣取汁，與 3000 毫升開水同入泡足桶中，先燻蒸，待藥溫降至 40℃左右時，後泡洗雙腳，每天 1 次，每次 40 分鐘，7 天為 1 個療程。

【來源】《泡足驗方》

方 3　桂枝花椒方

【藥物組成】桂枝 50 克，花椒 20 克，艾葉 60 克。

【功能主治】溫胃散寒止痛。主治寒性胃痛。症見胃脘冷痛，遇熱痛減，受冷加重，苔薄。

【使用方法】將上藥入鍋中，加水適量，煎 20 分鐘，去渣取汁，倒入盆中，先燻蒸，待藥溫降至 40℃左右時，再浸泡雙腳 40 分鐘，每天 1 次，7 天為 1 個療程。

【來源】《足療足浴治病大全》

方 4　附片乾薑方

【藥物組成】製附片 20 克，乾薑 50 克，木香 30 克。

【功能主治】溫胃散寒止痛。主治寒性胃痛。

【使用方法】將上藥入鍋中，加水適量，煎 20 分鐘，去渣取汁，倒入盆中，先燻蒸，待藥溫降至 40℃左右時，再浸泡雙腳 30 分鐘，每天 1 次，7 天為 1 個療程。

【來源】《足療足浴治病大全》

方 5　陳皮芫荽浴

【藥物組成】陳皮 10 克，法半夏 10 克，吳茱萸 10 克，乾薑 10 克，川椒 10 克，芫荽 50 克。

【功能主治】溫中散寒止痛。適用於風寒侵襲所致胃脘痛。

【使用方法】將上藥同入鍋中，加水適量，先浸泡 5～10 分鐘，再煎煮 30 分鐘，去渣取汁，倒入盆中，先燻蒸，待藥溫降至 40℃左右時，再浸泡雙腳 30 分鐘，每天 2 次，連用 3～5 天。

【來源】《泡腳按摩祛百病》

方 6　桂枝麻黃溫胃湯

【藥物組成】桂枝 20 克，麻黃 15 克，羌活 15 克，獨活 15 克，紅花 10 克，細辛 10 克，艾葉 10 克。

【功能主治】溫中散寒止痛。適用於風寒侵襲所致胃脘痛。胃痛如絞，得溫痛減，怕冷，發熱等症狀。

【使用方法】將上藥入鍋中，加水適量，先浸泡 5～10 分鐘，再煎煮 30 分鐘，去渣取汁，倒入盆中，先燻蒸，待藥溫降至 40℃左右時，再浸泡雙腳 30 分鐘，並搓洗雙腿，每天 2 次，連用 3～5 天。

【來源】《泡腳按摩祛百病》

方 7　蛇舌草徐長卿方

【藥物組成】白花蛇舌草 60 克，徐長卿 30 克，川芎 20 克。

【功能主治】清熱瀉火，行氣止痛。主治胃熱性胃痛。症見胃脘灼熱痛疼，得涼稍緩，口乾口苦，苔黃膩。

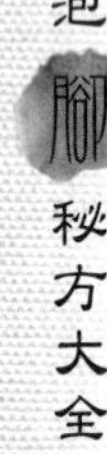

【使用方法】將上 3 藥入鍋中，加水適量，煎煮 20 分鐘，去渣取汁，與 3000 毫升開水同入泡足桶中，先燻蒸，待藥溫降至 40℃左右時，後泡洗雙腳，每天 1 次，每次 40 分鐘，7 天為 1 個療程。

【來源】《泡足驗方》

方 8　蒲公英青皮方

【藥物組成】蒲公英 100 克，生大黃 10 克，青皮 30 克，醋 30 克。

【功能主治】清熱瀉火，行氣止痛。主治胃熱性胃痛。症見胃脘灼熱痛疼，得涼稍緩，口乾口苦，苔黃膩。

【使用方法】將上 3 藥入鍋中，加水適量，煎煮 20 分鐘，去渣取汁，加入醋，與 3000 毫升開水同入泡足桶中，先燻蒸，待藥溫降至 40℃左右時，後泡洗雙腳，每天 1 次，每次 40 分鐘，7 天為 1 個療程。

【來源】《泡足驗方》

方 9　穿心蓮青木香方

【藥物組成】穿心蓮 30 克，青木香 20 克，廣木香 15 克，白芍 20 克，醋 20 克。

【功能主治】清熱瀉火，行氣止痛。主治胃熱性胃痛。症見胃脘灼熱痛疼，得涼稍緩，口乾口苦，苔黃膩。

【使用方法】將上 4 藥入鍋中，加水適量，煎煮 20 分鐘，去渣取汁，加入醋，與 3000 毫升開水同入泡足桶中，先燻蒸，待藥溫降至 40℃左右時，後泡洗雙腳，每天 1 次，每次 40 分鐘，7 天為 1 個療程。

【來源】《泡足驗方》

方 10　雙香浴

【藥物組成】木香 15 克，香附 15 克。

【功能主治】疏肝行氣。適用於肝鬱氣滯所致胃脘痛。症見胃中脹痛，連及兩肋，生氣時加重。

【使用方法】將上藥入鍋中，加水適量，先浸泡 5～10 分鐘，再煎煮 30 分鐘，去渣取汁，倒入盆中，先燻蒸，待藥溫降至 40℃左右時，再浸泡雙腳 30 分鐘，每天 2 次，連用 3～5 天。

【來源】《泡腳按摩祛百病》

方 11　香附橘皮方

【藥物組成】香附 30 克，橘皮 60 克，青皮 60 克，木香 30 克。

【功能主治】疏肝理氣，和胃止痛。主治肝氣犯胃性胃痛。症見胃脘腫痛，走竄不定，噯氣後胃痛減輕，惱怒時加重。

【使用方法】將上 4 藥入鍋中，加水適量，煎煮 20 分鐘，去渣取汁，與 3000 毫升開水同入泡足桶中，先燻蒸，待藥溫降至 40℃左右時，後泡洗雙腳，每天 1 次，每次 40 分鐘，7 天為 1 個療程。

【來源】《泡足驗方》

方 12　柴胡枳殼鬱金方

【藥物組成】柴胡 20 克，枳殼 30 克，鬱金 40 克，甘草 10 克。

【功能主治】疏肝理氣，和胃止痛。主治肝氣犯胃性胃痛。症見胃脘腫痛，走竄不定，噯氣後胃痛減輕，惱怒時加重。

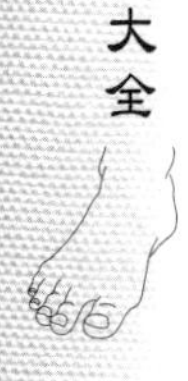

【使用方法】將上 4 藥入鍋中，加水適量，煎煮 20 分鐘，去渣取汁，與 3000 毫升開水同入泡足桶中，先燻蒸，待藥溫降至 40℃左右時，後泡洗雙腳，每天 1 次，每次 40 分鐘，7 天為 1 個療程。

【來源】《泡足驗方》

十、嘔　吐

嘔吐是消化系統疾病常見的一種症狀。多因胃失和降，氣逆於上，胃內容物經食道、口腔吐出的內科病證。其病位在胃，也常與肝脾相關。一般認為，有物有聲謂之嘔，有物無聲謂之吐，無物有聲謂之乾嘔。嘔吐有虛實之分，實者由外邪、飲食、痰飲等邪氣犯胃，致胃失和降，氣逆而發；虛者由氣虛、陽虛、陰虛等正氣不足，使胃失溫養、濡潤、胃氣不降所致。

現代醫學的急性胃炎、心因性嘔吐、胃黏膜脫垂症、賁門痙攣、幽門梗阻、十二指腸壅滯症、腸梗阻、肝炎、胰腺炎、膽囊炎、尿毒症、顱腦疾病以及一些急性傳染病等均可出現嘔吐。

泡腳藥組方選擇以祛邪和胃，降逆止嘔之品為主。

方 1　藿香半夏方

【藥物組成】藿香 20 克，薑半夏 30 克，橘皮 40 克。

【功能主治】發散風寒，和胃止嘔。主治外感風寒嘔吐。症見惡寒發熱，胸悶腹脹，噁心嘔吐，苔薄脈浮。

【使用方法】將上藥入鍋中，加水 3000 毫升，煎 40 分鐘，去渣取汁，倒入盆中，先燻蒸，待藥溫降至 40℃左右時，再浸泡雙腳 30 分鐘，每天 1 次，3 天為 1 個療程。

【來源】《足療足浴治病大全》

方2　蘇葉半夏方

【藥物組成】蘇葉20克，防風15克，薑半夏30克。

【功能主治】發散風寒，和胃止嘔。主治外感風寒嘔吐。症見惡寒發熱，胸悶腹脹，噁心嘔吐，苔薄脈浮。

【使用方法】將上藥入鍋中，加水3000毫升，煎40分鐘，去渣取汁，倒入盆中，先燻蒸，待藥溫降至40℃左右時，再浸泡雙腳30分鐘，每天1次，3天為1個療程。

【來源】足療足浴治病大全

方3　藿香佩蘭方

【藥物組成】藿香20克，佩蘭15克，竹茹30克。

【功能主治】清暑化濕，和胃止嘔。主治外感暑濕嘔吐。症見胸悶腹脹，噁心嘔吐，心煩口渴，苔薄黃膩。

【使用方法】將上藥入鍋中，加水3000毫升，煎40分鐘，去渣取汁，倒入盆中，先燻蒸，待藥溫降至40℃左右時，再浸泡雙腳30分鐘，每天1次，3天為1個療程。

【來源】《足療足浴治病大全》

十一、呃　逆

呃逆是指胃氣上逆動膈，氣逆上沖，出於喉間，呃呃連聲，聲短而頻，不能自制的一種病證。其呃聲或高或低，或疏或密，間歇時間不定，常伴有胸脘膈間不舒，嘈雜灼熱，腹脹噯氣等症。多因受涼、飲食、情志等誘發。

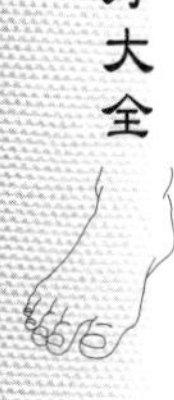

現代醫學中的單純性膈肌痙攣以及胃腸官能症、胃炎、胃擴張、肝硬化晚期、腦血管病、尿毒症，胃、食管手術後引起的膈肌痙攣均屬呃逆的範疇。

泡腳藥組方選擇以祛寒、清熱，養陰降逆平呃之品為主。

方 1　雙薑方

【藥物組成】鮮生薑 20 克，高良薑 15 克。

【功能主治】散寒和胃止呃。主治寒性呃逆。症見呃逆頻作，遇寒加劇，進食減輕，舌白苔質淡。

【使用方法】將上藥入鍋中，加水適量，煎 40 分鐘，去渣取汁，倒入盆中，先燻蒸，待藥溫降至 40℃左右時，再浸泡雙腳 30 分鐘，每天 1 次，3 天為 1 個療程。

【來源】《足療足浴治病大全》

方 2　川椒橘皮方

【藥物組成】川椒 10 克，橘皮 10 克，桂枝 20 克。

【功能主治】散寒和胃止呃。主治寒性呃逆。症見呃逆頻作，遇寒加劇，進食減輕，舌白苔質淡。

【使用方法】將上藥入鍋中，加水適量，煎 40 分鐘，去渣取汁，倒入盆中，先燻蒸，待藥溫降至 40℃左右時，再浸泡雙腳 30 分鐘，每天 1 次，3 天為 1 個療程。

【來源】《足療足浴治病大全》

方 3　竹茹柿蒂方

【藥物組成】竹茹 50 克，柿蒂 15 克，綠茶 5 克。

【功能主治】清胃降氣止呃。主治熱性呃逆。症見呃逆聲響亮有力，有口臭，喜冷飲，舌苔黃。

【使用方法】將上藥入鍋中，加水適量，煎 40 分

鐘，去渣取汁，倒入盆中，先燻蒸，待藥溫降至40℃左右時，再浸泡雙腳30分鐘，每天1次，3天為1個療程。

【來源】《足療足浴治病大全》

方4　石膏知母方

【藥物組成】生石膏60克，知母10克，竹茹30克。

【功能主治】清胃降氣止呃。主治熱性呃逆。症見呃逆聲響亮有力，有口臭，喜冷飲，舌苔黃。

【使用方法】將上藥入鍋中，加水適量，煎40分鐘，去渣取汁，倒入盆中，先燻蒸，待藥溫降至40℃左右時，再浸泡雙腳30分鐘，每天1次，3天為1個療程。

【來源】《足療足浴治病大全》

方5　沙參天冬方

【藥物組成】沙參15克，天冬20克，竹茹50克。

【功能主治】滋養胃陰，降逆止呃。主治胃陰不足型呃逆。症見呃逆短促，口乾舌燥，舌紅而乾。

【使用方法】將上藥入鍋中，加水適量，煎40分鐘，去渣取汁，倒入盆中，先燻蒸，待藥溫降至40℃左右時，再浸泡雙腳30分鐘，每天1次，3天為1個療程。

【來源】《足療足浴治病大全》

方6　麥冬玉竹方

【藥物組成】麥冬20克，玉竹30克，竹茹50克。

【功能主治】滋養胃陰，降逆止呃。主治胃陰不足型呃逆。症見呃逆短促，口乾舌燥，舌紅而乾。

【使用方法】將上藥入鍋中，加水適量，煎40分鐘，去渣取汁，倒入盆中，先燻蒸，待藥溫降至40℃左右時，再浸泡雙腳30分鐘，每天1次，3天為1個療程。

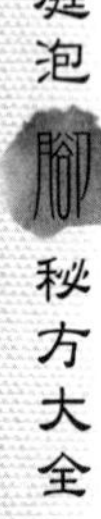

【來源】《足療足浴治病大全》

十二、腹　瀉

腹瀉又稱泄瀉，是以排便次數增多，糞質稀薄或完穀不化，甚至瀉出如水樣為特徵的病證。常兼有脘腹不適，食少納呆，小便不利等症狀，多由外感寒熱濕邪、內傷飲食情志、臟腑失調等形成脾虛濕盛而致瀉。泄瀉一般分為暴瀉與久瀉。

暴瀉多起病急，變化快，瀉下急迫，瀉下量多，多為外邪所致；久瀉則起病緩，變化慢，瀉下勢緩，瀉出量少，常有反覆發作的趨勢，常因飲食、情志、勞倦而誘發，多為臟腑功能失調而成。

現代醫學中急性腸炎、慢性腸炎、胃腸功能紊亂、腸結核等腸道疾病，以腹瀉為主要表現者，均可參考中醫的腹瀉治療。

泡腳藥組方選擇以健脾化濕，清熱利濕，溫補脾腎之品為主。

方1　艾葉止瀉浴

【藥物組成】艾葉250～300克。

【功能主治】溫中健脾。適用於反覆腹瀉，病程較長，大便不成形，夾有不消化食物的風寒或食積泄瀉。

【使用方法】將上藥入鍋中，加水適量，先浸泡5～10分鐘，再煎煮30分鐘，去渣取汁，倒入盆中，先燻蒸，待藥溫降至40℃左右時，再浸泡雙腳30分鐘，每天1次，連用3～5天。

【來源】《泡腳按摩祛百病》

方 2　茜草溫胃湯

【藥物組成】茜草 30～60 克。

【功能主治】溫中散寒，理氣除濕。適用於寒濕洩瀉。

【使用方法】將上藥入鍋中，加水適量，先浸泡 5～10 分鐘，再煎煮 30 分鐘，去渣取汁，倒入盆中，先燻蒸，待藥溫降至 40℃左右時，再浸泡雙腳 30 分鐘，每天 1 次，連用 3～5 天。

【來源】《泡腳按摩祛百病》

方 3　草蓯蓉湯

【藥物組成】草蓯蓉 50 克。

【功能主治】清熱解毒。適用於慢性結腸炎。

【使用方法】將上藥入鍋中，加水適量，先浸泡 10 分鐘，再煎煮 30 分鐘，去渣取汁，倒入盆中，先燻蒸，待藥溫降至 40℃左右時，再浸泡雙腳 30 分鐘，每天 2～3 次，連續 3～5 天。

【來源】《泡腳按摩祛百病》

方 4　藿香大蒜方

【藥物組成】藿香 100 克，生大蒜頭 150 克。

【功能主治】清熱解毒，化濕止瀉。主治大腸濕熱性慢性腹瀉，尤適夏季使用。

【使用方法】將上 2 藥入鍋中，加水適量，煎煮 20 分鐘，去渣取汁，與 3000 毫升開水同入泡足桶中，先燻蒸，待藥溫降至 40℃左右時，後泡洗雙腳，每天 1 次，每次 40 分鐘，10 天為 1 個療程。

【來源】《泡足驗方》

方 5　苦參葎草方

【藥物組成】苦參 30 克，鮮葎草 30 克。

【功能主治】清熱止瀉。適用於濕熱洩瀉。

【使用方法】將上藥入鍋中，加水適量，先浸泡 5～10 分鐘，再煎煮 30 分鐘，去渣取汁，倒入盆中，先燻蒸，待藥溫降至 40℃左右時，再浸泡雙腳 30 分鐘，每天 1 次，連用 3～5 天。

【來源】《泡腳按摩祛百病》

方 6　車前草扁豆花湯

【藥物組成】車前草 30 克，扁豆花 25 克。

【功能主治】清熱利濕。適用於腹痛洩瀉，瀉下急迫，勢如水柱，瀉而不爽的濕熱洩瀉。

【使用方法】將上藥入鍋中，加水適量，先浸泡 10 分鐘，再煎煮 30 分鐘，去渣取汁，倒入盆中，先燻蒸，待藥溫降至 40℃左右時，浸泡雙腳 30 分鐘，每天 2～3 次，連續 3～5 天。

【來源】《泡腳按摩祛百病》

方 7　車前葎草浴

【藥物組成】車前草 100 克，鮮葎草 100 克。

【功能主治】清熱止瀉。適用於慢性結腸炎。

【使用方法】將上藥入鍋中，加水適量，先浸泡 10 分鐘，再煎煮 30 分鐘，去渣取汁，倒入盆中，先燻蒸，待藥溫降至 40℃左右時，再浸泡雙腳 30 分鐘，每天 2～3 次，連續 3～5 天。

【來源】《泡腳按摩祛百病》

方 8　葛根扁豆湯

【藥物組成】葛根 50 克，白扁豆 150 克，車前草 150 克。

【功能主治】清熱利濕。適用於濕熱洩瀉。

【使用方法】將上藥入鍋中，加水適量，先浸泡 5～10 分鐘，再煎煮 30 分鐘，去渣取汁，倒入盆中，先燻蒸，待藥溫降至 40℃左右時，再浸泡雙腳 30 分鐘，每天 1 次，連用 2～3 天。

【來源】《泡腳按摩祛百病》

方 9　馬齒莧地草方

【藥物組成】鮮馬齒莧 200 克，鮮地草 250 克，醋 30 克。

【功能主治】清腸化濕止瀉。主治大腸濕熱型腹瀉。症見大便稀糊狀夾有黏液膿血，腹痛，或見發熱，苔黃膩，脈滑數。

【使用方法】將上 2 藥入鍋中，加水適量，煎 40 分鐘，去渣取汁，加入醋，倒入盆中，先燻蒸，待藥溫降至 40℃左右時，再浸泡雙腳 30 分鐘，每天 2 次，10 天為 1 個療程。

【來源】《足療足浴治病大全》

方 10　車前草馬鞭草方

【藥物組成】鮮車前草 300 克，鮮馬鞭草 250 克，醋 30 克。

【功能主治】清腸化濕止瀉。主治大腸濕熱型腹瀉。症見大便稀糊狀夾有黏液膿血，腹痛，或見發熱，苔黃膩，脈滑數。

【使用方法】將上 2 藥入鍋中，加水適量，煎 40 分鐘，去渣取汁，加入醋，倒入盆中，先燻蒸，待藥溫降至 40℃左右時，再浸泡雙腳 30 分鐘，每天 2 次，10 天為 1 個療程。

【來源】《足療足浴治病大全》

方 11　白頭翁葛根方

【藥物組成】白頭翁 30 克，葛根 20 克，大蒜頭 50 克。

【功能主治】清腸化濕止瀉。主治大腸濕熱型腹瀉。症見大便稀糊狀夾有黏液膿血，腹痛，或見發熱，苔黃膩，脈滑數。

【使用方法】將上藥入鍋中，加水適量，煎 40 分鐘，去渣取汁，倒入盆中，先燻蒸，待藥溫降至 40℃左右時，再浸泡雙腳 30 分鐘，每天 2 次，10 天為 1 個療程。

【來源】《足療足浴治病大全》

方 12　馬齒莧紅茶方

【藥物組成】鮮馬齒莧 200 克，鮮地錦草 250 克，紅茶 5 克。

【功能主治】清化大腸濕熱。主治大腸濕熱型腹瀉。症見大便稀糊狀夾有黏液膿血，腹痛，或見發熱，苔黃膩，脈滑數。

【使用方法】將上藥入鍋中，加水適量，煎 40 分鐘，去渣取汁，倒入盆中，先燻蒸，待藥溫降至 40℃左右時，再浸泡雙腳 30 分鐘，每天 2 次，10 天為 1 個療程。

【來源】《足療足浴治病大全》

方 13　二草方

【藥物組成】鮮馬齒莧 100 克，鮮車前草 250 克，白酒 30 克。

【功能主治】清熱解毒，利濕止瀉。主治大腸濕熱型腹瀉。症見大便稀糊狀夾有黏液膿血，腹痛，或見發熱，苔黃膩，脈滑數。

【使用方法】將上 2 藥入鍋中，加水適量，煎 40 分鐘，去渣取汁，加入白酒，倒入盆中，先燻蒸，待藥溫降至 40℃左右時，再浸泡雙腳 30 分鐘，每天 2 次，10 天為 1 個療程。

【來源】《足療足浴治病大全》

方 14　扁豆葉菱角殼方

【藥物組成】扁豆葉 100 克，菱角殼 180 克，辣椒粉 20 克。

【功能主治】補益脾氣，助運止瀉。主治腹瀉反覆發作，病程較長，大便不成形，夾有不消化食物，腸鳴腹瀉的脾氣虛弱性腹瀉。

【使用方法】將上藥同入鍋中，加水適量，先浸泡 5～10 分鐘，再煎煮 30 分鐘，去渣取汁，倒入盆中，先燻蒸，待藥溫降至 40℃左右時，再浸泡雙腳 30 分鐘，每天 1 次，10 天為 1 個療程。

【來源】《泡腳按摩祛百病》

方 15　高粱稈荷葉方

【藥物組成】紅高粱稈 250 克，乾薑 30 克，荷葉 150 克。

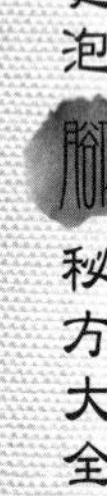

【功能主治】溫陽健脾止瀉。主治脾氣虛弱性腹瀉。

【使用方法】將高粱稈切碎同其他藥入鍋中，加水適量，先浸泡 5～10 分鐘，再煎煮 30 分鐘，去渣取汁，倒入盆中，先燻蒸，待藥溫降至 40℃左右時，再浸泡雙腳 30 分鐘，每天 1 次，10 天為 1 個療程。

【來源】《泡腳按摩祛百病》

方 16　茜草赤石脂方

【藥物組成】茜草 30 克，赤石脂 30 克，石榴皮 20 克，升麻 15 克。

【功能主治】收斂止瀉。適用於脾虛洩瀉。症見慢性腹瀉反覆發作，大便不成形，腸鳴腹瀉，乏力。

【使用方法】將上藥入鍋中，加水適量，先浸泡 10 分鐘，再煎煮 30 分鐘，去渣取汁，倒入盆中，先燻蒸，待藥溫降至 40℃左右時，再浸泡雙腳 30 分鐘，每天 2～3 次，連續 3～5 天。

【來源】《泡腳按摩祛百病》

方 17　蒼朮乾薑方

【藥物組成】蒼朮 50 克，乾薑 20 克，藕 100 克，冰片 2 克。

【功能主治】補益脾氣，利濕止瀉。主治脾氣虛弱型慢性腹瀉。

【使用方法】將上 4 藥入鍋中，加水適量，煎煮 20 分鐘，去渣取汁，與 3000 毫升開水同入泡足桶中，先燻蒸，待藥溫降至 40℃左右時，後泡洗雙腳，每天 1 次，每次 40 分鐘，10 天為 1 個療程。

【來源】《泡足驗方》

方 18　益智仁生薑方

【藥物組成】益智仁 20 克，生薑 150 克，艾葉 100 克。

【功能主治】溫補脾腎，散寒止瀉。主治脾腎陽虛性慢性腹瀉。症見老年慢性腹瀉日久不癒，反覆發作，在天亮前夕臍下作痛，腸鳴腹瀉，夾不消化食物，腹部怕冷，手足不溫等。

【使用方法】將上 3 藥入鍋中，加水適量，煎煮 20 分鐘，去渣取汁，與 3000 毫升開水同入泡足桶中，先燻蒸，待藥溫降至 40℃左右時，後泡洗雙腳，每天 1 次，每次 40 分鐘，10 天為 1 個療程。

【來源】《泡足驗方》

方 19　赤石脂補骨脂乾薑方

【藥物組成】赤石脂 100 克，補骨脂 80 克，乾薑 150 克。

【功能主治】溫補脾腎，散寒止瀉。主治脾腎陽虛性慢性腹瀉。症見老年慢性腹瀉日久不癒，反覆發作，在天亮前臍下作痛，腸鳴腹瀉，夾不消化食物，腹部怕冷，手足不溫等。

【使用方法】將上 3 藥入鍋中，加水適量，煎煮 20 分鐘，去渣取汁，與 3000 毫升開水同入泡足桶中，先燻蒸，待藥溫降至 40℃左右時，後泡洗雙腳，每天 1 次，每次 40 分鐘，10 天為 1 個療程。

【來源】《泡足驗方》

方 20　仙茅仙靈脾方

【藥物組成】仙茅 100 克，仙靈脾 100 克，韭菜子

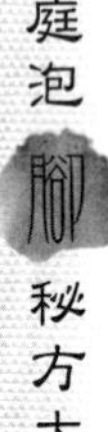

150克。

【功能主治】溫補脾腎，散寒止瀉。主治脾腎陽虛性慢性腹瀉。症見老年慢性腹瀉日久不癒，反覆發作，在天亮前臍下作痛，腸鳴腹瀉，夾不消化食物，腹部怕冷，手足不溫等。

【使用方法】將上3藥入鍋中，加水適量，煎煮20分鐘，去渣取汁，與3000毫升開水同入泡足桶中，先燻蒸，待藥溫降至40℃左右時，後泡洗雙腳，每天1次，每次40分鐘，10天為1個療程。

【來源】《泡足驗方》

十三、痢　疾

痢疾是外感時邪疫毒，內傷飲食而致邪蘊腸腑，氣血壅滯，傳導失司，以腹痛腹瀉，裏急後重，排赤白膿血便為主要臨床表現的具有傳染性的外感疾病。一般起病較急，以發熱伴有嘔吐而開始，繼而腹痛，呈陣發性，腹瀉大便次數每日10～20次，糞便性狀呈赤白黏凍樣、膿血狀，裏急後重感顯著。常同一地區多人發病，也有呈散在發病者。其特徵以濕熱疫毒壅滯腸腑症狀最為突出。由於人體正氣強弱不一，故臨床症狀表現多種多樣，急慢輕重差異亦較大。

輕者不發熱，腹痛不著，裏急後重不明顯，大便次數每日在10次以下，或被誤診為洩瀉；重者常在瀉痢未出現之前，即有高熱、神疲、面青、肢冷以致昏迷驚厥，因此必須引起高度的重視。還有的呈慢性遷延狀態，病程在2個月以上，或至數年，反覆不癒。

現代醫學中細菌性痢疾、阿米巴痢疾以及潰瘍性結腸炎等，可參考本病治療。

泡腳藥組方選擇以清熱解毒，燥濕止痢之品為主。

方 1　梧桐草方

【藥物組成】梧桐葉 1500～2000 克。

【功能主治】清熱燥濕止痢。主治痢疾。症見腹痛陣陣，痛而拒按，便後緩解，痢下赤白膿血，腥臭，肛門灼熱，小便短赤，舌苔黃膩，脈滑數。

【使用方法】將上藥入鍋中，加入 2000 毫升水，煎煮至 1500 毫升，去渣取汁，倒入泡足器中，待藥溫降至 40℃左右時，泡腳 10～30 分鐘，每天 2 次，連續 2～3 天。

【來源】鐘仲義，中藥足浴保健療，2003，2

方 2　茜草大蒜方

【藥物組成】茜草 20 克，大蒜 20 克。

【功能主治】清熱解毒，涼血止痢。主治細菌痢疾。症見腹痛陣陣，痛而拒按，便後緩解，痢下赤白膿血，腥臭，肛門灼熱，小便短赤，舌苔黃膩，脈滑數。

【使用方法】將上藥同入鍋中，加入 2000 毫升水，煎煮至 1500 毫升，去渣取汁，倒入泡足器中，待藥溫降至 40℃左右時，泡腳 20 分鐘，每天 2 次。

【來源】鐘仲義，中藥足浴保健療法，2003，2

方 3　葎草苦參方

【藥物組成】鮮葎草 500 克，苦參 50 克。

【功能主治】清熱解毒止痢。主治痢疾。症見腹痛陣陣，痛而拒按，便後緩解，痢下赤白膿血，腥臭，肛門灼

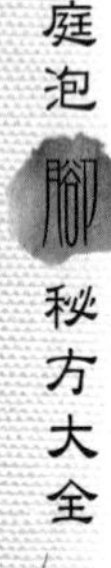

熱，小便短赤，舌苔黃膩，脈滑數。

【使用方法】將上藥同入鍋中，加入 2000 毫升水，煎煮至 1500 毫升，去渣取汁，倒入泡足器中，待藥溫降至 40℃左右時，泡腳 10～30 分鐘，每天 2 次，連續 7～15 天。

【來源】鐘仲義，中藥足浴保健療法，2003，2

方 4　白馬湯

【藥物組成】白頭翁、馬齒莧各 30 克，白木槿花、木香各 15 克。

【功能主治】清熱解毒，理氣止痛。主治疫毒痢疾。

【使用方法】將上藥同入鍋中，加入適量的水，煎沸 10 分鐘，去渣取汁，倒入泡足器中，待藥溫降至 40℃左右時，泡腳 30 分鐘，每晚 1 次，直至治癒。

【來源】《足底療法治百病》

十四、便　秘

便秘是指由於大腸傳導失常，導致大便秘結，排便週期延長；或週期不長，但糞質乾結，排出艱難；或糞質不硬，雖有便意，但便而不暢的病證。

一般表現為大便次數減少，常三五日、七八日大便一次，甚則更長時間，多數糞質乾硬，排出困難，且伴有腹脹、腹痛、頭暈、頭脹、噯氣食少、心煩失眠等；或排便次數不減，但糞質乾燥堅硬，排出困難，常由於排便努掙導致肛裂、便血，日久引起痔瘡等，或糞質並不乾硬，也有便意，但排出不暢，排便無力，排便時間延長，常出現努掙汗出，乏力氣短，心悸頭暈等症狀。

現代醫學中的功能性便秘屬本病範疇，同時腸道易激綜合徵、腸炎恢復期、直腸及肛門疾病、內分泌及代謝疾病的便秘，以及肌力減退所致的排便困難等均可參照本病治療。

泡腳藥組方選擇以清熱導滯，潤腸通便之品為主。

方 1　生首烏鹽水方

【藥物組成】生何首烏 200 克，精鹽 10 克。

【功能主治】清熱潤腸通便。主治體質較強者習慣性便秘，對於偏熱證尤適。

【使用方法】將上藥入鍋中，加水適量，煎 40 分鐘，去渣取汁，倒入盆中，加入精鹽，先燻蒸，待藥溫降至 40℃左右時，再浸泡雙腳 30～40 分鐘，每天 1 次，15 天為 1 個療程。

【來源】《足療足浴治病大全》

方 2　大黃芒硝方

【藥物組成】生大黃 20 克，芒硝 30 克，甘草 5 克。

【功能主治】清熱通便。主治體質較強者習慣性便秘，對於偏熱證尤適。

【使用方法】將上藥入鍋中，加水適量煎 40 分鐘，去渣取汁，倒入盆中，先燻蒸，待藥溫降至 40℃左右時，再浸泡雙腳 30～40 分鐘，每天 1 次，15 天為 1 個療程。

【來源】《足療足浴治病大全》

方 3　火麻仁瓜蔞仁方

【藥物組成】火麻仁 50 克，瓜蔞仁 30 克，白醋 30 克。

【功能主治】潤腸清熱通便。主治各種習慣性便秘。

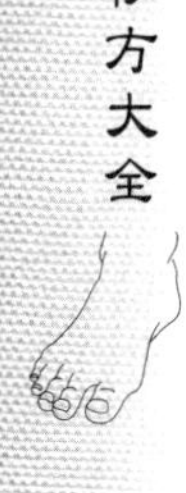

【使用方法】將上 2 藥入鍋中，加水適量，煎 40 分鐘，去渣取汁，加入白醋，倒入盆中，先燻蒸，待藥溫降至 40℃左右時，再浸泡雙腳 30～40 分鐘，每天 1 次，15 天為 1 個療程。

【來源】《足療足浴治病大全》

方 4　杏仁火麻仁方

【藥物組成】火麻仁 40 克，杏仁 30 克，桑葉 50 克。

【功能主治】清熱潤腸通便。主治各種習慣性便秘。

【使用方法】將上藥入鍋中，加水適量，煎 40 分鐘，去渣取汁，倒入盆中，先燻蒸，待藥溫降至 40℃左右時，再浸泡雙腳 30～40 分鐘，每天 1 次，15 天為 1 個療程。

【來源】《足療足浴治病大全》

方 5　全瓜蔞香蕉皮方

【藥物組成】全瓜蔞 30 克，香蕉皮 250 克，蒲公英 100 克。

【功能主治】清熱潤腸通便。主治各種習慣性便秘。

【使用方法】將上 3 藥入鍋中，加水適量，煎煮 20 分鐘，去渣取汁，與 3000 毫升開水同入泡足桶中，先燻蒸，待藥溫降至 40℃左右時，後泡洗雙腳，每天 1 次，每次 40 分鐘，15 天為 1 個療程。

【來源】《泡足驗方》

方 6　番瀉葉木香方

【藥物組成】番瀉葉 50 克，木香 20 克，枳實 20 克，艾葉 50 克。

【功能主治】清熱順氣通便。主治體質較強者習慣性便秘，對於偏熱證尤適。

【使用方法】將上藥入鍋中，加水適量，煎 40 分鐘，去渣取汁，倒入盆中，先燻蒸，待藥溫降至 40℃左右時，再浸泡雙腳 30～40 分鐘，每天 1 次，15 天為 1 個療程。

【來源】《足療足浴治病大全》

方 7　木香檳榔方

【藥物組成】木香 20 克，檳榔 40 克，烏藥 20 克，大黃 15 克。

【功能主治】疏肝理氣導滯。主治氣滯型習慣性便秘。症見便秘，欲便難出，便時肛門墜脹不適，伴噯氣胸悶，腹部脹痛。

【使用方法】將上 4 藥入鍋中，加水適量，煎煮 20 分鐘，去渣取汁，與 3000 毫升開水同入泡足桶中，先燻蒸，待藥溫降至 40℃左右時，後泡洗雙腳，每天 1 次，每次 40 分鐘，15 天為 1 個療程。

【來源】《泡足驗方》

方 8　當歸杏仁方

【藥物組成】當歸 30 克，苦杏仁 50 克，白酒 30 克。

【功能主治】養血潤腸通便。主治血虛型便秘。

【使用方法】將上 2 藥入鍋中，加水適量，煎 40 分鐘，去渣取汁，加入白酒，倒入盆中，先燻蒸，待藥溫降至 40℃左右時，再浸泡雙腳 30～40 分鐘，每天 1 次，15 天為 1 個療程。

【來源】《足療足浴治病大全》

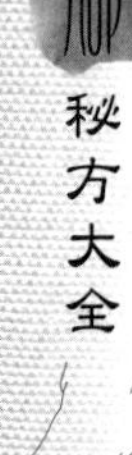

方 9　黨參山藥方

【藥物組成】黨參 20 克，山藥 30 克，鬱李仁 40 克。

【功能主治】益氣補中，潤腸通便。主治氣虛型習慣性便秘。症見大便不乾，臨廁難出，排便不淨，伴頭暈乏力。

【使用方法】將上 3 藥入鍋中，加水適量，煎煮 20 分鐘，去渣取汁，與 3000 毫升開水同入泡足桶中，先燻蒸，待藥溫降至 40℃左右時，後泡洗雙腳，每天 1 次，每次 40 分鐘，10 天為 1 個療程。

【來源】《泡足驗方》

方 10　黃蓍桃仁方

【藥物組成】黃蓍 20 克，桃仁 30 克，火麻仁 30 克。

【功能主治】益氣補中，潤腸通便。主治氣虛型習慣性便秘。症見大便不乾，臨廁難出，排便不淨，伴頭暈乏力。

【使用方法】將上 3 藥入鍋中，加水適量，煎煮 20 分鐘，去渣取汁，與 3000 毫升開水同入泡足桶中，先燻蒸，待藥溫降至 40℃左右時，後泡洗雙腳，每天 1 次，每次 40 分鐘，10 天為 1 個療程。

【來源】《泡足驗方》

十五、黃　疸

黃疸是感受濕熱疫毒，肝膽氣機受阻，疏洩失常，膽汁外溢所致，以目黃、身黃、尿黃為主要表現的常見肝膽病證。尤以目白睛發黃最為突出。

發黃的程度、明亮度及病程長短不同而標誌著邪正的盛衰。陽黃，黃色鮮明，伴有發熱、口渴、苔黃膩等明顯濕熱之象；陰黃晦暗或如煙燻，伴有神疲畏寒、苔白膩、脈濡緩等明顯寒濕之象；急黃，其色如金，伴有高熱煩渴、神昏譫語等濕熱挾毒、內陷心營之候。其基本病機是濕濁阻滯，膽液不循常道所致。

現代西醫學中肝細胞性黃疸、阻塞性黃疸、溶血性黃疸。病毒性肝炎、肝硬化、膽石症、膽囊炎、鉤端螺旋體病、某些消化系統腫瘤以及出現黃疸的敗血症等，若以黃疸為主要表現者，均可參考本病治療。

泡腳藥組方選擇以清熱利濕、利膽退黃之品為主。

方 1　二桑木瓜湯

【藥物組成】桑枝 100 克，桑葉 100 克，木瓜 100 克，青皮 100 克，虎杖 100 克，穀精草 100 克，茵陳 50 克，石決明 50 克，野菊花 50 克，金錢草 50 克，麻黃 10 克。

【功能主治】清熱利濕，佐以解表。適用於濕熱兼表的黃疸。

【使用方法】將上藥同入鍋中，加入適量的水，煎煮 30 分鐘，去渣取汁，倒入泡足器中，待藥溫降至 40℃左右時泡腳，微汗出即可，每天 1 次，2 天 1 劑，連用 7～15 劑。

【來源】《家庭足浴》

方 2　茵陳丁香湯

【藥物組成】茵陳 50 克，丁香 12 克。

【功能主治】清熱利濕。適用於濕重於熱的黃疸。

【使用方法】將上藥同入鍋中，加入適量的水，煎煮 30 分鐘，去渣取汁，倒入泡足器中，待藥溫降至 40℃左

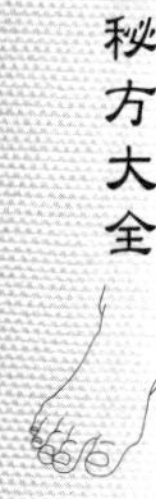

右時泡腳，微汗出即可，每天1～2次，10～15天為1個療程。

【來源】《家庭足浴》

方3　二桑茵陳金錢草方

【藥物組成】桑枝、桑葉、木瓜、青皮、虎杖各100克，穀精草、茵陳、石決明、野菊花、金錢草各50克，麻黃10克。

【功能主治】清熱化濕，佐以解表。主治熱重於濕的黃疸。症見身目發黃如橘，發熱，大便秘結，小便赤黃，短少，舌苔黃膩，脈滑數。

【使用方法】將上藥同入鍋中，加入適量的水，煎煮30分鐘，去渣取汁，倒入泡足器中，待藥溫降至40℃左右時，泡腳20分鐘，每天1次，2天1劑，連續7～15劑。

【來源】鐘仲義，中藥足浴保健療法，2003，2

方4　澤瀉竹葉茵陳湯

【藥物組成】澤瀉30克，淡竹葉30克，茵陳30克。

【功能主治】清熱利濕，利膽退黃。主治膽府鬱熱型黃疸。症見身目發黃，右脅劇痛且放射至肩者。

【使用方法】將上藥同入鍋中，加入適量的水，煎煮30分鐘，去渣取汁，倒入泡足器中，待藥溫降至40℃左右時泡腳，微汗出即可，每天1～2次，10～15天為1個療程，連用1～2個療程。

【來源】《家庭足浴》

方5　茅根竹葉茵陳湯

【藥物組成】白茅根30克，淡竹葉30克，茵陳30

克。

【功能主治】疏肝利膽，涼血退黃。主治膽石症所致的黃疸。

【使用方法】將上藥同入鍋中，加入適量的水，煎煮30分鐘，去渣取汁，倒入泡足器中，待藥溫降至40℃左右時泡腳，微汗出即可，每天1～2次，10～15天為1個療程，連用1～2個療程。

【來源】《家庭足浴》

方6　茵鬱靈仙湯

【藥物組成】茵陳20克，鬱金10克，枳實10克，茯苓10克，威靈仙10克。

【功能主治】疏肝利膽，涼血退黃。主治膽石症所致的黃疸。

【使用方法】將上藥同入鍋中，加入適量的水，煎煮30分鐘，去渣取汁，倒入泡足器中，待藥溫降至40℃左右時泡腳，微汗出即可，每天1～2次，10天為1個療程，連用1～2療程。

【來源】《家庭足浴》

方7　茅根茵陳二苓湯

【藥物組成】白茅根30克，淡竹葉30克，茵陳30克，茯苓20克，豬苓20克。

【功能主治】清熱疏肝，利膽退黃。主治膽石症所致的黃疸。

【使用方法】將上藥同入鍋中，加入適量的水，煎煮30分鐘，去渣取汁，倒入泡足器中，待藥溫降至40℃左右時泡腳，微汗出即可，每天1～2次，10天為1個療

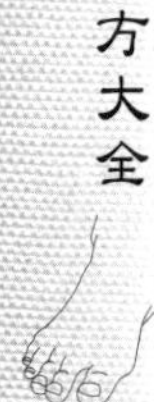

程，連用 1～2 個療程。

【來源】《家庭足浴》

方 8　苦參百部湯

【藥物組成】苦參 60 克，百部 25 克，蒼朮 30 克，防己 30 克，白鮮皮 30 克，白礬、白酒、米醋適量。

【功能主治】疏肝利膽，逐水退黃。主治肝硬化所致的黃疸。

【使用方法】將上藥同入鍋中，加入適量的水，煎煮 30 分鐘，去渣取汁，倒入泡足器中，待藥溫降至 40℃左右時泡腳，微汗出即可，每天 1～2 次，10～15 天為 1 個療程，連用 1～2 個療程。

【來源】《家庭足浴》

十六、水　腫

水腫是由於肺失通調，脾失轉輸，腎失開闔，膀胱氣化不利，導致體內水液瀦留，氾濫肌膚，表現以頭面、眼瞼、四肢、腹背甚至全身浮腫為特徵的一類病證。嚴重者還可伴有胸水、腹水等。

現代醫學的急慢性腎小球腎炎、腎病綜合徵、充血性心力衰竭、內分泌失調，以及營養障礙等疾病所出現的水腫，可參考本病治療。

泡腳藥組方選擇以發汗、利尿、攻逐、健脾、溫腎、化瘀、降濁之品為主。

方 1　柳枝湯

【藥物組成】鮮柳枝適量。

【功能主治】疏風清熱，宣肺行水。適用於風水氾濫型腎炎水腫，尿少。

【使用方法】將上藥入鍋中，加水適量，先浸泡 10 分鐘，再煎煮 30 分鐘，去渣取汁，倒入盆中，先燻蒸，待藥溫降至 40℃左右時，再浸泡雙腳 30 分鐘，每天 2～3 次，連續 2～3 天。

【來源】《泡腳按摩祛百病》

方 2　雙木湯

【藥物組成】楠木、桐木各適量。

【功能主治】發汗解表。適用於腎炎水腫，尿少者。

【使用方法】將上藥入鍋中，加水適量，先浸泡 10 分鐘，再煎煮 30 分鐘，去渣取汁，倒入盆中，先燻蒸，待藥溫降至 40℃左右時，再浸泡雙腳 30 分鐘，每天 3～5 次，連續 5～7 天。

【來源】《泡腳按摩祛百病》

方 3　車前子浮萍方

【藥物組成】車前子 30 克，浮萍 200 克，生薑 30 克。

【功能主治】宣肺行水消腫。主治風水氾濫型水腫。

【使用方法】將上 3 藥入鍋中，加水適量，煎煮 20 分鐘，去渣取汁，與 3000 毫升開水同入泡足桶中，先燻蒸，待藥溫降至 40℃左右時，後泡洗雙腳，每次 40 分鐘，7 天為 1 個療程。

【來源】《泡足驗方》

方 4　麻黃桂枝浮萍方

【藥物組成】麻黃 15 克，桂枝 20 克，浮萍 150 克，車前子 50 克，白酒 50 克。

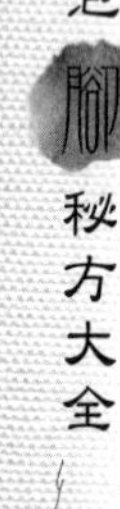

【功能主治】宣肺發表，滲濕利水。主治風水氾濫型水腫。

【使用方法】將上 4 藥入鍋中，加水適量，煎煮 20 分鐘，去渣取汁，加入白酒，與 3000 毫升開水同入泡足桶中，先燻蒸，待藥溫降至 40℃左右時，後泡洗雙腳，每次 40 分鐘，7 天為 1 個療程。

【來源】《泡足驗方》

方 5　麻黃防己方

【藥物組成】麻黃 20 克，防己 15 克，車前草 30 克，玉米鬚 100 克，冰片 2 克。

【功能主治】疏風發表，滲濕利水。主治風水氾濫型水腫。

【使用方法】將上 4 藥入鍋中，加水適量，煎煮 20 分鐘，去渣取汁，加入冰片，與 3000 毫升開水同入泡足桶中，先燻蒸，待藥溫降至 40℃左右時，後泡洗雙腳，每次 40 分鐘，7 天為 1 個療程。

【來源】《泡足驗方》

方 6　紅豆浴

【藥物組成】赤小豆 100 克。

【功能主治】解毒利水消腫。適用於濕毒浸淫型腎炎初期，下肢水腫明顯。

【使用方法】將上藥入鍋中，加水適量，先浸泡 10 分鐘，再煎煮 30 分鐘，去渣取汁，倒入盆中，先燻蒸，待藥溫降至 40℃左右時，再浸泡雙腳 30 分鐘，每天 1 次，連續 3～5 天。

【來源】《泡腳按摩祛百病》

方 7　桐葉赤豆湯

【藥物組成】桐葉、赤小豆各適量。

【功能主治】解毒利水消腫。適用於濕毒浸淫型腎炎水腫，小便量少者。

【使用方法】將上藥入鍋中，加水適量，先浸泡 10 分鐘，再煎煮 30 分鐘，去渣取汁，倒入盆中，先燻蒸，待藥溫降至 40℃左右時，再浸泡雙腳 30 分鐘，每天 2 次，連續 3～5 天。

【來源】《泡腳按摩祛百病》

方 8　蔥莖湯

【藥物組成】蔥葉適量。

【功能主治】通陽化濕解表。適用於水濕浸漬型水腫尿少。

【使用方法】將上藥入鍋中，加水適量，先浸泡 5～10 分鐘，再煎煮 30 分鐘，去渣取汁，倒入盆中，先燻蒸，待藥溫降至 40℃左右時，再浸泡雙腳 30 分鐘，每天 1 次，連用 3～5 天。

【來源】《泡腳按摩祛百病》

方 9　防己木瓜車前浴

【藥物組成】防己 50 克，木瓜 30 克，車前草 30 克。

【功能主治】健脾化濕利尿。適用於水濕浸漬型水腫尿少。

【使用方法】將上藥入鍋中，加水適量，先浸泡 5～10 分鐘，再煎煮 30 分鐘，去渣取汁，倒入盆中，先燻蒸，待藥溫降至 40℃左右時，再浸泡雙腳 30 分鐘，每天 1 次，連用 3～5 天。

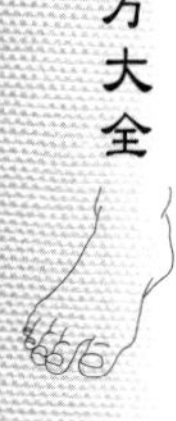

【來源】《泡腳按摩袪百病》

方 10　澤瀉車前草方

【藥物組成】澤瀉 30 克，車前草 100 克，玉米鬚 50 克。

【功能主治】利水消腫。主治水濕浸漬型水腫。

【使用方法】將上 3 藥入鍋中，加水適量，煎煮 20 分鐘，去渣取汁，與 3000 毫升開水同入泡足桶中，先燻蒸，待藥溫降至 40℃左右時，後泡洗雙腳，每次 40 分鐘，7 天為 1 個療程。

【來源】《泡足驗方》

方 11　四皮湯

【藥物組成】茯苓皮 30 克，五加皮 20 克，大腹皮 20 克，生薑皮 15 克。

【功能主治】健脾化濕，通陽利水。主治水濕浸漬型水腫。

【使用方法】將上 4 藥入鍋中，加水適量，煎煮 20 分鐘，去渣取汁，與 3000 毫升開水同入泡足桶中，先燻蒸，待藥溫降至 40℃左右時，再泡洗雙腳，每次 40 分鐘，7 天為 1 個療程。

【來源】《泡足驗方》

方 12　冬瓜皮白茅根方

【藥物組成】冬瓜皮 100 克，白茅根 60 克，葫蘆瓢 100 克，馬鞭草 30 克，白酒 50 克。

【功能主治】健脾化濕，通陽利水。主治水濕浸漬型水腫。

【使用方法】將上 5 藥入鍋中，加水適量，煎煮 20

分鐘，去渣取汁，與3000毫升開水同入泡足桶中，先燻蒸，待藥溫降至40℃左右時，後泡洗雙腳，每次40分鐘，7天為1個療程。

【來源】《泡足驗方》

方13　吳茱萸蒺藜湯

【藥物組成】吳茱萸10克，刺蒺藜6克，夏枯草3克，茺蔚子3克。

【功能主治】清熱利濕，溫運脾陽。適用於脾陽虛衰型腎炎水腫，尿少。

【使用方法】將上藥入鍋中，加水適量，先浸泡10分鐘，再煎煮30分鐘，去渣取汁，倒入盆中，先燻蒸，待藥溫降至40℃左右時，再浸泡雙腳30分鐘，每天2次，7天為1個療程，連續5個療程。

【來源】《泡腳按摩祛百病》

方14　附桂三皮湯

【藥物組成】大腹皮30克，茯苓皮30克，廣陳皮30克，附片10克，桂枝10克，生薑50克。

【功能主治】溫運脾陽，以利化濕。適用於脾陽虛衰水腫尿少者。

【使用方法】將上藥入鍋中，加水適量，先浸泡5～10分鐘，再煎煮30分鐘，去渣取汁，倒入盆中，先燻蒸，待藥溫降至40℃左右時，再浸泡雙腳30分鐘，每天1次，連用3～5天。

【來源】《泡腳按摩祛百病》

方15　桂枝二苓方

【藥物組成】桂枝30克，豬苓20克，茯苓20克，

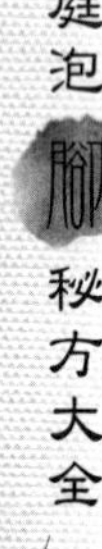

製附子 15 克，澤瀉 15 克，乾薑 30 克。

【功能主治】健脾利濕，通陽利水。主治脾陽虛衰型水腫，日久不癒者。

【使用方法】將上 6 藥入鍋中，加水適量，煎煮 20 分鐘，去渣取汁，與 3000 毫升開水同入泡足桶中，先燻蒸，待藥溫降至 40℃左右時，後泡洗雙足，每次 40 分鐘，7 天為 1 個療程。

【來源】《泡足驗方》

方 16　黨參生薑利濕湯

【藥物組成】黨參 30 克，黃蓍 30 克，白朮 30 克，茯苓 30 克，生薑 30 克。

【功能主治】健脾利濕。適用於脾虛型水腫。

【使用方法】將上藥入鍋中，加水適量，先浸泡 5～10 分鐘，再煎煮 30 分鐘，去渣取汁，倒入盆中，先燻蒸，待藥溫降至 40℃左右時，再浸泡雙腳 30 分鐘，每天 1 次，連用 3～5 天。

【來源】《泡腳按摩祛百病》

方 17　牽牛子商陸根方

【藥物組成】牽牛子 30 克，商陸根 20 克，五加皮 20 克，辣椒 30 克。

【功能主治】利水消腫。主治濕熱壅盛型水腫，對功能性水腫、營養不良水腫尤適。

【使用方法】將上 4 藥入鍋中，加水適量，煎煮 20 分鐘，去渣取汁，與 3000 毫升開水同入泡足桶中，先燻蒸，待藥溫降至 40℃左右時，後泡洗雙足，每次 40 分鐘，7 天為 1 個療程。

【來源】《泡足驗方》

方 18　旱蓮草湯

【藥物組成】旱蓮草 60 克，蒲黃 15 克，車前草 15 克。

【功能主治】清熱養陰止血。適用於腎炎下肢水腫，血尿。

【使用方法】將上藥入鍋中，加水適量，先浸泡 10 分鐘，再煎煮 30 分鐘，去渣取汁，倒入盆中，先燻蒸，待藥溫降至 40℃左右時，再浸泡雙腳 30 分鐘，每天 2～3 次，連續 3～5 天。

【來源】《泡腳按摩祛百病》

方 19　雙葉當歸水

【藥物組成】桑葉 15 克，竹葉 15 克，當歸 15 克，菊花 15 克，益母草 15 克。

【功能主治】清熱通淋。適用於腎炎。症見血壓上升，身體水腫，小便短赤，視物不清。

【使用方法】將上藥入鍋中，加水適量，先浸泡 10 分鐘，再煎煮 30 分鐘，去渣取汁，倒入盆中，先燻蒸，待藥溫降至 40℃左右時，再浸泡雙腳 30 分鐘，每天 2 次，連續 5～7 天。

【來源】《泡腳按摩祛百病》

十七、汗　證

汗證是指由於陰陽失調，腠理不固，而致汗液外洩失常的病證。其中，不因外界因素的影響，而白晝時時汗出，動則更甚者，稱為自汗；寐中汗出，醒來自止者，稱

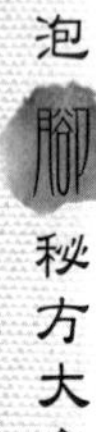

為盜汗。自汗、盜汗作為症狀，既可單獨出現，也常伴見於其他疾病過程中。

現代醫學中的甲狀腺功能亢進、植物神經功能紊亂、風濕熱、結核病等所致的自汗、盜汗可參考本證治療。

泡腳藥組方選擇以益氣、養陰、補血，清熱利濕之品為主。

方1　黃蓍五倍子方

【藥物組成】生黃蓍20克，仙鶴草30克，五倍子25克。

【功能主治】益氣固表止汗。主治氣虛型自汗。

【使用方法】將上藥入鍋中，加水適量，煎40分鐘，去渣取汁，倒入盆中，先燻蒸，待藥溫降至40℃左右時，再浸泡雙腳30～40分鐘，每天1次，10天為1個療程。

【來源】《足療足浴治病大全》

方2　黃蓍防風方

【藥物組成】生黃蓍20克，防風15克，麻黃根20克，白礬10克。

【功能主治】益氣固表止汗。主治氣虛型自汗。

【使用方法】將以上4藥入鍋中，加水適量，煎煮20分鐘，去渣取汁，與3000毫升開水同入泡足桶中，先燻蒸，待藥溫降至40℃左右時，後泡洗雙腳，每次40分鐘，10天為1個療程。

【來源】《泡足驗方》

方3　桃樹葉方

【藥物組成】鮮桃樹葉100克。

【功能主治】收斂止汗。主治各類汗症。

【使用方法】將上藥入鍋中，加水適量，煎 40 分鐘，去渣取汁，倒入盆中，先燻蒸，待藥溫降至 40℃左右時，再浸泡雙腳 30～40 分鐘，每天 1 次，10 天為 1 個療程。

【來源】《足療足浴治病大全》

方 4　龍骨牡蠣方

【藥物組成】煅龍骨 30 克，仙鶴草 30 克，五倍子 25 克。

【功能主治】收斂止汗。主治各類汗症。

【使用方法】將上藥入鍋中，加水適量，煎 40 分鐘，去渣取汁，倒入盆中，先燻蒸，待藥溫降至 40℃左右時，再浸泡雙腳 30～40 分鐘，每天 1 次，10 天為 1 個療程。

【來源】《足療足浴治病大全》

方 5　桂枝糯稻根方

【藥物組成】桂枝 15 克，糯稻根 200 克，麻黃根 10 克。

【功能主治】收斂止汗。主治各類汗症。

【使用方法】將上藥入鍋中，加水適量，煎 40 分鐘，去渣取汁，倒入盆中，先燻蒸，待藥溫降至 40℃左右時，再浸泡雙腳 30～40 分鐘，每天 1 次，10 天為 1 個療程。

【來源】《足療足浴治病大全》

方 6　麥冬地骨皮方

【藥物組成】麥冬 20 克，地骨皮 30 克，糯稻根 50

克，陳醋 30 克。

【功能主治】養陰清熱斂汗。主治陰虛型盜汗。

【使用方法】將上 4 藥入鍋中，加水適量，煎煮 20 分鐘，去渣取汁，與 3000 毫升開水同入泡足桶中，先燻蒸，待藥溫降至 40℃左右時，後泡洗雙腳，每次 40 分鐘，10 天為 1 個療程。

【來源】《泡足驗方》

方 7　地黃五味子方

【藥物組成】生地黃 20 克，懷山藥 15 克，知母 10 克，麥冬 10 克，五味子 15 克，白礬 10 克。

【功能主治】養陰清熱斂汗。主治陰虛型盜汗。

【使用方法】將上 6 藥入鍋中，加水適量，煎煮 20 分鐘，去渣取汁，與 3000 毫升開水同入泡足桶中，先燻蒸，待藥溫降至 40℃左右時，後泡洗雙腳，每次 40 分鐘，10 天為 1 個療程。

【來源】《泡足驗方》

方 8　金銀花玉米鬚方

【藥物組成】金銀花 15 克，玉米鬚 200 克，車前子 20 克。

【功能主治】清熱利濕。主治濕熱型自汗、盜汗。

【使用方法】將上 3 藥入鍋中，加水適量，煎煮 20 分鐘，去渣取汁，與 3000 毫升開水同入泡足桶中，先燻蒸，待藥溫降至 40℃左右時，後泡洗雙腳，每次 40 分鐘，10 天為 1 個療程。

【來源】《泡足驗方》

方 9　馬齒莧車前草方

【藥物組成】鮮馬齒莧 200 克，鮮車前草 150 克，白礬 10 克。

【功能主治】清熱化濕。主治濕熱型自汗。症見汗多色黃，氣味重，口苦，苔黃膩等。

【使用方法】將上 3 藥入鍋中，加水適量，煎煮 20 分鐘，去渣取汁，與 3000 毫升開水同入泡足桶中，先燻蒸，待藥溫降至 40℃左右時，後泡洗雙腳，每次 40 分鐘，10 天為 1 個療程。

【來源】《泡足驗方》

方 10　蒼朮滑石方

【藥物組成】蒼朮 30 克，滑石 25 克，竹葉 20 克，冬瓜子 30 克。

【功能主治】清熱利濕。主治濕熱型自汗、盜汗。

【使用方法】將上 4 藥入鍋中，加水適量，煎煮 20 分鐘，去渣取汁，與 3000 毫升開水同入泡足桶中，先燻蒸，待藥溫降至 40℃左右時，後泡洗雙腳，每次 40 分鐘，10 天為 1 個療程。

【來源】《泡足驗方》

十八、腰　痛

腰痛是指腰部感受外邪，或因外傷、或由腎虛而引起的氣血運行失調，脈絡絀急，腰府失養所致的以腰部一側或兩側疼痛為主要症狀的一類病證。

現代醫學的腰肌勞損引發的腰痛可參考本病治療。

泡腳藥組方選擇以散寒除濕，補腎壯腰，活血化瘀之

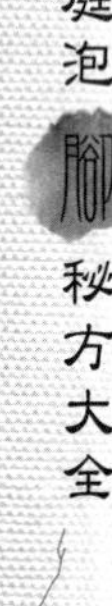

品為主。

方 1　川烏附子湯

【藥物組成】製川烏、製附子、麻黃、桂枝、細辛、乾薑、甘草各等量。

【功能主治】散寒除濕，溫通經絡。主治寒濕腰痛。症見腰部冷痛重，轉側不利，逐漸加重，每遇陰雨天或腰部感寒後加劇。

【使用方法】將上藥入鍋中，加水適量，先浸泡 10 分鐘，再煎煮 30 分鐘，去渣取汁，倒入盆中，先用毛巾蘸藥熱熨腰部疼痛部位，待藥溫降至 40℃左右時，浸泡雙腳 30 分鐘，每天 1 次，連用 3～5 天。

【來源】《泡腳按摩祛百病》

方 2　菟辛肉桂浴

【藥物組成】菟絲子 50 克，細辛 50 克，肉桂 50 克。

【功能主治】溫補腎陽。主治腎虛腰痛。以腰痠軟為主，喜按喜揉，遇勞加重，常反覆加重。

【使用方法】將上藥入鍋中，加水適量，先浸泡 10 分鐘，再煎煮 30 分鐘，去渣取汁，倒入盆中，先用毛巾蘸藥熱熨腰部疼痛部位，待藥溫降至 40℃左右時，浸泡雙腳 30 分鐘，每天 1 次，連用 3～5 天。

【來源】《泡腳按摩祛百病》

十九、高血壓

高血壓是最常見的心血管病之一，可引起嚴重的心、腦、腎併發症，是腦中風、冠心病的主要危險因素。其患病率高，男性高於女性，城市高於鄉村，從事腦力勞動和緊張工作的人群高於體力勞動者。

世界衛生組織確定高血壓標準為：在靜息時，若成人收縮壓≧21.3Kpa（160mmHg）及（或）舒張壓≧12.7Kpa（95mmHg）可診斷為高血壓；若成人收縮壓在18.9～21.2Kpa（141～159mmHg）及（或）舒張壓在12.1～12.5Kpa（91～95mmHg）稱「臨界高血壓」。

中醫稱本病為「風眩」，病機為肝腎陽亢陰虧，風陽上擾，氣血逆亂所致。

泡腳藥組方選擇以清肝瀉火，平肝潛陽，滋補肝腎之品為主。

方1　鉤藤玉米鬚方

【藥物組成】鉤藤30克，玉米鬚150克。

【功能主治】平肝息風，利濕降壓。主治肝陽型，痰濕型原發性高血壓。

【使用方法】將上2藥入鍋中，加水適量，煎煮20分鐘，去渣取汁，與3000毫升開水同入泡足桶中，先燻蒸，待藥溫降至40℃左右時，後泡洗雙腳，每次40分鐘，20天為1個療程。

【來源】《泡足驗方》

方2　牛膝鉤藤湯

【藥物組成】牛膝40克，鉤藤40克。

【功能主治】平肝潛陽，引熱下行。適用於肝陽上亢性高血壓。

【使用方法】將上藥入鍋中，加水適量，先浸泡10分鐘，再煎煮30分鐘，去渣取汁，倒入盆中，先燻蒸，待藥溫降至40℃左右時，再浸泡雙腳30分鐘，每天2

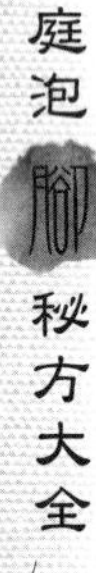

次，以不適症消失或減輕為 1 個療程，連用 2 個療程。

【來源】《泡腳按摩祛百病》

方 3　夏枯草枸杞葉方

【藥物組成】夏枯草 100 克，枸杞葉 150 克。

【功能主治】平肝潛陽，清肝瀉火。主治高血壓肝陽上亢型。症見血壓升高，眩暈頭痛，目澀口乾，頸項強直，腰膝痠軟，手足心熱，舌紅苔少。

【使用方法】將上 2 藥入鍋中，加水適量，煎煮 20 分鐘，去渣取汁，與 3000 毫升開水同入泡足桶中，先燻蒸，待藥溫降至 40℃左右時，後泡洗雙腳，每次 40 分鐘，20 天為 1 個療程。

【來源】《泡足驗方》

方 4　羅布麻決明子方

【藥物組成】羅布麻 100 克，決明子 150 克，紅茶 5 克。

【功能主治】平肝潛陽，清肝瀉火。主治高血壓肝陽上亢型。症見血壓升高，眩暈頭痛，目澀口乾，頸項強直，腰膝痠軟，手足心熱，舌紅苔少。

【使用方法】將上 3 藥入鍋中，加水適量，煎煮 20 分鐘，去渣取汁，與 3000 毫升開水同入泡足桶中，先燻蒸，待藥溫降至 40℃左右時，後泡洗雙腳，每次 40 分鐘，20 天為 1 個療程。

【來源】《泡足驗方》

方 5　決明浴

【藥物組成】石決明 24 克，黃蓍 6 克，當歸 6 克，牛膝 6 克，生牡蠣 6 克，白芍 6 克，玄參 6 克，桑枝 6 克，磁石6克，破故紙6克，丹皮6克，烏藥6克，獨活6克。

【功能主治】平肝潛陽。主治高血壓屬風陽上擾型。

【使用方法】先將石決明、牡蠣、磁石加入鍋中，加水適量，先煎30分鐘，然後加入其他藥再煎煮30分鐘，去渣取汁，倒入盆中，先燻蒸，待藥溫降至40℃左右時，再浸泡雙腳60分鐘，每天1次。

【來源】《泡腳按摩祛百病》

方6　磁石降壓方

【藥物組成】磁石5克，石決明5克，黨參5克，黃耆5克，當歸5克，桑枝5克，枳殼5克，烏藥5克，蔓荊子5克，白蒺藜5克，白芍5克，炒杜仲5克，牛膝5克，獨活18克。

【功能主治】平肝潛陽。主治高血壓屬風陽上擾，氣血逆亂型。

【使用方法】將上藥入鍋中，加水適量，先浸泡10分鐘，再煎煮30分鐘，去渣取汁，倒入盆中，先燻蒸，待藥溫降至40℃左右時，再浸泡雙腳30分鐘，每天1次，血壓正常後停用。

【來源】《泡腳按摩祛百病》

方7　菊花桑葉湯

【藥物組成】菊花15克，桑葉15克。

【功能主治】清熱平肝安神。適用於血壓上升，頭昏眼花，肢體麻木，水腫，心悸，失眠多夢，小便短少者。

【使用方法】將上藥入鍋中，加水適量，先浸泡10分鐘，再煎煮30分鐘，去渣取汁，倒入盆中，先燻蒸，待藥溫降至40℃左右時，再浸泡雙腳30分鐘，每天1

次，連續 7～10 天。

【來源】《泡腳按摩祛百病》

方 8　鉤藤降壓湯

【藥物組成】鉤藤 30 克，冰片少許。

【功能主治】清熱平肝。適用於肝陽上亢型高血壓。

【使用方法】將上藥入鍋中，加水適量，先浸泡 10 分鐘，再煎煮 30 分鐘，去渣取汁，倒入盆中，先燻蒸，待藥溫降至 40℃左右時，再浸泡雙腳 30 分鐘，每天 1 次，10 天 1 個療程。

【來源】《泡腳按摩祛百病》

方 9　二桑芹菜湯

【藥物組成】桑葉 50 克，桑枝 50 克，芹菜 150 克。

【功能主治】清熱平肝。適用於肝陽上亢型高血壓。

【使用方法】將上藥入鍋中，加水適量，先浸泡 10 分鐘，再煎煮 30 分鐘，去渣取汁，倒入盆中，先燻蒸，待藥溫降至 40℃左右時，再浸泡雙腳 30 分鐘，每天 1 次，連續 7 天。

【來源】《泡腳按摩祛百病》

方 10　臭梧桐側柏葉方

【藥物組成】臭梧桐 300 克，側柏葉 100 克，桑葉 60 克。

【功能主治】平肝、清火、降壓。主治肝陽型、肝火型原發性高血壓。

【使用方法】將上 3 藥入鍋中，加水適量，煎煮 20 分鐘，去渣取汁，與 3000 毫升開水同入泡足桶中，先燻蒸，待藥溫降至 40℃左右時，後泡洗雙腳，每次 40 分鐘，20 天為 1 個療程。

【來源】《泡足驗方》

方 11　桑枝桑葉浴

【藥物組成】桑枝 15 克，桑葉 15 克，茺蔚子 15 克。

【功能主治】清熱瀉肝。主治高血壓屬肝陽上亢型。

【使用方法】將上藥入鍋中，加水適量，先浸泡 10 分鐘，再煎煮 30 分鐘，去渣取汁，倒入盆中，先燻蒸，待藥溫降至 40℃左右時，再浸泡雙腳 30 分鐘，每天 2 次。

【來源】《泡腳按摩祛百病》

方 12　夏枯草鉤藤浴

【藥物組成】夏枯草 30 克，鉤藤 20 克，桑葉 15 克，菊花 20 克。

【功能主治】平肝、明目。主治高血壓屬肝陽上亢型。症見目赤腫痛。

【使用方法】將上藥入鍋中，先浸泡 10 分鐘，再煎煮 30 分鐘，去渣取汁，倒入盆中，先燻蒸，待藥溫降到 40℃左右時，再浸泡雙腳 30 分鐘，每天 1～2 次。

【來源】《泡腳按摩祛百病》

方 13　桑葉菊花方

【藥物組成】桑葉 80 克，桑枝 150 克，菊花 30 克，茺蔚子 30 克。

【功能主治】平肝、清火、降壓。主治肝陽型、肝火型原發性高血壓。

【使用方法】將上 4 藥入鍋中，加水適量，煎煮 20 分鐘，去渣取汁，與 3000 毫升開水同入泡足桶中，先燻

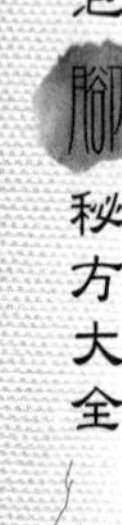

蒸，待藥溫降至 40℃左右時，後泡洗雙腳，每次 40 分鐘，20 天為 1 個療程。

【來源】《泡足驗方》

方 14　菊花益母雙葉水

【藥物組成】菊花 25 克，益母草 25 克，當歸 25 克，桑葉 20 克，竹葉 20 克。

【功能主治】清熱平肝，降血壓。主治高血壓屬肝陽上亢型。

【使用方法】將上藥入鍋中，加水適量，先浸泡 10 分鐘，再煎煮 30 分鐘，去渣取汁，倒入盆中，先燻蒸，待藥溫降至 40℃左右時，再浸泡雙腳 30 分鐘，每天 1 次。

【來源】《泡腳按摩祛百病》

方 15　柿葉香蕉皮方

【藥物組成】柿葉 150 克，香蕉皮 300 克。

【功能主治】清熱利濕，熄火降壓。主治肝陽型，痰濕型原發性高血壓。

【使用方法】將上 2 藥入鍋中，加水適量，煎煮 20 分鐘，去渣取汁，與 3000 毫升開水同入泡足桶中，先燻蒸，待藥溫降至 40℃左右時，後泡洗雙腳，每次 40 分鐘，20 天為 1 個療程。

【來源】《泡足驗方》

方 16　槐米苦丁茶方

【藥物組成】槐米 100 克，野菊花 80 克，苦丁茶 5 克。

【功能主治】滋補肝腎，軟化血管，清熱降壓。主治肝腎不足型原發性高血壓。症見頭昏頭痛，眩暈耳鳴，腰膝痠軟，面紅目赤者。

【使用方法】將上 3 藥入鍋中，加水適量，煎煮 20 分鐘，去渣取汁，與 3000 毫升開水同入泡足桶中，先燻蒸，待藥溫降至 40℃左右時，後泡洗雙腳，每次 40 分鐘，20 天為 1 個療程。

【來源】《泡足驗方》

方 17　絞股藍枸杞葉方

【藥物組成】絞股藍 30 克，枸杞葉 100 克，綠茶 5 克。

【功能主治】滋補肝腎，軟化血管，清熱降壓。主治肝腎不足型原發性高血壓。症見頭昏頭痛，眩暈耳鳴，腰膝痠軟，面紅目赤者。

【使用方法】將上 3 藥入鍋中，加水適量，煎煮 20 分鐘，去渣取汁，與 3000 毫升開水同入泡足桶中，先燻蒸，待藥溫降至 40℃左右時，後泡洗雙腳，每次 40 分鐘，20 天為 1 個療程。

【來源】《泡足驗方》

方 18　杜仲牛膝方

【藥物組成】杜仲 40 克，懷牛膝 50 克，夏枯草 60 克，生地 30 克，澤瀉 20 克，鉤藤 15 克，益母草 50 克，槐花 20 克。

【功能主治】滋補肝腎，軟化血管，清熱降壓。主治肝腎不足型原發性高血壓。症見頭昏頭痛，眩暈耳鳴，腰膝痠軟，面紅目赤者。

【使用方法】將上 8 藥入鍋中，加水適量，煎煮 20

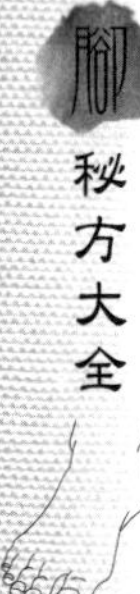

分鐘，去渣取汁，與 3000 毫升開水同入泡足桶中，先燻蒸，待藥溫降至 40℃左右時，後泡洗雙腳，每次 40 分鐘，20 天為 1 個療程。

【來源】《泡足驗方》

二十、低血壓

一般認為上肢血壓低於 12/8kPa（90/60 毫米汞柱）為低血壓。血壓低、血液循環緩慢無力、遠端毛細血管缺血會影響向組織細胞輸送氧氣、營養以及帶走二氧化碳和代謝廢物等，長期如此會導致機體功能大大下降。

根據其發生原因一般可以分為三類：體位低血壓即由臥位突然變為直立或長時間站立收縮壓下降 2.67kPa 以上。早晨起床後常出現眼前發黑、頭暈欲仆。以 40～70 歲男性較多見。可因久病臥床身體虛弱或由於同時服用具有擴張靜脈作用的降壓藥所引起；症狀低血壓由某些疾病或藥物所引起，如脊髓空洞症，嚴重二尖瓣或主動脈瓣狹窄，營養不良者，服用降壓藥等；體質低血壓一般認為與體質瘦弱有關。多見於 20～40 歲婦女。多有家族遺傳史，有的沒有任何症狀，有的則出現疲乏、健忘、頭暈、頭痛、心慌甚至暈厥或有心前區壓迫感等症狀。

低血壓許多患者伴有頭痛、頭暈、胸悶、氣短、精神不振、注意力不集中、睡眠浮淺、胃口不好、腳腫等症狀。這些表現在夏季氣溫較高時較常見，體質衰弱者及女性較多見，但並無其他明顯的異常感覺。

中醫認為低血壓是脾腎陽氣虧損所致。泡腳藥組方選擇以溫補脾腎，益氣升提之品為主。

方 1　麻黃鹽水方

【藥物組成】麻黃 40 克，精鹽 5 克。

【功能主治】升提血壓。主治各種類型慢性低血壓。

【使用方法】將上 2 藥入鍋中，加水適量，煎煮 20 分鐘，去渣取汁，與 3000 毫升開水同入泡足桶中，先燻蒸，待藥溫降至 40℃左右時，後泡洗雙腳，每次 40 分鐘，20 天為 1 個療程。

【來源】《泡足驗方》

方 2　黃蓍枳實白酒方

【藥物組成】黃蓍 30 克，枳實 20 克，白酒 50 克。

【功能主治】溫陽補氣，升提血壓。主治各種類型慢性低血壓。

【使用方法】將上 3 藥入鍋中，加水適量，煎煮 20 分鐘，去渣取汁，與 3000 毫升開水同入泡足桶中，先燻蒸，待藥溫降至 40℃左右時，後泡洗雙腳，每次 40 分鐘，20 天為 1 個療程。

【來源】《泡足驗方》

方 3　人參葉升麻方

【藥物組成】人參葉 30 克，升麻 20 克，白芷 10 克。

【功能主治】溫陽補氣，升提血壓。主治各種類型慢性低血壓。

【使用方法】將上 3 藥入鍋中，加水適量，煎煮 20 分鐘，去渣取汁，與 3000 毫升開水同入泡足桶中，先燻蒸，待藥溫降至 40℃左右時，後泡洗雙腳，每次 40 分鐘，20 天為 1 個療程。

【來源】《泡足驗方》

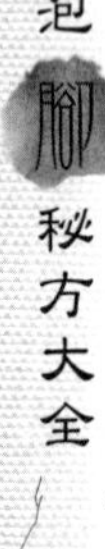

方 4　花生葉辣椒方

【藥物組成】花生葉 200 克，羊角辣椒 30 克，生薑 50 克。

【功能主治】溫陽補氣，升提血壓。主治各種類型慢性低血壓。

【使用方法】將上 3 藥入鍋中，加水適量，煎煮 20 分鐘，去渣取汁，與 3000 毫升開水同入泡足桶中，先燻蒸，待藥溫降至 40℃左右時，後泡洗雙腳，每次 40 分鐘，20 天為 1 個療程。

【來源】《泡足驗方》

方 5　仙靈脾川芎方

【藥物組成】仙靈脾 30 克，川芎 25 克，白酒 50 克。

【功能主治】溫腎壯陽，散寒升壓。主治各種類型慢性低血壓，對腎陽虛弱者尤適。

【使用方法】將上 3 藥入鍋中，加水適量，煎煮 20 分鐘，去渣取汁，與 3000 毫升開水同入泡足桶中，先燻蒸，待藥溫降至 40℃左右時，後泡洗雙腳，每次 40 分鐘，20 天為 1 個療程。

【來源】《泡足驗方》

方 6　川芎桂枝方

【藥物組成】川芎 20 克，桂枝 30 克，鎖陽 15 克。

【功能主治】溫腎壯陽，散寒升壓。主治各種類型慢性低血壓，對腎陽虛弱者尤適。

【使用方法】將上 3 藥入鍋中，加水適量，煎煮 20 分鐘，去渣取汁，與 3000 毫升開水同入泡足桶中，先燻蒸，待藥溫降至 40℃左右時，後泡洗雙腳，每次 40 分鐘，20 天為 1 個療程。

【來源】《泡足驗方》

方 7　鹿角霜麻黃方

【藥物組成】鹿角霜 15 克，生麻黃 30 克，附子 20 克。

【功能主治】溫腎壯陽，散寒升壓。主治各種類型慢性低血壓，對腎陽虛弱者尤適。

【使用方法】將上 3 藥入鍋中，加水適量，煎煮 20 分鐘，去渣取汁，與 3000 毫升開水同入泡足桶中，先燻蒸，待藥溫降至 40℃左右時，後泡洗雙腳，每次 40 分鐘，20 天為 1 個療程。

【來源】《泡足驗方》

二十一、動脈粥樣硬化

動脈粥樣硬化是一組稱為動脈硬化的血管病中最常見、最嚴重的一種。其特點是動脈管壁增厚變硬、失去彈性和管腔縮小，由於在動脈內膜上積聚的脂質外觀呈黃色粥樣，因此稱為動脈粥樣硬化。主要累及大中型動脈，其臨床表現主要以受累器官的病象為主。

本病發病機制，有多種學說從不同角度來闡述，包括脂質浸潤學說、血栓形成學說、平滑肌細胞克隆學說等。近年多數學者支持「內皮損傷反應學說」。認為本病各種主要危險因素最終都損傷動脈內膜，而粥樣硬化病變的形成是動脈對內膜損傷作出的炎症——纖維增生性反應的結果。

中醫認為本病的基本病機在於是臟腑功能虧損，痰瘀互結，虛實夾雜。泡腳藥組方選擇以調整臟腑功能，活血化瘀之品為主。

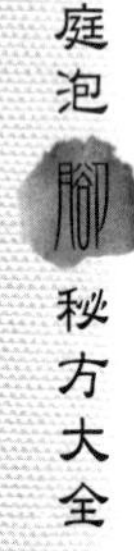

方 1　槐花菊花方

【藥物組成】槐花 30 克，菊花 20 克，連根芹菜 250 克。

【功能主治】清肝瀉火，軟化血管。主治肝火旺盛型動脈粥樣硬化，合併高血壓者更適。

【使用方法】將上藥入鍋中，加水適量，煎 40 分鐘，去渣取汁，倒入盆中，先燻蒸，待藥溫降至 40℃左右時，再浸泡雙腳 30～40 分鐘，每天 1 次，20 天為 1 個療程。

【來源】《足療足浴治病大全》

方 2　夏枯草絞股藍方

【藥物組成】夏枯草 30 克，絞股藍 20 克，香蕉皮 250 克。

【功能主治】清肝瀉火，軟化血管。主治肝火旺盛型動脈粥樣硬化，合併高血壓者更適。

【使用方法】將上藥入鍋中，加水適量，煎 40 分鐘，去渣取汁，倒入盆中，先燻蒸，待藥溫降至 40℃左右時，再浸泡雙腳 30～40 分鐘，每天 1 次，20 天為 1 個療程。

【來源】《足療足浴治病大全》

方 3　黃瓜大黃方

【藥物組成】鮮黃瓜 250 克，生大黃 15 克，粗綠茶 5 克。

【功能主治】清肝瀉火，軟化血管。主治肝火旺盛型動脈粥樣硬化，合併高血壓者更適。

【使用方法】將上藥入鍋中，加水適量，煎 40 分

鐘，去渣取汁，倒入盆中，先燻蒸，待藥溫降至 40℃左右時，再浸泡雙腳 30～40 分鐘，每天 1 次，20 天為 1 個療程。

【來源】《足療足浴治病大全》

方 4　橘皮山楂方

【藥物組成】鮮橘皮 50 克，鮮山楂 40 克，白酒 30 克。

【功能主治】行氣活血，軟化血管。主治氣滯血瘀型動脈粥樣硬化。症見胸悶心疼，頭暈頭痛，頸部不適，舌質暗有瘀斑，脈弦

【使用方法】將上藥入鍋中，加水適量，煎 40 分鐘，去渣取汁，倒入盆中，先燻蒸，待藥溫降至 40℃左右時，再浸泡雙腳 30～40 分鐘，每天 1 次，20 天為 1 個療程。

【來源】《足療足浴治病大全》

二十二、胃下垂

胃下垂是指全部（包括胃大彎和胃小彎）下降至不正常的位置，這種病多由腹壁的緊張度發生變化，腹壁脂肪缺乏和肌肉鬆弛，腹壓減低所引起，臨床以消瘦、乏力，胃口不好，食慾減少，胸脘脹悶不適，且在飯後更加明顯，也有在吃東西後產生腹下墜的感覺以及腰痛，或者嘔吐，噯氣，大便不正常為特徵。

中醫稱本病為「胃緩」，多因長期飲食失調，或因勞倦太過等，使中氣虧虛，脾氣下陷，肌肉瘦削不堅，固護升舉無力所致，為本虛之證。

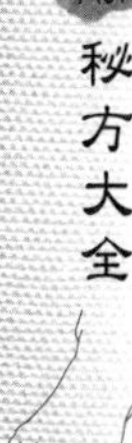

泡腳藥組方選擇以補中益氣，升提固脫之品為主。

方 1　黃蓍升麻方

【藥物組成】炙黃蓍 30 克，黨參 20 克，升麻 15 克，川芎 10 克。

【功能主治】補中益氣，升陽固脫。主治中氣下陷型胃下垂。症見身體虛弱消瘦，胃部墜脹不適，頭昏眼花，少氣倦怠，舌淡苔白，脈細弱。

【使用方法】將上藥入鍋中，加水適量，煎 40 分鐘，去渣取汁，倒入盆中，先燻蒸，待藥溫降至 40℃左右時，再浸泡雙腳 30 分鐘，每天 1 次。

【來源】《足療足浴治病大全》

方 2　人參葉枳實方

【藥物組成】人參葉 20 克，枳實 30 克，白朮 15 克，柴胡 20 克。

【功能主治】補中益氣，升陽固脫。主治中氣下陷型胃下垂。症見身體虛弱消瘦，胃部墜脹不適，頭昏眼花，少氣倦怠，舌淡苔白，脈細弱。

【使用方法】將上藥入鍋中，加水適量，煎 40 分鐘，去渣取汁，倒入盆中，先燻蒸，待藥溫降至 40℃左右時，再浸泡雙腳 30 分鐘，每天 1 次。

【來源】《足療足浴治病大全》

方 3　黃蓍桂枝方

【藥物組成】炙黃蓍 30 克，桂枝 20 克，乾薑 30 克，葛根 15 克。

【功能主治】益氣溫中，健脾升提。主治脾胃虛弱型胃下垂。症見胃部墜脹作痛，泛吐酸水，四肢不溫，少氣倦怠，喜暖怕冷，舌淡苔白，脈細無力。

【使用方法】將上藥入鍋中，加水適量，煎40分鐘，去渣取汁，倒入盆中，先燻蒸，待藥溫降至40℃左右時，再浸泡雙腳30分鐘，每天1次。

【來源】《足療足浴治病大全》

方4　白朮生薑方

【藥物組成】白朮30克，生薑50克，桂圓殼30克，升麻15克。

【功能主治】益氣溫中，健脾升提。主治脾胃虛弱型胃下垂。症見胃部墜脹作痛，泛吐酸水，四肢不溫，少氣倦怠，喜暖怕冷，舌淡苔白，脈細無力。

【使用方法】將上藥入鍋中，加水適量，煎40分鐘，去渣取汁，倒入盆中，先燻蒸，待藥溫降至40℃左右時，再浸泡雙腳30分鐘，每天1次。

【來源】《足療足浴治病大全》

二十三、尿毒症

慢性腎衰的終末期即為人們常說的尿毒症。尿毒症不是一個獨立的疾病，而是各種晚期的腎臟病共有的臨床綜合徵，是慢性腎功能衰竭進入終末階段時出現的一系列臨床表現所組成的綜合徵。

引起尿毒症的原因有：慢性腎小球腎炎，慢性腎盂腎炎，腎結核，腎小動脈硬化症，泌尿道結石，前列腺肥大，膀胱癌，紅斑狼瘡，糖尿病等。

尿毒症的胃腸道症狀出現最早，帶有納差，噁心，嘔吐和腹瀉，口中有氨味，齒齦也常發炎，口腔黏膜潰爛出

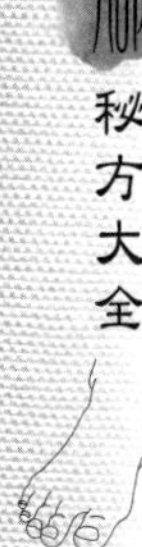

血等；神經系統可有失眠，煩躁，四肢麻木灼痛，晚期可出現嗜睡甚至抽搐，昏迷；心血管系統可出現高血壓以及由心包炎及心力衰竭引起的心前區疼痛，心悸，氣急，腹脹，浮腫，不能平臥等；血液系統可出現貧血及黏膜出血現象；呼吸系統可有肺炎及胸膜炎引起的咳嗽，胸痛等。

中醫認為本病病機為下元虧損，濕毒瘀阻所致。泡腳藥組方選擇以發汗、利尿、解毒之品為主。

方 1　川椒發汗浴

【藥物組成】川椒 25 克，紅花 25 克，蒼朮 25 克，細辛 25 克，防風 25 克，羌活 25 克，獨活 25 克，麻黃 25 克，桂枝 25 克，艾葉 25 克。

【功能主治】發汗解表，溫經利水。主治尿毒症。

【使用方法】將上藥入鍋中，加水適量，先浸泡 10 分鐘，再煎煮 30 分鐘，去渣取汁，倒入盆中，先燻蒸，待藥溫降至 40℃左右時，再浸泡雙腳 30 分鐘，每天 1 次，連續 10 天。

【來源】《泡腳按摩祛百病》

方 2　麻黃解表水

【藥物組成】麻黃 30 克，桂枝 30 克，細辛 30 克，羌活 30 克，獨活 30 克，蒼朮 30 克，白朮 30 克，紅花 30 克。

【功能主治】清熱利尿解毒。主治尿毒症。

【使用方法】將上藥入鍋中，加水適量，先浸泡 10 分鐘，再煎煮 30 分鐘，去渣取汁，倒入盆中，先燻蒸，待藥溫降至 40℃左右時，再浸泡雙腳 30 分鐘，每天 1 次，連續 3～10 天。

【來源】《泡腳按摩祛百病》

方 3　腎藥浴湯

【藥物組成】麻黃 15 克，細辛 15 克，紫蘇葉 30 克，桂枝 25 克，連翹 25 克，木瓜 25 克，紅花 25 克。

【功能主治】清熱利尿解毒。主治尿毒症。

【使用方法】將上藥入鍋中，加水適量，先浸泡 10 分鐘，再煎煮 30 分鐘，去渣取汁，倒入盆中，先燻蒸，待藥溫降至 40℃左右時，再浸泡雙腳 30 分鐘，每天 2 次，連續 7～10 天。

【來源】《泡腳按摩祛百病》

二十四、貧　血

人們通常所說的貧血是指缺鐵性貧血，多因飲食不節，失血過多，久病體虛，蟲積等引起。屬中醫學「虛勞」、「萎黃」、「虛損」、「黃胖」等病證範疇。

主要表現為頭暈眼花，耳鳴，心悸氣短，乏力，面色蒼白等貧血症狀及導致缺鐵的原發性疾病的表現。嚴重者還可出現組織缺鐵的症狀，病程長者對兒童來說會影響其生長發育。本病為全球性疾病，男女老少均可罹患，以嬰幼兒和育齡期婦女多見。

泡腳藥組方選擇以補血養血之品為主。

方 1　當歸雞血藤方

【藥物組成】當歸 20 克，雞血藤 30 克，川芎 15 克。

【功能主治】補血養血。主治各類貧血。

【使用方法】將上藥入鍋中，加水適量，煎 40 分鐘，去渣取汁，倒入盆中，先燻蒸，待藥溫降至 40℃左

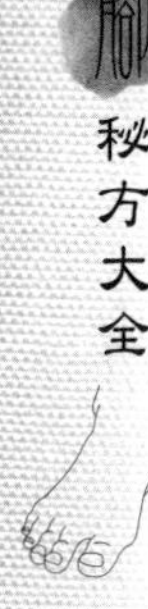

右時，再浸泡雙腳30～40分鐘，每天1次，15天為1個療程。

【來源】《足療足浴治病大全》

方2 製首烏仙鶴草方

【藥物組成】製首烏30克，仙鶴草40克。皂礬60克。

【功能主治】補血養血。主治各類貧血。

【使用方法】將上藥入鍋中，加水適量，煎40分鐘，去渣取汁，倒入盆中，先燻蒸，待藥溫降至40℃左右時，再浸泡雙腳30～40分鐘，每天1次，15天為1個療程。

【來源】《足療足浴治病大全》

二十五、血小板減少性紫癜

血小板減少性紫癜是指無明顯外源性病因引起的外周血小板減少，屬中醫「血證」、「發斑」、「肌衄」、「葡萄疫」、「紫斑」等病證範疇，可由熱盛、陰虛、氣虛或瘀血等原因引起，其特點是自發性出血，血小板減少，出血時間延長和血塊收縮不良。

本病分為急性型和慢性型兩類。急性型常為自限性，多見於兒童，無性別差異，冬春兩季易發病；慢性型多見於成人，青年女性常見，女性發病率為男性的3～4倍。一般將病情遷延半年以上不癒或時而復發的病例稱為慢性型。

泡腳藥組方選擇以滋陰養血，止血祛斑之品為主。

方1 仙鶴草旱蓮草方

【藥物組成】仙鶴草50克，旱蓮草40克，莧菜100克。

【功能主治】滋陰養血，止血祛斑。主治各類血小板減少性紫癜。

【使用方法】將上藥入鍋中，加水適量，煎 40 分鐘，去渣取汁，倒入盆中，先燻蒸，待藥溫降至 40℃左右時，再浸泡雙腳 30～40 分鐘，每天 1～2 次，15 天為 1 個療程。

【來源】《足療足浴治病大全》

方 2　生地丹皮方

【藥物組成】生地黃 20 克，丹皮 15 克，鮮藕節 100 克。

【功能主治】滋陰養血，止血祛斑。主治各類血小板減少性紫癜。

【使用方法】將上藥入鍋中，加水適量，煎 40 分鐘，去渣取汁，倒入盆中，先燻蒸，待藥溫降至 40℃左右時，再浸泡雙腳 30～40 分鐘，每天 1～2 次，15 天為 1 個療程。

【來源】《足療足浴治病大全》

方 3　白茅根馬蘭頭方

【藥物組成】白茅根 100 克，馬蘭頭 80 克，鮮小薊 60 克。

【功能主治】滋陰養血，止血祛斑。主治各類血小板減少性紫癜。

【使用方法】將上藥入鍋中，加水適量，煎 40 分鐘，去渣取汁，倒入盆中，先燻蒸，待藥溫降至 40℃左右時，再浸泡雙腳 30～40 分鐘，每天 1～2 次，15 天為 1 個療程。

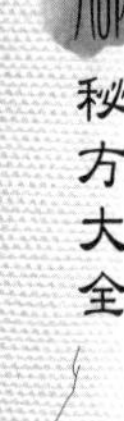

【來源】《足療足浴治病大全》

方 4　土大黃藕節方

【藥物組成】土大黃 100 克，藕節 150 克，紫珠草 30 克。

【功能主治】滋陰養血，止血祛斑。主治各類血小板減少性紫癜，對紫癜部鮮紅，伴有鼻血，心煩，大便乾結更適。

【使用方法】將上藥入鍋中，加水適量，煎 40 分鐘，去渣取汁，倒入盆中，先燻蒸，待藥溫降至 40℃左右時，再浸泡雙腳 30～40 分鐘，每天 1～2 次，15 天為 1 個療程。

【來源】《足療足浴治病大全》

二十六、糖尿病

糖尿病是一種常見的內分泌代謝性疾病。由於體內胰島素相對或絕對不足，導致糖、蛋白質、脂肪、水和電解質代謝紊亂。

臨床上有原發性和繼發性，胰島素依賴型與非胰島素依賴型的區別。其主要特徵為高血糖或糖尿，臨床表現為「三多一少」（多飲、多食、多尿、體重減少），久病常伴發心血管、腎、眼及神經等病變。

中醫稱本病為「消渴」。其病機主要是稟賦不足，陰津虧損，燥熱偏勝，且多與瘀血密切相關。

根據其表現程度上的輕重不同，而有上、中、下三消之分。以肺燥為主，多飲症狀較突出者，稱為「上消」；以胃熱為主，多食症狀突出者，稱為「中消」；以腎虛為主，多尿症狀突出者，稱為「下消」。

泡腳藥組方選擇以清熱潤燥，養陰生津之品為主。

方1　柚子皮玉米鬚方

【藥物組成】鮮柚子皮200克，玉米鬚100克。

【功能主治】清熱生津降糖。主治各類糖尿病。

【使用方法】將上藥入鍋中，加水適量，煎40分鐘，去渣取汁，倒入盆中，先燻蒸，待藥溫降至40℃左右時，再浸泡雙腳30～40分鐘，每天1次，15天為1個療程。

【來源】《足療足浴治病大全》

方2　苦瓜羅漢果皮方

【藥物組成】苦瓜200克，羅漢果皮60克。

【功能主治】清熱生津降糖。主治各類糖尿病。

【使用方法】將上藥入鍋中，加水適量，煎40分鐘，去渣取汁，倒入盆中，先燻蒸，待藥溫降至40℃左右時，浸泡雙腳30～40分鐘，每天1次，15天為1個療程。

【來源】《足療足浴治病大全》

方3　蕃薯葉冬瓜皮方

【藥物組成】蕃薯葉200克，冬瓜皮200克，地骨皮30克。

【功能主治】清熱生津降糖。主治各類糖尿病。

【使用方法】將上藥入鍋中，加水適量，煎40分鐘，去渣取汁，倒入盆中，先燻蒸，待藥溫降至40℃左右時，再浸泡雙腳30～40分鐘，每天1次，15天為1個療程。

【來源】《足療足浴治病大全》

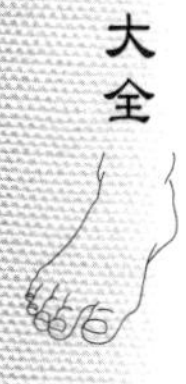

方 4　銀花丹參方

【藥物組成】金銀花 20 克，紫丹參 30 克，乳香 15 克，沒藥 15 克。

【功能主治】清熱生津，活血止痛。主治糖尿病足早期下肢疼痛跛行者。

【使用方法】將上 4 藥入鍋中，加水適量，煎煮 20 分鐘，去渣取汁，與 3000 毫升開水同入泡足桶中，先燻蒸，待藥溫降至 40℃左右時，後泡洗雙腳，每次 40 分鐘，20 天為 1 個療程。

【來源】《泡足驗方》

方 5　黃柏地龍方

【藥物組成】黃柏 30 克，地龍 60 克，水蛭 20 克，苦參 30 克，川芎 15 克。

【功能主治】清熱生津，活血止痛。主治糖尿病足早期下肢疼痛跛行者。

【使用方法】將上 5 藥入鍋中，加水適量，煎煮 20 分鐘，去渣取汁，與 3000 毫升開水同入泡足桶中，先燻蒸，待藥溫降至 40℃左右時，後泡洗雙腳，每次 40 分鐘，20 天為 1 個療程。

【來源】《泡足驗方》

方 6　丹皮蒲公英方

【藥物組成】丹皮 20 克，蒲公英 60 克，黃柏 20 克，苦參 15 克，生大黃 20 克，白芷 15 克，生理鹽水適量。

【功能主治】清熱生津，活血止痛。主治糖尿病足潰瘍者。

【使用方法】將上 6 藥入鍋中，加水適量，煎煮 20

分鐘，去渣取汁，加入生理鹽水與3000毫升開水同入泡足桶中，先燻蒸，待藥溫降至40℃左右時，後泡洗雙腳，每次40分鐘，20天為1個療程。

【來源】《泡足驗方》

方7　黃蓍桂枝牛膝方

【藥物組成】生黃蓍30克，桂枝50克，川牛膝40克，川芎15克。

【功能主治】活血通絡，行氣止痛。主治糖尿病足早期下肢疼痛，感覺異常者。

【使用方法】將上4藥入鍋中，加水適量，煎煮20分鐘，去渣取汁，與3000毫升開水同入泡足桶中，先燻蒸，待藥溫降至40℃左右時，後泡洗雙腳，每次40分鐘，20天為1個療程。

【來源】《泡足驗方》

方8　蒼朮地龍雞血藤方

【藥物組成】蒼朮30克，地龍20克，雞血藤50克，川芎15克。

【功能主治】健脾燥濕，活血通絡。主治糖尿病早期下肢疼痛者。

【使用方法】將上4藥入鍋中，加水適量，煎煮20分鐘，去渣取汁，與3000毫升開水同入泡足桶中，先燻蒸，待藥溫降至40℃左右時，後泡洗雙腳，每次40分鐘，20天為1個療程。

【來源】《泡足驗方》

方9　菟絲子川芎樟腦方

【藥物組成】菟絲子30克，川芎20克，地龍30

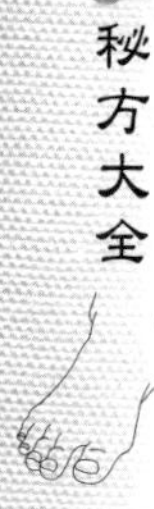

克，蘇木15克，樟腦2克。

【功能主治】補腎活血通絡。主治糖尿病早期下肢疼痛者。

【使用方法】將上5藥入鍋中，加水適量，煎煮20分鐘，去渣取汁，與3000毫升開水同入泡足桶中，先燻蒸，待藥溫降至40℃左右時，後泡洗雙腳，每次40分鐘，20天為1個療程。

【來源】《泡足驗方》

方10　桂枝細辛方

【藥物組成】桂枝30克，細辛15克，紅花15克，蒼朮30克，黃柏20克，土茯苓30克，苦參20克，毛冬青50克，忍冬藤60克。

【功能主治】溫經散寒，活血通絡。主治糖尿病早期下肢疼痛者。

【使用方法】將上9藥入鍋中，加水適量，煎煮20分鐘，去渣取汁，與3000毫升開水同入泡足桶中，先燻蒸，待藥溫降至40℃左右時，後泡洗雙腳，每次40分鐘，20天為1個療程。

【來源】《泡足驗方》

方11　透骨草雞血藤方

【藥物組成】透骨草100克，雞血藤80克，桂枝20克，紅花15克，乳香10克，沒藥10克，花椒20克。

【功能主治】溫經散寒，活血通絡。主治糖尿病早期下肢疼痛者。

【使用方法】將上7藥入鍋中，加水適量，煎煮20分鐘，去渣取汁，與3000毫升開水同入泡足桶中，先燻蒸，待藥溫降至40℃左右時，後泡洗雙腳，每次40分鐘，20天為1個療程。

【來源】《泡足驗方》

方12　黃耆丹參方

【藥物組成】生黃耆50克，丹參30克，葛根30克，川芎20克，地骨皮15克，木瓜30克，川牛膝30克，益母草20克。

【功能主治】益氣活血通絡。主治糖尿病足潰瘍者。

【使用方法】將上8藥入鍋中，加水適量，煎煮20分鐘，去渣取汁，與3000毫升開水同入泡足桶中，先燻蒸，待藥溫降至40℃左右時，後泡洗雙腳，每次40分鐘，20天為1個療程。

【來源】《泡足驗方》

二十七、面　癱

面癱，又稱面神經麻痺，是一種比較複雜的面部疾病，發病原因大多由面部受涼、物理性損傷或病毒入侵所致，發病之初表現為面神經發炎，此時還未形成明顯的面部症狀，隨著病情的發展，患者會出現眼角下垂、口眼歪斜等典型的症狀表現。中醫稱為「吊線風」，基本病機為正氣不足，風邪入中經絡，氣血痺阻。泡腳藥組方選擇以祛風活血通絡之品為主。

方1　桃仁防風方

【藥物組成】桃仁15克，紅花10克，防風20克，白酒30毫升。

【功能主治】祛風活血通絡。主治各類面癱。

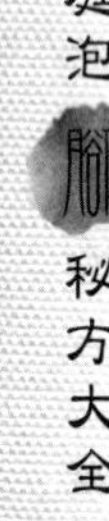

【使用方法】將上藥入鍋中，加水適量，煎40分鐘，去渣取汁，倒入盆中，先燻蒸，待藥溫降至40℃左右時，再浸泡雙腳30～40分鐘，每天1次，10天為1個療程。

【來源】《足療足浴治病大全》

方2　白附子全蠍方

【藥物組成】白附子10克，殭蠶20克，全蠍10克，皂角刺20克，冰片2克。

【功能主治】祛風活血通絡。主治各類面癱。

【使用方法】將上藥入鍋中，加水適量，煎40分鐘，去渣取汁，倒入盆中，先燻蒸，待藥溫降至40℃左右時，再浸泡雙腳30～40分鐘，每天1次。

【來源】《足療足浴治病大全》

方3　白附子全蠍方

【藥物組成】白附子10克，殭蠶20克，全蠍10克，皂角刺20克，冰片2克。

【功能主治】祛風活血通絡。主治各類面癱。

【使用方法】將上藥入鍋中，加水煎40分鐘，去渣取汁，倒入盆中，先燻蒸，待藥溫降至40℃左右時，再浸泡雙腳30～40分鐘，每天1次。

【來源】《足療足浴治病大全》

二十八、三叉神經痛

三叉神經痛是指以短暫且反覆發作性的一側面部刺痛或痙攣，伴面肌抽搐為主症的疾患。國內統計的發病率52.2/10萬，女略多於男，發病率可隨年齡而增長。三叉神經痛多發生於中老年人，右側多於左側。

該病的特點是：在頭面部三叉神經分佈區域內，發病驟發，驟停、閃電樣、刀割樣、燒灼樣、頑固性、難以忍受的劇烈性疼痛。說話、洗臉、刷牙或微風拂面，甚至走路時都會導致陣發性時的劇烈疼痛。疼痛歷時數秒或數分鐘，疼痛呈週期性發作，發作間歇期同正常人一樣。

中醫稱本病為「面風痛」，其病機為風寒、風熱等邪侵襲面部經絡，或素體陰虛內熱，瘀痰阻滯，經脈受壓，經絡攣急所致。泡腳藥組方選擇以祛風散寒，清熱通絡止痛之品為主。

方 1　麻黃附子方

【藥物組成】生麻黃 20 克，製附子 30 克，細辛 5 克，川芎 15 克。

【功能主治】祛風散寒止痛。主治外感風寒型三叉神經痛。症見面部陣發性劇痛，畏寒肢冷，神倦乏力，舌苔白膩，脈浮緊。

【使用方法】將上藥入鍋中，加水適量，煎 40 分鐘，去渣取汁，倒入盆中，先燻蒸，待藥溫降至 40℃左右時，再浸泡雙腳 30～40 分鐘，每天 1 次，7 天為 1 個療程。

【來源】《足療足浴治病大全》

方 2　荊芥白芷方

【藥物組成】荊芥 20 克，白芷 15 克，細辛 5 克，全蠍 10 克。

【功能主治】祛風散寒止痛。主治外感風寒型三叉神經痛。症見面部陣發性劇痛，畏寒肢冷，神倦乏力，舌苔

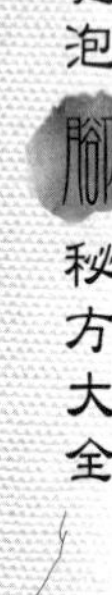

白膩，脈浮緊。

【使用方法】將上藥入鍋，加水適量，煎40分鐘，去渣取汁，倒入盆中，先燻蒸，待藥溫降至40℃左右時，再浸泡雙腳30～40分鐘，每天1次，7天為1個療程。

【來源】《足療足浴治病大全》

方3　川芎石膏方

【藥物組成】川芎30克，生石膏60克，忍冬藤50克，野菊花30克。

【功能主治】疏風清熱止痛。主治外感風熱型三叉神經痛。症見面部陣發性劇痛，口渴多飲，面紅目赤大便乾，舌紅苔薄黃。

【使用方法】將上藥入鍋中，加水適量，煎40分鐘，去渣取汁，倒入盆中，先燻蒸，待藥溫降至40℃左右時，再浸泡雙腳30～40分鐘，每天1次，7天為1個療程。

【來源】《足療足浴治病大全》

方4　銀翹白芷方

【藥物組成】金銀花藤50克，連翹30克，白芷15克，細辛5克。

【功能主治】疏風清熱止痛。主治外感風熱型三叉神經痛。症見面部陣發性劇痛，口渴多飲，面紅目赤大便乾，舌紅苔薄黃。

【使用方法】將上藥入鍋中，加水適量，煎40分鐘，去渣取汁，倒入盆中，先燻蒸，待藥溫降至40℃左右時，再浸泡雙腳30～40分鐘，每天1次，7天為1個療程。

【來源】《足療足浴治病大全》

方 5　夏枯草梔子方

【藥物組成】夏枯草 50 克，生梔子 20 克，川芎 20 克，白芷 15 克。

【功能主治】清肝火，瀉胃火。主治肝胃實火型三叉神經痛。症見面痛灼熱，煩躁易怒，口渴口苦，面紅目赤大便乾，舌苔黃燥。

【使用方法】將上藥入鍋中，加水適量，煎 40 分鐘，去渣取汁，倒入盆中，先燻蒸，待藥溫降至 40℃左右時，再浸泡雙腳 30～40 分鐘，每天 1 次，7 天為 1 個療程。

【來源】《足療足浴治病大全》

二十九、風濕性關節炎

風濕性關節炎是一種常見的急性或慢性結締組織炎症，可反覆發作並累及心臟。臨床以關節或肌肉游走性酸楚、重著、疼痛為特徵，中醫稱為「痺病」。

根據感邪不同及臨床主要表現，有行痺、痛痺、著痺、熱痺的區別。行痺者，其痛游走不定，惡風寒；痛痺者，痛劇，遇寒則甚，得熱則緩；著痺者，重著而痛，手足笨重，活動不靈，肌膚麻木不仁；熱痺者，肢體關節灼痛，或痛處焮紅，腫脹劇烈，筋脈拘急。

其病機主要是正氣不足，風寒濕三者雜之，導致氣血凝滯，經絡痺阻所致。泡腳藥組方選擇以祛邪活絡，緩急止痛之品為主。

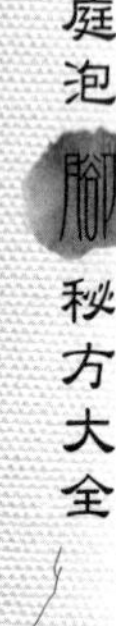

方 1　獨活海風藤方

【藥物組成】獨活 20 克，海風藤 60 克，豨薟草 50 克，桑枝 100 克。

【功能主治】除濕通絡止痛。主治下肢行痺。

【使用方法】將上藥入鍋中，加水適量，煎 40 分鐘，去渣取汁，倒入盆中，先燻蒸，待藥溫降至 40℃左右時，浸泡雙腳 30～40 分鐘，每天 1 次，20 天為 1 個療程。

【來源】《足療足浴治病大全》

方 2　生薑松針方

【藥物組成】連皮生薑 50 克，松針 60 克，松節 30 克，蔥段 30 克。

【功能主治】祛風除濕，消腫止痛。主治下肢行痺。

【使用方法】將上 4 藥入鍋中，加水適量，煎煮 20 分鐘，去渣取汁，與 3000 毫升開水同入泡足桶中，先燻蒸，待藥溫降至 40℃左右時，後泡洗雙腳，每次 40 分鐘，20 天為 1 個療程。

【來源】《泡足驗方》

方 3　伸筋草牛膝方

【藥物組成】伸筋草 30 克，川牛膝 20 克，海桐皮 30 克，威靈仙 30 克，細辛 10 克。

【功能主治】祛風除濕，消腫止痛。主治下肢行痺。

【使用方法】將上 5 藥入鍋中，加水適量，煎煮 20 分鐘，去渣取汁，與 3000 毫升開水同入泡足桶中，先燻蒸，待藥溫降至 40℃左右時，後泡洗雙腳，每次 40 分鐘，20 天為 1 個療程。

【來源】《泡足驗方》

方 4　樹枝石菖蒲方

【藥物組成】桃樹枝、楊樹枝、柳樹枝、桂枝、槐樹枝各 60 克，石菖蒲 30 克。

【功能主治】祛風除濕，消腫止痛。主治下肢行痺。

【使用方法】將上 6 味藥入鍋中，加水適量，煎煮 20 分鐘，去渣取汁，與 3000 毫升開水同入泡足桶中，先燻蒸，待藥溫降至 40℃左右時，後泡洗雙腳，每次 40 分鐘，20 天為 1 個療程。

【來源】《泡足驗方》

方 5　防雞蜀椒湯

【藥物組成】防風 30 克，雞血藤 30 克，花椒 30 克，透骨草 20 克，蒼朮 20 克，細辛 10 克，食鹽 150 克。

【功能主治】疏風散寒，通絡祛濕。主治風濕關節炎屬行痺者。

【使用方法】將上藥入鍋中，加水適量，先浸泡 10 分鐘，再煎煮 30 分鐘，去渣取汁，倒入盆中，先燻蒸，待藥溫降至 40℃左右時，再浸泡雙腳 30 分鐘，每天 2 次，連用 5～7 天。

【來源】《泡腳按摩祛百病》

方 6　苦參蒼椒方

【藥物組成】苦參 15 克，蒼朮 10 克，川椒 10 克，黃柏 5 克，防風 3 克，荊芥 3 克，川芎 3 克，丹皮 3 克。

【功能主治】祛風散寒，活血通絡。主治風濕關節炎屬行痺者。

【使用方法】將上藥入鍋中，加水適量，先浸泡 10

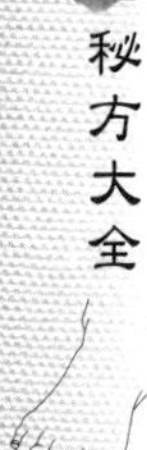

分鐘，再煎煮 30 分鐘，去渣取汁，倒入盆中，先燻蒸，待藥溫降至 40℃左右時，再浸泡雙腳 30 分鐘，每天 1 次，20 天為 1 個療程，連用 2 個療程。

【來源】《泡腳按摩祛百病》

方 7　五枝蔥白浴

【藥物組成】白楊枝 300 克，柳枝 300 克，槐枝 300 克，桑枝 300 克，桃枝 300 克，紫蘇梗 300 克，石菖蒲 300 克，生薑 300 克，蔥白 300 克。

【功能主治】祛風除濕，消腫止痛。適用於下肢風濕腫痛。

【使用方法】將上藥入鍋中，加水適量，先浸泡 10 分鐘，再煎煮 30 分鐘，去渣取汁，倒入盆中，先燻蒸，待藥溫降至 40℃左右時，再浸泡雙腳 30 分鐘，每天 1 次，連用 5～7 天。

【來源】《泡腳按摩祛百病》

方 8　威靈仙白酒方

【藥物組成】威靈仙 60 克，白酒 50 克。

【功能主治】除濕止痛。主治下肢著痺。

【使用方法】將威靈仙入鍋中，加水適量，煎 40 分鐘，去渣取汁，加入白酒，倒入盆中，先燻蒸，待藥溫降至 40℃左右時，再浸泡雙腳 30～40 分鐘，每天 1 次，20 天為 1 個療程。

【來源】《足療足浴治病大全》

方 9　白草皂角浴

【藥物組成】鮮三白草 1000 克，鮮皂角刺 250 克。

【功能主治】通絡止痛。主治風濕關節炎屬著痺者。

【使用方法】將上藥入鍋中，加水適量，先浸泡 10 分鐘，再煎煮 30 分鐘，去渣取汁，倒入盆中，先燻蒸，待藥溫降至 40℃左右時，再浸泡雙腳 30 分鐘，每天 1 次，連用 3～5 天。

【來源】《泡腳按摩祛百病》

方 10　松針甘草威靈仙湯

【藥物組成】威靈仙 50 克，甘草 100 克，松針 100 克。

【功能主治】祛風止痛散寒除濕。適用於下肢冷痛不能行走屬著痺者。

【使用方法】將上藥入鍋中，加水適量，先浸泡 10 分鐘，再煎煮 30 分鐘，去渣取汁，倒入盆中，先燻蒸，待藥溫降至 40℃左右時，再浸泡雙腳 30 分鐘，每天 1 次，連用 5～7 天。

【來源】《泡腳按摩祛百病》

方 11　三藤方

【藥物組成】絡石藤 30 克，雞血藤 20 克，海風藤 20 克，白酒 50 克。

【功能主治】祛風除濕，通絡止痛。主治下肢著痺。

【使用方法】將上 4 藥入鍋中，加水適量，煎煮 20 分鐘，去渣取汁，與 3000 毫升開水同入泡足桶中，先燻蒸，待藥溫降至 40℃左右時，後泡洗雙腳，每次 40 分鐘，20 天為 1 個療程。

【來源】《泡足驗方》

方 12　蒼朮薏苡仁方

【藥物組成】蒼朮 30 克，生薏苡仁 60 克，五加皮 50

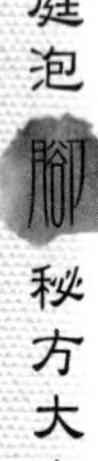

克，川芎 30 克，冰片 2 克。

【功能主治】除濕活血，通絡止痛。主治下肢著痺

【使用方法】將上 4 藥入鍋中，加水適量，煎 40 分鐘，去渣取汁，倒入盆中，加入冰片，先燻蒸，待藥溫降至 40℃左右時，後浸泡雙腳 30～40 分鐘，每天 1 次，20 天為 1 療程。

【來源】《足療足浴治病大全》

方 13　二皮方

【藥物組成】海桐皮 30 克，五加皮 20 克，千年健 30 克，鑽地楓 20 克，川芎 15 克。

【功能主治】祛風除濕，消腫止痛。主治下肢著痺。

【使用方法】將上 5 藥入鍋中，加水適量，煎煮 20 分鐘，去渣取汁，與 3000 毫升開水同入泡足桶中，先燻蒸，待藥溫降至 40℃左右時，後泡洗雙腳，每次 40 分鐘，20 天為 1 個療程。

【來源】《泡足驗方》

方 14　附子乾薑方

【藥物組成】附子 15 克，乾薑 50 克，仙靈脾 20 克，花椒 15 克。

【功能主治】祛風除濕，消腫止痛。主治下肢痛痺。

【使用方法】將上 4 藥入鍋中，加水適量，煎煮 20 分鐘，去渣取汁，與 3000 毫升開水同入泡足桶中，先燻蒸，待藥溫降至 40℃左右時，後泡洗雙腳，每次 40 分鐘，20 天為 1 個療程。

【來源】《泡足驗方》

方 15　草烏白芷方

【藥物組成】生草烏 20 克，白芷 15 克，路路通 30 克，皂角刺 20 克，樟腦 5 克。

【功能主治】祛風除濕，通絡止痛。主治下肢痛痺。

【使用方法】將上 5 藥入鍋中，加水適量，煎煮 20 分鐘，去渣取汁，與 3000 毫升開水同入泡足桶中，先燻蒸，待藥溫降至 40℃左右時，後泡洗雙腳，每次 40 分鐘，20 天為 1 個療程。

【來源】《泡足驗方》

方 16　川草烏細辛方

【藥物組成】製川烏 30 克，製草烏 30 克，細辛 10 克，麻黃 15 克，當歸 20 克。

【功能主治】祛風除濕，散寒止痛。主治下肢痛痺，寒性偏重者更佳。

【使用方法】將上藥入鍋中，加水適量，煎 40 分鐘，去渣取汁，倒入盆中，先燻蒸，待藥溫降至 40℃左右時，再浸泡雙腳 30～40 分鐘，每天 1 次，20 天為 1 個療程。

【來源】《足療足浴治病大全》

方 17　透骨草二烏湯

【藥物組成】透骨草 30 克，川烏 15 克，草烏 15 克，細辛 15 克，荊芥 15 克，桂枝 15 克，羌活 15 克，牛蒡子 15 克。

【功能主治】溫經通絡，祛風止痛。主治膝骨性關節炎屬痛痺者。

【使用方法】將上藥入鍋中，加水適量，先浸泡 10

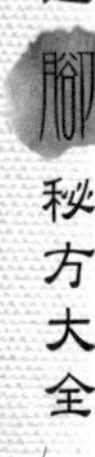

分鐘，再煎煮 30 分鐘，去渣取汁，倒入盆中，待藥溫降至 40℃左右時，浸泡雙腳 30 分鐘，每天 2 次，連用 5～7 天。

【來源】《泡腳按摩祛百病》

方 18 芍藥透骨湯

【藥物組成】白芍 10 克，赤芍 10 克，透骨草 10 克，延胡索 10 克，當歸 10 克，雞血藤 20 克，海桐皮 20 克，忍冬藤 20 克。

【功能主治】活血化瘀，行氣止痛。主治膝骨性關節炎屬痛痺者。

【使用方法】將上藥入鍋中，加水適量，先浸泡 10 分鐘，再煎煮 30 分鐘，去渣取汁，倒入盆中，待藥溫降至 40℃左右時，浸泡雙腳 30 分鐘，每天 2 次，7 天為 1 個療程，連用 2～3 個療程。

【來源】《泡腳按摩祛百病》

方 19 當歸五加皮湯

【藥物組成】當歸 20 克，五加皮 20 克，川芎 15 克，桃仁 15 克，紅花 15 克，巴戟天 15 克，黃耆 30 克，製附片 5 克，細辛 7 克。

【功能主治】散寒祛濕，溫通經絡。主治風濕關節炎屬痛痺者。

【使用方法】將上藥入鍋中，加水適量，先浸泡 10 分鐘，再煎煮 30 分鐘，去渣取汁，倒入盆中，先燻蒸，待藥溫降至 40℃左右時，再浸泡雙腳 30 分鐘，每天 2 次，連用 7～10 天。

【來源】《泡腳按摩祛百病》

方 20　芒硝紅花浴

【藥物組成】芒硝 100 克，紅花 15 克，川椒 15 克，草烏 15 克，川烏 15 克，蘇木 15 克，赤芍 15 克，桂枝 15 克，益母草 15 克，透骨草 15 克。

【功能主治】溫經散寒，理氣止痛。主治膝骨性關節炎屬痛痺者。

【使用方法】將上藥入鍋中，加水適量，先浸泡 10 分鐘，再煎煮 30 分鐘，去渣取汁，倒入盆中，先燻蒸，待藥溫降至 40℃左右時，再浸泡雙腳 30 分鐘，每天 2 次，連用 7～10 天。

【來源】《泡腳按摩祛百病》

方 21　尋骨血藤湯

【藥物組成】杜仲 15 克，牛膝 15 克，蒼朮 15 克，威靈仙 15 克，海桐皮 15 克，木瓜 15 克，白芷 15 克，尋骨風 15 克，雞血藤 15 克，川椒 15 克。

【功能主治】補益肝腎，活血通絡。主治膝骨性關節炎屬痛痺者。

【使用方法】將上藥入鍋中，加水適量，先浸泡 10 分鐘，再煎煮 30 分鐘，去渣取汁，倒入盆中，待藥溫降至 40℃左右時，浸泡雙腳 30 分鐘，每天 2 次，連用 7～10 天。

【來源】《泡腳按摩祛百病》

方 22　艾葉木瓜防風湯

【藥物組成】艾葉 30 克，木瓜 30 克，防風 30 克，五加皮 30 克，地龍 30 克，當歸 30 克，羌活 30 克，土鱉蟲 30 克，伸筋草 30 克，製草烏 5 克。

【功能主治】溫通經絡，祛濕止痛。主治風濕關節炎屬痛痺者。

【使用方法】將上藥入鍋中，加水適量，先浸泡 10 分鐘，再煎煮 30 分鐘，去渣取汁，倒入盆中，先燻蒸，待藥溫降至 40℃左右時，再浸泡雙腳 30 分鐘，每天 2 次，連用 5～7 天。

【來源】《泡腳按摩祛百病》

方 23　透骨五加紅花浴

【藥物組成】荊芥 15 克，防風 15 克，蒲公英 15 克，紫花地丁 15 克，透骨草 15 克，艾葉 15 克，細辛 15 克，牛膝 15 克，紅花 15 克，川椒 15 克，五加皮 15 克。

【功能主治】散寒通絡，活血止痛。主治膝骨性關節炎屬痛痺者。

【使用方法】將上藥入鍋中，加水適量，先浸泡 10 分鐘，再煎煮 30 分鐘，去渣取汁，倒入盆中，先燻蒸，待藥溫降至 40℃左右時，再浸泡雙腳 30 分鐘，每天 2 次，連用 5～7 天。

【來源】《泡腳按摩祛百病》

方 24　忍冬藤知柏方

【藥物組成】忍冬藤 60 克，知母 15 克，黃柏 15 克，赤芍 20 克，冰片 2 克。

【功能主治】祛風除濕，消腫止痛。主治下肢濕熱痺。

【使用方法】將上 4 藥入鍋中，加水適量，煎煮 20 分鐘，去渣取汁，加入冰片，與 3000 毫升開水同入泡足桶中，先燻蒸，待藥溫降至 40℃左右時，後泡洗雙腳，每次 40 分鐘，20 天為 1 個療程。

【來源】《泡足驗方》

方 25　艾葉桃仁方

【藥物組成】艾葉 50 克，桃仁 15 克，紅花 10 克，雞血藤 50 克，透骨草 20 克，精鹽 5 克。

【功能主治】散寒除濕，活血止痛。主治下肢痛痺。

【使用方法】將上 6 藥入鍋中，加水適量，煎煮 20 分鐘，去渣取汁，與 3000 毫升開水同入泡足桶中，先燻蒸，待藥溫降至 40℃左右時，後泡洗雙腳，每次 40 分鐘，20 天為 1 個療程。

【來源】《泡足驗方》

方 26　濕熱痺湯

【藥物組成】製川烏 5 克，製草烏 5 克，細辛 10 克，薏苡仁 50 克，透骨草 20 克，牡丹皮 15 克，赤芍 15 克，乳香 15 克，沒藥 15 克，紅花 15 克，黃柏 15 克，蒼朮 15 克。

【功能主治】清熱利濕，通絡止痛。適用於風濕性關節炎。症見筋骨痛疼，小便短赤。

【使用方法】將上藥入鍋中，加水適量，先浸泡 10 分鐘，再煎煮 30 分鐘，去渣取汁，倒入盆中，先燻蒸，待藥溫降至 40℃左右時，再浸泡雙腳 30 分鐘，每天 1 次，20 天為 1 個療程，連用 1～2 個療程。

【來源】《泡腳按摩祛百病》

三十、類風濕性關節炎

類風濕性關節炎是一個累及周圍關節為主的系統性炎症性的自身免疫病。

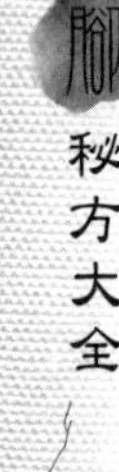

其特徵為對稱性、周圍性多個關節慢性炎性病變，通常以對稱性手、腕、足等小關節病變多見，臨床表現為受累關節疼痛、腫脹、功能障礙，病變呈持續反覆、進行性過程。

中醫稱本病為「痺證」，其病機為風寒濕熱之邪留滯於筋骨關節，久之損傷肝腎陰血所致。

泡腳藥組方選擇以散寒除濕，祛風通絡，強筋健骨之品為主。

方 1　桃蒲湯

【藥物組成】桃枝 30 克，石菖蒲 30 克，高粱米 50 克。

【功能主治】散寒除濕。適用於類風濕性關節炎。症見關節腫脹疼痛，全身沉重等。

【使用方法】將上藥入鍋中，加水適量，先浸泡 10 分鐘，再煎煮 30 分鐘，去渣取汁，倒入盆中，先燻蒸，待藥溫降至 40℃左右時，再浸泡雙腳 30 分鐘，每天 1 次，7～14 天為 1 個療程，連用 1～2 個療程。

【來源】《泡腳按摩祛百病》

方 2　側柏冬青白蒿浴

【藥物組成】麻黃 50 克，側柏葉 50 克，冬青 50 克，小白蒿 50 克。

【功能主治】發汗散寒，祛風通絡，強筋健骨。適用於類風濕性關節炎。

【使用方法】將上藥入鍋中，加水適量，先浸泡 10 分鐘，再煎煮 30 分鐘，去渣取汁，倒入盆中，先燻蒸，待藥溫降至 40℃左右時，再浸泡雙腳 30 分鐘，每天 1

次，7～14 天為 1 個療程，連用 1～2 個療程。

【來源】《泡腳按摩祛百病》

方 3　桑枝四藤湯

【藥物組成】桑枝 400 克，海風藤 160 克，絡石藤 160 克，忍冬藤 48 克，雞血藤 48 克，海桐皮 48 克，豨薟草 80 克。

【功能主治】疏風通絡。適用於類風濕性關節炎。

【使用方法】將上藥入鍋中，加水適量，先浸泡 10 分鐘，再煎煮 30 分鐘，去渣取汁，倒入盆中，先燻蒸，待藥溫降至 40℃左右時，再浸泡雙腳 30 分鐘，每天 1 次，10 天為 1 個療程。

【來源】《泡腳按摩祛百病》

方 4　桂枝止痛湯

【藥物組成】桂枝 10 克，麻黃 10 克，細辛 10 克，乾薑 10 克，甘草 10 克，製川烏 5 克，製附子 5 克。

【功能主治】溫陽祛風，活血止痛。適用於類風濕性關節炎。

症見肢體關節腫脹，屈伸更甚，痛有定處，自覺骨節寒涼，得溫痛減。

【使用方法】將上藥入鍋中，加水適量，先浸泡 10 分鐘，再煎煮 30 分鐘，去渣取汁，倒入盆中，先燻蒸，待藥溫降至 40℃左右時，再浸泡雙腳 30 分鐘，每天 1 次，20 天為 1 個療程，連用 1～2 個療程。

【來源】《泡腳按摩祛百病》

方 5　桂枝地楓浴

【藥物組成】獨活 100 克，桂枝 100 克，威靈仙 50

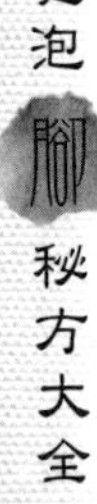

克，秦艽 50 克，川芎 50 克，地楓 50 克，防風 25 克。

【功能主治】散寒通絡，祛風除濕。適用於類風濕性關節炎。

【使用方法】將上藥入鍋中，加水適量，先浸泡 10 分鐘，再煎煮 30 分鐘，去渣取汁，倒入盆中，先燻蒸，待藥溫降至 40℃左右時，再浸泡雙腳 30 分鐘，每天 1 次，連用 5～10 劑。

【來源】《泡腳按摩祛百病》

方 6　南星白附子方

【藥物組成】製南星 15 克，白附子 20 克，白芥子 15 克，土鱉蟲 15 克，皂角刺 20 克，桂枝 50 克，當歸 15 克。

【功能主治】化痰行瘀，搜風通絡。主治風濕性關節炎慢性活動期，類風濕性關節炎晚期關節腫大疼痛，強直變形者。

【使用方法】將上 7 藥入鍋中加水適量，煎煮 20 分鐘，去渣取汁，與 3000 毫升開水同入泡足桶中，先燻蒸，待藥溫降至 40℃左右時，後泡洗雙腳，每次 40 分鐘，20 天為 1 個療程。

【來源】《泡足驗方》

方 7　二烏舒筋活絡湯

【藥物組成】製川烏 5 克，製草烏 5 克，伸筋草 20 克，丹參 30 克，桂枝 10 克，艾葉 10 克，川芎 15 克，威靈仙 15 克。

【功能主治】散寒止痛，舒筋活絡。適用於類風濕性關節炎。

【使用方法】將上藥入鍋中，加水適量，先浸泡 10 分鐘，再煎煮 30 分鐘，去渣取汁，倒入盆中，先燻蒸，待藥溫降至 40℃左右時，再浸泡雙腳 30 分鐘，每天 1 次，7～14 天為 1 個療程，連用 1～2 個療程。

【來源】《泡腳按摩祛百病》

方 8　草烏乾薑二藤湯

【藥物組成】製草烏 5 克，乾薑 20 克，絡石藤 50 克，雞血藤 50 克，桂枝 15 克，伸筋草 15 克，川芎 15 克，丹參 15 克。

【功能主治】溫經散寒，活血祛風。適用於偏癱，萎症，痺症之風寒濕瘀者。

【使用方法】將上藥入鍋中，加水適量，先浸泡 10 分鐘，再煎煮 30 分鐘，去渣取汁，倒入盆中，先燻蒸，待藥溫降至 40℃左右時，再浸泡雙腳 30 分鐘，每天 1 次，7～14 天為 1 個療程，連用 1～2 個療程。

【來源】《泡腳按摩祛百病》

方 9　二烏細辛湯

【藥物組成】製川烏 5 克，製草烏 5 克，茅蒼朮 10 克，當歸 10 克，木瓜 12 克，川芎 12 克，鬱金 6 克，獨活 6 克，細辛 3 克。

【功能主治】散寒除濕，通絡止痛。適用於類風濕性關節炎。

【使用方法】將上藥入鍋中，加水適量，先浸泡 10 分鐘，再煎煮 30 分鐘，去渣取汁，倒入盆中，先燻蒸，待藥溫降至 40℃左右時，再浸泡雙腳 30 分鐘，每天 1 次，連用 5～10 劑。

【來源】《泡腳按摩祛百病》

方 10　羌防土鱉湯

【藥物組成】羌活 30 克，防風 30 克，土鱉蟲 30 克，川芎 30 克，木瓜 30 克，炒艾葉 30 克，五加皮 30 克，地龍 30 克，當歸 30 克，伸筋草 30 克。

【功能主治】活血通絡，祛風除濕。對於關節腫脹疼痛，肌肉麻木，屈伸不利等有緩解作用。

【使用方法】將上藥入鍋中，加水適量，先浸泡 10 分鐘，再煎煮 30 分鐘，去渣取汁，倒入盆中，先燻蒸，待藥溫降至 40℃左右時，再浸泡雙腳 30 分鐘，每天 1 次，7～14 天為 1 個療程，連用 1～2 個療程。

【來源】《泡腳按摩祛百病》

三十一、痛　風

痛風是由於體內長期嘌呤代謝紊亂所致的疾病。臨床以高尿酸血症，急性關節炎反覆發作，痛風石沉積，慢性關節炎和關節畸形，腎實質性病變和尿酸石形成為特點。

本病以男性為多，約佔 95%。各種年齡均可發病，但以 30～40 歲多見，有家庭遺傳史。臨床表現為關節紅、腫、熱、痛反覆發作，關節活動不靈活。

中醫亦稱本病為「痛風」，其基本病機為飲食失宜，脾腎不足，風寒濕熱之邪痺阻，痰瘀沉積於關節周圍所致。泡腳藥組方選擇以活血通絡，散結止痛之品為主。

方 1　歸芎乳沒方

【藥物組成】當歸 15 克，川芎 20 克，製乳香 10 克，製沒藥 10 克，川牛膝 20 克。

【功能主治】活血化瘀，散結止痛。主治各類痛風。

【使用方法】將上 5 藥入鍋中，加水適量，煎煮 20 分鐘，去渣取汁，與 3000 毫升開水同入泡足桶中，先燻蒸，待藥溫降至 40℃左右時，後泡洗雙腳，每次 40 分鐘，15 天為 1 個療程。

【來源】《泡足驗方》

方 2　銀花藤雞血藤方

【藥物組成】銀花藤 25 克，雞血藤 30 克，獨活 15 克，蘇木 20 克，烏梢蛇 15 克，白酒 30 克。

【功能主治】活血化瘀，散結止痛。主治各類痛風。

【使用方法】將上 5 味藥入鍋中，加水適量，煎煮 20 分鐘，去渣取汁，加入白酒，與 3000 毫升開水同入泡足桶中，先燻蒸，待藥溫降至 40℃左右時，後泡洗雙腳，每次 40 分鐘，15 天為 1 個療程。

【來源】《泡足驗方》

方 3　海桐紅花浴

【藥物組成】王不留行 40 克，大黃 30 克，海桐皮 30 克，紅花 15 克，馬錢子 20 克，半夏 20 克，艾葉 20 克，蔥鬚 3 根。

【功能主治】通絡止痛。主治痛風。

【使用方法】將上藥入鍋中，加水適量，煎煮 30 分鐘，去渣取汁，倒入盆中，先燻蒸，待藥溫降至 40℃左右時，再浸泡雙腳 30 分鐘，每天 1 次，7 天為 1 個療程，連續 3～5 個療程。

【來源】《泡腳按摩祛百病》

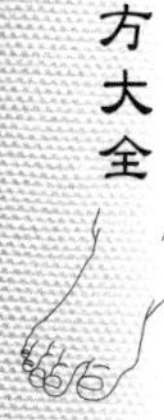

方 4　羌防利濕湯

【藥物組成】羌活 30 克，防風 30 克，土鱉蟲 30 克，川芎 30 克，木瓜 30 克，炒艾葉 30 克，五加皮 30 克，地龍 30 克，當歸 30 克，伸筋草 30 克。

【功能主治】活血通絡，祛風除濕。主治各類痛風。

【使用方法】將上藥入鍋中，加水適量，煎煮 30 分鐘，去渣取汁，倒入盆中，先燻蒸，待藥溫降至 40℃左右時，再浸泡雙腳 30 分鐘，每天 2 次，連續 3～5 天。

【來源】《泡腳按摩祛百病》

方 5　血藤蘇木浴

【藥物組成】雞血藤 150 克，蘇木 100 克，川斷 100 克，狗脊 100 克，獨活 100 克，羌活 100 克，川芎 60 克，牛膝 60 克，烏梢蛇 60 克，血竭 60 克，兒茶 60 克，紅花 30 克，當歸 20 克，製乳香 20 克，製沒藥 20 克。

【功能主治】活血通絡，消腫止痛。主治各類痛風。

【使用方法】將上藥入鍋中，加水適量，煎煮 30 分鐘，去渣取汁，倒入盆中，先燻蒸，待藥溫降至 40℃左右時，再浸泡雙腳 30 分鐘，每天 1 次。

【來源】《泡腳按摩祛百病》

方 6　樟木柳枝方

【藥物組成】樟木屑 60 克，柳樹枝 100 克，白酒 50 克。

【功能主治】活血行氣，清熱利濕，通絡止痛。主治各類痛風。

【使用方法】將上 2 藥入鍋中，加水適量，煎煮 20 分鐘，去渣取汁，加入白酒，與 3000 毫升開水同入泡足桶中，先燻蒸，待藥溫降至 40℃左右時，後泡洗雙腳，每次 40 分鐘，15 天為 1 個療程。

【來源】《泡足驗方》

方 7　天麻紅花方

【藥物組成】天麻 15 克，紅花 10 克，川牛膝 30 克，豨薟草 50 克。

【功能主治】活血行氣，清熱利濕，通絡止痛。主治各類痛風，尤適急性痛風。

【使用方法】將上 4 藥入鍋中，加水適量，煎煮 20 分鐘，去渣取汁，與 3000 毫升開水同入泡足桶中，先燻蒸，待藥溫降至 40℃左右時，後泡洗雙腳，每次 40 分鐘，15 天為 1 個療程。

【來源】《泡足驗方》

方 8　土茯苓川芎方

【藥物組成】土茯苓 50 克，川芎 30 克，金銀花藤 30 克，威靈仙 50 克。

【功能主治】清熱利濕，通絡止痛。主治各類痛風，尤適急性痛風。

【使用方法】將上 4 藥入鍋中，加水適量，煎煮 20 分鐘，去渣取汁，與 3000 毫升開水同入泡足桶中，先燻蒸，待藥溫降至 40℃左右時，後泡洗雙腳，每次 40 分鐘，15 天為 1 個療程。

【來源】《泡足驗方》

方 9　忍冬藤丹參方

【藥物組成】忍冬藤 40 克，丹參 30 克，桂枝 15 克，苦參 20 克，五倍子 15 克，乳香 10 克。

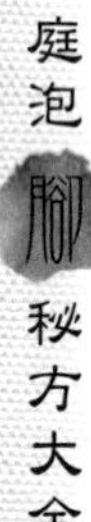

【功能主治】清熱利濕，通絡止痛。主治各類痛風，尤適急性痛風。

【使用方法】將上 6 藥入鍋中，加水適量，煎煮 20 分鐘，去渣取汁，與 3000 毫升開水同入泡足桶中，先燻蒸，待藥溫降至 40℃左右時，後泡洗雙腳，每次 40 分鐘，15 天為 1 個療程。

【來源】《泡足驗方》

方 10　大黃艾葉方

【藥物組成】生大黃 20 克，艾葉 60 克，王不留行 15 克，木瓜 20 克，伸筋草 30 克，白芷 15 克。

【功能主治】活血行氣，清熱利濕，通絡止痛。主治各類痛風，尤適急性痛風。

【使用方法】將上 6 藥入鍋中，加水適量，煎煮 20 分鐘，去渣取汁，與 3000 毫升開水同入泡足桶中，先燻蒸，待藥溫降至 40℃左右時，後泡洗雙腳，每次 40 分鐘，15 天為 1 個療程。

【來源】《泡足驗方》

方 11　二蛇元胡方

【藥物組成】烏梢蛇 20 克，白花蛇 15 克，元胡 30 克，川芎 20 克，桃仁 30 克，白芷 15 克。

【功能主治】搜風通絡，行氣活血。主治各類痛風。

【使用方法】將上 6 藥入鍋中，加水適量，煎煮 20 分鐘，去渣取汁，與 3000 毫升開水同入泡足桶中，先燻蒸，待藥溫降至 40℃左右時，後泡洗雙足，每次 40 分鐘，15 天為 1 個療程。

【來源】《泡足驗方》

三十二、膽石症

膽石症是指人的膽道系統存在結石的一類疾病。包括膽囊結石、膽總管結石、肝管結石及膽管結石等，膽道寄生蟲和細菌感染是此病的主要原因。

臨床以反覆發作的右上腹部脹滿疼痛，並向背中央或右肩部放射，伴食慾不振，噯氣，發熱等為主要症狀。屬中醫膽脹範疇。

其病機為氣滯、熱鬱、瘀血、沙石、濕阻致使肝膽氣鬱，膽失通降，久而氣滯或鬱而化火。泡腳藥組方選擇以疏肝利膽，和降通府之品為主。

方 1　金錢草大黃方

【藥物組成】金錢草 60 克，鬱金 15 克，生大黃 10 克。

【功能主治】清熱利濕，疏肝利膽。主治單純性膽囊炎、結石較小膽石症。

【使用方法】將上藥入鍋中，加水適量，煎 40 分鐘，去渣取汁，倒入盆中，先燻蒸，待藥溫降至 40℃左右時，再浸泡雙腳 30～40 分鐘，每天 1 次，7 天為 1 個療程。

【來源】《足療足浴治病大全》

方 2　柴胡木香方

【藥物組成】柴胡 20 克，木香 15 克，茵陳 20 克，生大黃 10 克，芒硝 15 克。

【功能主治】清熱利濕，疏肝利膽。主治單純性膽囊炎、結石較小膽石症。

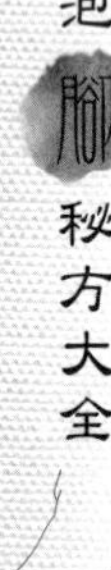

【使用方法】將上藥入鍋中，加水適量，煎 40 分鐘，去渣取汁，倒入盆中，先燻蒸，待藥溫降至 40℃左右時，再浸泡雙腳 30～40 分鐘，每天 1 次，7 天為 1 個療程。

【來源】《足療足浴治病大全》

三十三、腎結石

腎結石的形成是由於尿中的晶體物質（如；鈣、草酸、胱氨酸等）含量過多或者溶解下降，導致結晶析出並在局部沉積、生長而致。結石形成後可經輸尿管進入膀胱，原發於膀胱的結石很少見。

本病發病率極高，尤其在我國的中部、南部、東南部、西南部等地方。臨床表現以腰部不適、疼痛；排尿不適或血尿為特徵。男性發病 4～5 倍於女性。

本病屬中醫的「石淋」、「腰痛」、「血淋」範疇。基本病機為濕熱蘊積，日積月累，尿中雜質結為砂石。泡腳藥組方選擇以清熱利濕，通淋排石之品為主。

方 1　二金車前草方

【藥物組成】金錢草 30 克，海金沙 15 克，車前草 50 克，滑石 20 克。

【功能主治】清熱利濕，通淋排石。主治腎結石。症見腰腹絞痛難忍，小便艱澀，舌紅苔黃膩，脈弦者。

【使用方法】將上藥入鍋中，加水適量，煎 40 分鐘，去渣取汁，倒入盆中，先燻蒸，待藥溫降至 40℃左右時，再浸泡雙腳 30～40 分鐘，每天 1 次，15 天為 1 個療程。

【來源】《足療足浴治病大全》

方2　牛膝方

【藥物組成】牛膝 30 克，車前子 10 克，冬葵子 30 克，當歸尾 15 克，風化硝 10 克。

【功能主治】清熱利濕，通淋排石。主治腎結石。症見腰腹隱痛，痛久砂石不去，面色少華者。

【使用方法】將上藥入鍋中，加水適量，煎 40 分鐘，去渣取汁，倒入盆中，先燻蒸，待藥溫降至 40℃左右時，再浸泡雙腳 30～40 分鐘，每天 1 次，15 天為 1 個療程。

【來源】《足療足浴治病大全》

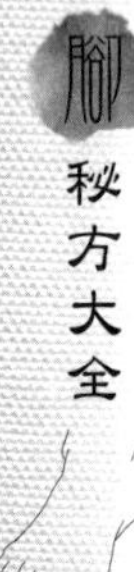

第5章

外科疾病泡腳秘方

一、癰癤膿腫

癰是指發於皮肉間的急性化膿性疾病，其特點是局部先軟無頭，紅腫熱痛（少數初起皮色不變）明顯，結塊範圍多在 6～9 公分，發病迅速，易腫、易膿、易潰、易斂，常伴有惡寒發熱、口渴等全身症狀，一般不會損傷筋骨，也不會造成陷證。

本病相當於西醫學的皮膚淺表膿腫或急性化膿性淋巴結炎。因為發病部位不同，又有許多名稱，常見的如生於頸部的，名「頸癰」；生於腋部的，名「腋癰」；生於臀部的，名「臀癰」；生於胯腹部的，名「胯腹癰」；生於膕窩部的，名「委中毒」。其基本病機為熱毒蘊蒸，氣血壅滯，熱勝肉腐，肉腐為膿。

癤病是一種發生在皮膚淺表部位的急性化膿性疾患，致病菌多為金黃色葡萄球菌或白色葡萄球菌，隨處可生。一般為單個毛囊及其所屬皮脂腺的急性化膿性感染，並常擴大到皮下組織。

初起可分為有頭、無頭兩種，有頭者稱毛囊癤，無頭者稱汗腺癤。本病初起局部潮紅，次日發生腫痛，範圍侷限在 3 公分左右。有頭癤先有黃白色膿頭，初起結塊，表面無膿頭，局部紅、腫、熱、痛，腫熱高突，3～5天成膿，切開膿出黃稠，若遷延1週以上，切開膿出稍薄，或夾血水，再經2～3天收口。症輕者無全身症狀，重者可遍體散發癤腫，少則1個，多則幾個，局部潮紅脹痛，伴有寒熱頭痛，心煩胸悶，口苦咽乾，便秘等全身症狀。

中醫學認為，本病多由外感風邪，內鬱濕火，蘊阻皮膚所致；或因夏秋季節，氣候炎熱，強光曝曬，受暑熱濕熱毒引起，或因痱子反覆搔抓，破傷染毒而發本病。此外，消渴病、習慣性便秘等慢性病，多因陰虛內熱，亦易發生癤病。

治療癰癤膿腫的泡腳藥組方，選擇以清熱解毒之品為主。

方1　松香粉白酒方

【藥物組成】松香粉60克，高度白酒150克。

【功能主治】行氣活血，清熱瀉火。主治尚未破潰的癤腫。

【使用方法】將松香粉加入白酒瓶中隔水加熱，用紗布蘸藥反覆清洗患處，再將藥倒入2000毫升涼水中，泡腳30分鐘，1天2次，5天1個療程。

【來源】《泡腳驗方》

方2　千里光方

【藥物組成】千里光100克，生甘草10克。

【功能主治】清熱解毒。主治早期癰癤膿腫。

【使用方法】將上藥入鍋中，加水適量，煎30分鐘，去渣取汁，待藥溫降至40℃左右時，先用紗布蘸藥反覆清洗患處，再倒入盆中泡腳30分鐘，1天2次，5天

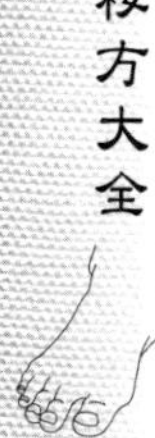

為1個療程。

【來源】《泡腳驗方》

方3　七葉樟腦方

【藥物組成】七葉一枝花60克，樟腦10克。

【功能主治】清熱解毒。主治早期癰癤膿腫。

【使用方法】將上藥入鍋中，加水適量，煎30分鐘，去渣取汁，待藥溫降至40℃左右時，先用紗布蘸藥反覆清洗患處，再倒入盆中泡腳30分鐘，1天2次，5天1個療程。

【來源】《泡腳驗方》

方4　黃柏芫花方

【藥物組成】黃柏30克，芫花20克，川椒15克。

【功能主治】清熱解毒。主治早期癰癤膿腫。

【使用方法】將上藥入鍋中，加水適量，煎30分鐘，去渣取汁，待藥溫降至40℃左右時，先用紗布蘸藥反覆清洗患處，再倒入盆中泡腳30分鐘，1天2次，5天為1個療程。

【來源】《泡腳驗方》

方5　馬齒莧蒲公英方

【藥物組成】鮮馬齒莧200克，鮮蒲公英200克，白芷10克。

【功能主治】清熱解毒。主治早期癰癤膿腫。

【使用方法】將上藥入鍋中，加水適量，煎30分鐘，去渣取汁，待藥溫降至40℃左右時，先用紗布蘸藥反覆清洗患處，再倒入盆中泡腳30分鐘，1天2次，5天為1個療程。

【來源】《泡腳驗方》

方 6　銀花野菊花方

【藥物組成】金銀花 20 克，野菊花 30 克，生甘草 5 克。

【功能主治】清熱解毒。主治夏秋季較輕暑癤。

【使用方法】將上藥入鍋中，加水適量，煎 30 分鐘，去渣取汁，待藥溫降至 40℃左右時，先用紗布蘸藥反覆清洗患處，再倒入盆中泡腳 30 分鐘，1 天 2 次，5 天為 1 個療程。

【來源】《泡腳驗方》

方 7　蔥頭湯

【藥物組成】蔥頭 7 個，羌活 15 克，白芷 15 克，當歸 15 克。

【功能主治】活血消腫。主治早期癰癤膿腫。

【使用方法】將上藥入鍋中，加水適量，先浸泡 10 分鐘，再加水煎 30 分鐘，去渣取汁，待藥溫降至 40℃左右時，先用藥棉蘸搽於患處，再倒入盆中泡腳 30 分鐘，1 天 2～3 次，每天 1 劑，連用 2～3 天。

【來源】《家庭足浴》

方 8　青蒿銀翹方

【藥物組成】青蒿 20 克，金銀花 20 克，連翹 15 克，赤芍 15 克，鮮荷葉半張。

【功能主治】清熱解毒。主治夏秋季較輕暑癤。

【使用方法】切碎荷葉合上藥入鍋中，加水適量，煎 30 分鐘，去渣取汁，待藥溫降至 40℃左右時，先用紗布蘸藥反覆清洗患處，再倒入盆中泡腳 30 分鐘，1 天 2

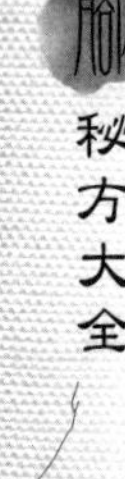

次，5 天為 1 個療程。

【來源】《泡腳驗方》

方 9　四黃野菊湯

【藥物組成】大黃 15 克，黃連 15 克，黃芩 15 克，黃柏 15 克，野菊花 15 克。

【功能主治】清熱解毒，消腫散結。主治早期癰癤膿腫。

【使用方法】將上藥入鍋中，加水適量，先浸泡 10 分鐘，再加水煎 30 分鐘，去渣取汁，待藥溫降至 40℃左右時，先用藥棉蘸搽於患處，再倒入盆中泡腳 30 分鐘，1 天 2～3 次，每天 1 劑。

【來源】《家庭足浴》

方 10　生大黃芩連方

【藥物組成】生大黃 15 克，黃芩 10 克，黃連 10 克，薄荷 10 克，淡竹葉 30 克。

【功能主治】清熱解毒，瀉火通便。主治癰癤膿腫未潰，伴有大便乾結者。

【使用方法】將上藥入鍋中，加水煎 30 分鐘，去渣取汁，待藥溫降至 40℃左右時，用紗布蘸藥反覆清洗患處，再倒入盆中泡腳 30 分鐘，1 天 2 次，5 天為 1 個療程。

【來源】《泡腳驗方》

方 11　五味消毒方

【藥物組成】金銀花 30 克，野菊花 40 克，蒲公英 30 克，紫花地丁 40 克，連翹 30 克，生甘草 10 克。

【功能主治】清熱解毒。主治早期癰癤膿腫

【使用方法】將上藥入鍋中，加水適量，煎 30 分鐘，去渣取汁，待藥溫降至 40℃左右時，先用紗布蘸藥反覆清洗患處，再倒入盆中泡腳 30 分鐘，1 天 2 次，5 天為 1 個療程。

【來源】《泡腳驗方》

方 12　生地丹皮方

【藥物組成】生地黃 30 克，丹皮 20 克，赤芍 20 克，紫花地丁 40 克，大青葉 30 克，生甘草 10 克。

【功能主治】清熱解毒。主治早期癰癤膿腫。

【使用方法】將上藥入鍋中，加水適量，煎 30 分鐘，去渣取汁，待藥溫降至 40℃左右時，先用紗布蘸藥反覆清洗患處，再倒入盆中泡腳 30 分鐘，1 天 2 次，5 天為 1 個療程。

【來源】《泡腳驗方》

方 13　醬草菊花浴

【藥物組成】敗醬草 10 克，蒲公英 10 克，野菊花 10 克，黃芩 15 克，黃柏 15 克，大黃 15 克。

【功能主治】清熱解毒，消腫止痛。主治早期癰癤膿腫。

【使用方法】將上藥入鍋中，加水適量，先浸泡 10 分鐘，再加水煎 30 分鐘，去渣取汁，待藥溫降至 40℃左右時，先用藥棉蘸搽於患處，再倒入盆中泡腳 30 分鐘，1 天 2～3 次。

【來源】《泡腳按摩祛百病》

方 14　皂角菊花浴

【藥物組成】金銀花 15 克，連翹 15 克，蒲公英 15

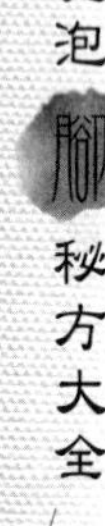

克，魚腥草 15 克，皂角刺 15 克，野菊花 15 克。

【功能主治】清熱解毒，消腫止痛。主治早期癰癤膿腫。

【使用方法】將上藥入鍋中，加水適量，先浸泡 10 分鐘，再加水煎 30 分鐘，去渣取汁，待藥溫降至 40℃左右時，先用藥棉蘸搽於患處，再倒入盆中泡腳 30 分鐘，1 天 2～3 次。

【來源】《泡腳按摩祛百病》

二、坐骨神經痛

坐骨神經痛是指坐骨神經本身受各種病因影響，引起坐骨神經通路及其分佈區內的疼痛症候群。多為單側發病，臨床以腰、臀部位大腿後、小腿外側至足放射性疼痛為主要表現。本病多為急性或亞急性發病，少數為慢性，病程可達數年至數十年，好發於中青年，男性居多。

一般認為，本病的發生與感染、外傷、腫瘤壓迫有關，寒冷、潮濕為發病的誘因。中醫稱本病為「偏痺」，多由肝腎不足、氣血虛弱，風寒濕邪乘虛而入，邪留經絡，氣血運行不暢，阻塞經絡所致。泡腳藥組方可選擇以祛風散寒，活血通絡之品為主。

方 1　水蓼川芎方

【藥物組成】鮮水蓼 300 克，川芎 20 克，川牛膝 15 克。

【功能主治】祛濕通絡，活血止痛。主治坐骨神經痛。

【使用方法】將上藥入鍋中，加水適量，煎 30 分

鐘，去渣取汁，倒入盆中先燻蒸，待藥溫降至40℃左右時，再泡腳30分鐘，1天1次，15天為1個療程。

【來源】《泡腳驗方》

方2　徐長卿木瓜方

【藥物組成】徐長卿40克，木瓜30克，赤白芍15克，細辛5克。

【功能主治】行氣通絡，散寒活血。主治坐骨神經痛。

【使用方法】將上藥入鍋中，加水適量，煎30分鐘，去渣取汁，倒入盆中先燻蒸，待藥溫降至40℃左右時，再泡腳30分鐘，1天1次，15天為1個療程。

【來源】《泡腳驗方》

方3　烏梢蛇乳沒方

【藥物組成】烏梢蛇30克，製乳香15克，製沒藥15克，川牛膝20克，絡石藤30克。

【功能主治】搜風通絡，活血止痛。主治坐骨神經痛。

【使用方法】將上藥入鍋中，加水適量，煎30分鐘，去渣取汁倒入盆中，先燻蒸，待藥溫降至40℃左右時，再泡腳30分鐘，1天1次，15天為1個療程。

【來源】《泡腳驗方》

方4　獨活狗脊方

【藥物組成】獨活20克，狗脊15克，當歸尾10克，蘇木30克，川斷20克，細辛5克。

【功能主治】散寒通絡，補腎活血。主治坐骨神經痛。

【使用方法】將上藥入鍋中，加水適量，煎 30 分鐘，去渣取汁，倒入盆中先燻蒸，待藥溫降至 40℃左右時，再泡腳 30 分鐘，1 天 1 次，15 天為 1 個療程。

【來源】《泡腳驗方》

三、凍　瘡

凍瘡是指發生在指、趾、耳、鼻等處局部皮膚的輕度凍傷，常在不知不覺中發生，本病以嚴寒冬季在戶外工作者多見，其臨床表現為局部皮膚蒼白、冰涼、疼痛和麻木、紫斑、輕度水腫及炎症反應。

其基本病機為寒邪外襲，氣血凝滯，或寒邪直中，陰盛陽衰，陽氣外脫，營衛結澀。現代醫學的Ⅰ、Ⅱ度凍傷可參考本病治療。

在治療凍瘡時，泡腳藥組方多選擇以溫經散寒，活血消腫之品為主。

方 1　胡椒足浴湯

【藥物組成】胡椒 30 克。

【功能主治】溫經散寒，消腫止痛。主治下肢凍瘡。

【使用方法】將上藥入鍋中，加水適量，先浸泡 10 分鐘，再加水煎 30 分鐘，去渣取汁，待藥溫降至 40℃左右時，先用藥棉蘸搽於患處，再倒入盆中泡腳 30 分鐘，1 天 1 次，7 天為 1 個療程。

【來源】《足療足浴治病大全》

方 2　泡桐葉方

【藥物組成】經霜泡桐葉 300 克。

【功能主治】溫經散寒，消腫止痛。主治下肢凍瘡。

【使用方法】將上藥入鍋中，加水適量，煎 30 分鐘，去渣取汁，倒入盆中，先燻蒸，待藥溫降至 40℃左右時，再泡腳 30 分鐘，1 天 1 次，7 天為 1 個療程。

【來源】《泡腳驗方》

方 3　乾紅辣椒方

【藥物組成】乾紅辣椒 150 克，乾薑 100 克。

【功能主治】溫經散寒。主治下肢凍瘡。

【使用方法】將上藥入鍋中，加水適量，煎 30 分鐘，去渣取汁，倒入盆中，先燻蒸，待藥溫降至 40℃左右時，再泡腳 30 分鐘，1 天 1 次，7 天為 1 個療程。

【來源】《泡腳驗方》

方 4　生大蒜樟腦方

【藥物組成】生大蒜頭 150 克，樟腦 5 克。

【功能主治】溫經散寒。主治下肢凍瘡。

【使用方法】將上藥入鍋中，加水適量，煎 30 分鐘，去渣取汁，倒入盆中，先燻蒸，待藥溫降至 40℃左右時，再泡腳 30 分鐘，1 天 1 次，7 天為 1 個療程。

【來源】《泡腳驗方》

方 5　茄子根方

【藥物組成】茄子根 300 克，大蔥 100 克。

【功能主治】散寒通絡止癢。主治下肢凍瘡疼痛瘙癢者。

【使用方法】將上藥入鍋中，加水適量，煎 30 分鐘，去渣取汁，倒入盆中，先燻蒸，待藥溫降至 40℃左右時，再泡腳 30 分鐘，1 天 1 次，7 天為 1 個療程。

【來源】《泡腳驗方》

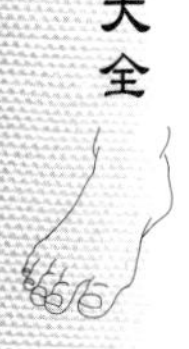

方 6　荊芥蘇葉桂枝湯

【藥物組成】荊芥 50 克，蘇葉 15 克，桂枝 15 克。

【功能主治】解表散寒，活血通絡。適用於凍瘡初起。

【使用方法】將上藥入鍋中，加水適量，先浸泡 10 分鐘，再煎 30 分鐘，去渣取汁，待藥溫降至 40℃左右時，先用藥棉蘸搽於患處，再倒入盆中泡腳 30 分鐘，1 天 1～2 次，每天 1 劑。

【來源】《家庭足浴》

方 7　芫花甘草方

【藥物組成】芫花 30 克，細辛 10 克，附子 15 克，川芎 20 克。

【功能主治】溫經散寒。主治下肢凍瘡。

【使用方法】將上藥入鍋中，加水適量，煎 30 分鐘，去渣取汁，倒入盆中，先燻蒸，待藥溫降至 40℃左右時，再泡腳 30 分鐘，1 天 1 次，7 天為 1 個療程。

【來源】《泡腳驗方》

方 8　艾葉桂枝方

【藥物組成】艾葉 150 克，桂枝 30 克，樟腦 10 克。

【功能主治】溫經散寒。主治下肢凍瘡。

【使用方法】將上 2 藥入鍋中，加水適量，煎 30 分鐘，去渣取汁，加入研磨細的樟腦粉，倒入盆中先燻蒸，待藥溫降至 40℃左右時，再泡腳 30 分鐘，1 天 1 次，7 天為 1 個療程。

【來源】《泡腳驗方》

方 9　紅花川椒浴

【藥物組成】紅花 10 克，川椒 30 克，桂枝 30 克，生地黃30克。

【功能主治】溫經散寒。主治下肢凍瘡。

【使用方法】將上藥入鍋中，加水適量，先浸泡10分鐘，煎30分鐘，去渣取汁，待藥溫降至40℃左右時，先用藥棉蘸搽於患處，再倒入盆中泡腳30分鐘，1天2次，5天為1個療程。

【來源】《泡腳按摩祛百病》

方10　二烏歸紅方

【藥物組成】川烏9克，草烏9克，當歸9克，紅花6克。

【功能主治】散寒消腫。主治足凍瘡。

【使用方法】將上藥入鍋中，加水適量，先浸泡5～10分鐘，再煎煮30分鐘，去渣取汁，倒入足浴盆中，先燻蒸，待藥溫降到40℃時，再浸泡雙腳20～30分鐘，每天2次。

【來源】《藥浴治百病》

方11　二烏當歸方

【藥物組成】草烏、川烏各15克，當歸尾15克，透骨草30克，白芷15克。

【功能主治】祛風散寒，溫經消腫。主治下肢凍瘡。

【使用方法】將上藥入鍋中，加水適量，煎30分鐘，去渣取汁，倒入盆中，先燻蒸，待藥溫降至40℃左右時，再泡腳30分鐘，1天1次，7天為1個療程。

【來源】《泡腳驗方》

方12　川椒紅花方

【藥物組成】川椒30克，紅花20克，細辛10克，

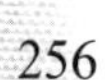

桂枝30克，赤芍20克。

【功能主治】祛風散寒，溫經消腫。主治下肢凍瘡。

【使用方法】將上藥入鍋中，加水適量，煎30分鐘，去渣取汁，倒入盆中，先燻蒸，待藥溫降至40℃左右時，再泡腳30分鐘，1天1次，7天為1個療程。

【來源】《泡腳驗方》

方13　桂附煎劑

【藥物組成】桂枝50克，附子20克，紅花20克，荊芥20克，紫蘇葉20克。

【功能主治】祛風散寒，溫陽通絡。適用於凍瘡早期。症見手足部凍瘡暗紅腫脹，瘙癢疼痛。

【使用方法】將上藥入鍋中，加水適量，先浸泡5～10分鐘，再煎煮30分鐘，去渣取汁，倒入足浴盆中，先燻蒸，待藥溫降至40℃左右時，再浸泡雙腳20～30分鐘，每天3次，邊泡邊搽洗患處。

【來源】《藥浴治百病》

方14　川椒白芷方

【藥物組成】川椒9克，白芷9克，防風9克，川芎9克，食鹽9克。

【功能主治】溫經散寒，活血通絡。適用於凍瘡。

【使用方法】將上藥入鍋中，加水適量，先浸泡5～10分鐘，再煎煮30分鐘，去渣取汁，倒入足浴盆中，先燻蒸，待藥溫降到40℃時，再浸泡雙腳20～30分鐘，每天2次。

【來源】《藥浴治百病》

方 15　桂枝花椒方

【藥物組成】桂枝 30 克，花椒 30 克，細辛 15 克，皂角刺 30 克，半枝蓮 30 克，艾葉 30 克，甘草 5 克。

【功能主治】祛風散寒，溫經消腫。主治下肢凍瘡。

【使用方法】將上藥入鍋中，加水適量，煎 30 分鐘，去渣取汁，倒入盆中，先燻蒸，待藥溫降至 40℃左右時，再泡腳 30 分鐘，1 天 1 次，7 天為 1 個療程。

【來源】《泡腳驗方》

方 16　紅花地榆生肌方

【藥物組成】紅花 10 克，川椒 30 克，桂枝 30 克，生地 30 克，五倍子 30 克，地榆 25 克，白及 20 克。

【功能主治】溫經活絡，生肌收斂。主治凍瘡潰瘍者。

【使用方法】將上藥物入鍋中，加水適量，煎 30 分鐘，去渣取汁，待藥溫降至 40℃左右時，先用藥棉蘸搽於患處，再倒入盆中泡腳 30 分鐘，1 天 2 次，5 天為 1 個療程。

【來源】《足療足浴治病大全》

方 17　桂防溫經方

【藥物組成】桂枝 30 克，防風 20 克，白芷 12 克，川烏 12 克，川椒 15 克，蒼朮 15 克，吳茱萸 10 克。

【功能主治】祛風散寒，活血通絡。適用於凍瘡。

【使用方法】將上藥入鍋中，加水適量，先浸泡 5～10 分鐘，再煎煮 30 分鐘，去渣取汁，倒入足浴盆中，先燻蒸，待藥溫降到 40℃時，再浸泡雙腳 20～30 分鐘，每天 2 次，連用 2 天。

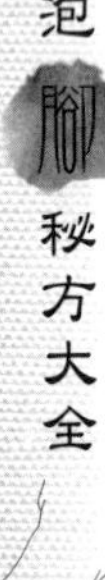

【來源】《藥浴治百病》

方 18 凍瘡二號方

【藥物組成】蜂房 25 克，吳茱萸 30 克，麻黃 30 克，川椒 30 克，艾葉 30 克，肉桂 30 克，細辛 30 克，冰片 6 克。

【功能主治】溫經散寒通絡。適用於凍瘡初起。

【使用方法】上藥入鍋中，加水煎熬後，過濾去渣，倒入足浴盆中，先燻蒸，待藥溫降至 40℃左右時，然後泡腳，每次 20 分鐘，每天 1 次。

【來源】《中藥泡腳祛百病》

方 19 凍瘡三號方

【藥物組成】吳茱萸 25 克，半枝蓮 20 克，艾葉 20 克，肉桂 20 克，花椒 20 克，皂角刺 20 克，黃柏 20 克，細辛 15 克，甘草 15 克。

【功能主治】溫補陽氣，散寒通滯，活血化瘀。主治下肢凍瘡。

【使用方法】上藥入鍋中，加水煎熬後，過濾去渣，倒入足浴盆中，先燻蒸，待藥溫降至 40℃左右時，然後泡腳，每次 20 分鐘，每天 1 次，7 天為 1 個療程，連用 3 個療程。

【來源】《中藥泡腳祛百病》

方 20 鮮松針湯

【藥物組成】鮮松針適量。

【功能主治】活血散瘀。主治下肢凍瘡。

【使用方法】將上藥入鍋中，加水適量，先浸泡 10 分鐘，再煎 30 分鐘，去渣取汁，待藥溫降至 40℃左右時，先用藥棉蘸搽於患處，再倒入盆中泡腳 30 分鐘，1 天 1 次，7 天為 1 個療程。

【來源】《泡腳按摩祛百病》

方 21　桐花湯

【藥物組成】泡桐花 100 克。

【功能主治】活血散瘀。主治下肢凍瘡。

【使用方法】將上藥入鍋中，加水適量，先浸泡 10 分鐘，再加水煎 30 分鐘，去渣取汁，待藥溫降至 40℃左右時，先用藥棉蘸搽於患處，再倒入盆中泡腳 30 分鐘，1 天 2 次，連用 3～5 天。

【來源】《泡腳按摩祛百病》

方 22　辣椒湯

【藥物組成】長辣椒 30 克，經凍麥苗 60 克。

【功能主治】活血散瘀，消腫止痛。主治下肢凍瘡。

【使用方法】將上藥入鍋中，加水適量，煎 30 分鐘，去渣取汁，倒入盆中，先燻蒸，待藥溫降至 40℃左右時，再泡腳 30 分鐘，1 天 1～2 次，7 天為 1 個療程。

【來源】《足療足浴治病大全》

方 23　蘿蔔皮湯

【藥物組成】蘿蔔皮 100 克，硫黃 10 克。

【功能主治】活血散瘀，消腫止痛。主治下肢凍瘡。

【使用方法】將上藥入鍋中，加水適量，先浸泡 5～10 分鐘，再加水煎 30 分鐘，去渣取汁，倒入盆中，先燻蒸，待藥溫降至 40℃左右時，再泡腳 30 分鐘，1 天 1～2 次，7 天為 1 個療程。

【來源】《足療足浴治病大全》

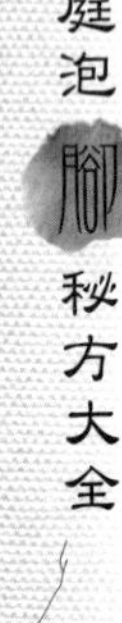

方 24　糯根茄莖方

【藥物組成】糯稻根 250 克，茄子莖 100 克。

【功能主治】活血消腫。適用於凍瘡。

【使用方法】將上藥入鍋中，加水適量，先浸泡 5～10 分鐘，再煎煮 30 分鐘，去渣取汁，倒入足浴盆中，先燻蒸，待藥溫降到 40℃時，再浸泡雙腳 1～2 小時，每天 1 次。

【來源】《藥浴治百病》

方 25　橘蒜辣椒方

【藥物組成】橘皮 20 克，大蒜 30 克。辣椒莖 60 克。

【功能主治】活血化瘀，通絡止痛。適用於凍瘡。

【使用方法】將上藥入鍋中，加水適量，先浸泡 5～10 分鐘，再煎煮 30 分鐘，去渣取汁，倒入足浴盆中，先燻蒸，待藥溫降到 40℃時，再浸泡雙腳 20～30 分鐘，每天 1 次，連用 3 天。

【來源】《藥浴治百病》

方 26　當歸活血湯

【藥物組成】當歸 15 克，紅花 15 克，川椒 15 克。

【功能主治】活血止痛。主治下肢凍瘡。

【使用方法】將上藥入鍋中，加水適量，先浸泡 10 分鐘，再加水煎 30 分鐘，去渣取汁，待藥溫降至 40℃左右時，先用藥棉蘸搽於患處，再倒入盆中泡腳 30 分鐘，1 天 1 次，連用 2～3 天。

【來源】《泡腳按摩祛百病》

方 27　桃仁桂枝方

【藥物組成】桃仁 100 克，桂枝 150 克，紅花 30

克，川芎 30 克。

【功能主治】活血化瘀。主治下肢凍瘡。

【使用方法】將上藥入鍋中，加水適量，煎 30 分鐘，去渣取汁，倒入盆中，先燻蒸，待藥溫降至 40℃左右時，再泡腳 30 分鐘，1 天 1 次，7 天為 1 個療程。

【來源】《泡腳驗方》

方 28　稻桂杜仲方

【藥物組成】稻根 30 克，桂枝 60 克，赤芍 60 克，木通 30 克，乾薑 15 克，白鮮皮 30 克，花椒 30 克，杜仲 50 克，劉寄奴 50 克。

【功能主治】活血化瘀，消腫止痛。適用於未潰的凍瘡脈管炎、動脈硬化症等。

【使用方法】將上藥入鍋中，加水適量，先浸泡 5～10 分鐘，再煎煮 30 分鐘，去渣取汁，倒入足浴盆中，先燻蒸，待藥溫降到 40℃時，再浸泡雙腳 20 分鐘，每天 1～2 次。

【來源】《藥浴治百病》

方 29　凍瘡一號方

【藥物組成】桂枝 25 克，赤芍 25 克，白鮮皮 30 克，白芷 30 克，當歸 30 克，木通 30 克，花椒 30 克，乾薑 15 克，杜仲 20 克，劉寄奴 20 克。

【功能主治】活血化瘀，消腫止痛。主治下肢凍瘡。

【使用方法】上藥入鍋中，加水煎熬後，過濾去渣，倒入足浴盆中，先燻蒸，待藥溫降至 40℃左右時，然後泡腳，每次 20 分鐘，每天 1 次。

【來源】《中藥泡腳祛百病》

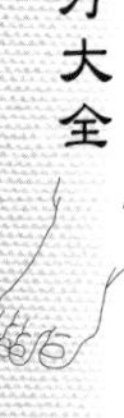

方30　當歸紅花湯

【藥物組成】當歸25克，紅花25克，大黃15克，乳香15克，沒藥15克，細辛15克，花椒15克，樟腦15克，肉桂30克，赤芍20克，50%酒精700毫升。

【功能主治】活血消腫，溫筋通絡，散寒止痛。主治下肢凍瘡。

【使用方法】將上藥加入酒精中，先浸泡1週，入鍋再加水煎30分鐘，去渣取汁，待藥溫降至40℃左右時，先用藥棉蘸搽於患處，再取部分加入溫水倒入盆中，泡腳30分鐘，1天1次。

【來源】《泡腳按摩祛百病》

方31　赤小豆方

【藥物組成】赤小豆50克。

【功能主治】解毒利濕。適用於凍瘡潰爛疼痛。

【使用方法】將上藥入鍋中，加水適量，先浸泡5～10分鐘，再煎煮30分鐘，去渣取汁，倒入足浴盆中，先燻蒸，待藥溫降到40℃時，再浸泡雙腳20～30分鐘，每天3～5次。

【來源】《藥浴治百病》

四、丹　毒

丹毒是溶血性鏈球菌侵入皮膚或黏膜網狀淋巴管引起的急性炎症。一般不化膿，很少有組織壞死。

其臨床特點：發病前皮膚或黏膜有損傷或潰瘍史，如足癬、皮膚擦傷，下肢潰瘍、鼻腔黏膜破損等。

全身皆可發病，以小腿及頭面部多見；發病突然，惡寒顫抖，高熱可達 40 攝氏度，伴頭痛、嘔吐、食慾減退等症狀；局部先有小片紅斑，迅速蔓延成鮮紅色一片，邊界清晰，高突出皮面，按之退色，去壓後復原，有的表面起水泡；下肢常在原處反覆發作，皮膚黏膜變厚，形成橡皮腫。

中醫亦稱本病為「丹毒」，由於發生部位不同，故有不同名稱。如發生於頭面者，名「抱頭火丹」；發生軀幹者，名「內發丹毒」；發於腿部者，名「流火」或「腿游風」；新生兒丹毒，稱「赤游風」。其基本病機為火毒熾盛，氣血壅滯。

泡腳藥組方選擇以清熱燥濕，涼血解毒之品為主。

方 1　芒硝湯

【藥物組成】芒硝適量。

【功能主治】清熱解毒，消腫散結。主治下肢丹毒。

【使用方法】將上藥入鍋中，加水適量，先浸泡 10 分鐘，再加水煎 30 分鐘，去渣取汁，待藥溫降至 40℃左右時，先用藥棉蘸搽於患處，再倒入盆中泡腳 30 分鐘，1 天 2 次，每天 1 劑，連用 2～3 天。

【來源】《家庭足浴》

方 2　長冬湯

【藥物組成】徐長卿 15 克，忍冬藤 10 克。

【功能主治】清熱解毒，活血通絡。主治下肢丹毒。

【使用方法】將上藥入鍋中，加水適量，先浸泡 10 分鐘，再加水煎 30 分鐘，去渣取汁，待藥溫降至 40℃左右時，先用藥棉蘸搽於患處，再倒入盆中泡腳 10～30 分鐘，1 天 2～3 次，每天 1 劑，連用 5～7 天。

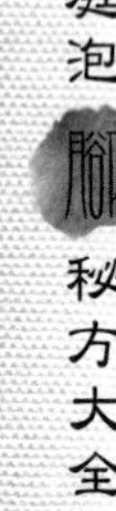

【來源】《家庭足浴》

方 3　大蒜方

【藥物組成】生大蒜頭 200 克，芒硝 20 克。

【功能主治】清熱燥濕解毒。主治下肢丹毒。

【使用方法】將上藥入鍋中，加水適量，煎煮 30 分鐘，去渣取汁，倒入足浴盆中，先燻蒸，待藥溫降到 40℃時，再浸泡雙腳 30 分鐘，每天 2 次，7 天為 1 個療程。

【來源】《泡足驗方》

方 4　板藍根馬齒莧方

【藥物組成】板藍根 50 克，馬齒莧 100 克，川芎 15 克。

【功能主治】清熱燥濕，涼血解毒。主治下肢丹毒。

【使用方法】將上藥入鍋中，加水適量，煎煮 30 分鐘，去渣取汁，倒入足浴盆中，先燻蒸，待藥溫降到 40℃時，再浸泡雙腳 30 分鐘，每天 2 次，7 天為 1 個療程。

【來源】《泡足驗方》

方 5　蒼朮黃柏方

【藥物組成】蒼朮 30 克，黃柏 20 克，馬齒莧 100 克，川芎 15 克。

【功能主治】清熱燥濕解毒。主治下肢丹毒。

【使用方法】將上藥入鍋中，加水適量，煎煮 30 分鐘，去渣取汁，倒入足浴盆中，先燻蒸，待藥溫降到 40℃時，浸泡雙腳 30 分鐘，每天 2 次，7 天為 1 個療程。

【來源】《泡足驗方》

方 6　烏柏葉松針方

【藥物組成】鮮烏柏葉 100 克，鮮松針 100 克，鮮桑葉 80 克，白芷 15 克。

【功能主治】清熱燥濕解毒。主治下肢丹毒。

【使用方法】將上藥入鍋中，加水適量，煎煮 30 分鐘，去渣取汁，倒入足浴盆中，先燻蒸，待藥溫降到 40℃時，再浸泡雙腳 30 分鐘，每天 2 次，7 天為 1 個療程。

【來源】《泡足驗方》

方 7　側柏葉大黃方

【藥物組成】鮮側柏葉 200 克，生大黃 20 克，黃柏 15 克，薄荷 10 克，蒲公英 30 克。

【功能主治】清熱燥濕解毒。主治下肢丹毒。

【使用方法】將上藥入鍋中，加水適量，煎煮 30 分鐘，去渣取汁，倒入足浴盆中，先燻蒸，待藥溫降到 40℃時，再浸泡雙腳 30 分鐘，每天 2 次，7 天為 1 個療程。

【來源】《泡足驗方》

方 8　野菊花土茯苓方

【藥物組成】野菊花 30 克，土茯苓 50 克，忍冬藤 30 克，赤芍 15 克，丹皮 15 克。

【功能主治】清熱燥濕解毒。主治下肢丹毒。

【使用方法】將上藥入鍋中，加水適量，煎煮 30 分鐘，去渣取汁，倒入足浴盆中，先燻蒸，待藥溫降到 40℃時，再浸泡雙腳 30 分鐘，每天 2 次，7 天為 1 個療程。

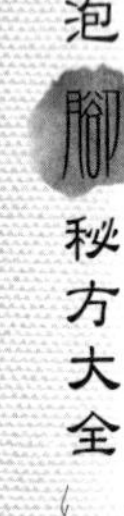

【來源】《泡足驗方》

方 9　側柏二黃湯

【藥物組成】側柏葉、黃柏、大黃各 30 克，薄荷、澤蘭各 15 克。

【功能主治】活血化瘀，消腫清熱。主治下肢丹毒。

【使用方法】上藥入鍋中，加水適量，煎 30 分鐘，去滓取汁，倒入盆中，待藥溫降至 40℃左右時足浴，每天 2～3 次，每次 10～30 分鐘，1 天 1 劑，連續 3～5 天。

【來源】《百病足療 900 方》

方 10　三鮮湯

【藥物組成】鮮烏桕樹葉 60 克，鮮樟樹葉 60 克，鮮松針 60 克，生薑 30 克。

【功能主治】清熱利濕。主治下肢丹毒。

【使用方法】將上藥入鍋中，加水適量，先浸泡 10 分鐘，再加水煎 30 分鐘，去渣取汁，待藥溫降至 40℃左右時，先用藥棉蘸搽於患處，再倒入盆中泡腳 10～30 分鐘，1 天 2～3 次，連用 3～5 劑。

【來源】《家庭足浴》

方 11　大青葉紫花地丁方

【藥物組成】大青葉 50 克，紫花地丁 40 克，蒲公英 40 克，車前子 30 克，赤芍 20 克。

【功能主治】清熱利濕，涼血解毒。主治下肢丹毒。

【使用方法】將上藥入鍋中，加水適量，煎煮 30 分鐘，去渣取汁，倒入足浴盆中，先燻蒸，待藥溫降到 40℃時，再浸泡雙腳 30 分鐘，每天 2 次，7 天為 1 個療程。

【來源】《泡足驗方》

方 12　地黃知柏方

【藥物組成】生地黃 30 克，知母 20 克，黃柏 20 克，丹皮 15 克，赤芍 15 克，車前子 30 克。

【功能主治】清熱利濕，涼血解毒。主治下肢丹毒。

【使用方法】將上藥入鍋中，加水適量，煎煮 30 分鐘，去渣取汁，倒入足浴盆中，先燻蒸，待藥溫降到 40℃時，再浸泡雙腳 30 分鐘，每天 2 次，7 天為 1 個療程。

【來源】《泡足驗方》

方 13　萆薢苡仁方

【藥物組成】萆薢 30 克，生苡仁 60 克，防己 15 克，澤瀉 15 克，紫花地丁 50 克，白芷 10 克。

【功能主治】清熱利濕，消腫解毒。主治下肢丹毒，局部紅熱已退，腫脹長期不消。

【使用方法】將上藥入鍋中，加水適量，煎煮 30 分鐘，去渣取汁，倒入足浴盆中，先燻蒸，待藥溫降到 40℃時，再浸泡雙腳 30 分鐘，每天 2 次，7 天為 1 個療程。

【來源】《泡足驗方》

五、足跟痛

足跟痛指多種慢性疾患所致跟骨跖面疼痛的疾患。本病病變常有足跟脂肪墊炎或萎縮、跖筋膜炎、跟骨骨刺。本病與退變及勞損有密切關係，可單側或雙側發病。中醫稱之為「足跟痺」，其病機為肝腎虧虛、氣滯血瘀所致。泡腳藥組方選擇以活血通絡，祛風散寒止痛之品為主。

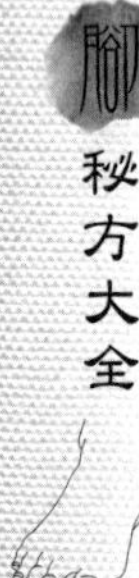

方 1　黃豆根湯

【藥物組成】黃豆根 500 克。

【功能主治】祛風通絡。主治各類足跟痛。

【使用方法】將上藥入鍋中，加水適量，先浸泡 10 分鐘，再加水煎 30 分鐘，去渣取汁，倒入盆中先燻蒸，待藥溫降到 40℃時，再泡腳 20～30 分鐘，1 天 1 次，10 為天 1 個療程，連用 1～2 個療程。

【來源】《家庭足浴》

方 2　茄根湯

【藥物組成】茄根 500 克。

【功能主治】祛風通絡。主治各類足跟痛。

【使用方法】將上藥入鍋中，加水適量，先浸泡 10 分鐘，再加水煎 30 分鐘，去渣取汁，倒入盆中先燻蒸，待藥溫降到 40℃時，再泡腳 20～30 分鐘，1 天 1 次，10 天為 1 個療程，連用 1～2 個療程。

【來源】《家庭足浴》

方 3　米醋足浴方

【藥物組成】米醋 1000 克。

【功能主治】軟堅散結，活血化瘀。主治各類足跟痛。

【使用方法】將上藥入鍋中加熱，倒入盆中先燻蒸，待藥溫降到 40℃時，再泡腳 20～30 分鐘，1 天 1 次，連用 30～60 天。

【來源】《家庭足浴》

方 4　威靈仙透骨草方

【藥物組成】威靈仙 200 克，透骨草 150 克，細辛 20 克。

【功能主治】活血通絡，散寒止痛。主治各類足跟痛。

【使用方法】將上藥入鍋中，加水適量，煎煮 30 分鐘，去渣取汁，倒入足浴盆中先燻蒸，待藥溫降到 40℃時，再浸泡雙腳 30 分鐘，每天 1 次，15 天為 1 個療程。

【來源】《泡足驗方》

方 5　當歸木瓜方

【藥物組成】當歸、木瓜、皂角、血餘炭各適量。

【功能主治】活血通絡。主治各類足跟痛。

【使用方法】將上藥入鍋中，加水適量，先浸泡 10 分鐘，再加水煎 30 分鐘，去渣取汁，倒入盆中先燻蒸，待藥溫降到 40℃時，再泡腳 30 分鐘，1 天 1 次，同時搽干後搓雙腳心 200～300 下。

【來源】《家庭足浴》

方 6　木瓜川草烏方

【藥物組成】木瓜 40 克，川烏 20 克，草烏 20 克，丹參 30 克。

【功能主治】活血通絡，散寒止痛。主治各類足跟痛。

【使用方法】將上藥入鍋中，加水適量，煎煮 30 分鐘，去渣取汁，倒入足浴盆中先燻蒸，待藥溫降到 40℃時，再浸泡雙腳 30 分鐘，每天 1 次，15 天為 1 個療程。

【來源】《泡足驗方》

方 7　透骨草尋骨風方

【藥物組成】透骨草 50 克，尋骨風 40 克，三棱 20 克，細辛 20 克，獨活 15 克。

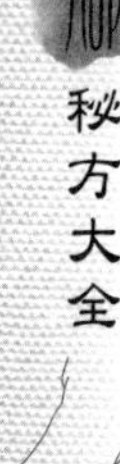

【功能主治】活血通絡，散寒止痛。主治各類足跟痛。

【使用方法】將上藥入鍋中，加水適量，煎煮 30 分鐘，去渣取汁，倒入足浴盆中先燻蒸，待藥溫降到 40℃時，再浸泡雙腳 30 分鐘，每天 1 次，15 天為 1 個療程。

【來源】《泡足驗方》

方 8　伸筋草川牛膝方

【藥物組成】伸筋草 150 克，川牛膝 50 克，海桐皮 40 克，雞血藤 50 克，川芎 20 克。

【功能主治】活血通絡，散寒止痛。主治各類足跟痛。

【使用方法】將上藥入鍋中，加水適量，煎煮 30 分鐘，去渣取汁，倒入足浴盆中先燻蒸，待藥溫降到 40℃時，再浸泡雙腳 30 分鐘，每天 1 次，15 天為 1 個療程。

【來源】《泡足驗方》

方 9　補骨脂花椒方

【藥物組成】補骨脂 30 克，花椒 15 克，川牛膝 20 克，獨活 20 克，芒硝 50 克。

【功能主治】活血通絡，散寒止痛。主治各類足跟痛。

【使用方法】將上藥入鍋中，加水適量，煎煮 30 分鐘，去渣取汁，倒入足浴盆中先燻蒸，待藥溫降到 40℃時，再浸泡雙腳 30 分鐘，每天 1 次，15 天為 1 個療程。

【來源】《泡足驗方》

方 10　川芎威靈仙方

【藥物組成】川芎 20 克，威靈仙 50 克，仙靈脾 20

克，仙人掌 40 克，陳醋 20 克。

【功能主治】活血通絡，散寒止痛。主治各類足跟痛。

【使用方法】將上藥入鍋中，加水適量，煎煮 30 分鐘，去渣取汁，倒入足浴盆中先燻蒸，待藥溫降到 40℃時，再浸泡雙腳 30 分鐘，每天 1 次，15 天為 1 個療程。

【來源】《泡足驗方》

方 11　海桐皮雞血藤方

【藥物組成】海桐皮 50 克，雞血藤 60 克，伸筋草 30 克，五加皮 20 克，川芎 15 克，白芷 10 克。

【功能主治】活血通絡，散寒止痛。主治各類足跟痛。

【使用方法】將上藥入鍋中，加水適量，煎煮 30 分鐘，去渣取汁，倒入足浴盆中先燻蒸，待藥溫降到 40℃時，再浸泡雙腳 30 分鐘，每天 1 次，15 天為 1 個療程。

【來源】《泡足驗方》

方 12　五加皮川芎方

【藥物組成】五加皮 30 克，川芎 40 克，製川烏 15 克，威靈仙 30 克，獨活 20 克，陳醋 50 克。

【功能主治】活血通絡，散寒止痛。主治各類足跟痛。

【使用方法】將上藥入鍋中，加水適量，煎煮 30 分鐘，去渣取汁，倒入足浴盆中先燻蒸，待藥溫降到 40℃時，再浸泡雙腳 30 分鐘，每天 1 次，15 天為 1 個療程。

【來源】《泡足驗方》

方 13　乳香地龍沒藥方

【藥物組成】製乳香 15 克，製沒藥 15 克，地龍 100

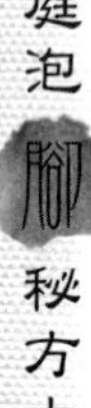

克，赤芍50克，元胡50克，丹參20克，川牛膝30克。

【功能主治】活血通絡，散寒止痛。主治各類足跟痛。

【使用方法】將上藥入鍋中，加水適量，煎煮30分鐘，去渣取汁，倒入足浴盆中先燻蒸，待藥溫降到40℃時，再浸泡雙腳30分鐘，每天1次，15天為1個療程。

【來源】《泡足驗方》

方14　跟痛靈湯

【藥物組成】大黃30克，黃柏30克，威靈仙30克，獨活20克，牛膝30克，透骨草30克，芒硝5克，陳醋250克。

【功能主治】活血祛瘀，軟堅散結，除濕通絡。適用於各種原因引起的跟痛證。

【使用方法】上方6藥用紗布包好，加冷水約3000毫升，煎開半小時後，取出藥包，把藥液倒入盆內，加入芒硝、醋攪勻。薰洗時先以熱氣燻蒸，並用毛布蘸藥液交替熱敷痛處，待藥溫降至40攝氏度時，將患腳浸入盆內浸泡。若藥溫下降可加溫再泡，每次泡約1小時，每天1～2次。

【來源】劉弛，中國骨傷，1991，4（2）：36。

方15　紅花地龍方

【藥物組成】紅花20克，地龍30克，防己30克，獨活20克，透骨草20克，牛膝30克，當歸20克，赤芍20克，山梔15克。

【功能主治】活血通絡，散寒止痛。主治各類足跟痛。

【使用方法】將上藥入鍋中，加水適量，煎煮 30 分鐘，去渣取汁，倒入足浴盆中先燻蒸，待藥溫降到 40℃時，再浸泡雙腳 30 分鐘，每天 1 次，15 天為 1 個療程。

【來源】《泡足驗方》

方 16　木瓜莪朮方

【藥物組成】木瓜 30 克，莪朮 20 克，三棱 20 克，麻黃 15 克，桂枝 15 克，威靈仙 30 克，當歸 15 克，透骨草 30 克，伸筋草 30 克。

【功能主治】活血通絡，散寒止痛。主治各類足跟痛。

【使用方法】將上藥入鍋中，加水適量，煎煮 30 分鐘，去渣取汁，倒入足浴盆中先燻蒸，待藥溫降到 40℃時，再浸泡雙腳 30 分鐘，每天 1 次，15 天為 1 個療程。

【來源】《泡足驗方》

方 17　乳香紅花湯

【藥物組成】乳香 5 克，紅花 10 克，沒藥 15 克，大黃 15 克，威靈仙 15 克，川芎 15 克，豨薟草 30 克，雞血藤 30 克，伸筋草 30 克。

【功能主治】活血止痛，化瘀通絡。主治各類足跟痛。

【使用方法】將上藥入鍋中，加水適量，先浸泡 10 分鐘，再加水煎 30 分鐘，去渣取汁，倒入盆中先燻蒸，待藥溫降到 40℃時，再泡腳 60 分鐘，1 天 2 次，3 天 1 劑。

【來源】《家庭足浴》

方 18　跟痛方

【藥物組成】海桐皮 6 克，桑白皮 6 克，大腹皮 6

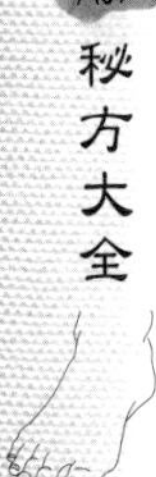

克，陳皮 6 克，透骨草 10 克，威靈仙 10 克，製乳香 5 克，製沒藥 5 克，紅花 5 克，白芷 5 克，川椒 5 克。

【功能主治】祛風除濕，活血消腫。適用於各種原因引起的足跟痛。

【使用方法】上藥入鍋中，加水適量，煎 30 分鐘，去渣取汁，倒入盆中，待藥溫降至 40℃左右時，薰洗患足，每次 30 分鐘，每天 2 次，用一小錘或小木棒，在每次蒸汽燻後，以痛點為俞穴，輕輕錘擊足跟，錘擊的力量以患者感到舒適為宜，水溫降低後，再泡雙腳。

【來源】《中國驗方全書》

方 19　二烏薰洗湯

【藥物組成】威靈仙 10 克，海桐皮 10 克，獨活 10 克、生川烏 10 克、生草烏 10 克、三棱 10 克、馬錢子 10 克、乾薑 10 克、細辛 10 克、桂枝 10 克、川牛膝 10 克。

【功能主治】祛風除濕，溫經散寒，活血通絡，舒筋止痛。適用於足跟痛症。

【使用方法】上藥入鍋中，加水適量，煎 30 分鐘，去渣取汁，加入食醋 50 毫升，50 攝氏度時，即可燻蒸患足，藥液溫度降至 40 攝氏度以下可將患足浸泡於藥液中 30 分鐘。早晚各燻蒸 1 次。中藥薰洗前先行手法推拿治療。

【來源】《新編風濕骨關節病驗方薈萃》

方 20　通痺定痛消刺湯

【藥物組成】當歸 30 克，川芎 30 克，黃蓍 30 克，杜仲 30 克，桑寄生 30 克，續斷 30 克，紅花 30 克，丹參 30 克，威靈仙 30 克，透骨草 30 克，防風 20 克，獨活

20克，桂枝20克，蜈蚣2條，全蟲10克，細辛10克，冰片2克。

【功能主治】活血行氣，通絡止痛。主治各類足跟痛。

【使用方法】將上藥入鍋中，加水適量，先浸泡10分鐘，再加水煎30分鐘，去渣取汁，再倒入盆中先燻蒸，待藥溫降到40℃時，再泡腳20～40分鐘，1天1次，每劑5天，連用2～3週。

【來源】《家庭足浴》

六、痔　瘡

痔瘡是直腸末端黏膜下和肛管皮下的靜脈叢發生擴張、曲張所形成的柔軟靜脈團。

本病可發生於任何年齡，以20～50歲中青年較為多見，男性略高於女性。由於其發病部位不同，又分為內痔、外痔和混合痔。

內痔位於齒線以上，是直腸上靜脈叢的曲張靜脈團塊；外痔位於齒線以下，是直腸下靜脈叢的曲張靜脈團塊；混合痔位於齒線上下，是直腸上下靜脈的曲張靜脈團塊。

內痔臨床常見的症狀有便血、脫出、便秘、分泌黏液等；外痔臨床常見的症狀有肛門不潔及異物感、腫脹、疼痛和肛緣出現隆起物，又可分為結締組織外痔、炎性外痔、血栓外痔和靜脈曲張性外痔4種。

中醫稱本病為「痔」，其基本病機為氣血凝滯，筋脈橫解；或濕熱凝結於肛門，宿滯不散，經絡交錯。泡腳藥組方選擇以清熱解毒，活血消腫之品為主。

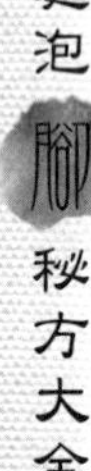

方 1　槐根湯

【藥物組成】槐根 50 克。

【功能主治】清熱涼血，解毒消腫。適用於外痔腫痛。

【使用方法】將上藥入鍋中，加水適量，先浸泡 5～10 分鐘，再煎煮 30 分鐘，去渣取汁，倒入足浴盆中，待藥溫降到 40℃時，先坐浴，再浸泡雙腳 20～30 分鐘，每天 1 次。

【來源】《百病足療 900 方》

方 2　馬齒莧湯

【藥物組成】馬齒莧 30 克，生明礬 20 克，生大黃 20 克，五倍子 15 克。

【功能主治】清熱解毒。適用於 2、3 期內痔脫出，嵌頓引起腫脹疼痛或脫肛水腫者。

【使用方法】將上藥入鍋中，加水適量，先浸泡 10 分鐘，再加水煎 30 分鐘，去渣取汁，倒入盆中，待藥溫降到 40℃時，先坐浴，再泡腳 20～30 分鐘，1 天 2 次，每天 1 劑，連用 7～10 天。

【來源】《家庭足浴》

方 3　痔瘡四號方

【藥物組成】大黃 25 克，芒硝 25 克，紅花 30 克，金銀花 30 克，黃芩 30 克。

【功能主治】清熱解毒，活血消腫。適用於外痔腫痛。

【使用方法】上藥入鍋中，加水煎熬後，過濾去渣，倒入盆中，待藥溫降到 40℃時，先坐浴，然後泡腳，每次 20 分鐘，每天 3 次。

【來源】《中藥泡腳祛百病》

方4　痔瘡四號方

【藥物組成】黃連25克，夏枯草30克，大黃30克，桃仁30克，紅花25克，芒硝25克。

【功能主治】清熱解毒，活血消腫。適用於血栓痔瘡。

【使用方法】上藥入鍋中，加水煎熬後，過濾去渣，倒入盆中，待藥溫降到40℃時，先坐浴，然後泡腳，每次20分鐘，每天1～2次。

【來源】《中藥泡腳祛百病》

方5　蒼柏菊烏方

【藥物組成】蒼朮30克，黃柏15克，野菊花15克，川烏10克，草烏10克，大黃10克。

【功能主治】清熱解毒，消腫止痛。適用於肛門水腫，血栓外痔疼痛腫脹者。

【使用方法】將上藥入鍋中，加水適量，先浸泡5～10分鐘，再煎煮30分鐘，去渣取汁，倒入足浴盆中，待藥溫降到40℃時，先坐浴，再浸泡雙腳20～30分鐘，每天1次。

【來源】《百病足療900方》

方6　痔瘡浴方

【藥物組成】黃芩30克，黃柏30克，金銀花30克，馬鞭草30克，敗醬草30克，延胡索30克，赤芍30克，蒲公英30克，明礬5克，朴硝5克。

【功能主治】清熱解毒，消腫止痛。適用於內外痔，混合痔。

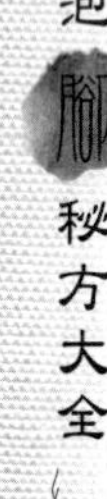

【使用方法】將上藥入鍋中，加水適量，先浸泡 10 分鐘，再加水煎 30 分鐘，去渣取汁，倒入盆中，待藥溫降到 40℃時，先坐浴，再泡腳 20～30 分鐘，1 天 2 次，每天 1 劑，連用 7～10 天。

【來源】《家庭足浴》

方 7　銀地湯

【藥物組成】金銀花 30 克，紫花地丁 30 克，蒲公英 30 克，丹皮 20 克，牛膝 20 克，生大黃 20 克，川芎 20 克，白芷 20 克，野菊花 10 克，夏枯草 10 克。

【功能主治】清熱解毒。適用於炎性外痔。

【使用方法】將上藥入鍋中，加水適量，先浸泡 10 分鐘，再加水煎 30 分鐘，去渣取汁，倒入盆中，待藥溫降到 40℃時，先坐浴，再泡腳 20～30 分鐘，1 天 2 次，每天 1 劑，連用 7～10 天。

【來源】《家庭足浴》

方 8　痔瘡六號方

【藥物組成】蒼朮 20 克，防風 20 克，側柏葉 20 克，艾葉 30 克，芒硝 30 克，金銀花 30 克，蒲公英 30 克，白菊花 30 克，花椒 25 克，五倍子 25 克，蔥白 6 根。

【功能主治】清熱解毒，消腫止痛。適用於炎性外痔。

【使用方法】將上藥入鍋中，加水煎熬後，過濾去渣，倒入盆中，待藥溫降到 40℃時，先坐浴，然後泡腳，每次 20 分鐘，每天 2 次，6 天為 1 個療程。

【來源】《中藥泡腳祛百病》

方 9　鳳眼細辛方

【藥物組成】鳳眼草 60 克，細辛 20 克，威靈仙 30 克，荊芥穗 30 克，枳殼 30 克，乳香 30 克。

【功能主治】祛風活血止痛。適用於腸炎、痔瘡經久不癒痔已成漏。

【使用方法】將上藥入鍋中，加水適量，先浸泡 5～10 分鐘，再煎煮 30 分鐘，去渣取汁，倒入足浴盆中，待藥溫降到 40℃時，先坐浴，再浸泡雙腳 20～30 分鐘，每天 1 次。

【來源】《百病足療 900 方》

方 10　痔瘡七號方

【藥物組成】生大黃 20 克，紅花 15 克，苦參 15 克，白及 15 克，乳香 12 克，沒藥 12 克。

【功能主治】活血消腫，利濕止痛。適用於血栓外痔。

【使用方法】上藥入鍋中，加水煎熬後，過濾去渣，倒入盆中，待藥溫降到 40℃時，先坐浴，然後泡腳，每次 20 分鐘，每天 2～3 次。

【來源】《中藥泡腳祛百病》

方 11　痔瘡一號方

【藥物組成】魚腥草 30 克，蒲公英 30 克，朴硝 30 克，威靈仙 15 克，五倍子 15 克，生枳殼 15 克，生槐角 15 克。

【功能主治】消腫止痛。適用於痔瘡腫痛。

【使用方法】上藥入鍋中，加水煎熬後，過濾去渣，倒入盆中，待藥溫降到 40℃時，先坐浴，然後泡腳，每次 20 分鐘，每天 3 次。

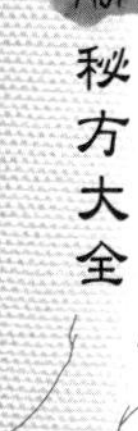

【來源】《中藥泡腳祛百病》

方12　痔瘡二號方

【藥物組成】白及30克，連翹30克，白芷30克，當歸25克，炒穿山甲25克，川羌活25克，皂角刺25克。

【功能主治】祛風活血，消腫止痛。適用於痔瘡腫痛。

【使用方法】上藥入鍋中，加水煎熬後，過濾去渣，倒入盆中，待藥溫降到40℃時，先坐浴，然後泡腳，每次20分鐘，每天3次。

【來源】《中藥泡腳祛百病》

方13　大黃紅花方

【藥物組成】生大黃20克，紅花10克，乳香6克，沒藥6克，白及30克，苦參30克，芒硝30克。

【功能主治】活血消腫，燥濕止痛。適用於內外痔，混合痔。

【使用方法】將上藥入鍋中，加水適量，先浸泡5～10分鐘，再煎煮30分鐘，去渣取汁，倒入足浴盆中，待藥溫降到40℃時，先坐浴，再浸泡雙腳20～30分鐘，每天2～3次。

【來源】《百病足療900方》

方14　痔瘡八號方

【藥物組成】黃芩12克，地榆炭9克，鵝不食草20克，苦參15克，魚腥草15克，黃柏15克，槐角15克，赤芍15克。

【功能主治】散瘀止痛，清熱止血。適用於痔瘡。

【使用方法】上藥入鍋中，加水煎熬後，過濾去渣，倒入盆中，待藥溫降到 40℃時，先坐浴，然後泡腳，每次 20 分鐘，每天 3 次。

【來源】《中藥泡腳祛百病》

方 15　二草二黃方

【藥物組成】鵝不食草 30 克，苦參 15 克，魚腥草 15 克，黃柏 15 克，槐角 15 克，赤芍 15 克，黃芩 12 克，地榆炭 9 克，生甘草 6 克。

【功能主治】散瘀止痛，清熱止血。適用於內外痔，混合痔。

【使用方法】將上藥入鍋中，加水適量，先浸泡 5～10 分鐘，再煎煮 30 分鐘，去渣取汁，倒入足浴盆中，待藥溫降到 40℃時，先坐浴，再浸泡雙腳 20～30 分鐘，每天 2 次，6 天為 1 個療程，連用 1～3 個療程。

【來源】《百病足療 900 方》

方 16　桃仁活血湯

【藥物組成】桃仁 20 克，路路通 20 克，紅花 20 克，丹參 20 克，牛膝 20 克，川楝子 20 克，延胡索 20 克，皂刺 30 克，五倍子 30 克。

【功能主治】活血通絡，解毒止痛。適用於內痔嵌頓。

【使用方法】將上藥入鍋中，加水適量，先浸泡 10 分鐘，再加水煎 30 分鐘，去渣取汁，倒入盆中，待藥溫降到 40℃時，先坐浴，再泡腳 20～30 分鐘，1 天 2 次，每天 1 劑，連用 7～10 天。

【來源】《家庭足浴》

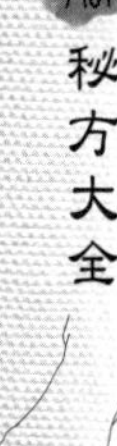

方 17　痔瘡五號方

【藥物組成】黃連 25 克，黃柏 25 克，大黃 25 克，薄荷 25 克，梔子 25 克，枳殼 25 克，白芷 25 克，槐花 20 克，艾葉 20 克，荊芥 20 克，苦參 15 克，地骨皮 12 克，蛇床子 12 克。

【功能主治】清熱解毒，消腫止痛。適用於痔瘡腫痛。

【使用方法】上藥入鍋中，加水適量。煎 20 分鐘，過濾去渣，倒入盆中，待藥溫降到 40℃時，先坐浴，然後泡腳，每次 20 分鐘，每天 3 次。

【來源】《中藥泡腳祛百病》

七、直腸脫垂

直腸脫垂又稱脫肛，是直腸黏膜、肛管、直腸和部分乙狀結腸向下移位，脫出肛門外的一種疾病。多見於小兒和老年人。

本病起病緩慢，無明顯全身症狀。常分為 3 度：

①Ⅰ度脫垂為直腸黏膜脫出，長 3～5 公分，便後可自然回覆。

②Ⅱ度脫垂為直腸全層脫出，長 5～10 公分以上，肛門鬆弛，便後有時需用手回覆。

③Ⅲ度脫垂為直腸及部分乙狀結腸脫出，長 10 公分以上，肛門鬆弛無力，不易回覆，需用手推回或臥床休息方能回納。

中醫認為，本病多由氣血不足，氣虛下陷，不能收攝，以致肛管直腸向外脫出。此外，與濕熱下注、氣血壅滯有密切關係。泡腳藥組方選擇以收斂固脫之品為主。

方 1　鮮匙葉方

【藥物組成】鮮匙葉草全草 120 克。

【功能主治】清熱利濕。主治脫肛。

【使用方法】將上藥入鍋中，加水適量，先浸泡 5～10 分鐘，再煎煮 30 分鐘，倒入足浴盆中，待藥溫降到 40℃時，先燻蒸坐浴，再浸泡雙腳 20～30 分鐘，每天 1 次。

【來源】《百病足療 900 方》

方 2　大黃烏梅方

【藥物組成】生大黃 30 克，石榴皮 30 克，大烏梅 30 克。

【功能主治】清熱利濕，收斂固脫。主治脫肛。

【使用方法】將上藥同入鍋中，加入適量的水，煎煮 30～40 分鐘，去渣取汁，倒入泡足器中，待藥溫降至 40℃左右時，先坐浴，後泡腳 30 分鐘，每天大便後用。

【來源】《中藥泡腳治百病》

方 3　二黃梔子方

【藥物組成】黃芩 20 克，黃柏 20 克，梔子 20 克。

【功能主治】清熱利濕。主治脫肛。

【使用方法】將上藥同入鍋中，加入適量的水，煎煮 30～40 分鐘，去渣取汁，倒入泡足器中，待藥溫降至 40℃左右時，泡腳 30 分鐘，每天 2～3 次。

【來源】《中藥泡腳治百病》

方 4　魚腥草菊根湯

【藥物組成】魚腥草 60 克，野菊花根 50 克，赤石脂 40 克，伏龍肝 40 克。

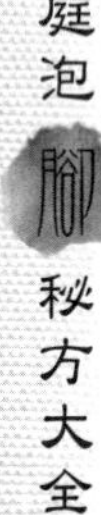

【功能主治】清熱解毒，收澀固脫。適用於脫肛。

【使用方法】將上藥入鍋中，加水適量，先浸泡 10 分鐘，再加水煎 30 分鐘，去渣取汁，倒入盆中，待藥溫降到 40℃時，先坐浴，再泡腳 20～30 分鐘，1 天 2～3 次，每天 1 劑，連用 3～5 天。

【來源】《家庭足浴》

方 5　魚腥草菊根湯

【藥物組成】魚腥草 60 克，野菊花根 50 克，赤石脂、伏龍肝各 40 克。

【功能主治】清熱解毒，收澀固脫。主治脫肛。

【使用方法】將上藥入鍋中，加水適量，浸泡 10 分鐘，煎煮 30 分鐘，倒入足浴盆中，待藥溫降至 40℃左右時，浸泡雙腳 20 分鐘，每天 2～3 次，每天 1 劑，連續 3～5 天。

【來源】《足部保健》

方 6　固脂烏梅湯

【藥物組成】補骨脂 100 克，烏梅 30 克，五倍子 20 克。

【功能主治】收澀固脫。主治脫肛。

【使用方法】將上藥入鍋中，加水適量，浸泡 10 分鐘，煎煮 30 分鐘，倒入足浴盆中，待藥溫降至 40℃左右時，浸泡雙腳 30 分鐘，每天 2～3 次，每天 1 劑，連續 3～5 天。

【來源】《足部保健》

方 7　五倍子白礬方

【藥物組成】五倍子 30 克，白礬 30 克，蛇床子 30

克。

【功能主治】收斂固脫。主治脫肛。

【使用方法】將上藥同入鍋中，加入適量的水，煎煮30～40分鐘，去渣取汁，倒入泡足器中，待藥溫降至40℃左右時，泡腳30分鐘，每天2～3次。

【來源】《中藥泡腳治百病》

方8　明礬大黃湯

【藥物組成】明礬20克，大黃20克，五倍子15克，馬齒莧30克。

【功能主治】收斂固脫，消腫止痛。適用於脫出物還納。

【使用方法】將上藥入鍋中，加水適量，先浸泡10分鐘，再加水煎30分鐘，去渣取汁，倒入盆中，待藥溫降到40℃時，先坐浴，再泡腳20～30分鐘，1天2～3次，每天1劑，連用3～5天

【來源】《家庭足浴》

方9　石榴皮湯

【藥物組成】石榴皮50克，苦參60克，五倍子40克，明礬20克。石菖蒲20克。

【功能主治】收斂除濕。適用於脫肛及肛周濕疹。

【使用方法】將上藥入鍋中，先浸泡10分鐘，再加水煎30分鐘，去渣取汁，倒入盆中，待藥溫降到40℃時，先坐浴，再泡腳20～30分鐘，1天2次，每天1劑，連用7～10天。

【來源】《家庭足浴》

方 10　五倍地榆方

【藥物組成】五倍子 35 克，土黃連 35 克，地榆 35 克，明礬 35 克，升麻 35 克。

【功能主治】消炎解毒，收斂固脫。主治脫肛。

【使用方法】將上藥同入鍋中，加入適量的水，煎煮 30～40 分鐘，去渣取汁，倒入泡足器中，待藥溫降至 40℃左右時，泡腳 30 分鐘，每天 2～3 次。

【來源】《中藥泡腳治百病》

方 11　脫肛六號方

【藥物組成】蛇床子 25 克，五倍子 20 克，芒硝 20 克，槐花 12 克，馬齒莧 12 克，荊芥 12 克，川椒 6 克。

【功能主治】收斂除濕，清熱解毒。適用於脫肛及肛周濕疹。

【使用方法】將上藥同入鍋中，加入適量的水，煎煮 30～40 分鐘，去渣取汁，倒入泡足器中，待藥溫降至 40℃左右時，泡腳 30 分鐘，每天 2～3 次。

【來源】《中藥泡腳治百病》

方 12　五倍子枯礬湯

【藥物組成】五倍子 30 克，龍骨 30 克，枯礬 30 克，石榴皮 20 克，蓮房 20 克，赤石脂 20 克，槐角 20 克。

【功能主治】收斂固脫。主治脫肛。

【使用方法】將上藥入鍋中，加水適量，先浸泡 10 分鐘，再加水煎 30 分鐘，去渣取汁，倒入盆中，待藥溫降到 40℃時，先坐浴，再泡腳 20～30 分鐘，1 天 2～3 次，每天 1 劑，連用 2 週。

【來源】《家庭足浴》

方 13　脫肛 13 號方

【藥物組成】當歸 25 克，赤芍 25 克，五倍子 25 克，川黃柏 25 克，沒藥 25 克，元胡 25 克，蒲公英 30 克。

【功能主治】收斂止痛。主治脫肛。

【使用方法】將上藥同入鍋中，加入適量的水，煎煮 30～40 分鐘，去渣取汁，倒入泡足器中，待藥溫降至 40℃左右時，泡腳 30 分鐘，每天 2～3 次。

【來源】《中藥泡腳治百病》

方 14　五倍子芒硝湯

【藥物組成】五倍子 20 克，芒硝 30 克，川椒 6 克，秦艽 15 克。蛇床子 15 克，槐花 12 克，馬齒莧 12 克，荊芥 12 克。

【功能主治】收斂除濕，清熱解毒。適用於脫肛及肛周濕疹。

【使用方法】將上藥入鍋中，加水適量，先浸泡 10 分鐘，再加水煎 30 分鐘，去渣取汁，倒入盆中，待藥溫降到 40℃時，先坐浴，再泡腳 20～30 分鐘，1 天 2～3 次，每天 1 劑，連用 3～5 天。

【來源】《家庭足浴》

方 15　升麻黃蓍方

【藥物組成】防風 30 克，升麻 30 克，生黃蓍 25 克，蟬蛻 15 個。

【功能主治】益氣升提。適用於各種脫肛。

【使用方法】將上藥同入鍋中，加入適量的水，煎煮 30～40 分鐘，去渣取汁，倒入泡足器中，待藥溫降至

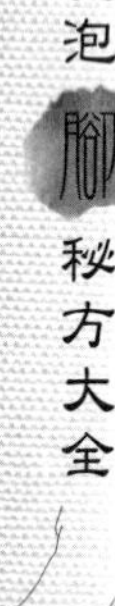

40℃左右時，泡腳30分鐘，每天2～3次。

【來源】《中藥泡腳治百病》

方16　黃蓍升麻湯

【藥物組成】黃蓍20克，白朮20克，地榆20克，升麻10克，枳殼10克，五倍子10克，白礬10克，木賊10克，牡蠣10克，烏梅10克，黨參15克。

【功能主治】補中益氣，收斂固脫。適用於脫肛及內痔脫垂，嵌頓。

【使用方法】將上藥入鍋中，加水適量，先浸泡10分鐘，再加水煎30分鐘，去渣取汁，倒入盆中，待藥溫降到40℃時，先坐浴，再泡腳20～30分鐘，1天2次，每天1劑，連用3～5天。

【來源】《家庭足浴》

八、血栓閉塞性脈管炎

血栓閉塞性脈管炎簡稱脈管炎。是指周圍脈管（中、小動脈及靜脈）的一種慢性持續性、進行性的血管炎症病變，導致血栓形成使血管腔閉塞。多發於男性青壯年。病變主要累及四肢遠端的中、小動脈，伴行靜脈和淺表靜脈也常累及，以下肢為主。

其主要表現是發病早期感覺患肢發涼、怕冷、麻木，足部及小腿有痠痛。繼而出現間歇性跛行，最後發展為靜息痛，尤以夜間為甚。下肢肢端皮膚呈紫紅或蒼白，皮溫降低，皮膚乾燥，小腿肌肉萎縮，趾或足發生潰瘍及乾性壞疽。

中醫稱本病為「脫疽」，其基本病機為寒凝經脈，氣血壅滯。泡腳藥組方選擇以溫經散寒，活血通絡之品為主。

方 1　蘇木蒼朮方

【藥物組成】蘇木 20 克，蒼朮 30 克，芒硝 60 克。

【功能主治】活血除濕，洩熱止痛。主治血栓閉塞性脈管炎，患肢灼熱者。

【使用方法】將上藥入鍋中，加水適量，煎煮 30 分鐘，去渣取汁，倒入足浴盆中，先燻蒸，待藥溫降到 40℃時，再浸泡雙腳 30 分鐘，每天 1 次，20 天為 1 個療程。

【來源】《泡足驗方》

方 2　當歸獨活方

【藥物組成】當歸 20 克，獨活 30 克，威靈仙 50 克，桂枝 30 克，川芎 20 克。

【功能主治】活血通絡，溫經散寒。主治早、中期血栓閉塞性脈管炎。

【使用方法】將上藥入鍋中，加水適量，煎煮 30 分鐘，去渣取汁，倒入足浴盆中，先燻蒸，待藥溫降到 40℃時，再浸泡雙腳 30 分鐘，每天 1 次，20 天為 1 個療程。

【來源】《泡足驗方》

方 3　黨參牛膝方

【藥物組成】黨參 30 克，川牛膝 60 克，丹參 20 克，桂枝 30 克，川芎 20 克。

【功能主治】補氣活血，通絡止痛。主治各期血栓閉塞性脈管炎。

【使用方法】將上藥入鍋中，加水適量，煎煮 30 分

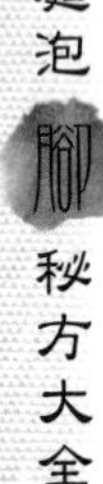

鐘，去渣取汁，倒入足浴盆中，先燻蒸，待藥溫降到40℃時，再浸泡雙腳30分鐘，每天1次，20天為1個療程。

【來源】《泡足驗方》

方4　丹參烏梢蛇方

【藥物組成】丹參30克，丹皮20克，烏梢蛇50克，黃藥子30克，黃柏20克。

【功能主治】活血通絡，祛風止痛。主治血栓閉塞性脈管炎合併游走性靜脈炎。

【使用方法】將上藥入鍋中，加水適量，煎煮30分鐘，去渣取汁，倒入足浴盆中，先燻蒸，待藥溫降到40℃時，再浸泡雙腳30分鐘，每天1次，20天為1個療程。

【來源】《泡足驗方》

方5　血栓閉塞型脈管炎七號

【藥物組成】紅花100克，當歸100克，川芎100克，虎杖100克，丹參100克，透骨草100克。

【功能主治】活血通絡。主治血栓閉塞性脈管炎。

【使用方法】將上藥入鍋中，加水適量，煎煮30分鐘，去渣取汁，倒入足浴盆中，先燻蒸，待藥溫降到40℃時，再浸泡雙腳30～50分鐘，每天2次，7～10天為1個療程。

【來源】《百病足療900方》

方6　血栓閉塞型脈管炎五號

【藥物組成】蘇木30克，金銀花30克，蒲公英30克，當歸30克，柴胡30克，紅花15克，芒硝15克，乳香15克，沒藥15克。

【功能主治】清熱通絡，活血化瘀，消腫止痛。適用於脈管炎，伴紅熱腫痛。

【使用方法】將上藥入鍋中，加水適量，煎煮30分鐘，去渣取汁，倒入足浴盆中，先燻蒸，待藥溫降到40℃時，再浸泡雙腳90分鐘，每天2次。

【來源】《百病足療900方》

方7　血栓閉塞型脈管炎九號

【藥物組成】紅花30克，雞血藤60克，川牛膝30克，肉桂30克，乾薑30克，細辛15克，生川烏15克，生草烏15克，地龍30克。

【功能主治】活血溫經，散寒通絡。主治血栓閉塞性脈管炎。

【使用方法】將上藥入鍋中，加水適量，煎煮30分鐘，去渣取汁，倒入足浴盆中，先燻蒸，待藥溫降到40℃時，再浸泡雙腳30分鐘，每天2次，10天為1個療程。

【來源】《薰洗療法》

方8　二草二烏方

【藥物組成】透骨草30克，伸筋草30克，製川烏15克，製草烏15克，地龍30克，水蛭15克，桂枝20克，蘇木15克，桃仁30克，當歸15克。

【功能主治】活血通絡，溫經散寒。主治早、中期血栓閉塞性脈管炎。

【使用方法】將上藥入鍋中，加水適量，煎煮30分鐘，去渣取汁，倒入足浴盆中，先燻蒸，待藥溫降到40℃

時，再浸泡雙腳 30 分鐘，每天 1 次，20 天為 1 個療程。

【來源】《泡足驗方》

方 9　血栓閉塞型脈管炎 3 號

【藥物組成】桂枝 15 克，附子 15 克，伸筋草 15 克，苦參 15 克。

【功能主治】溫陽散寒，除濕通絡。主治血栓閉塞性脈管炎。

【使用方法】將上藥入鍋中，加水適量，煎煮 30 分鐘，去渣取汁，倒入足浴盆中，先燻蒸，待藥溫降到 40℃時，再浸泡雙腳 30～50 分鐘，每天 2 次，10 天為 1 個療程，連用 2 個療程。

【來源】《百病足療 900 方》

方 10　獨活桑枝湯

【藥物組成】獨活 30 克，桑枝 30 克，當歸 15 克，威靈仙 15 克。

【功能主治】溫經通絡。主治血栓閉塞性脈管炎。

【使用方法】將上藥入鍋中，加水適量，先浸泡 10 分鐘，再加水煎 30 分鐘，去渣取汁，倒入盆中，待藥溫降至 40℃左右時，泡腳 20～30 分鐘，1 天 2 次，每天 1 劑，10 天為 1 個療程，連用 2 個療程。

【來源】《家庭足浴》

方 11　川椒川烏方

【藥物組成】川椒 20 克，製川烏 30 克，透骨草 50 克，桑枝 60 克，桂枝 30 克，艾葉 50 克，川芎 20 克。

【功能主治】溫經散寒，活血祛風。主治血栓閉塞性脈管炎，患肢發冷發涼，寒象明顯者。

【使用方法】將上藥入鍋中，加水適量，煎煮30分鐘，去渣取汁，倒入足浴盆中，先燻蒸，待藥溫降到40℃時，再浸泡雙腳30分鐘，每天1次，20天為1個療程。

【來源】《泡足驗方》

方12　血栓閉塞型脈管炎八號

【藥物組成】川椒10克，槐樹枝10克，生川烏10克，艾葉30克，透骨草30克，當歸30克，蘇木30克，桑枝30克，桂枝15克，防風15克，大蒜適量。

【功能主治】溫經散寒，活血祛風。適用於脫疽初起，寒凝脈痺者。

【使用方法】將上藥入鍋中，加水適量，煎煮30分鐘，去渣取汁，倒入足浴盆中，先燻蒸，待藥溫降到40℃時，再浸泡雙腳30分鐘，每天2次。

【來源】《百病足療900方》

方13　血栓閉塞型脈管炎二號

【藥物組成】川烏、草烏、蒼朮、獨活、桂枝、防風、艾葉、川椒、劉寄奴、紅花、透骨草、伸筋草各9克。

【功能主治】溫經活血止痛。主治血栓閉塞性脈管炎。

【使用方法】將上藥入鍋中，加水適量，煎煮30分鐘，去渣取汁，倒入足浴盆中，先燻蒸，待藥溫降到40℃時，再浸泡雙腳30～50分鐘，每天2次，10天為1個療程，連用2個療程。

【來源】《百病足療900方》

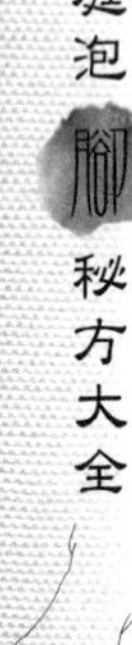

方14　血栓閉塞型脈管炎四號

【藥物組成】水蛭30克，地龍30克，桂枝20克，甘草20克，牛膝15克，附子15克，桃仁10克，蘇木10克，紅花10克，血竭10克，乳香10克，沒藥10克。

【功能主治】活血逐瘀，溫陽通絡。主治血栓閉塞性脈管炎。

【使用方法】將上藥入鍋中，加水適量，煎煮30分鐘，去渣取汁，倒入足浴盆中，先燻蒸，待藥溫降到40℃時，再浸泡雙腳30～50分鐘，每天2次，10天為1個療程，連用3～5個療程。

【來源】《百病足療900方》

方15　血栓閉塞型脈管炎六號

【藥物組成】桑枝30克，芒硝30克，苦參30克，紅花15克。

【功能主治】除濕通絡消腫。主治血栓閉塞性脈管炎。

【使用方法】將上藥入鍋中，加水適量，煎煮30分鐘，去渣取汁，倒入足浴盆中，先燻蒸，待藥溫降到40℃時，再浸泡雙腳30分鐘，每天2次。

【來源】《百病足療900方》

方16　玄參蒲公英方

【藥物組成】玄參30克，蒲公英60克，紫花地丁50克，白蘞30克，土茯苓50克。

【功能主治】清熱解毒，消腫止痛。主治早、中期血栓閉塞性脈管炎，患肢腫脹灼熱疼痛明顯者。

【使用方法】將上藥入鍋中，加水適量，煎煮30分鐘，去渣取汁，倒入足浴盆中，先燻蒸，待藥溫降到40℃時，再浸泡雙腳30分鐘，每天1次，20天為1個療程。

【來源】《泡足驗方》

方17　血栓閉塞型脈管炎十號

【藥物組成】金銀花30克，玄參30克，當歸20克，重樓30克，桃仁15克，紅花15克。

【功能主治】清熱涼血。主治血栓閉塞性脈管炎。

【使用方法】將上藥入鍋中，加水適量，煎煮30分鐘，去渣取汁，倒入足浴盆中，先燻蒸，待藥溫降到40℃時，再浸泡雙腳30～50分鐘，每天2次，藥渣敷於巨虛穴及湧泉。

【來源】《足療治百病》

九、下肢靜脈曲張

下肢靜脈曲張是一種常見病，病變主要發生在大隱靜脈以下肢淺靜脈擴張、伸長、彎曲、怒張，晚期可併發慢性小腿潰瘍為特徵。多見於長期負重和站立工作者。屬中醫「筋瘤」範疇。其基本病機為勞倦傷氣、寒濕凝筋，或火旺血燥，熱瘀筋脈。泡腳藥組方選擇以溫經散寒，活血化瘀之品為主。

方1　生大黃附子方

【藥物組成】生大黃30克，附子50克，細辛30克。

【功能主治】溫經散寒，活血化瘀。主治各類下肢靜脈曲張。

【使用方法】將上藥入鍋中，加水適量，煎煮30分

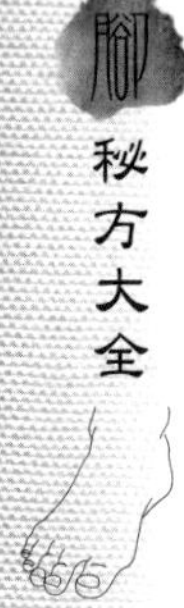

鐘，去渣取汁，倒入足浴盆中，先燻蒸，待藥溫降到40℃時，再浸泡雙腳30分鐘，每天1次，20天為1個療程。

【來源】《泡足驗方》

方2 松節蘇木方

【藥物組成】松節15克，蘇木40克，川牛膝30克，川椒20克。

【功能主治】溫經散寒，活血化瘀。主治各類下肢靜脈曲張。

【使用方法】將上藥入鍋中，加水適量，煎煮30分鐘，去渣取汁，倒入足浴盆中，先燻蒸，待藥溫降到40℃時，再浸泡雙腳30分鐘，每天1次，20天為1個療程。

【來源】《泡足驗方》

方3 五加皮細辛方

【藥物組成】五加皮30克，絡石藤50克，雞血藤50克，伸筋草20克，細辛10克。

【功能主治】活血祛風，化瘀通絡。主治下肢靜脈曲張。

【使用方法】將上藥入鍋中，加水適量，煎煮30分鐘，去渣取汁，倒入足浴盆中，先燻蒸，待藥溫降到40℃時，再浸泡雙腳30分鐘，每天1次，20天為1個療程。

【來源】《泡足驗方》

方4 川芎血竭方

【藥物組成】川芎30克，血竭10克，乳香15克，沒藥15克。

【功能主治】活血化瘀，通絡消腫。主治下肢靜脈曲張。

【使用方法】將上藥入鍋中，加水適量，煎煮 30 分鐘，去渣取汁，倒入足浴盆中，先燻蒸，待藥溫降到 40℃時，再浸泡雙腳 30 分鐘，每天 1 次，20 天為 1 個療程。

【來源】《泡足驗方》。

方 5　豨薟草川椒方

【藥物組成】豨薟草 60 克，川椒 15 克，忍冬藤 50 克，川芎 15 克。

【功能主治】活血化瘀，通絡消腫。主治下肢靜脈曲張。

【使用方法】將上藥入鍋中，加水適量，煎煮 30 分鐘，去渣取汁，倒入足浴盆中，先燻蒸，待藥溫降到 40℃時，再浸泡雙腳 30 分鐘，每天 1 次，20 天為 1 個療程。

【來源】《泡足驗方》

方 6　生大黃附子方

【藥物組成】生大黃 30 克，製附子 60 克，細辛 20 克，赤芍 15 克。

【功能主治】活血化瘀，通絡消腫。主治下肢靜脈曲張。

【使用方法】將上藥入鍋中，加水適量，煎煮 30 分鐘，去渣取汁，倒入足浴盆中，先燻蒸，待藥溫降到 40℃時，再浸泡雙腳 30 分鐘，每天 1 次，20 天為 1 個療程。

【來源】《泡足驗方》

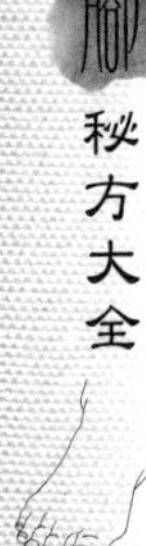

方 7　當歸伸筋草方

【藥物組成】當歸尾 20 克，川芎 15 克，赤芍 20 克，桂枝 30 克，艾葉 20 克。

【功能主治】活血化瘀，通絡消腫。主治下肢靜脈曲張。

【使用方法】將上藥入鍋中，加水適量，煎煮 30 分鐘，去渣取汁，倒入足浴盆中，先燻蒸，待藥溫降到 40℃時，再浸泡雙腳 30 分鐘，每天 1 次，20 天為 1 個療程。

【來源】《泡足驗方》

十、肛　裂

肛裂是指肛管的皮膚由於反覆損傷和感染引起的全層裂開，並形成潰瘍，表現為週期性疼痛的疾病。在肛門部疾病中，其發病率僅次於痔瘡。

肛裂的潰瘍多為單發，沿肛管放射成梭形。其發生的位置 83%～90%在肛管後正中，也有少數在肛管前方，兩側甚少。發病年齡以 20～40 歲的中青年居多，兒童及老年人較少。男性多於女性，女性常見肛管前方，男性多發於肛管後方。其臨床特點是肛門週期性疼痛、出血和便秘。

中醫亦稱本病為「肛裂」，其基本病機為熱結腸燥或陰津不足，大便秘結，糞便粗硬，排便努掙，使肛門皮膚開裂，濕熱蘊結，染毒而成。泡腳藥組方選擇以清熱解毒，消腫生肌之品為主。

方 1　荔枝草湯

【藥物組成】荔枝草 5000 克，芒硝 2000 克，月石

2000克，生川烏2000克，明礬1500克，紅花100克。

【功能主治】清熱解毒，消腫生肌。主治肛裂。

【使用方法】將上藥入鍋中，加水適量，先浸泡10分鐘，再加水煎30分鐘，去渣取汁，倒入盆中，待藥溫降到40℃時，先坐浴，再泡腳20～30分鐘，1天2次，3天為1個療程，連用2～3個療程。

【來源】《家庭足浴》

方2　醬草地丁湯

【藥物組成】蒲公英30克，敗醬草30克，紫花地丁30克，金銀花30克，赤芍30克，黃柏30克，黃芩30克，明礬10克，五倍子10克。

【功能主治】清熱解毒，收澀生肌。主治肛裂。

【使用方法】將上藥入鍋中，加水適量，先浸泡10分鐘，再煎煮30分鐘，去渣取汁，倒入盆中，待藥溫降到40℃時，先坐浴，再浸泡雙腳30分鐘，每天2次，連用7～10天。

【來源】《泡腳按摩祛百病》

方3　二黃槐花湯

【藥物組成】黃芩20克，黃柏20克，蒼朮20克，當歸20克，川芎20克，丹參20克，黃蓍20克，白芷20克，延胡索20克，製乳香10克，沒藥10克，地榆15克，槐花15克，冰片5克。

【功能主治】清熱解毒，消腫生肌。主治肛裂。

【使用方法】將上藥入鍋中，加水適量，先浸泡10分鐘，再加水煎30分鐘，去渣取汁，倒入盆中，待藥溫降到40℃時，先坐浴，再泡腳20～30分鐘，1天2次，

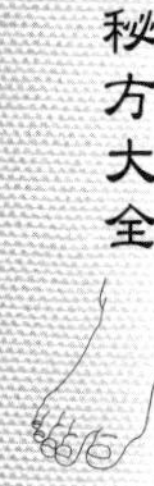

每天1劑，連用7～10天。

【來源】《家庭足浴》

方4　乳沒明礬湯

【藥物組成】製乳香20克，製沒藥20克，仙鶴草20克，延胡索20克，赤芍20克，苦參20克，防風20克，明礬10克，五倍子10克。

【功能主治】活血生肌，收澀固脫。主治肛裂。

【使用方法】將上藥入鍋中，加水適量，先浸泡10分鐘，再加水煎30分鐘，去渣取汁，倒入盆中，待藥溫降到40℃時，先坐浴，再泡腳20～30分鐘，1天2次，每天1劑，連用7～10天。

【來源】《家庭足浴》

十一、雷諾病

雷諾病是一種遇冷或情緒緊張後，以陣發性肢端小動脈強烈收縮引起肢端缺血病變為特徵的疾病，又稱肢端血管痙攣症。

發作時，肢端皮膚由蒼白變為青紫，而後轉為潮紅。由於1862年Maurice Raynaud首先描述而得名。

雷諾病女性患者多見，男女比例為1：10，發病年齡多在20～30歲。泡腳藥組方選擇以溫經散寒，化瘀通絡之品為主。

方1　赤芍細辛方

【藥物組成】赤芍30克，細辛20克，雞血藤60克。

【功能主治】溫經散寒，化瘀通絡，解痙止痛。主治雷諾病。

【使用方法】將上藥入鍋中，加水適量，煎煮 30 分鐘，倒入足浴盆中，先用紗布蘸取清洗患處，待藥溫降到 40℃時，再浸泡雙腳 30 分鐘，每天 1 次，15 天為 1 個療程。

【來源】《泡足驗方》

方 2　三棱川草烏方

【藥物組成】三棱 30 克，製草烏 20 克，製川烏 20 克，透骨草 60 克。

【功能主治】溫經散寒，化瘀通絡，解痙止痛。主治雷諾病。

【使用方法】將上藥入鍋中，加水適量，煎煮 30 分鐘，倒入足浴盆中，先用紗布蘸取清洗患處，待藥溫降到 40℃時，再浸泡雙腳 30 分鐘，每天 1 次，15 天為 1 個療程。

【來源】《泡足驗方》

方 3　川椒桃仁方

【藥物組成】川椒 30 克，桃仁 50 克，蘇木 40 克，桂枝 30 克。

【功能主治】溫經散寒，化瘀通絡，解痙止痛。主治雷諾病。

【使用方法】將上藥入鍋中，加水適量，煎煮 30 分鐘，倒入足浴盆中，先用紗布蘸取清洗患處，待藥溫降到 40℃時，再浸泡雙腳 30 分鐘，每天 1 次，15 天為 1 個療程。

【來源】《泡足驗方》

方 4　二仙路路通方

【藥物組成】仙茅 30 克，仙靈脾 20 克，桂枝 20 克，路路通 50 克，川芎 30 克。

【功能主治】溫經散寒，化瘀通絡，解痙止痛。主治雷諾病。

【使用方法】將上藥入鍋中，加水適量，煎煮 30 分鐘，倒入足浴盆中，先用紗布蘸取清洗患處，待藥溫降到 40℃時，再浸泡雙腳 30 分鐘，每天 1 次，15 天為 1 個療程。

【來源】《泡足驗方》

方 5　水蛭地鱉蟲方

【藥物組成】水蛭 30 克，地鱉蟲 20 克，桃仁 30 克，紅花 15 克，地龍 30 克，川牛膝 20 克。

【功能主治】活血破瘀，通絡止痛。主治雷諾病。

【使用方法】將上藥入鍋中，加水適量，煎煮 30 分鐘，倒入足浴盆中，先用紗布蘸取清洗患處，待藥溫降到 40℃時，再浸泡雙腳 30 分鐘，每天 1 次，15 天為 1 個療程。

【來源】《泡足驗方》

方 6　透骨草蘇木方

【藥物組成】透骨草 40 克，蘇木 10 克，當歸尾 2 克，赤芍 15 克，川牛膝 15 克，白芷 10 克。

【功能主治】活血破瘀，通絡止痛。主治雷諾病。

【使用方法】將上藥入鍋中，加水適量，煎煮 30 分鐘，倒入足浴盆中，先用紗布蘸取清洗患處，待藥溫降到 40℃時，再浸泡雙腳 30 分鐘，每天 1 次，15 天為 1 個療程。

【來源】《泡足驗方》

方 7　海桐皮乳沒方

【藥物組成】海桐皮 50 克，乳香 10 克，沒藥 10 克，薑黃 15 克，川牛膝 30 克，威靈仙 30 克。

【功能主治】活血破瘀，通絡止痛。主治雷諾病。

【使用方法】將上藥入鍋中，加水適量，煎煮 30 分鐘，倒入足浴盆中，先用紗布蘸取清洗患處，待藥溫降到 40℃時，再浸泡雙腳 30 分鐘，每天 1 次，15 天為 1 個療程。

【來源】《泡足驗方》

十二、疝　氣

疝氣，即人體組織或器官一部分離開了原來的部位，由人體間隙、缺損或薄弱部位進入另一部位。俗稱「小腸串氣」，有臍疝、腹股溝直疝、斜疝、切口疝、手術復發疝、白線疝、股疝等。

疝氣多是因為咳嗽、噴嚏、用力過度、腹部過肥、用力排便、婦女妊娠、小兒過度啼哭、老年腹壁強度退行性變等原因引起。

中醫認為，疝氣的發病與肝氣鬱滯，氣機不暢、氣竄於少腹；寒濕內停，邪侵襲肝經；中氣下陷，筋脈鬆弛、升提失職所致。泡腳藥組方選擇以散寒祛濕，溫陽利氣之品為主。

方 1　馬鞭草方

【藥物組成】鮮馬鞭草 80 克。

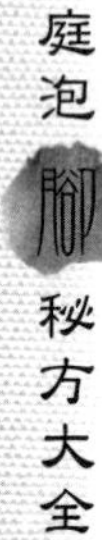

【功能主治】散寒祛濕。主治血疝。

【使用方法】將上藥入鍋中，加入適量的水，煎煮30～40分鐘，去渣取汁，倒入泡足器中，待藥溫降至40℃左右時，泡腳30分鐘，每天2次。

【來源】《中藥泡腳治百病》

方2　紫蘇艾葉方

【藥物組成】紫蘇30克，艾葉20克，防風15克。

【功能主治】溫陽利氣。適用於小腸氣，腎囊堅硬，小便不通者。

【使用方法】將上藥入鍋中，加水適量，先浸泡5～10分鐘，再煎煮30分鐘，去渣取汁，倒入足浴盆中，先燻蒸，待藥溫降到40℃時，再浸泡雙腳20～30分鐘，每天1次。

【來源】《百病足療900方》

方3　白礬雄黃方

【藥物組成】白礬25克，雄黃3克，甘草30克。

【功能主治】溫陽益氣。主治疝氣。

【使用方法】將上藥同入鍋中，加入適量的水，煎煮30～40分鐘，去渣取汁，倒入泡足器中，待藥溫降至40℃左右時，泡腳30分鐘，每天2次。

【來源】《中藥泡腳治百病》

方4　花椒瓜蔞方

【藥物組成】花椒30克，胡蔥7個，全瓜蔞20克，陳醋200毫升。

【功能主治】溫陽利氣。主治血疝。

【使用方法】將上藥同入鍋中，加入適量的水，煎煮

30～40 分鐘，去渣取汁，倒入泡足器中，待藥溫降至40℃左右時，泡腳 30 分鐘，每天 2 次。

【來源】《中藥泡腳治百病》

方 5　黃柏白礬蔥白方

【藥物組成】生黃柏 25 克，白礬 30 克，雄黃 20 克，橘葉 15 克，蔥白 15 根。

【功能主治】溫陽利濕。主治疝氣。

【使用方法】將上藥同入鍋中，加入適量的水，煎煮 30～40 分鐘，去渣取汁，倒入泡足器中，待藥溫降至40℃左右時，泡腳 30 分鐘，每天 2 次。

【來源】《中藥泡腳治百病》

第6章 婦科疾病泡腳秘方

一、經前期緊張綜合徵

經前期緊張綜合徵是指婦女在月經週期的後期表現出的一系列生理和情感方面的不適症狀，症狀與精神和內科疾病無關，並在卵泡期緩解，在月經來潮後自行恢復到沒有任何症狀狀態。其主要表現有煩躁易怒、失眠、緊張、壓抑以及頭痛、乳房脹痛、顏面浮腫等一系列的症狀，嚴重者可影響婦女的正常生活。

經前期緊張綜合徵是一種生理和社會心理等綜合因素導致的一種婦女疾病，育齡婦女發病率較高。

中醫學中無經前期緊張綜合徵病名，但有「經前發熱」、「經前煩躁」等的論述。現代中醫婦科常將此類症狀統稱為「月經前後諸證」。其臨床表現症狀眾多、複雜，如經行頭痛、發熱、吐衄、口糜、浮腫、咳喘、情誌異常等。目前認為月經前後諸證之所以隨月經週期發作，與經期氣血盈虛變化及體質有密切關係。與肝鬱、脾腎陽虛、血瘀等病因有關。泡腳藥組方選擇以疏肝解鬱，溫補脾腎，行氣活血之品為主。

方 1　柴胡枳殼方

【藥物組成】柴胡 20 克，枳殼 15 克，青皮 20 克，橘皮 30 克，橘核 40 克，鬱金 20 克。

【功能主治】疏肝理氣，解鬱消脹。主治月經前乳脹。

【使用方法】將上藥入鍋中，加水適量，煎煮 30 分鐘，去渣取汁，倒入足浴盆中，待藥溫降到 40℃時，先用毛巾蘸藥汁濕敷於兩側乳房 10 分鐘，再浸泡雙腳 30 分鐘，每天 1 次，經前 10 天開始至月經結束。

【來源】《泡足驗方》

方 2　金桔葉蘿蔔方

【藥物組成】金桔葉 40 克，紅蘿蔔 500 克，香櫞皮 15 克，青皮 20 克，川芎 15 克。

【功能主治】疏肝理氣，解鬱消脹。主治月經前乳脹。

【使用方法】將上藥入鍋中，加水適量，煎煮 30 分鐘，去渣取汁，倒入足浴盆中，待藥溫降到 40℃時，先用毛巾蘸藥汁濕敷於兩側乳房 10 分鐘，再浸泡雙腳 30 分鐘，每天 1 次，經前 10 天開始至月經結束。

【來源】《泡足驗方》

方 3　益智方名車前草方

【藥物組成】益智方名 30 克，車前草 30 克，高良薑 20 克，花椒 10 克。

【功能主治】溫腎健脾，利尿消腫。主治經前乳房腫脹。

【使用方法】將上藥入鍋中，加水適量，煎煮 30 分鐘，去渣取汁，倒入足浴盆中，待藥溫降到 40℃時，先用毛巾蘸藥汁濕敷於乳房部 10 分鐘，再浸泡雙腳 30 分

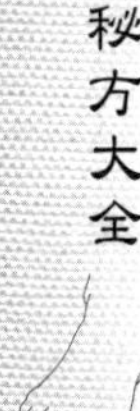

鐘，每天1次，經前10天開始至月經結束。

【來源】《泡足驗方》

方4　決明子柿葉方

【藥物組成】決明子50克，乾柿葉60克，白酒30克。

【功能主治】養陰平肝止痛。主治經前頭痛。

【使用方法】將前2藥入鍋中，加水適量，煎煮30分鐘，去渣取汁，倒入足浴盆中，待藥溫降到40℃時，加入白酒，先用毛巾蘸藥汁濕敷於頭部10分鐘，再浸泡雙腳30分鐘，每天1次，經前10天開始至月經結束。

【來源】《泡足驗方》

方5　枸杞葉野菊花方

【藥物組成】枸杞葉200克，野菊花100克，白芷15克。

【功能主治】養陰平肝止痛。主治經前頭痛。

【使用方法】將上藥入鍋中，加水適量，煎煮30分鐘，去渣取汁，倒入足浴盆中，待藥溫降到40℃時，浸泡雙腳30分鐘，每天1次，經前10天開始至月經結束。

【來源】《泡足驗方》

方6　刺五加扁豆衣方

【藥物組成】刺五加30克，扁豆衣50克，蒼朮40克，白芷10克。

【功能主治】益氣健脾止瀉。主治經前洩瀉。

【使用方法】將上藥入鍋中，加水適量，煎煮30分鐘，去渣取汁，倒入足浴盆中，待藥溫降到40℃時，浸泡雙腳30分鐘，每天1次，經前10天開始至月經結束。

【來源】《泡足驗方》

方 7　艾葉益母草方

【藥物組成】艾葉 20 克，益母草 20 克，延胡索 15 克，當歸 15 克，赤芍 15 克，小茴香 15 克，香附 10 克，紅花 10 克。

【功能主治】溫宮行氣，活血止痛。適用於經前期各種緊張性綜合徵。

【使用方法】將上藥入鍋中，加水適量，煎煮 20 分鐘，去渣取汁，倒入足浴盆中，先燻蒸，待藥溫降到 40℃時，浸泡雙腳 30 分鐘，每天 2 次，7 天為 1 個療程。

【來源】《足療圖解》

二、月經不調

月經不調是指月經週期或月經量的異常，包括月經先期、月經後期、月經先後無定期、月經過多和月經過少等。

月經先期，又名「經早」、「經期超前」，係因氣虛、衝任不調，或熱擾衝任，血海不寧所致，以月經週期提前 7 天以上，連續 2 個週期以上為主要表現的一種月經病。

月經後期，又名「經期錯後」、「經遲」，係因腎虛、血虛，衝任不足或血寒、氣滯、痰濕阻滯衝任所致，以月經週期延後 7 天以上，連續 2 個週期以上為主要表現的一種月經病。

月經先後無定期，又名「月經愆期」、「經亂」，是指因肝鬱、腎虛，衝任失調，血海蓄溢失常所致，以月經週期或前後 1 週至 2 週為主要表現的一種月經病。

月經過多，是指因氣血衝任不固，或熱傷衝任，迫血

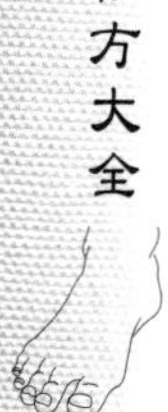

妄行所致，以月經週期正常，經量明顯多於既往為主要表現的一種月經病。

月經過少，是指因精血虧少，血海失充，或經脈阻滯，血行不暢所致，以月經明顯少於既往，不足2天，甚或點滴即淨為主要表現的一種月經病。

治療月經不調，泡腳藥組方選擇以清熱涼血、溫經散寒、化瘀調經之品為主。

方1　芹菜藕節方

【藥物組成】鮮芹菜250克，鮮薺菜250克，藕節150克。

【功能主治】清熱涼血止血。主治月經超前，月經量多。

【使用方法】將上藥同入鍋中，加入適量的水，煎煮30分鐘，去渣取汁，倒入泡足器中，待藥溫降至40℃左右時，泡腳30分鐘，每晚1次，10天為1個療程。

【來源】《泡足驗方》

方2　生地白茅根方

【藥物組成】生地黃50克，白茅根200克，馬蘭頭100克，甘草5克。

【功能主治】清熱涼血止血。主治月經超前，月經量多。

【使用方法】將上藥同入鍋中，加入適量的水，煎煮30分鐘，去渣取汁，倒入泡足器中，待藥溫降至40℃左右時，泡腳30分鐘，每晚1次，10天為1個療程。

【來源】《泡足驗方》

方 3　三地涼血方

【藥物組成】生地黃 30 克，地骨皮 40 克，炒地榆 30 克，槐花 20 克，馬蘭頭 30 克。

【功能主治】清熱涼血止血。主治月經超前，月經量多。

【使用方法】將上藥同入鍋中，加入適量的水，煎煮 30 分鐘，去渣取汁，倒入泡足器中，待藥溫降至 40℃左右時，泡腳 30 分鐘，每晚 1 次，10 天為 1 個療程。

【來源】《泡足驗方》

方 4　加味四物湯（1）

【藥物組成】當歸、白芍、熟地黃、川芎各 15 克，益母草 30 克，丹皮 15 克，生地黃 20 克。

【功能主治】清熱涼血止血。主治血熱月經超前，月經量多。

【使用方法】將上藥同入鍋中，加入適量的水，煎沸 10 分鐘，去渣取汁，倒入泡足器中，待藥溫降至 40℃左右時，泡腳 15～30 分鐘，每晚 1 次。

【來源】《足底療法治百病》

方 5　益母草紅花方

【藥物組成】益母草 60 克，紅花 15 克，青皮 20 克，鬱金 15 克。

【功能主治】行氣活血，化瘀調經。主治月經延後，月經量少。

【使用方法】將上藥同入鍋中，加入適量的水，煎煮 30 分鐘，去渣取汁，倒入泡足器中，待藥溫降至 40℃左右時，泡腳 30 分鐘，每晚 1 次。10 天為 1 個療程。

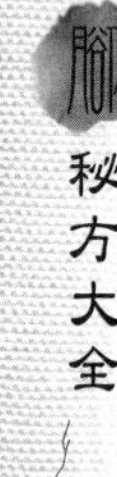

【來源】《泡足驗方》

方 6　桃仁川芎方

【藥物組成】桃仁 30 克，川芎 20 克，青皮 20 克，皂角刺 30 克，玄胡 30 克。

【功能主治】行氣活血，化瘀調經。主治月經延後，月經量少。

【使用方法】將上藥同入鍋中，加入適量的水，煎煮 30 分鐘，去渣取汁，倒入泡足器中，待藥溫降至 40℃左右時，泡腳 30 分鐘，每晚 1 次，10 天為 1 個療程。

【來源】《泡足驗方》

方 7　加味四物湯（3）

【藥物組成】當歸、白芍、熟地黃、川芎各 15 克，益母草 30 克，製香附 30 克，川紅花 20 克。

【功能主治】理氣調經，活血化瘀。主治氣滯型氣滯型月經延後，月經量少。

【使用方法】將上藥同入鍋中，加入適量的水，煎沸 10 分鐘，去渣取汁，倒入泡足器中，待藥溫降至 40℃左右時，泡腳 15～30 分鐘，每晚 1 次。

【來源】《足底療法治百病》

方 8　艾葉乾薑方

【藥物組成】艾葉 50 克，乾薑 40 克，桂枝 30 克，細辛 10 克，生薑 30 克。

【功能主治】溫經散寒止痛。主治月經延後，月經量少。

【使用方法】將上藥同入鍋中，加入適量的水，煎煮 30 分鐘，去渣取汁，倒入泡足器中，待藥溫降至 40℃左右時，泡腳 30 分鐘，每晚 1 次，10 天為 1 個療程。

【來源】《泡足驗方》

方 9　桂枝紅茶方

【藥物組成】桂枝 30 克，紅茶 5 克，生薑 30 克，胡椒 30 克，小茴香 10 克。

【功能主治】溫經散寒止痛。主治月經延後，月經量少，閉經。

【使用方法】將上藥同入鍋中，加入適量的水，煎煮 30 分鐘，去渣取汁，倒入泡足器中，待藥溫降至 40℃左右時，泡腳 30 分鐘，每晚 1 次，10 天為 1 個療程。

【來源】《泡足驗方》

方 10　加味四物湯（2）

【藥物組成】當歸、白芍、熟地黃、川芎各 15 克，益母草 30 克，艾葉 30 克，生薑 10 克。

【功能主治】溫經散寒，活血補血。主治寒凝型月經延後，月經量少。

【使用方法】將上藥同入鍋中，加入適量的水，煎沸 10 分鐘，去渣取汁，倒入泡足器中，待藥溫降至 40℃左右時，泡腳 15～30 分鐘，每晚 1 次。

【來源】《足底療法治百病》

方 11　金桔葉香附方

【藥物組成】金桔葉 60 克，香附 20 克，萊菔子 20 克。

【功能主治】疏肝理氣，解鬱調經。主治月經先後不定期，月經量少或多。

【使用方法】將上藥同入鍋中，加入適量的水，煎煮

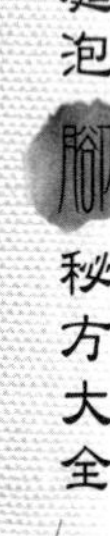

30 分鐘，去渣取汁，倒入泡足器中，待藥溫降至 40℃左右時，泡腳 30 分鐘，每晚 1 次，10 天為 1 個療程。

【來源】《泡足驗方》

三、痛 經

凡在行經前後或行經期間發生痙攣性腹痛或其他不適，以致影響生活和工作者稱為痛經，是臨床常見的婦科疾病。痛經又分為原發性痛經和繼發性痛經兩種。

原發性痛經又稱功能性痛經，是指生殖器官無明顯器質病變的月經疼痛，常發生在月經初潮或初潮後不久，多見於未婚或未孕婦女，往往經生育後痛經緩解或消失；繼發性痛經指生殖器官由器質性病變如子宮內膜異位、盆腔炎、宮腔黏連、子宮內膜息肉等病引起的月經疼痛。

原發性痛經每發作於月經第 1～2 天，常為下腹部陣發性絞痛，可放射至陰部和腰骶部，時伴噁心、嘔吐或腹瀉等症狀。疼痛劇烈時可出現面色蒼白、手足冰冷、出冷汗，甚則昏厥，亦有部分患者於經前 1～2 天即有下腹疼痛，經行時加劇。繼發性痛經因生殖器官的不同病變而臨床表現有異。

中醫稱本病亦為「痛經」。其基本病機為邪氣內伏，胞宮氣血運行不暢，或精血虧虛，胞宮失於濡養所致。

泡腳藥組方選擇以活血化瘀、溫經散寒、補氣養血等之品為主。

方 1　鮮韭菜根方

【藥物組成】鮮韭菜根 240 克。

【功能主治】溫經止痛。主治經痛。

【使用方法】將上藥入鍋中，加入適量的水，先浸泡5～10 分鐘，煎煮 30～40 分鐘，去渣取汁，倒入泡足器中，待藥溫降至 40℃左右時，泡腳 10～15 分鐘，每晚 1 次。

【來源】《足浴指南》

方 2　艾葉生薑方

【藥物組成】艾葉 60 克，生薑 30 克，當歸 15 克，川芎 20 克。

【功能主治】溫經散寒，活血止痛。主治痛經並伴有小腹疼痛，經色紫暗夾血塊者，畏寒肢冷者。

【使用方法】將上藥同入鍋中，加入適量的水，煎煮30 分鐘，去渣取汁，倒入泡足器中，待藥溫降至 40℃左右時，泡腳 30 分鐘，每晚 1 次，於經期前 10 天開始泡腳，直至月經結束。

【來源】《泡足驗方》

方 3　桂枝附子方

【藥物組成】熟附子 20 克，桂枝 30 克，元胡 30 克，細辛 10 克。

【功能主治】溫經散寒，活血止痛。主治痛經並伴有小腹疼痛，經色紫暗夾血塊者，畏寒肢冷者。

【使用方法】將上藥同入鍋中，加入適量的水，煎煮30 分鐘，去渣取汁，倒入泡足器中，待藥溫降至 40℃左右時，泡腳 30 分鐘，每晚 1 次，於經期前 10 天開始泡腳，直至月經結束。

【來源】《泡足驗方》

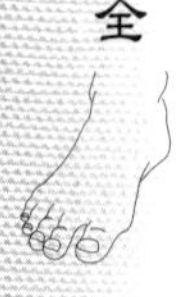

方 4　丹參小茴香方

【藥物組成】丹參 60 克，小茴香 15 克，艾葉 30 克，桃仁 20 克。

【功能主治】溫經散寒，活血止痛。主治痛經並伴有小腹疼痛，經色紫暗夾血塊者，畏寒肢冷者。

【使用方法】將上藥同入鍋中，加入適量的水，煎煮 30 分鐘，去渣取汁，倒入泡足器中，待藥溫降至 40℃左右時，泡腳 30 分鐘，每晚 1 次，於經期前 10 天開始泡足，直至月經結束。

【來源】《泡足驗方》

方 5　艾葉益延湯

【藥物組成】艾葉、益母草、延胡索各 10～15 克。

【功能主治】溫經行氣，活血止痛。主治痛經。

【使用方法】將上藥同入鍋中，加入適量的水，煎沸 10 分鐘，去渣取汁，1 煎口服，1 天 2 次，2、3 煎，倒入泡足器中，待藥溫降至 40℃左右時，泡腳 15～30 分鐘，每晚 1 次。

【來源】《足底療法治百病》

方 6　益母草元胡方

【藥物組成】益母草 20 克，元胡 15 克，茜草 15 克，香附 12 克，陳皮 10 克。

【功能主治】溫經散寒，行氣止痛。防治痛經。

【使用方法】將上藥同入鍋中，加入適量的水，煎煮 30～40 分鐘，去渣取汁，倒入泡足器中，待藥溫降至 40℃左右時，泡腳 30 分鐘，每天 1 次。

【來源】《中藥泡腳治百病》

方 7　肉桂丁香方

【藥物組成】肉桂、丁香、烏藥、當歸、川芎各 15 克，乾薑、小茴香、吳茱萸各 6 克。

【功能主治】溫陽散寒，活血止痛。主治陽虛寒盛型痛經。

【使用方法】將上藥同入鍋中，加入適量的水，煎煮 30～40 分鐘，去渣取汁，加入食鹽，倒入泡足器中，待藥溫降至 40℃左右時，泡腳 30 分鐘。

【來源】《足部保健》

方 8　艾葉肉桂方

【藥物組成】艾葉、肉桂、吳茱萸、香附、烏藥、川椒、五靈脂、蒲黃、益母草各 90 克，當歸、羌活、獨活各 60 克。

【功能主治】溫經行氣，活血止痛。主治寒濕型痛經。

【使用方法】將上藥粉碎，過 40 目篩，裝於布袋，每袋 40 克，取 2～3 袋，放入盆中用開水沖，蓋燜 10 分鐘，待溫後浸泡雙足，上洗至膝蓋處，每次 30 分鐘，每天 1 次，配合貼劑使用，月經前 1 週開始使用至月經結束，3 個月 1 個療程。

【來源】趙純，中醫藥管理雜誌，2006，6

方 9　赤芍元胡當歸方

【藥物組成】赤芍、元胡各 15 克，當歸 12 克，小茴香、桂枝、五靈脂、紫石英、烏藥、川牛膝、吳茱萸各 10 克，蒲黃、川芎各 9 克，甘草 6 克。

【功能主治】溫經行氣，活血化瘀。主治原發性痛

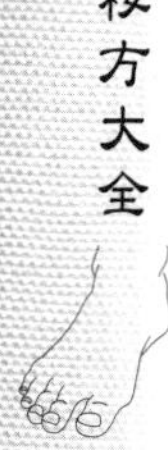

經。

【使用方法】將上藥同入鍋中，加水煎煮2次，取500毫升，分兩次口服，煎煮第3次，取汁1000毫升，放入盆中，待溫後浸泡雙腳過足背，每次15～20分鐘，經前1週開始使用，連用10天。

【來源】沈茂平，新疆中醫藥，2006，4

方10　紅花湯

【藥物組成】紅花5克。

【功能主治】活血化瘀。適用於血瘀痛經。

【使用方法】將上藥入鍋中，加入適量的水，浸泡5分鐘，煎煮30分鐘，去渣取汁，倒入泡足器中，待藥溫降至40℃左右時，泡腳30分鐘，每天2次，連續2～3月，外用紅花敷湧泉穴。

【來源】《泡腳按摩祛百病》

方11　當歸益母草方

【藥物組成】益母草、當歸各10克。

【功能主治】活血、止痛、養血。適用於血虛經痛。

【使用方法】將上藥同入鍋中，加入適量的水，先浸泡5～10分鐘，再煎煮30分鐘，去渣取汁，倒入泡足器中，待藥溫降至40℃左右時，泡腳30分鐘，每天2次，每天1劑，連續2～3天，於經前1週開始用，連續用2～3個週期。

【來源】《足療足浴治病大全》

方12　香附柴胡方

【藥物組成】香附子30克，柴胡10克。

【功能主治】疏肝理氣，活血止痛。適用於肝鬱氣滯痛經。

【使用方法】將上藥同入鍋中，加入適量的水，先浸泡 5～10 分鐘，再煎煮 30 分鐘，去渣取汁，倒入泡足器中，待藥溫降至 40℃左右時，泡足 30 分鐘，每天 2 次，每天 1 劑，連續 2～3 天，於經前 1 週開始用，連續用 2～3 個週期。

【來源】《足療足浴治病大全》

方 13　血竭乳沒方

【藥物組成】血竭、乳香、沒藥、益母草各 20 克，延胡索、香附各 15 克。

【功能主治】活血調經，行氣止痛。主治痛經。症見經前或經期小腹脹痛拒按，胸脅、乳房脹痛，行經不暢，經色紫黯有塊，塊下時痛，舌紫黯，脈弦。

【使用方法】將上藥同入鍋中，加入 2000 毫升水，煎煮好後，倒入泡足器中，待藥溫降至 40℃左右時，泡腳 20 分鐘，每天 3 次。

【來源】魏永泉，浴足療疾驗方，1998，7

方 14　敗醬草知母方

【藥物組成】敗醬草 40 克，知母 20 克，黃柏 20 克，木香 15 克，生蒲黃 15 克，五靈脂 20 克。

【功能主治】清熱利濕，化瘀止痛。主治經前或經期腹痛，腹部有灼熱感，低熱口苦，尿黃便秘者。

【使用方法】將上藥同入鍋中，加入適量的水，煎煮 30 分鐘，去渣取汁，倒入泡足器中，待藥溫降至 40℃左右時，泡腳 30 分鐘，每晚 1 次，於經期前 10 天開始泡腳，直至月經結束。

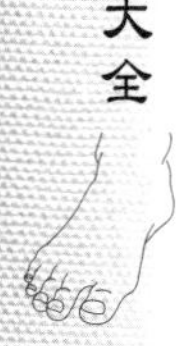

【來源】《泡足驗方》

方 15　益母香附乳香方

【藥物組成】益母草、香附、乳香各 20 克，川牛膝 10 克，艾葉 30 克，桂枝 10 克。

【功能主治】溫經行氣，活血止痛。主治痛經。症見經前或經期小腹冷痛，得熱則痛減，經血量少，經色黯有塊，畏寒肢冷，面色青白，舌黯，苔白，脈沉緊。

【使用方法】將上藥同入鍋中，加水煎煮 20 分鐘，去渣取汁，放入盆中，待藥溫降至 40℃左右時，浸泡雙腳過足背，每次 15～20 分鐘。

【來源】王穎，洗出健康精神爽，2005，6

方 16　山楂蒲黃方

【藥物組成】生山楂 50 克，蒲黃 20 克，五靈脂 20 克，青皮 15 克，川芎 20 克。

【功能主治】活血化瘀，行氣止痛。主治痛經並有腹部脹痛，經色紫暗夾血塊者。

【使用方法】將上藥同入鍋中，加入適量的水，煎煮 30 分鐘，去渣取汁，倒入泡足器中，待藥溫降至 40℃左右時，泡腳 30 分鐘，每晚 1 次，於經期前 10 天開始泡腳，直至月經結束。

【來源】《泡足驗方》

方 17　三棱莪朮方

【藥物組成】三棱 50 克，莪朮 50 克，五靈脂 40 克，桂枝 30 克，川芎 20 克。

【功能主治】活血化瘀，行氣止痛。主治痛經並有腹部脹痛，經色紫暗夾血塊者。

【使用方法】將上藥同入鍋中，加入適量的水，煎煮30分鐘，去渣取汁，倒入泡足器中，待藥溫降至40℃左右時，泡腳30分鐘，每晚1次，於經期前10天開始泡足，直至月經結束。

【來源】《泡足驗方》

方18 青烏益母方

【藥物組成】青皮、烏藥、益母草各30克，川芎、紅花各10克。

【功能主治】活血化瘀，行氣止痛。主治痛經。症見經前或經期小腹脹痛拒按，胸脅、乳房脹痛，行經不暢，經色紫黯有塊，塊下痛，舌紫黯，脈弦。

【使用方法】將上藥同入鍋中，加入2000毫升水，大火煎開，再小火煎煮30分鐘，倒入泡足器中，待藥溫降至40℃左右時，泡腳並讓足底不停活動受藥渣的刺激，持續30分鐘以上，堅持使用3個月月經週期以上，於經期前3天開始泡足，直至月經結束。

【來源】張仕玉，泡腳有方，2005，2

方19 益母香附方

【藥物組成】益母草、香附、乳香、沒藥、夏枯草各20克。

【功能主治】理氣活血，化瘀止痛。適用於血瘀痛經。

【使用方法】將上藥同入鍋中，加入適量的水，煎煮30分鐘，去渣取汁，倒入泡足器中，待藥溫降至40℃左右時，泡足30分鐘，每天2次，連續2～3天

【來源】《泡腳按摩祛百病》

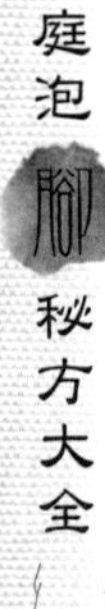

方 20　益母草玄胡方

【藥物組成】益母草 100 克，元胡 30 克，桃仁 30 克，紅花 15 克，白芷 10 克。

【功能主治】活血化瘀，行氣止痛。主治痛經並有腹部脹痛，經色紫暗夾血塊者。

【使用方法】將上藥同入鍋中，加入適量的水，煎煮 30 分鐘，去渣取汁，倒入泡足器中，待藥溫降至 40℃左右時，泡腳 30 分鐘，每晚 1 次，於經期前 10 天開始泡腳，直至月經結束。

【來源】《泡足驗方》

方 21　香附當歸方

【藥物組成】香附 15 克，柴胡 15 克，當歸 15 克，烏藥 12 克，白芍 12 克。

【功能主治】行氣，調經止痛。防治痛經。

【使用方法】將上藥同入鍋中，加入適量的水，煎煮 30～40 分鐘，去渣取汁，倒入泡足器中，待藥溫降至 40℃左右時，泡腳 30 分鐘，每天 1 次。

【來源】《中藥泡腳治百病》

方 22　靈脂香附延胡方

【藥物組成】五靈脂、香附、延胡索、當歸各 20 克，赤芍 15 克，桃仁、沒藥各 10 克。

【功能主治】活血散寒，溫經止痛。主治痛經並有腹部脹痛，經色紫暗夾血塊者。

【使用方法】將上藥同入鍋中，加入適量的水，先浸泡 10 分鐘，煎煮 30 分鐘，去渣取汁，倒入泡足器中，待藥溫降至 40℃左右時，泡腳 30 分鐘，每天 2 次，連續

2～3 月。

【來源】《泡腳按摩祛百病》

方 23　香附五靈脂方

【藥物組成】香附 30 克，五靈脂 20 克，蒲黃 20 克，當歸 15 克，川芎 15 克，元胡 30 克，桃仁 20 克。

【功能主治】活血化瘀，行氣止痛。主治痛經並有腹部脹痛，經色紫暗夾血塊者。

【使用方法】將上藥同入鍋中，加入適量的水，煎煮 30 分鐘，去渣取汁，倒入泡足器中，待藥溫降至 40℃左右時，泡足 30 分鐘，每晚 1 次，於經期前 10 天開始泡腳，直至月經結束。

【來源】《泡足驗方》

方 24　杜仲菟絲子方

【藥物組成】杜仲、菟絲子各等量。

【功能主治】補益肝腎。適用於腎虛痛經。症見小腹疼痛，畏寒肢冷，腰酸。

【使用方法】將上藥同入鍋中，加入適量的水，煎煮 30 分鐘，去渣取汁，倒入泡足器中，待藥溫降至 40℃左右時，泡腳 30 分鐘，每晚 1 次，連續 2～3 月。

【來源】《泡腳按摩祛百病》

方 25　黃蓍當歸方

【藥物組成】白芍、當歸、川芎、熟地、白朮、杜仲、黃蓍各 15 克，麥芽糖適量。

【功能主治】補氣養血。主治氣虧血虛型痛經。

【使用方法】將上藥同入鍋中，加入適量的水，煎煮 30～40 分鐘，去渣取汁，倒入泡足器中，待藥溫降至

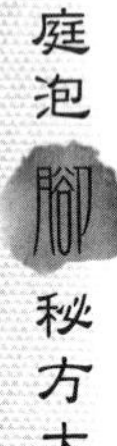

40℃左右時，泡腳 30 分鐘。

【來源】《足部保健》

四、閉　經

閉經，是指女子年逾 18 歲月經尚未初潮，或已行經而又中斷達 3 個月以上的一種月經病。前者稱為原發性閉經，後者稱為繼發性閉經。

有的少女初潮後一段時間內有停經現象；婦女更年期的停經及絕經；妊娠期或哺乳期暫時性的停經現象等，屬生理現象。病理性閉經常見原因按部位不同分為：

① 子宮性閉經，包括先天性無子宮或子宮發育不良，子宮內膜損壞（如物理性創傷，結核感染等）或子宮切除，子宮內膜反應不良等。

② 卵巢性閉經，如先天性無卵巢或發育不良，卵巢損壞或切除等。

③ 腦垂體性閉經，如垂體損壞引起的功能減退（席漢綜合徵），腦垂體腫瘤等。

④ 丘腦下部性閉經，包括精神神經因素、消耗性疾病（如營養不良、嚴重貧血）、藥物抑制綜合徵、多囊卵巢綜合徵等等。

中醫亦稱本病為「閉經」，其基本病機為肝腎不足，氣血虧虛，陰虛血燥，血海空虛，或因癆蟲侵入胞宮，或氣滯血瘀，痰濕阻滯衝任所致。泡腳藥組方選擇以溫經散寒，清熱涼血，活血調經等之品為主。

方 1　二草艾葉湯

【藥物組成】馬鞭草、益母草、艾葉、川牛膝各 30

克。

【功能主治】溫經散寒。主治閉經。

【使用方法】將上藥同入鍋中，加入適量的水，煎沸10分鐘，去渣取汁，倒入泡足器中，待藥溫降至40℃左右時，泡腳20～30分鐘，每晚1次，每劑3次。

【來源】《足底療法治百病》

方2　五靈脂大黃生地方

【藥物組成】五靈脂15克，大黃15克，丹皮15克，生地15克，當歸12克，赤芍12克，桃仁12克，茜草12克，木通12克。

【功能主治】清熱涼血，行氣通絡。適用於熱結血閉的閉經。

【使用方法】將上藥同入鍋中，加入適量的水，煎煮30～40分鐘，去渣取汁，倒入泡足器中，待藥溫降至40℃左右時，泡腳30分鐘，每天1次，7天為1個療程。

【來源】《中藥泡腳治百病》

方3　二白柴胡方

【藥物組成】白朮15克，白芍15克，茯苓15克，薄荷8克，牛膝20克，當歸12克，柴胡12克，三棱6克。

【功能主治】疏肝理氣，活血通絡。適用於閉經。

【使用方法】將上藥同入鍋中，加入適量的水，煎煮30～40分鐘，去渣取汁，倒入泡足器中，待藥溫降至40℃左右時，泡腳30分鐘，每天2次。

【來源】《中藥泡腳治百病》

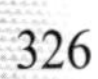

方 4　益母草紅花方

【藥物組成】益母草 30 克，紅花 5 克。

【功能主治】活血調經，祛瘀生新。適用於閉經。

【使用方法】將上藥同入鍋中，加入適量的水，煎煮 30～40 分鐘，去渣取汁，倒入泡足器中，待藥溫降至 40℃左右時，泡腳 30 分鐘，每天 2 次。

【來源】《中藥泡腳治百病》

五、帶下病

帶下病是婦科的常見病，包括白帶、黃帶、赤白帶。其中表現為婦女陰道流出白色黏稠或稀薄的液體，終日淋漓不斷，如涕如唾，或有腥臭氣味的稱為白帶。其基本病機為脾虛或腎虛，水濕內生或精關不固，津液滑脫而下注陰中所致；帶下色黃如茶汁，黃綠如膿，氣臭穢的稱為黃帶（相當於西醫的性陰道炎、宮頸炎或盆腔炎）。其基本病機為濕熱或濕毒之邪內蘊胞中，損傷經帶及胞脈所致；陰道中流出赤白相兼的黏液，連綿不斷的稱為赤白帶（相當於西醫非特異性陰道炎、老年性陰道炎、生殖系統惡性腫瘤等）。其基本病機為濕熱蘊於任帶，或虛火內熾，傷損脈絡，血液外溢，與濕熱同時下注陰中所致。

泡腳藥組方選擇以溫經散寒，清熱燥濕，解毒利濕，健脾暖腎等之品為主。

方 1　石榴花方

【藥物組成】石榴花 30 克。

【功能主治】溫經散寒。主治帶下。症見帶下量多，色白，質稀，無臭味，乏力，倦怠，舌淡，苔白，脈緩。

【使用方法】將上藥入鍋中，加入適量的水，煎煮 30 分鐘，去渣取汁，待藥溫降至 40℃左右時，將一部分藥液陰部坐浴，一部分藥汁用來泡腳 30 分鐘，每天 2～3 次，每次 10～30 分鐘。

【來源】鐘仲義，中藥足浴保健療法，2002，4

方 2　桂皮肉蔻溫經方

【藥物組成】桂皮 30 克，麻黃 30 克，肉荳蔻 30 克，高良薑 20 克，丁香 15 克，乾薑 15 克。

【功能主治】溫經散寒。主治寒濕帶下。

【使用方法】將上藥入鍋中，加水 3000 毫升，浸泡 2 小時，用文火煮沸 30 分鐘後去渣，加入直徑 2～4 毫米的石子煮沸 30 分鐘，放入盆內，用布裹住膝關節以下部位燻蒸，藥溫降至 40℃左右時去布，直接泡腳並讓石子刺激足底部，每天 1 次。

【來源】庫爾班・艾力，中國民族醫藥雜誌，2006，4

方 3　溫陽行氣方

【藥物組成】杜仲 20 克，蛇床子 20 克，吳茱萸 20 克，五味子 20 克，木香 15 克，丁香 15 克。

【功能主治】溫陽行氣，收濕止帶。適用於下元虛冷腹痛，帶下色黃。

【使用方法】將上藥同入鍋中，加入適量的水，煎煮 30～40 分鐘，去渣取汁，倒入泡足器中，待藥溫降至 40℃左右時，泡腳 30 分鐘，每天 2 次，10 天為 1 個療程。

【來源】《中藥泡腳治百病》

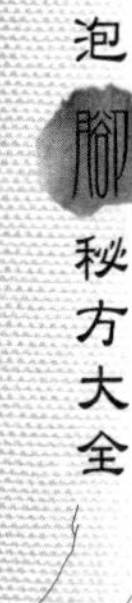

方 4　仙人掌湯

【藥物組成】仙人掌適量。

【功能主治】清熱解毒。主治帶下黃稠伴陰癢者。

【使用方法】將上藥切碎入鍋中，加入適量的水，先浸泡 5～10 分鐘，再煎煮 30 分鐘，去渣取汁，倒入泡足器中，先薰洗會陰部，待藥溫降至 40℃左右時，再泡腳 30 分鐘，每天 2 次，每天 1 劑，連續 5～7 天。

【來源】《足療足浴治病大全》

方 5　苦參湯

【藥物組成】苦參、白雞冠花各 30 克。

【功能主治】清熱燥濕解毒。主治濕熱帶下病。

【使用方法】將上藥同入鍋中，加入適量的水，煎沸 10 分鐘，去渣取汁，倒入泡足器中，待藥溫降至 40℃左右時，泡腳 30 分鐘，每晚 1 次。脾虛者加黨參、白朮。

【來源】《足底療法治百病》

方 6　蒲公英魚腥草方

【藥物組成】蒲公英 20 克，甘草 10 克，魚腥草 15 克。

【功能主治】清熱解毒。適用於熱毒鬱結型宮頸炎。症見帶下黃稠，陰癢者。

【使用方法】將上藥同入鍋中，加入適量的水，煎煮 30～40 分鐘，去渣取汁，倒入泡足器中，待藥溫降至 40℃左右時，泡腳 30 分鐘，每天 1 次，7 天為 1 個療程。

【來源】《中藥泡腳治百病》

方 7　野菊半枝蓮方

【藥物組成】野菊花 25 克，紫花地丁 25 克，絲瓜葉

25克，半枝蓮25克。

【功能主治】清熱解毒，消腫止痛。適用於宮頸炎。症見帶下黃稠，陰癢者。

【使用方法】將上藥同入鍋中，加入適量的水，煎煮30～40分鐘，去渣取汁，倒入泡足器中，待藥溫降至40℃左右時，泡腳30分鐘，每天1次，7天為1個療程。

【來源】《中藥泡腳治百病》

方8　半枝蓮地丁方

【藥物組成】半枝蓮25克，黃柏25克，紫花地丁25克，野菊花25克。

【功能主治】清熱解毒，燥濕。適用於急性宮頸炎。症見帶下黃稠，陰癢者。

【使用方法】將上藥同入鍋中，加入適量的水，煎煮30～40分鐘，去渣取汁，倒入泡足器中，待藥溫降至40℃左右時，泡腳30分鐘，每天1次，7天為1個療程。

【來源】《中藥泡腳治百病》

方9　胡蘆茶湯

【藥物組成】葫蘆60克，虎杖、金櫻根各30克，甘草20克。

【功能主治】清熱解毒，利濕止癢。主治帶下黃稠伴陰癢者。

【使用方法】將上藥同入鍋中，加入適量的水，先浸泡5～10分鐘，再煎煮30分鐘，去渣取汁，倒入泡足器中，先薰洗會陰部，待藥溫降至40℃左右時，再泡腳30分鐘，每天2次，每天1劑，連續5～7天。

【來源】《足療足浴治病大全》

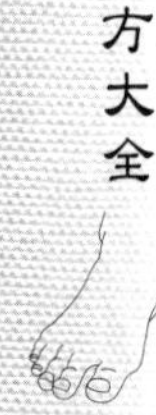

方 10　野菊蛇床子方

【藥物組成】野菊花 30 克，蛇床子 30 克，苦參 25 克，生百部 15 克，枯礬 12 克。

【功能主治】清熱解毒，利濕止帶。適用於濕熱下注帶下。

【使用方法】將上藥同入鍋中，加入適量的水，煎煮 30～40 分鐘，去渣取汁，倒入泡足器中，待藥溫降至 40℃左右時，泡腳 30 分鐘，每天 2 次，10 天為 1 個療程。

【來源】《中藥泡腳治百病》

方 11　解毒湯

【藥物組成】蒲公英、土茯苓、白花蛇舌草、虎杖各 30 克，大黃、黃柏各 9 克。

【功能主治】清熱解毒，利濕止帶。主治急性盆腔炎。

【使用方法】將上藥同入鍋中，加入適量的水，煎沸 10 分鐘，去渣取汁，倒入泡足器中，待藥溫降至 40℃左右時，泡腳 30 分鐘，每晚 1 次，10 次為 1 個療程。

【來源】《足底療法治百病》

方 12　銀花地丁二黃方

【藥物組成】金銀花 30 克，紫花地丁 30 克，蒲公英 30 克，蛇床子 30 克，苦參 15 克，黃柏 10 克，黃連 6 克。

【功能主治】清熱解毒，燥濕。主治宮頸炎。症見帶下黃稠，陰癢者。

【使用方法】將上藥入鍋中，加水適量，煎煮 30 分鐘，去渣取汁，倒入足浴盆中，先燻蒸，待藥溫降到 40℃時，浸泡雙腳 30 分鐘，每天 2 次，7 天為 1 個療程。

【來源】《足療圖解》

方 13　千里光苦參方

【藥物組成】千里光 100 克，苦參 60 克，蒼朮 60 克，百部 60 克，蚤休 60 克，大青葉 50 克，黃柏 50 克。

【功能主治】清熱利濕，止帶殺蟲。主治帶下增多。

【使用方法】將上藥入鍋中，加水煎，取汁去渣，放入盆內，先薰後洗，再泡腳，每天 1 次，每次 15～30 分鐘，反覆搓腳。

【來源】《足浴指南》

方 14　蛇床子土茯苓方

【藥物組成】蛇床子 30 克，土茯苓 30 克，白鮮皮 20 克，百部 20 克，黃柏 12 克，枯礬 12 克，苦參 12 克。

【功能主治】清熱利濕，止帶殺蟲，止癢。適用於濕熱下注帶下。

【使用方法】將上藥同入鍋中，加入適量的水，煎煮 30～40 分鐘，去渣取汁，倒入泡足器中，待藥溫降至 40℃左右時，泡腳 30 分鐘，每天 2～3 次，10 天為 1 個療程。

【來源】《中藥泡腳治百病》

方 15　祛風除濕方

【藥物組成】黃柏 20 克，金銀花 20 克，川椒 20 克，白蒺藜 20 克，槐花 20 克，防風 15 克，透骨草 15 克，蛇床子 15 克，苦參 15 克。

【功能主治】祛風除濕，清熱止帶。適用於帶下病。

【使用方法】將上藥同入鍋中，加入適量的水，煎煮 30～40 分鐘，去渣取汁，倒入泡足器中，待藥溫降至 40℃左右時，泡腳 30 分鐘，每天 2 次，10 天為 1 個療程。

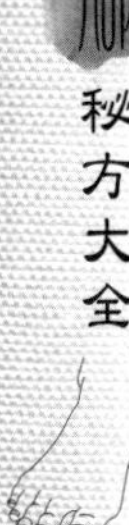

【來源】《中藥泡腳治百病》

方 16　透骨地丁防風浴

【藥物組成】透骨草 10 克，蒲公英、馬齒莧、紫花地丁、防風、羌活、獨活各 5 克，艾葉 6 克，甘草 3 克。

【功能主治】清熱解毒，祛風燥濕。適用於帶下黃稠伴陰癢者。

【使用方法】將上藥同入鍋中，加入適量的水，煎煮 30 分鐘，去渣取汁，先薰洗會陰，倒入泡足器中，待藥溫降至 40℃左右時，泡腳 30 分鐘，每天 2 次，連續 7～10 天

【來源】《泡腳按摩祛百病》

方 17　祛濕健脾清補方

【藥物組成】黃柏 25 克，白果 25 克，柴胡 25 克，生山藥 20 克，生薏苡仁 20 克，土茯苓 20 克，椿根皮 20 克，蒲公英 20 克，芡實 15 克，金銀花 15 克，白花蛇舌草 15 克，車前子 12 克。

【功能主治】健脾祛濕，清熱解毒，調補衝任。適用於黃帶。

【使用方法】將上藥同入鍋中，加入適量的水，煎煮 30～40 分鐘，去渣取汁，倒入泡足器中，待藥溫降至 40℃左右時，泡腳 30 分鐘，每天 2 次，10 天為 1 個療程。

【來源】《中藥泡腳治百病》

六、產後發熱

產褥期（坐月子）內，出現發熱持續不退，或突然高熱寒戰，並伴有其他症狀者，稱「產後發熱」。

產後發熱多因分娩時失血耗氣，正氣虧損，或產時不潔感染邪毒；或產婦元氣虛弱，衛外不固，感受風寒、風熱之邪；或產後惡露不下，瘀血停滯，瘀久化熱；或產後血虛，營陰不足，虛熱內生等引起。泡腳藥組方選擇以疏風解表清熱之品為主。

方1　茅艾菖蒲浴

【藥物組成】老茅草、石菖蒲、陳艾各50克。

【功能主治】疏風解表，祛濕止痛。適用於產後低熱，四肢痠痛。

【使用方法】將上藥同入鍋中，加入適量的水，煎煮30分鐘，去渣取汁，倒入泡足器中，待藥溫降至40℃左右時，泡腳30分鐘，每天2次，連續2～3劑。

【來源】《泡腳按摩祛百病》

方2　荊防解表湯

【藥物組成】荊芥、防風、蘇葉、陳艾、蔥白、生薑各等量。

【功能主治】疏風解表，散寒止痛。主治產後感風寒而發熱。

【使用方法】將上藥同入鍋中，加入適量的水，煎煮30分鐘，去渣取汁，倒入泡足器中，待藥溫降至40℃左右時，泡腳30分鐘，每天2～3次，每天1劑，連續2～3天。

【來源】《家庭足浴》

七、產後缺乳

產後無乳，或乳汁極少，或乳房脹痛而無乳者，均稱

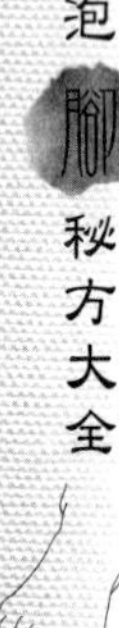

為缺乳，為產科常見病之一。一般乳汁缺少與乳腺發育不良與臨床出血過多，情志不暢，感染，腹瀉，營養不良及乳汁排泄障礙等因素有關。

中醫稱本病為「乳汁不行」或「產後少乳」或「產後無乳」等，其基本病機為脾胃化源不足，氣血虧虛，或情志所傷，肝氣鬱結，血瘀氣滯等所致。泡腳藥組方選擇以補氣疏肝活血通乳之品為主。

方 1　金針菜通草方

【藥物組成】金針菜 100 克，通草 20 克，王不留行 20 克，桔梗 15 克。

【功能主治】益氣通乳。主治產後體虛缺乳。

【使用方法】將上藥入鍋中，加水適量，煎煮 30 分鐘後，去渣取汁，倒入足盆內，先燻蒸，待藥溫降至 40℃左右時，後泡腳 30 分鐘，每天 1 次，10 天為 1 個療程。

【來源】《泡足驗方》

方 2　三棱漏蘆方

【藥物組成】三棱 30 克，漏蘆 20 克，歸尾 15 克，青皮 20 克。

【功能主治】疏肝理氣，活血通乳。主治產後肝氣鬱滯，乳汁不行

【使用方法】將上藥入鍋中，加水適量，煎煮 30 分鐘後，去渣取汁，倒入足盆內，先燻蒸，待藥溫降至 40℃左右時，後泡腳 30 分鐘，每天 1 次，10 天為 1 個療程。

【來源】《泡足驗方》

方 3　當歸王不留行方

【藥物組成】當歸 20 克，王不留行 15 克，青皮 20 克，天花粉 15 克，桔梗 15 克，路路通 30 克。

【功能主治】疏肝理氣，活血通乳。主治產後肝氣鬱滯，乳汁不行。

【使用方法】將上藥入鍋中，加水適量，煎煮 30 分鐘後，去渣取汁，倒入足盆內，先燻蒸，待藥溫降至 40℃左右時，後泡腳 30 分鐘，每天 1 次，10 天為 1 個療程。

【來源】《泡足驗方》

方 4　木通穿山甲方

【藥物組成】木通 20 克，穿山甲 30 克，王不留行 20 克，通草 15 克，青皮 20 克，川芎 15 克。

【功能主治】疏肝理氣，活血通乳。主治產後肝氣鬱滯，乳汁不行。

【使用方法】將上藥入鍋中，加水適量，煎煮 30 分鐘後，去渣取汁，倒入足盆內，先燻蒸，待藥溫降至 40℃左右時，後泡腳 30 分鐘，每天 1 次，10 天為 1 個療程。

【來源】《泡足驗方》

八、外陰瘙癢

外陰瘙癢是指婦女外陰及陰道瘙癢不堪，甚或癢痛難忍，坐臥不安，或伴有帶下增多，長期搔抓可引起紅腫、潰瘍，繼發感染，皮膚肥厚、皸裂、粗糙苔蘚化及色素減退。導致本症的誘因較多，諸如精神緊張、過度疲勞；妊

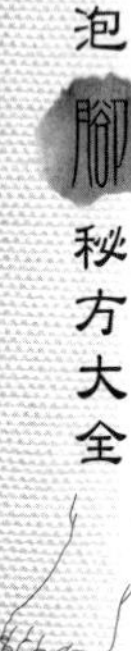

娠前期或經前期外陰充血；陰道炎、宮頸炎、盆腔腫瘤等引起的分泌物過多，外流刺激外陰；尿失禁、尿道瘻、肛瘻時外陰受尿糞的浸漬；對藥物或穿化學纖維內褲以及橡皮月經帶等過敏；某些疾病，如各種皮膚病、糖尿病、阻塞性黃疸、白血病、維生素缺乏、營養不良等，也常成為外陰瘙癢的發病原因。

中醫稱本病症為「陰癢」、「陰瘡」。其基本病機為肝經濕熱下注，浸淫陰部，或因肝腎陰虛，精血虧損，外陰失養而致。泡腳藥組方選擇以清熱燥濕，祛風潤燥，滋陰活血之品為主。

方 1　蛇床子方

【藥物組成】蛇床子 0.3 克。

【功能主治】燥濕解毒止癢。主治陰癢。

【使用方法】將上藥泡酒，去渣取汁，加水適量，倒入泡足器中，泡足 10～15 分鐘，每晚 1 次，10 天為 1 個療程。

【來源】《足浴指南》

方 2　蓖麻麝香方

【藥物組成】蓖麻葉汁適量，麝香 0.3 克。

【功能主治】滋陰活血，潤燥止癢。主治陰癢。

【使用方法】將上藥入鍋中，加水適量，煎沸，去渣取汁，放入盆內，待藥溫降至 40℃左右時，先薰洗，後泡腳，每天 1 次，每次 15～30 分鐘。

【來源】《足浴指南》

方 3　茵陳苦參方

【藥物組成】茵陳、苦參各 30 克。

【功能主治】清熱解毒，燥濕止癢。主治外陰瘙癢。症見陰部瘙癢，奇癢難忍，灼熱疼痛，帶下量多，色黃成泡沫狀，或色白如豆渣狀，臭穢，心煩少寐，舌紅，苔黃膩，脈滑數。

【使用方法】將上藥入鍋中，加水適量，煎沸取汁，放入盆內，待藥溫降至40℃左右時，先薰洗，後泡腳，每天2次，每次15～30分鐘，每天1劑，連續5～7天。

【來源】鐘仲義，中藥足浴保健療法，2002，4

方4　魚腥草二黃湯

【藥物組成】魚腥草100克，硫黃50克，雄黃40克，杏仁、百部各30克。

【功能主治】清熱燥濕，殺蟲止癢。主治外陰瘙癢。

【使用方法】將魚腥草洗淨，與杏仁、百部等藥放入藥罐，加清水適量，浸泡5～10分鐘，水煎煮沸後，加入二黃混合均勻，先燻蒸外陰，待藥溫降至40℃左右時，後清洗外陰，再泡腳，每天2次，每次30分鐘，連續2週，癢止後再用1週。

【來源】《家庭足浴》

方5　萆薢黃柏丹皮方

【藥物組成】萆薢、薏苡仁、茯苓、丹皮、澤瀉各15克，黃柏、通草各10克，滑石30克。

【功能主治】清熱利濕，涼血止癢。主治外陰瘙癢。

【使用方法】將上藥入鍋中，加水適量，煎沸，去渣取汁，放入盆內，待藥溫降至40℃左右時，先薰洗，後泡腳，每天2次，每次15～30分鐘，每天1劑，連續5～7天。

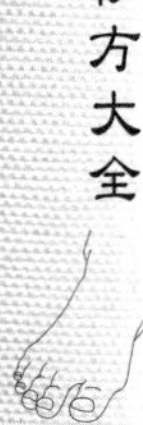

【來源】鐘仲義，中藥足浴保健療法，2002，4

方 6　透骨草蒲公英湯

【藥物組成】透骨草 15 克，蒲公英、馬齒莧、地丁、黃芩、防風、獨活、羌活、艾葉各 10 克，甘草 5 克。

【功能主治】祛風解毒，利濕止癢。主治外陰瘙癢。

【使用方法】將上藥入鍋中，加入適量的水，先浸泡 5～10 分鐘，煮沸，倒入泡足器中，待藥溫降至 40℃左右時，先薰洗會陰部，再泡腳 30 分鐘，每天 2 次，每天 1 劑，連續用 5～7 天。

【來源】《足療足浴治病大全》

九、滴蟲性陰道炎

滴蟲性陰道炎是由陰道毛滴蟲引起的一種陰道炎。患者症狀主要是稀薄的泡沫狀白帶增多及外陰瘙癢，可伴有燒灼感、疼痛和性交痛。其發病原因主要是由性交直接傳播，也可經浴室、廁所馬桶、游泳池、內衣褲及各種衛生用具間接傳播。

中醫稱本病症為「白帶」、「陰癢」。其基本病機為脾虛生濕，肝經濕熱下注，浸淫陰部所致。泡腳藥組方選擇以清熱燥濕，解毒殺蟲之品為主。

方 1　桃樹葉方

【藥物組成】櫻桃樹葉 500 克或桃樹葉 500 克，白礬 10 克。

【功能主治】利濕殺蟲止癢。主治滴蟲性陰道炎。

【使用方法】將上藥入鍋中，加水適量，煎沸去渣取汁，加白礬，放入盆內，先燻外陰，待藥溫降至 40℃左右時，再泡腳，每天 1 次，每次 10～30 分鐘，每天 1 劑，連續 10 天左右。

【來源】鐘仲義，中藥足浴保健療法，2002，4

方 2　黃柏苦參川楝浴

【藥物組成】黃柏、苦參、川楝子各 35 克。

【功能主治】清熱瀉火，利濕解毒，殺蟲止癢。主治滴蟲性陰道炎。

【使用方法】將上藥同入鍋中，加入適量的水，先浸泡 5～10 分鐘，煎煮 30 分鐘，去渣取汁，倒入泡足器中，待藥溫降至 40℃左右時，泡腳 30 分鐘，每天 2～3 次，連續 3～5 天。

【來源】《泡腳按摩祛百病》

方 3　蛇床子野菊苦參方

【藥物組成】蛇床子 30 克，野菊花 25 克，苦參片 15 克。

【功能主治】清熱解毒，殺蟲止癢。主治滴蟲性陰道炎，黴菌性陰道炎。

【使用方法】將上藥同入鍋中，加入適量的水，煎煮 30～40 分鐘，去渣取汁，倒入泡足器中，待藥溫降至 40℃左右時，泡腳 30 分鐘，每天 2～3 次。

【來源】《中藥泡腳治百病》

方 4　黃柏蒼朮藿香方

【藥物組成】黃柏 30 克，蒼朮、藿香葉各 15 克，明礬 10 克。

【功能主治】清熱燥濕，殺蟲止癢。主治滴蟲性陰道炎。

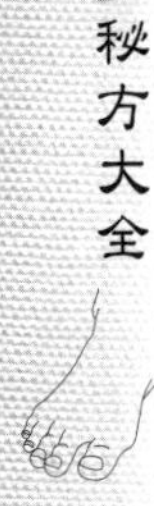

【使用方法】將前 3 藥入鍋中，加水適量，煎沸，去渣取汁，倒入盆內，加入明礬，先燻外陰，待藥溫降至 40℃左右時，再泡腳，每天 1 次。

【來源】鐘仲義，中藥足浴保健療法，2002，4

方 5　黃柏苦參二子方

【藥物組成】黃柏 35 克，苦參 35 克，川楝子 35 克，苦瓜子 50 克。

【功能主治】清熱燥濕，殺蟲止癢。主治滴蟲性陰道炎，黴菌性陰道炎。

【使用方法】將上藥同入鍋中，加入適量的水，煎煮 30～40 分鐘，去渣取汁，倒入泡足器中，待藥溫降至 40℃左右時，泡腳 30 分鐘，每天 2 次，1 天 1 劑，10 天為 1 個療程。

【來源】《中藥泡腳治百病》

方 6　土茯苓蛇床子泡腳方

【藥物組成】土茯苓 20 克，苦參 20 克，蛇床子 20 克，白鮮皮 15 克。

【功能主治】祛濕殺蟲，解毒止癢。適用於滴蟲性陰道炎，黴菌性陰道炎。

【使用方法】將上藥同入鍋中，加入適量的水，煎煮 30～40 分鐘，去渣取汁，倒入泡足器中，待藥溫降至 40℃左右時，泡腳 30 分鐘，每天 2 次，1 天 1 劑，10 天為 1 個療程。

【來源】《中藥泡腳治百病》

方 7　苦參狼毒殺蟲方

【藥物組成】苦參、蛇床子、白鮮皮各 30 克，黃連

15克，狼毒10克。

【功能主治】清熱燥濕，殺蟲止癢。主治滴蟲性陰道炎。症見陰部瘙癢，如蟲行狀，奇癢難忍，灼熱疼痛，帶下量多，色黃成泡沫狀，或色白如豆渣狀，臭穢，心煩少寐，舌紅，苔黃膩，脈滑數。

【使用方法】將上藥入鍋中，加水適量，煎沸去渣取汁，放入盆內，先燻外陰，待藥溫降至40℃左右時，再泡腳，每天1次，每次10～30分鐘，每天1劑，連續10天左右。

【來源】鐘仲義，中藥足浴保健療法，2002，4

方8　百部蛇床子白礬方

【藥物組成】百部25克，苦參25克，蛇床子25克，花椒15克，白礬15克。

【功能主治】燥濕殺蟲止癢。主治滴蟲性陰道炎，黴菌性陰道炎。

【使用方法】將前4藥同入鍋中，加入適量的水，煎煮30～40分鐘，去渣取汁，加入白礬，倒入泡足器中，待藥溫降至40℃左右時，泡腳30分鐘，每天2次，1天1劑，10天為1個療程。

【來源】《中藥泡腳治百病》

方9　苦參紫荊滅滴方

【藥物組成】苦參、黃柏、蛇床子、白鮮皮、紫荊皮各30克。

若滴蟲感染者加烏梅30克；若為黴菌感染加百部、貫眾各30克。

【功能主治】清熱燥濕，殺蟲止癢。主治滴蟲性陰道

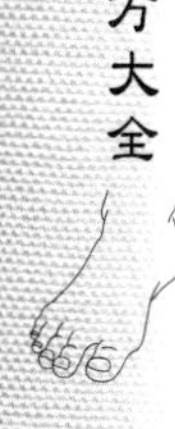

炎。

【使用方法】將上藥入鍋中，加水適量，煎沸去渣取汁，放入盆內，先燻外陰，待藥溫降至40℃左右時，再泡腳，每天1次，每次10～30分鐘，每天1劑，連續10天左右。

【來源】鐘仲義，中藥足浴保健療法，2002，4

方10　烏梅苦參浴

【藥物組成】烏梅、苦參、黃柏、蛇床子、白鮮皮、紫荊皮各30克。

【功能主治】清熱燥濕，殺蟲止癢。主治滴蟲性陰道炎。

【使用方法】將上藥同入鍋中，加入適量的水，先浸泡5～10分鐘，煎煮30分鐘，去渣取汁，倒入泡足器中，待藥溫降至40℃左右時，泡腳30分鐘，每天2～3次，10天為1個療程，連續用2～3療程。

【來源】《泡腳按摩祛百病》

方11　金銀川楝方

【藥物組成】金銀花25克，苦楝子25克，百部20克，蛇床子20克，川楝子15克，明礬15克。

【功能主治】清熱解毒，利濕，收斂，殺蟲止癢。適用於滴蟲性陰道炎。

【使用方法】將前5藥同入鍋中，加入適量的水，煎煮30～40分鐘，去渣取汁，倒入泡足器中，加入明礬，待藥溫降至40℃左右時，泡腳30分鐘，每天2次。

【來源】《中藥泡腳治百病》

方 12　二子百部殺蟲方

【藥物組成】蛇床子 20 克，地膚子 20 克，生百部 20 克，白鮮皮 20 克，川黃柏 15 克，石榴皮 15 克，枯礬 15 克。

【功能主治】清熱利濕，收斂殺蟲。適用於滴蟲性陰道炎，黴菌性陰道炎。

【使用方法】將前 6 藥同入鍋中，加入適量的水，煎煮 30～40 分鐘，去渣取汁，倒入泡足器中，加入枯礬，待藥溫降至 40℃左右時，泡腳 30 分鐘，每天 2 次，1 天 1 劑，10 天為 1 個療程。

【來源】《中藥泡腳治百病》

方 13　銀花地膚子殺蟲方

【藥物組成】金銀花 20 克，地膚子 20 克，蛇床子 20 克，狼毒 20 克，苦參 20 克，艾葉 20 克，滑石 20 克，黃柏 15 克，連翹 15 克。

【功能主治】解毒殺蟲。適用於滴蟲性陰道炎。

【使用方法】將上藥同入鍋中，加入適量的水，煎煮 30～40 分鐘，去渣取汁，倒入泡足器中，待藥溫降至 40℃左右時，泡腳 30 分鐘，每天 2 次，1 天 1 劑，10 天為 1 個療程。

【來源】《中藥泡腳治百病》

方 14　苦參二子滅滴方

【藥物組成】苦參、蛇床子、金銀花、地膚子、艾葉、土槿皮、滑石、狼毒各 30 克，黃柏、連翹各 20 克。

【功能主治】清熱燥濕，殺蟲止癢。主治滴蟲性陰道炎。症見陰部瘙癢，帶下量多，臭穢，小便黃赤，舌紅，苔黃膩，脈滑數。

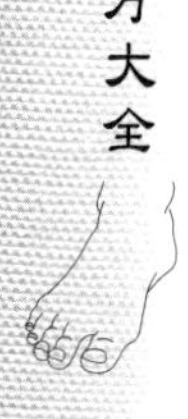

【使用方法】將上藥入鍋中，加水適量，煎沸去渣取汁，放入盆內，先燻外陰，待藥溫降至40℃左右時，再泡腳，每天1次，每次10～30分鐘，每天1劑，連續10天左右。

【來源】《家庭泡腳治百病》

方15　苦參百部土槿方

【藥物組成】苦參25克，生百部25克，土槿皮25克，土茯苓20克，鶴虱20克，白鮮皮20克，虎杖20克，黃柏15克，川花椒15克，地膚子15克，龍膽草15克，五倍子15克。

【功能主治】清熱解毒，止癢利濕，收斂殺蟲。適用於滴蟲性陰道炎，黴菌性陰道炎。

【使用方法】將上藥同入鍋中，加入適量的水，煎煮30～40分鐘，去渣取汁，倒入泡足器中，待藥溫降至40℃左右時，泡腳30分鐘，每天2次，1天1劑，10天為1個療程。

【來源】《中藥泡腳治百病》

十、不孕症

不孕症是指女子婚後與丈夫同居2年以上，男方生殖功能正常，未避孕而未受孕者；或曾生育過，未避孕2年以上未受孕者。前者稱為原發性不孕，後者稱為繼發性不孕。引起不孕的原因十分複雜，常見因素與排卵功能障礙、生殖道病變、免疫因素及精神神經因素有關。

對於原發性不孕，中醫稱之為「全不產」、「無子」等，而繼發性不孕則多謂為「斷緒」，其基本病機為腎中精氣不足為本，痰、濕、瘀血、寒邪等外侵為標。泡腳藥組方選擇以補腎，暖宮散寒，利濕化濁之品為主。

方 1　硫黃粉方

【藥物組成】硫黃粉 35 克。

【功能主治】暖宮散寒。適用於子宮虛寒，月經不調難以受孕。

【使用方法】將上藥入鍋中，加入適量的水，煎煮 30～40 分鐘，去渣取汁，倒入泡足器中，待藥溫降至 40℃左右時，泡腳 30 分鐘，每天 1 次。

【來源】《中藥泡腳治百病》

方 2　燥濕解毒方

【藥物組成】黃柏 15 克，苦參 15 克，蒲公英 20 克。

【功能主治】清熱解毒，燥濕殺蟲。適用於黴菌，滴蟲，細菌性陰道炎所致不孕症。

【使用方法】將上藥同入鍋中，加入適量的水，煎煮 30～40 分鐘，去渣取汁，倒入泡足器中，待藥溫降至 40℃左右時，泡腳 30 分鐘，每天 2 次，連用 3 天。

【來源】《中藥泡腳治百病》

方 3　解毒化濁方

【藥物組成】地膚子 30 克，蒲公英 30 克，苦參 30 克，龍膽草 30 克。

【功能主治】清熱利濕，解毒化濁。適用於黴菌，滴蟲，細菌性陰道炎所致不孕症。

【使用方法】將上藥同入鍋中，加入適量的水，煎煮 30～40 分鐘，去渣取汁，倒入泡足器中，待藥溫降至 40℃左右時，泡腳 30 分鐘，每天 2 次，連用 3 天。

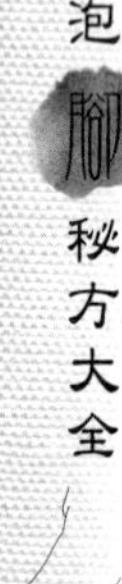

【來源】《中藥泡腳治百病》

方 4　補腎促孕湯

【藥物組成】製附子、吳茱萸各 15 克，肉桂 5 克，熟地黃 30 克，艾葉 50 克，菟絲子 20 克。

【功能主治】補腎促孕。主治女子腎虛不孕症。

【使用方法】將上藥同入鍋中，加入適量的水，煎沸 10 分鐘，去渣取汁，倒入泡足器中，待藥溫降至 40℃左右時，泡腳 20～30 分鐘，每晚 1 次，10 次為 1 個療程。

【來源】《足底療法治百病》

十一、子宮脫垂

子宮從正常位置沿陰道下降，子宮頸外口達坐骨棘水平以下，甚至子宮全部脫出於陰道口外，稱為子宮脫垂。主要病因為分娩造成宮頸，宮頸主韌帶與子宮　韌帶的損傷及分娩後支持組織未能恢復正常。此外，產褥期產婦多喜仰臥，且易併發慢性尿瀦留，子宮易成後位，子宮軸與陰道軸方向一致，遇腹壓增加時，子宮即沿陰道方向下降而發生脫垂，產後習慣蹲式勞動（如洗尿布，洗菜等），都可使腹壓增加，促使子宮脫垂。

患有長期慢性咳嗽，便秘，腹水或盆腹腔巨大腫瘤者因腹腔內壓力增加也可引起。

中醫稱本病症為「陰挺」。其基本病機為身體虛弱，正氣不足，氣虛失於收攝所致。泡腳藥組方選擇以益氣升提，收斂固脫之品為主。

方 1　枳殼方

【藥物組成】枳殼 60 克。

【功能主治】升提舉陷。主治子宮脫垂。症見子宮下移，或脫出陰道口外，小腹下墜，小便頻數，舌淡，苔白滑，脈沉細。

【使用方法】將上藥入鍋中，加水適量，煎沸去渣取汁，放入盆內，先薰洗，待藥溫降至 40℃左右時，後泡腳，每天 2～3 次，每次 15～30 分鐘，即痛即用。

【來源】《足浴指南》

方 2　參蓍升麻湯

【藥物組成】黨參、黃蓍各 30 克，柴胡 6 克，生枳殼 15 克，升麻 6 克。

【功能主治】升提舉陷。主治陰挺。

【使用方法】將上藥同入鍋中，加入適量的水，煎沸 10 分鐘，去渣取汁，頭煎口服，2、3 煎，倒入泡足器中，待藥溫降至 40℃左右時，泡腳 15～30 分鐘，每晚 1 次，每天 1 劑，10 劑為 1 個療程。

【來源】《足底療法治百病》

方 3　蛇床子烏梅方

【藥物組成】蛇床子 25 克，烏梅 9 枚。

【功能主治】收斂固脫。主治子宮脫垂。症見子宮下移，或脫出陰道口外，小腹下墜，小便頻數，腰酸腿軟，舌淡，苔白滑，脈沉細。

【使用方法】將上藥入鍋中，加水適量，煎沸去渣取汁，放入盆內，先燻外陰，待藥溫降至 40℃左右時，再泡腳。每天 1 次，7 天為 1 個療程。

【來源】鐘仲義，中藥足浴保健療法，2002，4

方 4　二子固脫方

【藥物組成】五倍子、訶子各 9 克。

【功能主治】收斂固脫。主治子宮脫垂。症見子宮下移，或脫出陰道口外，小便頻數，舌淡，苔白滑，脈沉細。

【使用方法】將上藥入鍋中，加水適量，煎沸去渣取汁，放入盆內，先燻外陰，待藥溫降至 40℃左右時，再泡腳。每天 1 次，7 天為 1 個療程。

【來源】鐘仲義，中藥足浴保健療法，2002，4

方 5　丹參二子方

【藥物組成】丹參 15 克。五倍子、訶子各 9 克。

【功能主治】收斂固脫。主治子宮脫垂。症見子宮下移，或脫出陰道口外，小腹下墜，小便頻數，舌淡，苔白滑，脈沉細

【使用方法】將上藥入鍋中，加水適量，煎沸去渣取汁，放入盆內，先燻外陰，待藥溫降至 40℃左右時，再泡腳。每天 1 次，7 天為 1 個療程。

【來源】《足浴指南》

方 7　清熱解毒固脫方

【藥物組成】金銀花、紫花地丁、蛇床子、蒲公英各 30 克，黃連 60 克，苦參 15 克，黃柏、枯礬各 10 克。

【功能主治】清熱解毒，燥濕固脫。主治子宮脫垂。症見子宮下移，或脫出陰道口外，局部紅腫潰爛，黃水淋漓，帶下量多，色黃如膿，有臭穢氣味。

【使用方法】將上藥入鍋中，加水適量，煎沸去渣取汁，放入盆內，先燻外陰，待藥溫降至 40℃左右時，再

泡腳。每晚 1 次，每天 1 劑，10 劑為 1 個療程。

【來源】鐘仲義，中藥足浴保健療法，2002，4

方 8　白芷散寒暖宮方

【藥物組成】白芷 20 克，吳茱萸 20 克，茴香 10 克。

【功能主治】暖宮散寒固脫。主治子宮脫垂。

【使用方法】將上藥入鍋中，加水適量，煎沸去渣取汁，放入盆內，待藥溫降至 40℃左右時，先薰洗，後泡腳，每天 1 次，每次 15～30 分鐘，即痛即用。

【來源】《足浴指南》

方 9　暖宮散寒固脫方

【藥物組成】陳艾絨、蛇床子各 30 克，帶殼生木鱉子 2 枚。

【功能主治】暖宮散寒固脫。主治子宮脫垂。

【使用方法】將上藥入鍋中，加水適量，煎沸去渣取汁，放入盆內，待藥溫降至 40℃左右時，先薰洗，後泡腳，每天 1 次，每次 15～30 分鐘，即痛即用，後可用醋調藥渣敷於湧泉穴。

【來源】《足浴指南》

十二、產後惡露不淨

正常情況下，產婦在產後 3 週左右惡露不淨者，即為病理狀態。本病的發生原因較多，如胎盤、胎膜殘留，子宮黏膜下或肌壁間腫瘤，子宮內膜炎，盆腔感染，子宮過度後傾、後屈，子宮肌力減弱復舊不全等。臨床一般可見陰道出血量或多或少，色呈淡紅或深紅或紫暗，或夾有血塊，常伴有腰痠痛，下腹墜脹疼痛等症。

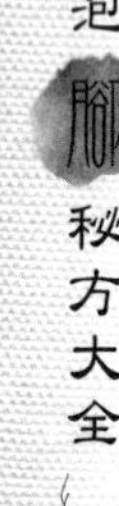

中醫認為，本病基本病機為產時勞傷經脈導致氣血運行失常所致。泡腳藥組方選擇以溫陽通絡，活血止痛之品為主。

方1　益母草蒲黃湯

【藥物組成】益母草30克，蒲黃15克。

【功能主治】活血通絡，化瘀止痛。主治產後惡露不淨。

【使用方法】將上藥入鍋中，加入適量的水，先浸泡5～10分鐘，煮沸，倒入泡足器中，待藥溫降至40℃左右時，先薰洗雙足心部，再泡腳10～30分鐘，每天2次，每天1劑，連續用3～5天。

【來源】《足療足浴治病大全》

方2　桂椒麻黃湯

【藥物組成】桂枝、川椒、麻黃各30克。

【功能主治】溫陽通絡，活血止痛。主治產後惡露不淨。

【使用方法】將上藥入鍋中，加入適量的水，先浸泡5～10分鐘，煮沸，倒入泡足器中，待藥溫降至40℃左右時，先薰洗雙足心部，再泡腳10～30分鐘，每天2次，每天1劑，連續用3～5天。

【來源】《足療足浴治病大全》

十三、產後遺尿症

產後遺尿症是指產後小便淋漓不能自止，甚至小便自遺，無力約束。

中醫認為，該病多為產後氣血虧虛，日久及腎，累及膀胱，氣化失約所致。泡腳藥組方選擇以益氣補腎、收澀培中之品為主。

方 1　黃芩金櫻子五味子浴

【藥物組成】黃耆、金櫻子、五味子各 30 克。

【功能主治】健脾補腎，收斂固澀。主治產後遺尿症。

【使用方法】將上藥同入鍋中，加入適量的水，先浸泡 10 分鐘，再煎煮 30 分鐘，去渣取汁，倒入泡足器中，待藥溫降至 40℃左右時，泡腳 30 分鐘，每天 2～3 次，連續 3～5 天。

【來源】《泡腳按摩祛百病》

方 2　銀杞烏梅浴

【藥物組成】銀杏仁、枸杞子、烏梅各 30 克。

【功能主治】溫陽通絡，補腎止遺。主治產後遺尿症。

【使用方法】將上藥同入鍋中，加入適量的水，先浸泡 10 分鐘，再煎煮 30 分鐘，去渣取汁，倒入泡足器中，待藥溫降至 40℃左右時，泡腳 15 分鐘，每天 2～3 次，連續 3～5 天。

【來源】《泡腳按摩祛百病》

十四、更年期綜合徵

更年期綜合徵是指婦女在圍絕經期或其後，因卵巢功能逐漸衰退或喪失，以致雌激素水平下降所引起的以植物神經功能紊亂代謝障礙為主的一系列症候群。

更年期綜合徵多發生於 45～55 歲之間，一般在絕經過度期月經紊亂時，這些症狀已經開始出現，可持續至絕

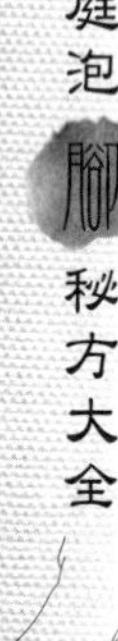

經後 2～3 年，僅少數人到絕經 5～10 年後症狀才能減輕或消失。

更年期綜合徵常見的症狀有：潮熱、出汗、失眠，情緒不穩定，胸悶、頭痛，心煩，乏力，記憶力下降及思想不集中，腰膝痠軟等。

中醫認為本病症的病機為人體腎精不足，以至陰陽平衡失調所致。泡腳藥組方選擇以溫補脾腎，疏肝解鬱之品為主。

方 1　何首烏女貞子方

【藥物組成】製何首烏 50 克，女貞子 60 克，苦丁茶 10 克。

【功能主治】滋補肝腎，平肝降火。主治更年期綜合徵。症見月經紊亂，頭昏耳鳴，五心煩熱，急躁口苦者。

【使用方法】將上藥入鍋中，加水適量，煎煮 30 分鐘後，去渣取汁，倒入盆中，待藥溫降至 40℃左右時，泡腳 30 分鐘，每天 1 次，10 天為 1 個療程。

【來源】《泡足驗方》

方 2　女貞子旱蓮草方

【藥物組成】女貞子 40 克，旱蓮草 50 克，合歡皮 60 克，綠茶 5 克。

【功能主治】滋補肝腎，平肝降火。主治更年期綜合徵。症見月經紊亂，頭昏耳鳴，五心煩熱，急躁口苦者。

【使用方法】將上藥入鍋中，加水適量，煎煮 30 分鐘後，去渣取汁，倒入盆中，待藥溫降至 40℃左右時，泡腳 30 分鐘，每天 1 次，10 天為 1 個療程。

【來源】《泡足驗方》

方 3　枸杞葉菊花方

【藥物組成】枸杞葉 60 克，菊花 20 克，穿心蓮 15 克，苦丁茶 3 克。

【功能主治】滋補肝腎，平肝降火。主治更年期綜合徵。症見月經紊亂，頭昏耳鳴，五心煩熱，急躁口苦者。

【使用方法】將上藥入鍋中，加水適量，煎煮 30 分鐘後去渣取汁，倒入盆中，待藥溫降至 40℃左右時，泡腳 30 分鐘，每天 1 次，10 天為 1 個療程。

【來源】《泡足驗方》

方 4　淫羊藿夜交藤方

【藥物組成】淫羊藿 20 克，夜交藤 50 克，川椒 15 克。

【功能主治】溫補脾腎。主治更年期綜合徵。症見月經失調，形寒肢冷，腰酸浮腫者。

【使用方法】將上藥入鍋中，加水適量，煎煮 30 分鐘後去渣取汁，倒入盆中，待藥溫降至 40℃左右時，泡腳 30 分鐘，每天 1 次，10 天為 1 個療程。

【來源】《泡足驗方》

方 5　菟絲子五味子方

【藥物組成】菟絲子 30 克，五味子 20 克，杜仲 30 克，桑寄生 30 克。

【功能主治】溫補脾腎。主治更年期綜合徵。症見月經失調，形寒肢冷，腰酸浮腫者。

【使用方法】將上藥入鍋中，加水適量，煎煮 30 分鐘後去渣取汁，倒入盆中，待藥溫降至 40℃左右時，泡腳 30 分鐘，每天 1 次，10 天為 1 個療程。

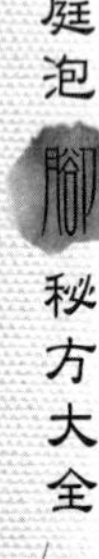

【來源】《泡足驗方》

方 6　補骨脂山藥方

【藥物組成】補骨脂 30 克，懷山藥 20 克，五味子 15 克，丹參 30 克。

【功能主治】溫補脾腎。主治更年期綜合徵。症見月經失調，形寒肢冷，腰酸浮腫者。

【使用方法】將上藥入鍋中，加水適量，煎煮 30 分鐘後去渣取汁，倒入盆中，待藥溫降至 40℃左右時，泡腳 30 分鐘，每天 1 次，10 天為 1 個療程。

【來源】《泡足驗方》

方 7　合歡皮白蘿蔔方

【藥物組成】合歡皮 60 克，白蘿蔔 200 克，夜交藤 50 克。

【功能主治】疏肝解鬱，理氣化痰。主治更年期綜合徵。症見胸脅及小腹脹滿疼痛，抑鬱不樂者。

【使用方法】將上藥入鍋中，加水適量，煎煮 30 分鐘後去渣取汁，倒入盆中，待藥溫降至 40℃左右時，泡腳 30 分鐘，每天 1 次，10 天為 1 個療程。

【來源】《泡足驗方》

方 8　刀豆殼橘皮方

【藥物組成】刀豆殼 30 克，橘皮 40 克，金桔葉 50 克，香附 20 克。

【功能主治】疏肝解鬱，理氣化痰。主治更年期綜合徵。症見胸脅及小腹脹滿疼痛，抑鬱不樂者。

【使用方法】將上藥入鍋中，加水適量，煎煮 30 分鐘後去渣取汁，倒入盆中，待藥溫降至 40℃左右時，泡腳 30 分鐘，每天 1 次，10 天為 1 個療程。

【來源】《泡足驗方》

方 9　金桔葉青皮方

【藥物組成】金桔葉 50 克，青皮 20 克，陳皮 20 克，川芎 20 克。

【功能主治】疏肝解鬱，理氣化痰。主治更年期綜合徵。症見胸脅及小腹脹滿疼痛，抑鬱不樂者。

【使用方法】將上藥入鍋中，加水適量，煎煮 30 分鐘後去渣取汁，倒入盆中，待藥溫降至 40℃左右時，泡腳 30 分鐘，每天 1 次，10 天為 1 個療程。

【來源】《泡足驗方》

方 10　解鬱湯

【藥物組成】柴胡、白芍、香附各 5 克，枳殼、鬱金各 30 克，陳皮、木香各 9 克。

【功能主治】疏肝解鬱。主治更年期綜合徵。

【使用方法】將上藥同入鍋中，加入適量的水，煎沸 10 分鐘，去渣取汁，倒入泡足器中，待藥溫降至 40℃左右時，泡腳 15～30 分鐘，每晚 1 次。

【來源】《足底療法治百病》

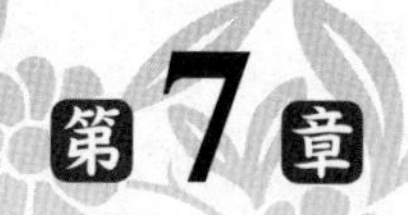

第7章 兒科疾病泡腳秘方

一、水 痘

水痘是由水痘—帶狀疱疹病毒引起的一種傳染性疾病。多發於兒童，常見於冬、春季，潛伏期 10～23 天，一般呈自限性。10 天左右自癒。

其臨床特徵為發熱，全身不適，軀幹和頭部出現斑丘疹、迅速發展成水疱疹、膿疱疹，伴有明顯瘙癢。水疱表淺壁薄、易破，呈橢圓形，周圍有紅暈。1～2 天後中心乾枯，紅暈消失並結痂，痂皮脫落後不留瘢痕。皮疹在 1～6 天後分批出現，向心性分佈。

中醫亦稱本病為「水痘」，其病機為外感時行疫毒，由口鼻而入，蘊鬱肺脾所致。泡腳藥組方選擇以解表透毒之品為主。

方 1　芫荽生蔥湯

【藥物組成】芫荽、生蔥各 1 捆。

【功能主治】解毒托毒。主治小兒痘出不暢。

【使用方法】將上藥同入鍋中，加入適量的水，煎煮 30 分鐘，去渣取汁，倒入泡足器中，待藥溫降至 40℃左右時泡腳，微汗出即可，每天 2～3 次，連用 2～3 天。

【來源】《家庭足浴》

方 2　香茹芫荽湯

【藥物組成】鮮香薷 50 克，芫荽 1 捆。

【功能主治】托毒透疹。適用於水痘疹出不暢。

【使用方法】將上藥同入鍋中，加入適量的水，煎煮 30 分鐘，去渣取汁，倒入泡足器中，待藥溫降至 40℃左右時泡腳，微汗出即可，每天 2～3 次，連用 2～3 天。

【來源】《家庭足浴》

方 3　板藍根二葉湯

【藥物組成】板藍根 30 克，大青葉 30 克，霜桑葉 30 克。

【功能主治】解表透毒。適用於水痘感染。

【使用方法】將上藥同入鍋中，加入適量的水，煎煮 30 分鐘，去渣取汁，倒入泡足器中，待藥溫降至 40℃左右時泡腳，微汗出即可，每天 2 次，連用 2～3 天。

【來源】《家庭足浴》

方 4　銀石方

【藥物組成】金銀花 10 克，紫玄參 10 克，紫草 10 克，澤瀉 10 克，車前草 10 克，薄荷 10 克，荊芥 10 克，石膏 30 克。

【功能主治】清熱解毒，利濕止癢。適用於痘疹感染。

【使用方法】將上藥同入鍋中，加入適量的水，煎煮 30 分鐘，去渣取汁，倒入泡足器中，待藥溫降至 40℃左右時泡腳，微汗出即可，每天 2～3 次，連用 5～7 天。

【來源】《家庭足浴》

二、麻　疹

麻疹是因感染麻疹病毒所引起的一種急性出疹性傳染病。多見於 6 個月以上，5 歲以內小兒。

臨床以發熱、上呼吸道炎症、麻疹黏膜斑以及全身皮膚紅色斑丘疹為特徵。

本病流行於冬春季，患者是唯一的傳染源，主要由飛沫直接傳染。典型的麻疹臨床分為三期：

① 疹前期

發熱，一般持續在 39 攝氏度以上，伴咳嗽、流涕、噴嚏等上呼吸道症狀及羞明、流淚、結膜充血、分泌物增多等眼部表現。

起病 2～3 天後，口腔黏膜出現細小灰色斑點，稱麻疹黏膜斑，舊稱柯氏斑。

② 出疹期

多在第 4 天全身出現皮疹，先在耳後髮際，漸漸漫延至前額、面、頸、軀幹、四肢，最後到手掌、足底，一般 2～5 天出齊。皮疹呈米粒大小紅色丘疹，盛時可融成一片，疹間皮膚正常。此間患兒體溫升高達 40 攝氏度，全身症狀加重。

③ 恢復期

自第 7 天皮疹出齊後，病情逐漸好轉，體溫多在 12～24 小時內降至正常，皮疹亦開始消退，消疹次序與出疹次序相同，遺有棕褐色色素沉著與細小脫屑。

對於體質較弱和營養不良的小兒，在皮疹尚未出齊之前，易併發支氣管肺炎、急性喉炎、心功能不全等。

中醫亦稱本病為「痲疹」，其病機為感受痲疹疫毒，毒邪蘊於肺，走竄於血絡，外發於肌膚。泡腳藥組方選擇以宣肺解毒透疹之品為主。

方 1　香薷湯

【藥物組成】鮮香薷 100 克。

【功能主治】托毒透疹。適用於疹出不暢。

【使用方法】將上藥入鍋中，加入適量的水，煎煮 30 分鐘，去渣取汁，倒入泡足器中，待藥溫降至 40℃左右時泡腳，微汗出即可，每天 1～2 次，每天 1 劑。

【來源】《家庭足浴》

方 2　河柳芫荽方

【藥物組成】西河柳 100 克，芫荽 50 克。

【功能主治】宣肺解毒透疹。主治痲疹。

【使用方法】將上藥同入鍋中，加水煎煮 20 分鐘，去渣取汁，倒入盆中，待藥溫降至 40℃左右時，先洗浴全身，覆蓋被取汗，再泡腳 30 分鐘。每天 1～2 次，每天 1 劑。

【來源】《中醫兒科學》

方 3　河柳芥穗桃葉方

【藥物組成】西河柳 30 克，荊芥穗、櫻桃葉各 15 克。

【功能主治】宣肺解毒透疹。主治痲疹。

【使用方法】將上藥同入鍋中，加水煎煮 20 分鐘，去渣取汁，倒入盆中，待藥溫降至 40℃左右時，先洗浴全身，覆蓋被取汗，再泡腳 30 分鐘。每天 1～2 次，每天 1 劑。

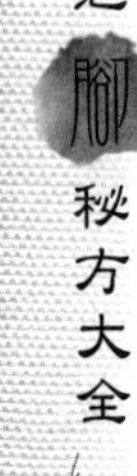

【來源】《中醫兒科學》

方 4　麻黃浮萍方

【藥物組成】麻黃、芫荽、浮萍各 15 克，黃酒 60 毫升。

【功能主治】宣肺解毒透疹。主治麻疹。

【使用方法】將前 3 藥同入鍋中，加水煎煮 20 分鐘，去渣取汁，加入黃酒入盆中，待藥溫降至 40℃左右時，先洗浴全身，覆蓋被取汗，再泡腳 30 分鐘。每天 1～2 次，每天 1 劑。

【來源】《中醫兒科學》

三、小兒感冒

小兒感冒即小兒急性上呼吸道感染，是指喉部以上，上呼吸道鼻咽部的急性感染。亦簡稱「上感」。

小兒感冒以病毒為主，除此外可有支原體和細菌感染。全年均可發生，以冬春季較多。幼兒期發病最多，學齡兒童逐漸減少。

臨床輕症只有鼻部症狀，也可以有流淚、輕咳或者咽部不適，4 天內自然痊癒。

如果感染涉及鼻咽部，常有發熱、咽痛、扁桃體炎，發熱可持續 2～3 天或者一週左右。

重症體溫可達高熱，伴有冷感、頭痛、全身無力、食慾銳減、睡眠不安，可因為鼻咽部分分泌物引起頻繁咳嗽。

上呼吸道感染，中醫稱為「傷風感冒」，其病機為風邪襲表，肺失宣肅。泡腳藥組方選擇以疏風散寒、清熱解毒之品為主。

方 1　貫眾防風湯

【藥物組成】貫眾葉 30 克，防風 30 克。

【功能主治】疏風清熱解表。適用於小兒外感風熱者。

【使用方法】將上藥同入鍋中，加入適量的水，煎煮 30 分鐘，去渣取汁，倒入泡足器中，待藥溫降至 40℃左右時，泡腳 30 分鐘，每天 2～3 次，每天 1 劑，連續 3～5 天。

【來源】《家庭足浴》

方 2　柴麻虎杖方

【藥物組成】柴胡 15 克，麻黃 6 克，虎杖 15 克，杏仁 6 克。

【功能主治】清熱解表。主治小兒感冒。症見發熱惡寒，頭痛，咽乾，舌苔薄白或黃，脈浮數或浮緊。

【使用方法】將上藥入鍋中，加水適量，煎 20 分鐘，去渣取汁，倒入盆中，先燻蒸，待藥溫降至 40℃左右時，後泡腳 30 分鐘，再按摩患兒腳心 3～5 分鐘，睡半小時以上，每天 1 次。

【來源】高燕，山西中醫雜誌，2003，1

方 3　清熱解毒方

【藥物組成】魚腥草 30 克，板藍根 30 克，石膏 100 克，柴胡 20 克，防風 20 克，桔梗 30 克，藿香 30 克，荊芥 15 克。

【功能主治】疏風清熱，利咽解毒。主治小兒外感高熱。

症見發熱惡寒，鼻塞流涕，噴嚏，咽喉腫痛，面紅，

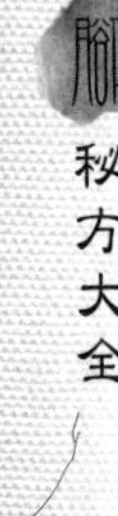

煩渴，大便秘結，舌黃，苔黃，脈浮數。

【使用方法】將上藥入鍋中，加 2000 毫升水，武火煎 30 分鐘，再文火煎煮至 1000 毫升，去渣取汁，再加水 2000 毫升煎至 1000 毫升，倒入盆中，待藥溫降至 40℃左右時，浸泡患兒雙足並配合足部按摩，泡腳 15～30 分鐘，1 小時體溫下降小於 1℃可重複 1 次。

【來源】陳丁丁，中華名醫論壇，2005，2

方 4　紫蘇葉湯

【藥物組成】紫蘇葉 60 克。

【功能主治】宣肺散寒。適用於風寒感冒咳嗽，下肢作冷。

【使用方法】將上藥入鍋中，加入適量的水，煎煮 30 分鐘，去渣取汁，倒入泡足器中，待藥溫降至 40℃左右時，泡腳 30 分鐘，每天 2～3 次，每天 1 劑，連續 2～3 天。

【來源】《家庭足浴》

方 5　芥末足浴方

【藥物組成】荊芥末適量。

【功能主治】解表散寒。適用於小兒外感風寒濕者。

【使用方法】將上藥入鍋中，加入適量的水，煎煮 30 分鐘，去渣取汁，倒入泡足器中，待藥溫降至 40℃左右時，泡腳 30 分鐘，每天 2～3 次，每天 1 劑，連續 2～3 天。

【來源】《家庭足浴》

方 6　蔥豉湯

【藥物組成】連鬚蔥白 5 根，豆豉 10 克。

【功能主治】解表散寒。適用於小兒外感風寒，咳嗽，流清涕者。

【使用方法】將上藥同入鍋中，加入適量的水，煎煮30分鐘，去渣取汁，倒入泡足器中，待藥溫降至40℃左右時，泡腳30分鐘，每天2～3次，每天1劑，連續3～5天。

【來源】《家庭足浴》

方7　艾蘇二葉方

【藥物組成】艾葉100克，蘇葉100克。

【功能主治】散寒解表。主治小兒上呼吸道感染發熱。

症見發熱重，有汗或無汗，頭痛，鼻塞流涕，噴嚏，咳嗽，痰黃黏，咽喉腫痛，舌紅，苔薄白或黃，脈浮數。

【使用方法】將上藥入鍋中，加水2500毫升，煎至100℃，去渣取汁，倒入盆中，待溫度降至40℃時，浸泡至膝蓋處，10～15分鐘。

【來源】徐和祥，時珍國醫國藥，2004，8

方8　蔥薑方

【藥物組成】青蔥1把，生薑5片，米醋適量。

【功能主治】發汗解表。主治小兒感冒。

症見發熱惡寒，頭痛，咽乾，舌苔薄白或黃，脈浮數或浮。

【使用方法】青蔥搗碎，與生薑同入盆中，加熱水1500毫升，入鍋煎煮5分鐘，濾出汁液，加入2湯匙米醋，進行泡腳，並不斷按摩湧泉穴，直至患兒頭部有輕微汗出。

【來源】虞永水，求醫問藥，2005，12

方 9　生薑陳皮湯

【藥物組成】生薑 30 克，陳皮 30 克，蒼耳子 30 克，薄荷 30 克。

【功能主治】發汗解表，祛風除濕。適用於小兒外感風寒感冒。

【使用方法】將上藥同入鍋中，加入適量的水，煎煮 30 分鐘，去渣取汁，倒入泡足器中，待藥溫降至 40℃左右時，泡腳 30 分鐘，每天 2～3 次，每天 1 劑，連續 3～5 天。

【來源】《家庭足浴》

方 10　草烏蘇葉湯

【藥物組成】草烏 3 克，蘇葉 30 克，木瓜 30 克，檳榔 30 克，防風 30 克，白礬 30 克。

【功能主治】疏散風寒。適用於小兒外感風寒濕者。

【使用方法】將上藥同入鍋中，加入適量的水，煎煮 30 分鐘，去渣取汁，倒入泡足器中，待藥溫降至 40℃左右時，泡腳 30 分鐘，每天 2～3 次，每天 1 劑，連續 3～5 天。

【來源】《家庭足浴》

方 11　荊防敗毒湯

【藥物組成】荊芥 9 克，防風 9 克，羌活 9 克，獨活 9 克，川芎 9 克，白芷 12 克，柴胡 12 克，前胡 12 克，生薑 12 克。

【功能主治】發汗解表，祛風除濕。適用於小兒外感風寒濕者。

【使用方法】將上藥同入鍋中，加入適量的水，煎煮30分鐘，去渣取汁，倒入泡足器中，待藥溫降至40℃左右時，泡腳30分鐘，每天2～3次，每天1劑，連續3～5天。

【來源】《家庭足浴》

方12　香薷清暑解毒方

【藥物組成】香薷、柴胡、厚朴、扁豆花、防風各30克，金銀花、連翹、豆豉、雞蘇散、石膏、板藍根各50克。

【功能主治】清暑利濕，解表。主治小兒夏暑感冒。症見發熱無汗，頭痛鼻塞，身重睏倦，咳嗽不劇，胸悶，食慾不振，或有嘔吐洩瀉，舌紅，苔黃膩，脈數。

【使用方法】將上藥入鍋中，加水3000毫升，煎沸10分鐘，去渣取汁，倒入盆中，待藥溫降至40℃左右時，先全身沐浴，再泡腳，每天1～2次。

【來源】《中醫兒科學》

方13　香薷清暑解表方

【藥物組成】香薷、蘇葉、荊芥、防風、藿香各15克，連翹10克，大豆捲20克，菊花、蔥白、豆豉、生薑各30克，食醋50毫升。

【功能主治】清暑解表。主治小兒暑濕感冒。症見發熱無汗，頭痛鼻塞，身重睏倦，咳嗽不劇，胸悶，食慾不振，或有嘔吐洩瀉，舌紅，苔黃膩，脈數。

【使用方法】將前11味藥入鍋中，加水5000毫升，煎沸，去渣取汁，放入桶內加入食醋，待藥溫降至40℃左右時，先浸至踝關節，每隔15分鐘加量浸至小腿肚，

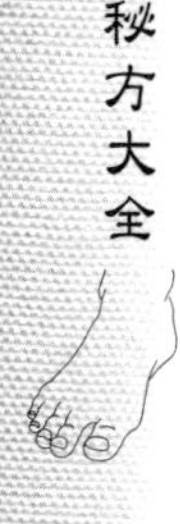

每次30～60分鐘，每天2次。

【來源】《中醫兒科學》

四、小兒發熱

正常小兒的基礎體溫為36.9℃～37.5℃。一般當體溫超過基礎體溫1℃以上時，可認為發熱。其中，低熱是指體溫波動於38℃左右，高熱時體溫在39℃以上。連續發熱兩個星期以上稱為長期發熱。

中醫認為小兒發熱為外邪襲表，肺衛失調，或濕熱內蘊所致，泡腳藥組方選擇以疏風清熱解毒之品為主。

方1　苦參方

【藥物組成】苦參適量。

【功能主治】清熱解毒，截斷熱勢。主治小兒發熱。

【使用方法】將苦參入鍋中，加水適量，煎沸取汁，倒入盆中，待藥溫降至40℃左右時泡腳，每次1劑，每天2～3次，每次20～30分鐘。

【來源】《百病足療900方》

方2　李葉方

【藥物組成】李葉適量。

【功能主治】清熱解表。主治小兒發熱。

【使用方法】將上藥入鍋中，加水適量，煎沸去渣取汁，倒入盆中，待藥溫降至40℃左右時泡腳，每次1劑，每天2～3次，每次20～30分鐘。

【來源】《百病足療900方》

方3　礬石方

【藥物組成】礬石50克。

【功能主治】清熱瀉火。主治小兒發熱。

【使用方法】將礬石入鍋中，加水適量，煎沸取汁，倒入盆中，待藥溫降至 40℃左右時泡腳，每次 1 劑，每天 2～3 次，每次 20～30 分鐘。

【來源】《百病足療 900 方》

方 4　白芷苦參方

【藥物組成】白芷苗，苦參各等份。

【功能主治】疏風清熱。主治小兒發熱。

【使用方法】上藥入鍋中，加水適量，煎沸取汁，倒入盆中，待藥溫降至 40℃左右時泡腳，每次 1 劑，每天 2～3 次，每次 20～30 分鐘

【來源】《百病足療 900 方》

方 5　青蒿蔓荊子浴

【藥物組成】青蒿、蔓荊子葉各等量。

【功能主治】疏風清熱。主治小兒發熱。症見發熱、頭痛。

【使用方法】將上藥入鍋中，加水適量，先浸泡 10 分鐘，煎煮 30 分鐘，去渣取汁，倒入足浴盆中，待藥溫降至 40℃左右時，再泡腳 20 分鐘，每天 2 次，3 天為 1 個療程。

【來源】《足部健康》

方 6　冬瓜萹蓄湯

【藥物組成】冬瓜、萹蓄各 120 克。

【功能主治】清熱利濕。適用於小兒暑濕發熱。

【使用方法】將上藥切碎入鍋中，加水適量，先浸泡 10 分鐘，武火煮沸，文火再煮 3～5 分鐘，去渣取汁，倒

入足浴盆中，待藥溫降至 40℃左右時，再泡腳 20 分鐘，每天 2 次，3 天為 1 個療程。

【來源】《足部健康》

方 7　香蒿湯

【藥物組成】青蒿、香薷、金銀花各 30 克。

【功能主治】解表清暑，芳香化濕。適用於小兒暑濕發熱。

【使用方法】將上藥入鍋中，加水適量，先浸泡 10 分鐘，煎煮 30 分鐘，去渣取汁，倒入足浴盆中，降至 40℃左右時，再泡腳 15～20 分鐘，每天 2 次。

【來源】《足部健康》

方 8　桂椒麻黃湯

【藥物組成】桂枝、川椒、麻黃各 30 克。

【功能主治】發散風熱，宣肺解表。主治小兒發熱。

【使用方法】將上藥入鍋中，加入適量的水，先浸泡 5～10 分鐘，煮沸，倒入泡足器中，待藥溫降至 40℃左右時，先薰洗雙足心部，再泡腳 10～30 分鐘，每天 2 次，每天 1 劑，連續用 3～5 天。

【來源】《足療足浴治病大全》

方 9　大青葉山梔方

【藥物組成】大青葉 30 克，生山梔 15 克，豆捲 20 克，冰片 2 克。

【功能主治】清熱解毒，發汗解表。主治小兒發熱。

【使用方法】將前 3 藥入鍋中，加水適量，煎煮 30 分鐘，去渣取汁，倒入足浴盆中，加入冰片至溶化，待藥溫降至 40℃左右時，先泡患兒全身，再泡腳 10 分鐘，每天1～2次，3天為1個療程。

【來源】《泡腳驗方》

方10　青蒿荊芥浴

【藥物組成】青蒿、荊芥、車前草、紫蘇葉各20克。

【功能主治】解表退熱。主治小兒發熱。

【使用方法】將上藥入鍋中，加水適量，先浸泡10分鐘，煎煮30分鐘，去渣取汁，倒入足浴盆中，待藥濕降至40℃左右時，泡腳20分鐘，每天2次，3天為1個療程。

【來源】《足部健康》

方11　板藍根土牛膝方

【藥物組成】板藍根30克，土牛膝40克，鉤藤20克，防風15克，冰片2克。

【功能主治】清熱解毒，發汗解表。主治小兒發熱。

【使用方法】將前4藥加入鍋中，加水適量，煎煮30分鐘，去渣取汁，倒入足浴盆中，加入冰片至溶化，待藥溫降至40℃左右時，先泡洗患兒全身，再泡腳10分鐘，每天1～2次，3天為1個療程。

【來源】《泡腳驗方》

方12　銀花連翹方

【藥物組成】金銀花20克，連翹15克，薄荷15克，炒芩20克，羌活10克。

【功能主治】清熱解毒，祛風除濕。主治小兒發熱。

【使用方法】將上藥入鍋中，加水適量，煎煮30分鐘，去渣取汁，倒入足浴盆中，待藥溫降至40℃左右時，先泡洗患兒全身，再泡腳10分鐘，每天1～2次，3

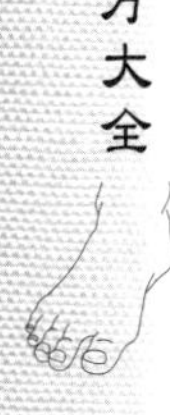

天為1個療程。

【來源】《泡腳驗方》

方13　蛇床子清熱方

【藥物組成】蛇床子30克、雷丸1枚、牡蠣、黃芩、細辛各7克。

【功能主治】清熱解毒。主治小兒發熱。

【使用方法】上藥入鍋中，加水3000毫升，煎取2000毫升，待藥溫降至40℃左右時泡腳，每次1劑，每天2～3次，每次20～30分鐘。

【來源】《百病足療900方》

方14　銀青石膏湯

【藥物組成】金銀花、大青葉、魚腥草、生石膏各30克，薄荷、殭蠶各9克，神麴15克。

【功能主治】清熱解毒。主治小兒發熱。

【使用方法】將上藥同入鍋中，加入適量的水，煎煮30～40分鐘，去渣取汁，1煎口服，1天2次，2、3煎，倒入泡足器中，待藥溫降至40℃左右時，泡腳15～30分鐘，每晚1次。

【來源】《足底療法治百病》

方15　蘇葉葛根湯

【藥物組成】蘇葉20克，葛根20克，白芷10克，羌活15克，荊芥15克，柴胡15克，連鬚蔥頭100克，生薑15克。

【功能主治】疏風散寒，解表退熱。主治小兒發熱。

【使用方法】將上藥同入鍋中，加入適量的水，煎煮30分鐘，去渣取汁，倒入泡足器中，待藥溫降至40℃左右時，泡腳30分鐘，每天2次。每天1劑，連續2～3天。

【來源】《家庭足浴》

方16　青蒿麻黃湯

【藥物組成】青蒿、板藍根、大青葉、千里光、野菊花各100克，麻黃、細辛、紫蘇葉、荊芥各30克。

【功能主治】清熱解毒，宣肺理氣。適用於小兒發熱。症見發熱伴有怕冷，咳嗽。

【使用方法】將上藥入鍋中，加水適量，先浸泡10分鐘，煎煮30分鐘，去渣取汁，先燻蒸，再倒入足浴盆中，待藥溫降至40℃左右時，泡腳20分鐘，每天2次，3天為1個療程。

【來源】《足部健康》

方17　解表湯

【藥物組成】香薷、蘇葉、荊芥、防風、藿香各15克，菊花、豆豉、生薑各30克，豈蔻20克，連翹10克。

【功能主治】疏風散熱。主治小兒發熱。

【使用方法】將上藥同入鍋中，加入適量的水，煎煮30～40分鐘，去渣取汁，倒入盆中，待藥溫降至40℃左右時，泡腳15～30分鐘，每晚1次，連用2～3天。

【來源】《足底療法治百病》

五、小兒厭食

小兒厭食是指小兒較長時間內食慾不振，厭食甚或拒食的一種病症。病程在2個月以上。多見於1～6歲小兒，城市兒童發病率較高。

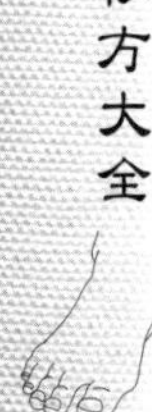

現已認識到體內鋅的缺乏，可影響食慾的消化功能；家長過分溺愛和不正確的餵食態度，致使小兒情緒變化，影響中樞神經系統功能，從而使消化功能的調節失去平衡。

另一方面，胃腸道疾病或全身器質性疾病，不良的飲食習慣，如高蛋白、高糖濃縮飲食，飯前吃糖，生活無規律；氣候過熱，溫度過高，都會影響小兒神經調節功能及消化液的分泌，使食慾下降。

中醫稱厭食症為「納呆」、「惡食」等，其病機多因餵養不當，飲食失節，而致脾胃不健所引起。泡腳藥組方選擇以消食導滯，健脾開胃之品為主。

方1　檳榔良薑方

【藥物組成】檳榔20克，高良薑15克，萊菔子20克。

【功能主治】消食導滯開胃。主治小兒厭食症。

【使用方法】將上藥入鍋中，加水適量，煎煮30分鐘，去渣取汁，倒入足浴盆中，待藥溫降至40℃左右時，浸泡雙腳15分鐘，每天1次，5天為1個療程。

【來源】《泡腳驗方》

方2　消食方

【藥物組成】炒神麴、炒麥芽、焦山楂各10克，炒萊菔子6克，炒雞內金5克。

【功能主治】消食導滯。主治小兒厭食症。

【使用方法】將上藥入鍋中，加入適量的水，煎煮30～40分鐘，去渣取汁，倒入泡足器中，待藥溫降至40℃左右時，泡腳15～20分鐘，每晚1次。

【來源】《足底療法治百病》

方 3　藿香吳茱萸方

【藥物組成】藿香 20 克，吳茱萸 15 克，木香 10 克，丁香 3 克。

【功能主治】理氣開胃。主治小兒厭食症，尤適應於夏季。

【使用方法】將上藥入鍋中，加水適量，煎煮 30 分鐘，去渣取汁，倒入足浴盆中，待藥溫降至 40℃左右時，浸泡雙腳 15 分鐘，每天 1 次，5 天為 1 個療程。

【來源】《泡腳驗方》

方 4　陳皮山楂方

【藥物組成】陳皮 20 克，山楂 30 克，淮山藥 20 克，白荳蔻 2 克。

【功能主治】理氣開胃。主治小兒厭食症，尤適應於夏季。

【使用方法】將上藥入鍋中，加水適量，煎煮 30 分鐘，去渣取汁，倒入足浴盆中，待藥溫降至 40℃左右時，浸泡雙腳 15 分鐘，每天 1 次，5 天為 1 個療程。

【來源】《泡腳驗方》

方 5　穀芽麥芽方

【藥物組成】炒穀芽 30 克，炒麥芽 30 克，焦山楂 50 克，砂仁 2 克。

【功能主治】理氣開胃。主治小兒厭食症，尤適應於夏季。

【使用方法】將上藥入鍋中，加水適量，煎煮 30 分鐘，去渣取汁，倒入足浴盆中，待藥溫降至 40℃左右

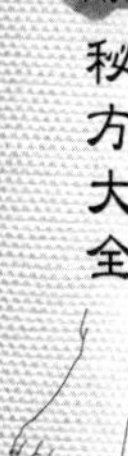

時，浸泡雙腳 15 分鐘，每天 1 次，5 天為 1 個療程。

【來源】《泡腳驗方》

六、小兒遺尿

小兒遺尿症是指 5 歲以上的兒童在睡眠中尿床的一種病症，又稱為夜尿症。

一般兒童在 5 歲以前，因中樞神經神經系統發育尚不完善，故可能在夜間睡眠中失控而尿床。若 5 歲以後仍經常尿床即可診斷為遺尿症。本病發病率為 5%～12%，且男孩多於女孩。

中醫稱本病為「遺尿」、「遺溺」。其病機主要由於腎氣不足，肺脾氣虛，或肝經濕熱內迫，致膀胱失約而致。泡腳藥組方選擇以補腎益氣，清熱利濕之品為主。

方 1　烏梅止遺方

【藥物組成】烏梅 100 克。

【功能主治】補腎縮尿。主治小兒腎虛遺尿。

【使用方法】將烏梅洗淨，核錘破，加水煎，沸後取藥汁，放盆內，待藥溫降至 40℃左右時，泡腳 10～15 分鐘，每天 1 次，連續 5～7 天。

【來源】《家庭足浴》

方 2　山藥益智仁方

【藥物組成】山藥 30 克，烏藥 20 藥，益智仁 30 克。

【功能主治】補腎益氣，縮尿。主治小兒腎虛遺尿。

【使用方法】將上藥入鍋中，加水適量，煎煮 30 分鐘，去渣取汁，倒入足浴盆中，待藥溫降至 40℃左右時，浸泡雙腳 20 分鐘，每天 1 次，5 天為 1 個療程。

【來源】《泡腳驗方》

方 3 地黃桑螵蛸方

【藥物組成】地黃 30 克，桑螵蛸 30 克，山藥 40 克，黃蓍 30 克。

【功能主治】補腎益氣，縮尿。主治小兒腎虛遺尿。

【使用方法】將上藥入鍋中，加水適量，煎煮 30 分鐘，去渣取汁，倒入足浴盆中，待藥溫降至 40℃左右時，浸泡雙腳 20 分鐘，每天 1 次，5 天為 1 個療程。

【來源】《泡腳驗方》

方 4 補骨脂覆盆子方

【藥物組成】補骨脂 30 克，覆盆子 40 克，桑螵蛸 20 克，遠志 15 克，蒲黃 20 克。

【功能主治】補腎益氣，縮尿。主治小兒腎虛遺尿。

【使用方法】將上藥入鍋中，加水適量，煎煮 30 分鐘，去渣取汁，倒入足浴盆中，待藥溫降至 40℃左右時，浸泡雙腳 20 分鐘，每天 1 次，5 天為 1 個療程。

【來源】《泡腳驗方》

方 5 補腎健脾方

【藥物組成】川斷、狗脊、女貞子各 30 克，黨參、茯苓各 20 克，甘草 6 克。

【功能主治】補腎健脾，縮尿。主治小兒遺尿。

症見睡中遺尿，甚至一夜數次，尿清而長，醒後才覺，神疲乏力，腰膝痠軟，智力較差，舌質淡，苔白，脈沉細無力。

【使用方法】將上藥入鍋中，加水適量，煎沸後取藥汁，放盆內，待藥溫降至 40℃左右時，泡腳 20～30 分

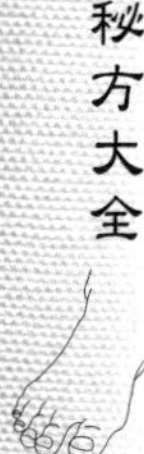

鐘，每天1次。

【來源】劉健英，家庭醫學，2001，9

方6　五子止遺湯

【藥物組成】覆盆子、金櫻子、菟絲子、五味子、五倍子、仙茅、桑螵蛸、芡實各15克，補骨脂、山萸肉、肉桂各9克。

【功能主治】補腎益氣，縮尿。主治小兒腎虛遺尿。

【使用方法】將上藥同入鍋中，加入適量的水，煎沸5～10分鐘，去渣取汁，倒入泡足器中，待藥溫降至40℃左右時，泡腳15～30分鐘，每晚1次。

【來源】《足底療法治百病》

方7　龍膽草山梔方

【藥物組成】龍膽草5克，生山梔20克，生地黃30克，黃柏15克，木通10克。

【功能主治】清肝瀉熱。主治肝膽火旺引起的小兒遺尿。

【使用方法】將上藥入鍋中，加水適量，煎煮30分鐘，去渣取汁，倒入足浴盆中，待藥溫降至40℃左右時，浸泡雙腳20分鐘，每天1次，5天為1個療程。

【來源】《泡腳驗方》

方8　二葉止遺方

【藥物組成】淡竹葉、車前葉各20克。

【功能主治】清熱利濕止遺。適用於心經熱盛，下移小腸所致的遺尿。

【使用方法】將上藥入鍋中，加水適量，先浸泡20分鐘，再煎煮30分鐘，去渣取汁，倒入足浴盆中，待藥溫降至 40℃左右時，泡腳 10～15 分鐘，每天 1 次，連續 5～7 天。

【來源】《足部健康》

方 9　竹葉黃柏通草浴

【藥物組成】黃柏、通草、竹葉各 15 克。

【功能主治】清熱利濕止遺。適用於心經熱盛所致的遺尿。症見口渴面紅，或口舌生瘡。

【使用方法】將上藥入鍋中，加水適量，先浸泡 20 分鐘，再煎煮 30 分鐘，去渣取汁，倒入足浴盆中，待藥溫降至 40℃左右時，泡腳 10～15 分鐘，每天 1 次，連續 5～7 天。

【來源】《足部健康》

七、小兒夜啼

小兒夜啼是指由多種原因導致的患兒夜寐不安，啼哭不停，甚至通宵達旦，並有定時發作趨向的一種病理狀態。一般尤多見於新生兒及嬰兒，主要是餵養過程中調護不當，如尿布潮濕未及時更換、口渴、飢餓、驚嚇等，或與感冒、腹痛、蟲咬、發熱等疾病有關。

中醫認為，本症的發生多由起居不適，寒熱失調，飲食積滯，受驚恐嚇等原因所致。病機主要為心脾逆亂，神不守舍。

泡腳藥組方選擇以清熱安神，健胃消食之品為主。

方 1　桑葉菊花方

【藥物組成】桑葉 30 克，杭菊花 40 克。

【功能主治】清熱平肝定驚。主治小兒受驚嚇的夜啼。

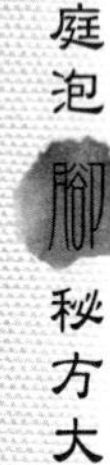

【使用方法】將上藥入鍋中，加水適量，煎煮 20 分鐘，去渣取汁，倒入足浴盆中，待藥溫降至 40℃左右時，浸泡雙腳 20 分鐘，每天 1 次，10 天為 1 個療程。

【來源】《泡腳驗方》

方 2　鉤藤山梔方

【藥物組成】鉤藤 30 克，山梔 20 克，菊花 15 克。

【功能主治】清熱平肝。主治小兒受驚嚇的夜啼。

【使用方法】將上藥入鍋中，加水適量，煎煮 20 分鐘，去渣取汁，倒入足浴盆中，待藥溫降至 40℃左右時，浸泡雙腳 20 分鐘，每天 1 次，10 天為 1 個療程。

【來源】《泡腳驗方》

方 3　安神止啼湯

【藥物組成】川黃連、鉤藤各 9 克，甘草 5 克，硃砂 1 克。

【功能主治】清熱安神。主治小兒夜啼。

【使用方法】將前 3 藥同入鍋中，加入適量的水，煎煮 30～40 分鐘，去渣取汁，加入硃砂，倒入泡足器中，待藥溫降至 40℃左右時，泡腳 20 分鐘，每晚 1 次。

【來源】《足底療法治百病》

方 4　龍骨牡蠣湯

【藥物組成】龍骨 30 克，牡蠣 30 克。

【功能主治】鎮靜安神。適用於小兒外受驚嚇，夜臥易驚。

【使用方法】將上藥同入鍋中，加入適量的水，煎煮 30 分鐘，去渣取汁，倒入泡足器中，待藥溫降至 40℃左右時，泡腳 30 分鐘，每天 2 次，每天 1 劑，連續 5～7 天。

【來源】《家庭足浴》

方 5　柏子仁牡蠣方

【藥物組成】柏子仁 30 克，生牡蠣 40 克，生龍骨 40 克。

【功能主治】鎮靜安神。主治小兒夜啼。對受驚嚇者尤為適宜。

【使用方法】將上藥入鍋中，加水適量，煎煮 20 分鐘，去渣取汁，倒入足浴盆中，待藥溫降至 40℃左右時，浸泡雙腳 20 分鐘，每天 1 次，10 天為 1 個療程。

【來源】《泡腳驗方》

方 6　胡椒山楂方

【藥物組成】白胡椒 15 克，焦山楂 30 克，炒麥芽 30 克。

【功能主治】健胃消食。主治小兒夜啼，對食滯脾胃者尤為適宜。

【使用方法】將上藥入鍋中，加水適量，煎煮 20 分鐘，去渣取汁，倒入足浴盆中，待藥溫降至 40℃左右時，浸泡雙腳 20 分鐘，每天 1 次，10 天為 1 個療程。

【來源】《泡腳驗方》

方 7　二椒內金湯

【藥物組成】胡椒 10 克，花椒 10 克，雞內金 10 克。

【功能主治】消積化食。主治小兒脾胃食積，夜臥不寧而啼者。

【使用方法】將上藥同入鍋中，加入適量的水，煎煮 30 分鐘，去渣取汁，倒入泡足器中，待藥溫降至 40℃左右時，泡腳 30 分鐘，每天 2～3 次，每天 1 劑，連續 5～

7天。

【來源】《家庭足浴》

八、小兒咳嗽

小兒咳嗽是一種防禦性反射運動，可以阻止異物吸入，防止支氣管分泌物的積聚，清除分泌物，避免呼吸道繼發感染。

任何病因引起呼吸道急、慢性炎症均可引起咳嗽。根據病程可分為急性咳嗽、亞急性咳嗽和慢性咳嗽。

中醫亦稱小兒咳嗽，其基本病機為外邪犯肺，肺失宣降。泡腳藥組方選擇以宣肺解表，化痰止咳之品為主。

方1　生薑湯

【藥物組成】生薑30克。

【功能主治】溫肺散寒。適用於風寒咳嗽。

【使用方法】將生薑入鍋中，加入適量的水，浸泡5～10分鐘，煮沸，去渣取汁，倒入泡足器中，待藥溫降至40℃左右時，泡腳10～30分鐘，每天2～3次，每天1劑，連續用2～3天。

【來源】《足療足浴治病大全》

方2　牛蒡子石膏浴

【藥物組成】牛蒡子15克，石膏30克，麻黃、杏仁、甘草各5克。

【功能主治】清熱宣肺，止咳化痰。適用於肺熱咳嗽。症見咳嗽有黃痰，口渴等。

【使用方法】將上藥入鍋中，加水適量，先浸泡10分鐘，煎煮30分鐘，去渣取汁，倒入足浴盆中，待藥溫降至 40℃左右時，先泡洗患兒全身，再泡腳 30 分鐘，每天 1 次，連續 3～5 天。

【來源】《足部健康》

方 3　防風菊花薄荷浴

【藥物組成】防風 60 克，菊花、薄荷各 50 克，藿香、細辛各 15 克，辛夷 20 克，蒼朮 150 克，白芷 100 克，山奈、冰片各 10 克。

【功能主治】宣肺解表。主治小兒咳嗽。

【使用方法】將上藥研磨，分袋裝好，每袋 10 克，每次 1 袋倒入沸水中，泡製 5～10 分鐘，倒入盆中，待藥溫降至 40℃左右時，泡腳 10～15 分鐘，每天 1 次。

【來源】《足部保健》

方 4　陳夏蘇葉湯

【藥物組成】紫蘇葉 30 克，陳皮、法半夏各 10 克。

【功能主治】理氣健脾，止咳化痰。適用於痰濕咳嗽，咳白色稀痰，量多，口黏不渴等。

【使用方法】將上藥入鍋中，加水適量，先浸泡 5～10 分鐘，煎煮 30 分鐘，去渣取汁，倒入足浴盆中，待藥溫降至 40℃左右時，先泡洗患兒全身，再泡腳 30 分鐘，每天 1 次，連續 3～5 天。

【來源】《足部健康》

方 5　紅紫橘參湯

【藥物組成】橘紅、紫菀、桔梗、太子參各 10 克。

【功能主治】宣肺理氣，止咳化痰。適用於陰虛咳嗽。

【使用方法】將上藥入鍋中，加入適量的水，浸泡 5～10 分鐘，煮沸，去渣取汁，倒入泡足器中，待藥溫降

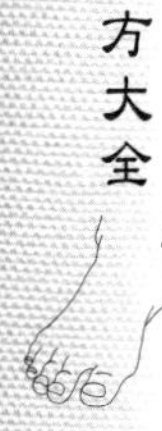

至 40℃左右時，泡腳 10～30 分鐘，每天 2～3 次，每天 1 劑，連續用 2～3 天。

【來源】《足療足浴治病大全》

方 6　黃蓍白芷防風水

【藥物組成】黃蓍、白芷、防風各適量。

【功能主治】補肺固表。主治小兒肺虛咳嗽。

【使用方法】將上藥研磨，分袋裝好，每袋 20 克，每次 1 袋倒入沸水中，泡製 5～10 分鐘，倒入盆中，待藥溫降至 40℃左右時，泡腳 10～15 分鐘，每天 1 次，連續 2 週。

【來源】《足部保健》

方 7　黃蓍補氣湯

【藥物組成】黃蓍、白朮、柴胡、升麻、桂枝各 10 克，陳皮 5 克。

【功能主治】升陽健脾，益氣補肺。主治小兒肺脾氣虛咳嗽。

【使用方法】將上藥入鍋中，加水適量，浸泡 5～10 分鐘，煎煮 30 分鐘，去渣取汁，倒入足浴盆中，待藥溫降至 40℃左右時，浸泡雙腳 20 分鐘，每天 3 次，每天 1 劑，連續 7～10 天。

【來源】《足部保健》

九、小兒肺炎

小兒肺炎是小兒最常見的一種呼吸道疾病。四季均易發生，3 歲以內的嬰幼兒在冬、春季節患肺炎較多。如治療不徹底，易反覆發作、引起多種重症併發症，影響孩子發育。

小兒肺炎臨床表現為發熱、咳嗽、氣促、呼吸困難和肺部細濕囉音，也有不發熱而咳喘重者。

中醫認為小兒肺炎的病因主要是小兒素喜吃過甜、過鹹、油炸等食物，致宿食積滯而生內熱，痰熱壅盛，偶遇風寒使肺氣不宣，二者互為因果。泡腳藥組方選擇以清熱化痰，宣肺平喘之品為主。

方 1　石膏蘿蔔湯

【藥物組成】石膏 30 克，白蘿蔔 250 克。

【功能主治】清熱洩肺。適用於小兒肺炎咳喘。

【使用方法】將上藥同入鍋中，加入適量的水，先浸泡 20 分鐘，煎沸 15 分鐘，去渣取汁，倒入泡足器中，待藥溫降至 40℃左右時，泡腳 20 分鐘，每晚 1 次，每天 1 劑，連用 5 劑。

【來源】《泡腳按摩祛百病》

方 2　麻杏石甘湯

【藥物組成】麻黃、甘草各 5 克，杏仁 10 克，石膏 30 克。

【功能主治】清宣肺熱，化痰止咳。適用於小兒肺炎咳嗽。

【使用方法】先將石膏放入鍋中，再將其他藥加入鍋中，加水適量，先浸泡 5～10 分鐘，煎沸後，文火 30 分鐘，去渣取汁，倒入足浴盆中，待藥溫降至 40℃左右時，先泡洗患兒全身，再泡腳 10 分鐘，每天 3 次，每天 1 劑，連續 3～5 劑。

【來源】《足部健康》

方3　葉花草仁浴

【藥物組成】牛蒡子15克，桑葉、菊花、魚腥草、杏仁各10克。

【功能主治】清熱化痰，宣肺平喘。適用於小兒肺炎咳喘。

【使用方法】將上藥同入鍋中，加入適量的水，先浸泡20分鐘，煮沸15分鐘，去渣取汁，倒入泡足器中，待藥溫降至40℃左右時，泡腳20分鐘，每晚2次，每天1劑，連用5劑。

【來源】《泡腳按摩祛百病》

方4　三草石膏湯

【藥物組成】鴨跖草、金佛草、魚腥草各15克，生石膏50克，桑白皮、露蜂房各9克。

【功能主治】清熱化痰。主治小兒肺炎高熱。

【使用方法】將上藥同入鍋中，加入適量的水，煎煮30～40分鐘，去渣取汁，倒入泡足器中，待藥溫降至40℃左右時，先蘸洗胸背部，再泡腳15～30分鐘，每晚2～3次。

【來源】《足底療法治百病》

十、小兒疳積

小兒疳積相當於西醫學的營養不良，是由多種原因致脾胃受損而引起的慢性營養不良性疾病。其臨床特徵為緩慢起病，病程較長，全身虛弱羸瘦，頭髮乾枯成束，四肢常易攣縮，腹部脹大，腹壁靜脈曲張，可伴吐瀉和生長發育遲緩。

1～5 歲發病率最高，其病機為餵養不當，損傷脾胃，津氣耗傷，影響生長發育。泡腳藥組方選擇以健脾助運，消食導滯之品為主。

方 1　大腹皮楂麴方

【藥物組成】大腹皮 20 克，山楂 30 克，神麴 30 克，薄荷 15 克。

【功能主治】健脾助運，理氣開胃。主治小兒疳積。

【使用方法】將上藥入鍋中，加水適量，煎煮 30 分鐘，去渣取汁，倒入足浴盆中，待藥溫降至 40℃左右時，浸泡雙腳 15 分鐘，每天 1 次，5 天為 1 個療程。

【來源】《泡腳驗方》

方 2　二朮山楂方

【藥物組成】蒼朮 30 克，白朮 20 克，焦山楂 30 克，陳皮 20 克。

【功能主治】健脾助運，理氣開胃。主治小兒疳積。

【使用方法】將上藥入鍋中，加水適量，煎煮 30 分鐘，去渣取汁，倒入足浴盆中，待藥溫降至 40℃左右時，浸泡雙腳 15 分鐘，每天 1 次，5 天為 1 個療程。

【來源】《泡腳驗方》

方 3　白朮陳皮方

【藥物組成】白朮 20 克，陳皮 15 克，扁豆 30 克，枳實 15 克，山楂 30 克。

【功能主治】健脾助運，理氣開胃。主治小兒疳積。

【使用方法】將上藥入鍋中，加水適量，煎煮 30 分鐘，去渣取汁，倒入足浴盆中，待藥溫降至 40℃左右時，浸泡雙腳 15 分鐘，每天 1 次，5 天為 1 個療程。

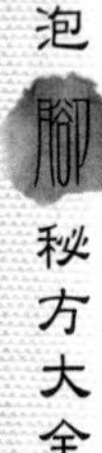

【來源】《泡腳驗方》

方4　胡黃連白芍方

【藥物組成】胡黃連15克，白朮30克，白芍20克，青皮15克，橘皮30克。

【功能主治】清熱理氣，健脾助運。

主治小兒疳積，以貪吃所致的腹瀉便溏，易發脾氣者為佳。

【使用方法】將上藥入鍋中，加水適量，煎煮30分鐘，去渣取汁，倒入足浴盆中，待藥溫降至40℃左右時，浸泡雙腳15分鐘，每天1次，5天為1個療程。

【來源】《泡腳驗方》

方5　行氣消積方

【藥物組成】陳皮8克，枳殼6克，川朴5克，白朮6克，大黃、茯苓各7克。

【功能主治】健脾助運，行氣消積。主治小兒營養不良。

【使用方法】將上藥入鍋中，加水適量，煎煮40分鐘，去渣取汁，倒入足浴盆中，先燻蒸，待藥溫降到40℃時，浸泡雙腳10～15分鐘，每天3次。

【來源】《足療圖解》

方6　白礬陳醋方

【藥物組成】白礬、陳醋各20克。

【功能主治】溫胃散寒。主治虛寒形疳積。症見形體消瘦，面色萎黃，肚腹膨脹，毛髮稀疏，精神不振，咬指磨牙，動作異常，舌淡，苔膩，脈沉細。

【使用方法】將上藥入鍋中，加水適量，煎沸後取藥汁，放盆內，待藥溫降至 40℃左右時，泡腳 20～30 分鐘，每天 2 次。

【來源】劉健英，家庭醫學，2001，9

方 7　溫胃消積方

【藥物組成】芒硝、吳茱萸、生香附、葎草葉、側柏葉各 15 克，小茴香 9 克，白胡椒 6 克。

【功能主治】溫胃行氣，消滯。主治小兒疳積。

【使用方法】將上藥同入鍋中，加入適量的水，煎煮 30～40 分鐘，去渣取汁，倒入泡足器中，待藥溫降至 40℃左右時，泡腳 15～30 分鐘，每晚 2 次；外用蛋清調敷肚臍、湧泉，10 次為 1 個療程，每天 1 次。

【來源】《足底療法治百病》

方 8　二仁山楂方

【藥物組成】桃仁、杏仁，生山楂各 20 克。

【功能主治】消食導滯，潤腸通便。主治疳積初、中期。症見形體消瘦，面色萎黃，肚腹膨脹，毛髮稀疏，精神不振，大便乾稀不調，易發脾氣，舌淡紅，苔薄微膩，脈細。

【使用方法】將上藥入鍋中，加水適量，煎沸後取藥汁，放盆內，待藥溫降至 40℃左右時，泡腳 20 分鐘，每天 2 次。

【來源】劉健英，家庭醫學，2001，9

十一、小兒流涎

小兒流涎指因缺乏自主控制，唾液經常大量地從口角外流的一種病理狀態。

正常生理情況下，嬰兒（半歲前）的口腔發育尚未完

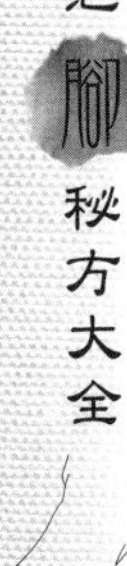

善，不僅深度不夠，而且不會控制唾液的流向，所以口角流涎較多。若超過半歲或更大的幼兒仍然經常性大量流涎應視為病態。多與口腔黏膜炎症及腦炎後遺症、神經麻痺、先天性腦疾患有關。

中醫稱本症為「流涎」、「滯頤」。其病機多為脾胃虧虛，運化固攝失職，水液壅積於口有關。泡腳藥組方選擇以溫脾、化痰控涎之品為主。

方 1　白礬方

【藥物組成】白礬 50 克。

【功能主治】溫脾、散寒、縮涎。主治小兒流涎，對脾胃虛寒者更適。

【使用方法】將 40℃左右溫水中加入白礬，倒入盆中，泡腳 10～30 分鐘，每天 1 次，每天 1 劑，連續用 10 天。

【來源】《足療足浴治病大全》

方 2　益智仁五味子方

【藥物組成】益智仁 40 克，五味子 20 克。

【功能主治】溫補脾腎、縮涎。主治小兒流涎，對腎虛者更適

【使用方法】將上藥同入鍋中，加入適量的水，煮沸，去渣取汁，倒入泡足器中，待藥溫降至 40℃左右時，泡腳 10～30 分鐘，每天 1 次，每天 1 劑，連續用 10 天。

【來源】《足療足浴治病大全》

方 3　肉桂吳萸方

【藥物組成】肉桂、吳茱萸各 15 克。

【功能主治】溫脾、散寒、縮涎。主治口角流涎。症

見口水清稀，口角糜爛，但局部灰白花不紅，伴有腹部脹滿，食慾不振，四肢時涼，大便溏洩。

【使用方法】將上藥入鍋中，加水適量，煎沸取藥汁，放盆內，待藥溫降至40℃左右時，泡腳30分鐘，每天2次。

【來源】劉健英，家庭醫學，2001，9

方4　益智仁湯

【藥物組成】益智仁15克，吳茱萸9克，肉桂3克。

【功能主治】溫補脾腎、縮涎。主治小兒口角流涎。

【使用方法】將上藥同入鍋中，加入適量的水，煎煮30～40分鐘，去渣取汁，倒入泡足器中，待藥溫降至40℃左右時，泡腳15～30分鐘，每晚1次。

【來源】《足底療法治百病》

方5　南星吳茱萸方

【藥物組成】膽南星30克，吳茱萸10克，黑、白丑各50克。

【功能主治】溫脾益腎，化濕除涎。主治小兒流涎。

【使用方法】將上藥同入鍋中，加入適量的水，煮沸，倒入泡足器中，待藥溫降至40℃左右時，泡腳10～30分鐘，每天1次，每天1劑，連續用10天。

【來源】《足療足浴治病大全》

方6　南星方

【藥物組成】南星30克。

【功能主治】化痰控涎。主治小兒長期流口水，口周糜爛，潮紅。

【使用方法】將上藥入鍋中，加入適量的水，煎煮30

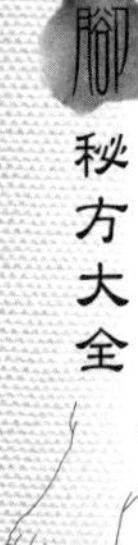

分鐘，去渣取汁，倒入泡足器中，待藥溫降至 40℃左右時，泡腳 30 分鐘，每晚 1～2 次。

【來源】《足浴指南》

方 7　南星陳醋方

【藥物組成】生南星 30 克，陳醋 15 克。

【功能主治】化痰控涎。主治小兒流涎。

【使用方法】將南星入鍋中，加入適量的水，煮沸，加入陳醋，倒入泡足器中，待藥溫降至 40℃左右時，泡腳 10～30 分鐘，每天 1 次，每天 1 劑，連續用 10 天。

【來源】《足療足浴治病大全》

十二、小兒便秘

便秘是指持續 2 週或 2 週以上的排便困難。正常人群小兒便秘的發生率為 0.3%～28%。

一般認為便秘可有 ① 排便次數少於 3 次/週，嚴重者可 2—4 週排便 1 次；② 排便時間延長，嚴重者每次排便時間可長達 30 分鐘以上；③ 大便性狀發生改變，糞便乾結；④ 排便困難或費力，有排便不盡感。

可分為功能性便秘和器質性便秘。兒童功能性便秘是兒童期常見病、多發病，發病率為 3%～5%，佔兒童消化道門診的 25%。對人體的危害不僅表現在可以影響胃腸功能，還可以影響到兒童的記憶力和智力發育，重者還可導致遺尿，便失禁等。

中醫認為小兒便秘多為腸胃燥熱，氣機鬱滯，陰寒凝結所致。

泡腳藥組方選擇以清熱導滯之品為主。

方1　番瀉葉足浴湯

【藥物組成】番瀉葉15克。

【功能主治】清熱導滯。主治小兒熱秘者。

【使用方法】將藥入鍋中，加入適量的水，煮沸，去渣取汁，倒入泡足器中，待藥溫降至40℃左右時，泡腳10～20分鐘，每天2次，每天1劑，連續用2～3天。

【來源】《足療足浴治病大全》

方2　大黃甘草湯

【藥物組成】大黃10克，甘草5克。

【功能主治】清熱導滯。主治小兒熱秘者。

【使用方法】將上藥入鍋中，加入適量的水，先浸泡5～10分鐘，煮沸，去渣取汁，倒入泡足器中，待藥溫降至40℃左右時，先薰洗雙足心部，再泡腳20分鐘，每天1次，每天1劑，連續用2～3天。

【來源】《足療足浴治病大全》

方3　二花甘草湯

【藥物組成】金銀花、杭菊花各10克，甘草5克。

【功能主治】清熱解毒，行氣消滯。主治小兒熱秘者。

【使用方法】將上藥入鍋中，加入適量的水，先浸泡5～10分鐘，煮沸，去渣取汁，倒入泡足器中，待藥溫降至40℃左右時，先薰洗雙足心部，再泡腳10～30分鐘，每天1次，每天1劑，連續用2～3天。

【來源】《足療足浴治病大全》

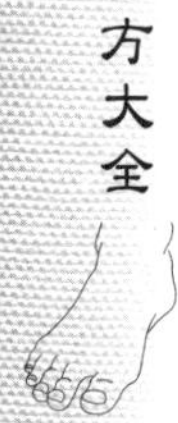

十三、小兒洩瀉

小兒洩瀉是以大便次數增多，糞質稀薄，或呈水樣，便中含不消化的乳食及黏液為其特徵的一種常見症狀。常年都可發生，夏秋兩季多見，嬰幼兒發病率較高。

臨床有暴瀉與久瀉之分，洩瀉輕者，預後良好；若起病急驟，瀉下過度，易見氣陰兩傷，甚則陰竭陽脫；久瀉遷延不癒者，則易轉為疳病或慢驚風。

其病機為外感風寒濕熱疫毒之邪，或飲食所傷，情志失調，或久病脾腎陽氣虧虛等，導致胃腸功能紊亂。

泡腳藥組方選擇以祛風除濕，清熱解毒，溫脾止瀉，調理肝脾之品為主。

方 1　白果樹葉方

【藥物組成】白果樹葉適量。

【功能主治】溫脾止瀉。主治小兒腹瀉。症見大便次數增多，糞質稀薄或如水樣。

【使用方法】將上藥入鍋中，加水適量，煎沸取藥汁，放盆內，待藥溫降至 40℃左右時，泡腳 20～30 分鐘，每天 1 次。

【來源】王雲祥，家庭醫生，2006，1

方 2　葎草方

【藥物組成】新鮮葎草 250～300 克。

【功能主治】溫脾止瀉。主治幼兒腹瀉。

【使用方法】將上藥洗淨、切碎入鍋，加水適量，煎煮 30 分鐘，取藥汁，放盆內，待藥溫降至 40℃左右時，泡腳 20 分鐘，每天 1 次。

【來源】劉健英，家庭醫學，2001，9

方 3　茜草方

【藥物組成】茜草全草 200 克。

【功能主治】溫脾止瀉。主治嬰幼兒腹瀉。

【使用方法】將上藥入鍋中，加水適量，用溫火煎煮，約 40 分鐘，取藥汁，放盆內，待藥溫降至 40℃左右時，泡腳 20 分鐘，並按摩足三里，每天 1 次。

【來源】張玉英，中醫民間療，2001，3

方 4　蒼耳子方

【藥物組成】蒼耳子 50～70 克。

【功能主治】溫脾止瀉。主治小兒腹瀉。

【使用方法】將上藥入鍋中，加水 3000 毫升，浸泡 30 分鐘後，用武火煮沸，再用文火煎 15 分鐘，取藥汁，放盆內，待藥溫降至 40℃左右時泡腳，並按摩足三里、太白、商丘、上巨虛等，每天 3 次。

【來源】李秀華，中醫藥研究，2001，3

方 5　地錦葎草方

【藥物組成】地錦草 50 克，葎草 50 克。

【功能主治】溫脾止瀉。主治小兒腹瀉。

【使用方法】將上藥入鍋中，加水適量，煎煮 20 分鐘，沸後取藥汁，放盆內，待藥溫降至 40℃左右時，泡腳 30 分鐘，輕者泡至踝關節，重者至膝蓋，每天 2 次。

【來源】李書奎，山東中醫雜誌，2003，7

方 6　艾葉胡椒方

【藥物組成】艾葉 15 克，白胡椒、透骨草各 9 克。

【功能主治】溫脾止瀉。主治幼兒腹瀉。

【使用方法】將上藥洗淨、搗碎入鍋中，加水適量，煎煮 30 分鐘，取藥汁，放盆內，待藥溫降至 40℃左右時，泡腳 20 分鐘，每天 2 次，連續 3 天。

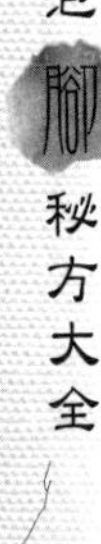

【來源】劉健英，家庭醫，2001，9

方 7　止瀉洗方

【藥物組成】白胡椒 10 克，艾葉、蒼朮各 15 克，透骨草 10 克，吳茱萸 5 克。

【功能主治】溫脾止瀉。主治小兒洩瀉。

【使用方法】將上藥同入鍋中，加入適量的水，煎煮至 3～4 沸，去渣取汁，倒入泡足器中，待藥溫降至 40℃左右時，泡腳 15～30 分鐘，每晚 2 次。

【來源】《足底療法治百病》

方 8　草從蓉方

【藥物組成】草從蓉 40～50 克。

【功能主治】清熱解毒。適用於小兒腸炎腹瀉。

【使用方法】將上藥入鍋中，加水適量，煎煮半小時，去渣兌入適量沸水，倒入盆中，待藥溫降至 40℃左右時，乘熱浸洗雙腳，每天 1 次，連續 3～5 天。

【來源】《百病足療 900 方》

方 9　金錢草方

【藥物組成】金錢草 30 克。

【功能主治】清熱利濕。主治小兒腹瀉濕熱型。

【使用方法】將上藥入鍋中，加水適量，煎煮 40 分鐘，倒入足浴盆中，先燻蒸，待藥溫降到 40℃時，浸泡雙腳 10～15 分鐘，每天 2～3 次，連用 2～3 天。

【來源】《藥浴治百病》

方 10　葛根車前方

【藥物組成】葛根 50 克，白扁豆 100 克，車前草 150 克。

【功能主治】清熱利濕止瀉。主治小兒濕熱腹瀉。

【使用方法】將上藥入鍋中，加水 2O00 毫升，煎煮 20～30 分鐘，去渣取藥汁，放人盆內，水溫保持在 40℃左右，浸泡足踝部 30～60 分鐘，每天 2～3 次，一般需浸泡 10 次左右，每劑可用 3 次。

【來源】《薰洗療法》

方 11　無花果葉湯

【藥物組成】無花果葉 3～5 片。

【功能主治】健脾止瀉。主治小兒腹瀉。

【使用方法】將上藥入鍋中，加水 500 毫升，煎煮至 200 毫升，倒入足浴盆中，待藥溫降至 40℃左右時，先薰洗雙腳，再泡腳 5～10 分鐘，每天 1 次，連續 1～3 天。

【來源】《足部健康》

方 12　糧殼浴

【藥物組成】麥麩、高粱各 50 克。

【功能主治】健脾利濕。適用於小兒腸炎、消化不良。

【使用方法】將上藥入鍋中，加水適量，先浸泡 5～10 分鐘，武火煮沸 15 分鐘，倒入足浴盆中，待藥溫降至 40℃左右時，先薰洗雙腳，再泡腳 5～10 分鐘，每天 2～4 次，連續 2～3 天

【來源】《足部健康》

方 13　榨樹皮白頭翁方

【藥物組成】榨樹皮、鬼針草、穿山龍、白頭翁、豬苓各適量。

【功能主治】利濕止瀉。主治小兒多次排水樣稀薄便。

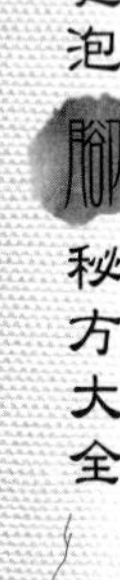

【使用方法】將上藥同入鍋中，加入適量的水，煎煮30分鐘，去渣取汁，倒入泡足器中，待藥溫降至40℃左右時，泡腳30分鐘，每晚3次，反覆擦洗足三里、三陰交等穴位。

【來源】《足浴指南》

方14　茜草赤石榴皮浴

【藥物組成】茜草、赤石脂各30克，石榴皮20克，升麻15克。

【功能主治】行氣止血、通腹止瀉。適用於小兒腹瀉。症見腹瀉不止，大便清稀如水等。

【使用方法】將上藥入鍋中，加水適量，先浸泡20分鐘，煎煮30分鐘，倒入足浴盆中，待藥溫降至在40℃左右時，再泡腳20分鐘，每天2～3次，連續2～3天。

【來源】《足部健康》

方15　刺蒺藜方

【藥物組成】刺蒺藜30～60克。

【功能主治】祛風除濕，調理肝脾。主治小兒腹瀉。

【使用方法】上藥入鍋中，加水2000毫升，煮沸30分鐘，去渣取汁，倒入盆中，待藥溫降至40℃左右時，溫洗雙下肢，並不斷揉搓足底、足背及腓腸肌，每次洗浴15～20分鐘，每天2次，5～7天為1個療程。

【來源】《薰洗療法》

十四、小兒腹痛

腹痛是小兒時期最常見的症狀之一。凡嬰兒出生後，無故陣發性或持續性的哭吵，兩下肢蜷曲，煩躁不安，面色蒼白，出汗，拒食甚或精神萎靡；年長兒腹痛時常哭鬧或轉輾不安，雙下肢向腹部屈曲，並以手護腹部，多是腹痛。

中醫臨床一般分寒實腹痛、積熱腹痛、傷濕腹痛、積痛、蟲痛、鎖肚痛、盤腸灼痛、癥瘕痛、虛寒腹痛等。

泡腳藥組方選擇以消食化積、殺蟲止痛、溫胃散寒、活血化瘀之品為主。

方 1　內金山楂浴

【藥物組成】雞內金、焦山楂各 10 克。

【功能主治】消積化食。主治小兒食滯腹痛。

【使用方法】將上藥同入鍋中，加入適量的水，先浸泡 10～15 分鐘，煎煮 20 分鐘，去渣取汁，倒入泡足器中，待藥溫降至 40℃左右時，泡腳 10～15 分鐘，每晚 3 次，連用 1～4 天

【來源】《泡腳按摩祛百病》

方 2　花椒烏梅湯

【藥物組成】花椒葉 50 克，烏梅 25 克。

【功能主治】殺蟲止痛。主治小兒蟲積腹痛。

【使用方法】將上藥同入鍋中，加入適量的水，先浸泡 10～15 分鐘，煎煮 20 分鐘，去渣取汁，倒入泡足器中，待藥溫降至 40℃左右時，泡腳 10～15 分鐘，每晚 3 次，連用 1～4 天

【來源】《泡腳按摩祛百病》

方 3　花椒陳皮生薑茱萸浴

【藥物組成】花椒、陳皮、生薑、吳茱萸各等量。

【功能主治】溫胃散寒。主治小兒感寒腹痛。

【使用方法】將上藥同入鍋中，加入適量的水，先浸

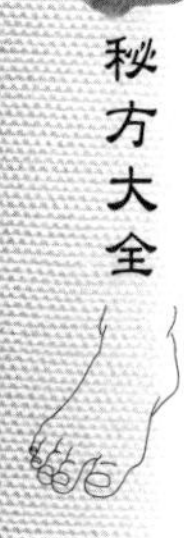

泡 10～15 分鐘，煎煮 20 分鐘，去渣取汁，倒入泡足器中，待藥溫降至 40℃左右時，泡腳 20 分鐘，每晚 3 次，每天 1 劑，連用 3 劑。

【來源】《泡腳按摩祛百病》

方 4　紅花澤蘭方

【藥物組成】紅花 5 克，澤蘭 10 克。

【功能主治】活血化瘀，行氣止痛。主治小兒氣滯腹痛。

【使用方法】將上藥同入鍋中，加入適量的水，先浸泡 10～15 分鐘，煎煮 20 分鐘，去渣取汁，倒入泡足器中，待藥溫降至 40℃左右時，泡腳 20 分鐘，每晚 3 次，每天 1 劑，連用 3 劑。

【來源】《泡腳按摩祛百病》

十五、小兒夏季熱

夏季熱是嬰幼兒時期的一種特有疾病，發病集中於每年 6～8 月盛夏季節，6 個月以上，3 歲以下小兒多見。

臨床以長期發熱，口渴多飲，多尿，汗少或汗閉為主要表現。

中醫稱本病為「暑熱證」、「暑病」，其病機為小兒形氣未充，入夏之後，暑氣內迫，耗傷氣陰，使產熱和散熱動態失衡所致，初起病在肺胃，日久累及脾腎。

泡腳藥組方選擇以清熱解暑，養陰生津，芳香化濕之品為主。

方 1　青蒿方

【藥物組成】青蒿 200 克。

【功能主治】清熱解暑。主治小兒夏季發熱。

【使用方法】將上藥入鍋中，加水適量，煎煮 30 分鐘，去渣取汁，倒入足浴盆中，待藥溫降至 40℃左右時，先泡洗患兒全身，再泡腳 10 分鐘，每天 1～2 次，3 天為 1 個療程。

【來源】《泡腳驗方》

方 2　西瓜荷葉湯

【藥物組成】西瓜皮、鮮荷葉各 50 克。

【功能主治】清熱解暑。主治小兒夏季熱。

【使用方法】將上藥同入鍋中，加入適量的水，先浸泡 5～10 分鐘，煎煮 20 分鐘，去渣取汁，倒入泡足器中，待藥溫降至 40℃左右時，泡腳 15 分鐘，每天 2～3 次，連用 3～5 天。

【來源】《泡腳按摩祛百病》

方 3　青蒿香薷扁豆浴

【藥物組成】青蒿、香薷、白扁豆各 15 克，西瓜皮 100 克。

【功能主治】清熱解暑利濕。主治小兒夏季熱。症見多尿，唇紅乾燥，咽紅舌乾。

【使用方法】將上藥同入鍋中，加入適量的水，浸泡 10～20 分鐘，煮沸 3～5 分鐘，去渣取汁，倒入泡足器中，待藥溫降至 40℃左右時，先薰洗，再泡腳 15 分鐘，每天 2 次，連用 3～5 劑。

【來源】《泡腳按摩祛百病》

方 4　香薷豆捲方

【藥物組成】香薷 15 克，豆捲 50 克，藿香 15 克，

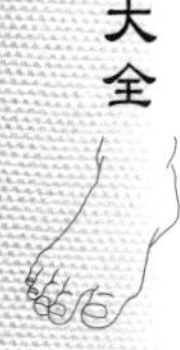

浮萍15克，大青葉30克，鮮竹葉50克。

【功能主治】清熱解暑。主治小兒夏季發熱。

【使用方法】將上藥入鍋中，加水適量，煎煮30分鐘，去渣取汁，倒入足浴盆中，待藥溫降至40℃左右時，先泡洗患兒全身，再泡腳10分鐘，每天1～2次，3天為1個療程。

【來源】《泡腳驗方》

方5　香薷藿香方

【藥物組成】香薷20克，藿香15克，佩蘭15克，連翹15克，生薑20克，蔥白15克，冰片2克。

【功能主治】清熱解暑。主治小兒夏季發熱。

【使用方法】將上藥入鍋中，加水適量，煎煮30分鐘，去渣取汁，倒入足浴盆中，加入冰片至溶化，待藥溫降至40℃左右時，先泡洗患兒全身，再泡腳10分鐘，每天1～2次，3天為1個療程。

【來源】《泡腳驗方》

方6　蘆根生地西瓜浴

【藥物組成】蘆根、生地黃各50克，西瓜皮100克。

【功能主治】清暑益氣，養陰生津。症見多汗、多尿、唇紅乾燥，咽紅舌紅。

【使用方法】將上藥同入鍋中，加入適量的水，先浸泡5～10分鐘，煎煮20分鐘，去渣取汁，倒入泡足器中，待藥溫降至40℃左右時，泡腳30分鐘，每晚1～3次，連用3～5天。

【來源】《泡腳按摩祛百病》

方 7　淡竹石斛浴

【藥物組成】沙參、石斛各 15 克，淡竹葉 10 克，西瓜皮 100 克。

【功能主治】清暑益氣。主治小兒夏季熱。症見多尿，唇紅乾燥，咽紅舌乾。

【使用方法】將上藥同入鍋中，加入適量的水，浸泡 10～20 分鐘，煎煮 20 分鐘，去渣取汁，倒入泡足器中，待藥溫降至 40℃左右時，先薰洗，再泡腳 15 分鐘，每天 2 次，連用 3～5 天。

【來源】《泡腳按摩祛百病》

方 8　黨參升麻湯

【藥物組成】黨參、升麻、黃耆各 10 克。

【功能主治】健脾益氣，甘溫除熱。主治小兒夏季熱。

【使用方法】將上藥同入鍋中，加入適量的水，先浸泡 5～10 分鐘，煎煮 20 分鐘，去渣取汁，倒入泡足器中，待藥溫降至 40℃左右時，泡腳 15 分鐘，每天 2～3 次，連用 3～5 天

【來源】《泡腳按摩祛百病》

方 9　香薷藿香浴

【藥物組成】香薷、藿香、佩蘭、荊芥、紫蘇葉、蒲公英、金銀花、車前草各 30 克。

【功能主治】芳香化濕，疏風清熱。主治小兒夏季熱。

【使用方法】將上藥同入鍋中，加入適量的水，煎煮 20 分鐘，去渣取汁，倒入泡足器中，待藥溫降至 40℃左右時，先薰洗，再泡腳 15 分鐘，每天 2 次，連用 2～3 天。

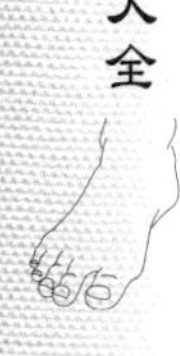

【來源】《泡腳按摩祛百病》

方10　升麻葛根湯

【藥物組成】升麻、葛根各30克。

【功能主治】升陽解表。主治小兒夏季熱。

【使用方法】將上藥同入鍋中，加入適量的水，浸泡10～20分鐘，煎煮20分鐘，去渣取汁，倒入泡足器中，待藥溫降至40℃左右時，泡腳15分鐘，每天2次，連用3～5天。

【來源】《泡腳按摩祛百病》

十六、小兒瘙癢性皮膚病

小兒瘙癢性皮膚病，是一種僅有皮膚瘙癢而無原發皮損的皮膚病。小孩皮膚瘙癢病，大致分為皮膚發炎、乾燥、感染，或內在疾病引起等四類。

中醫認為其病機多為風邪外襲，或因血熱內擾，或血虛失養等所致。泡腳藥組方選擇以清熱解毒，祛風止癢之品為主。

方1　烏蛇苦參浴

【藥物組成】蟲衣、烏梢蛇各10克，苦參30克。

【功能主治】清熱解毒，祛風止癢。主治濕熱型皮膚瘙癢症。

【使用方法】將上藥入鍋中，加水適量，浸泡5～10分鐘，煎煮30分鐘，去渣取汁，待藥溫降至40℃左右時，先用毛巾蘸敷於患處，再倒入足浴盆中，浸泡雙腳20分鐘，每天3次，每天1劑，連續7～14天。

【來源】《足部保健》

方2　金銀野菊防風湯

【藥物組成】金銀花、野菊花、防風各20克。

【功能主治】疏風清熱解毒，祛風止癢。主治風熱型皮膚瘙癢症。

【使用方法】將上藥入鍋中，加水適量，浸泡5～10分鐘，煎煮30分鐘，去渣取汁，待藥溫降至40℃左右時，先用毛巾蘸敷於患處，再倒入足浴盆中，浸泡雙腳20分鐘，每天3次，每天1劑，連續7～14天。

【來源】《足部保健》

方3　鮮皮黃柏連翹方

【藥物組成】白鮮皮30克，黃柏、蒼朮、連翹各20克，大黃10克，菊花、白芷、桂枝、柴胡、龍膽草、地榆、黃連各適量。

【功能主治】清熱解毒，疏風止癢。主治風熱型皮膚瘙癢症。

【使用方法】將上藥入鍋中，加水適量，浸泡5～10分鐘，煎煮30分鐘，先去渣取汁，待藥溫降至40℃左右時，先用毛巾蘸敷於患處，再倒入足浴盆中，浸泡雙腳20分鐘，每天3次，每天1劑，7天為1個療程，連續2～3個療程。

【來源】《足部保健》

方4　蒼黃苦參浴

【藥物組成】蒼朮、苦參各20克、黃柏15克。

【功能主治】清熱燥濕止癢。主治濕熱型皮膚瘙癢症。

【使用方法】將上藥入鍋中，加水適量，浸泡5～10

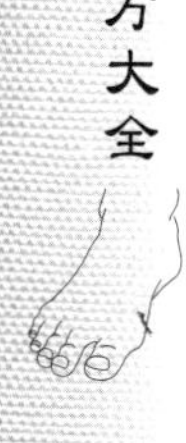

分鐘，煎煮 30 分鐘，去渣取汁，待藥溫降至 40℃左右時，先用毛巾蘸敷於患處，再倒入足浴盆中，浸泡雙腳 20 分鐘，每天 3 次，每天 1 劑，連續 7～14 天。

【來源】《足部保健》

方 5　苦參柏椒湯

【藥物組成】苦參 15 克、黃柏、川椒各 10 克。

【功能主治】清熱燥濕止癢。主治濕熱型皮膚瘙癢症。

【使用方法】將上藥入鍋中，加水適量，浸泡 5～10 分鐘，煎煮 30 分鐘，去渣取汁，待藥溫降至 40℃左右時，先用毛巾蘸敷於患處，再倒入足浴盆中，浸泡雙腳 20 分鐘，每天 2 次，每天 1 劑，5 天為 1 個療程，連續 1～2 個療程。

【來源】《足部保健》

第8章 五官科疾病泡腳秘方

一、口腔潰瘍

口腔潰瘍是一種發生於口腔黏膜的潰瘍性損害，又稱復發性口腔潰瘍或阿弗他口炎。

臨床特徵為反覆發作，局部灼熱疼痛。本病可發生於任何年齡，但以青壯年多發，兒童及老人較少。其病程具有自限性，一般 7～10 天可癒。

中醫稱本病為「口瘡」。基本病機為心脾積熱上攻；或陰虛火旺，虛火上炎；或脾腎陽虛，寒濕困於口腔，致口腔生瘡。泡腳藥組方選擇以清熱解毒，滋陰清火，溫陽祛濕之品為主。

方 1　白礬解熱方

【藥物組成】白礬適量。

【功能主治】引熱下行。主治咽喉作痛型口瘡。

【使用方法】將白礬研細，加入熱水於浴盆中溶化，待藥溫降至 40℃左右時，泡腳 10～15 分鐘，每天 1 次，每次 10～30 分鐘，連用 3～5 天。

【來源】《泡腳按摩祛百病》

方 2　附子方

【藥物組成】附子 9 克。

【功能主治】溫陽祛濕。主治寒濕困於口腔，致口腔生瘡。

【使用方法】將上藥入鍋中，加入適量的水，先浸泡5～10分鐘，再煎煮30～40分鐘，去渣取汁，倒入泡足器中，待藥溫降至40℃左右時，泡腳10～15分鐘，同時按壓足大趾，每晚2次，每天1劑，連用3～5天，也可將上藥研磨用薑汁調敷於足心。

【來源】《足浴指南》

方3 吳茱萸方

【藥物組成】吳茱萸9克。

【功能主治】溫陽祛濕。主治寒濕困於口腔，致口腔生瘡。

【使用方法】將上藥入鍋中，加入適量的水，先浸泡5～10分鐘，再煎煮30～40分鐘，去渣取汁，倒入泡足器中，待藥溫降至40℃左右時，泡腳10～15分鐘，同時按壓足大趾，每晚2次，每天1劑，連用3～5天，也可將上藥研磨用醋調敷於足心。

【來源】《足浴指南》

方4 竹葉車前草浴

【藥物組成】淡竹葉、車前草各10克。

【功能主治】清熱瀉火。主治咽喉作痛型口瘡。症見潰瘍紅腫熱痛，口臭便秘。

【使用方法】將上藥同入鍋中，加入適量的水，先浸泡5～10分鐘，再煎煮30～40分鐘，去渣取汁，倒入泡足器中，待藥溫降至40℃左右時，泡腳10～15分鐘，每晚2次，每天1劑，連用3～5天。

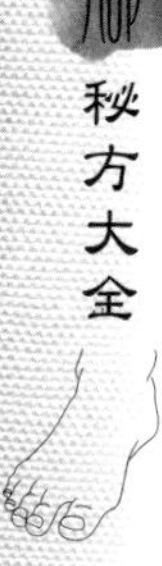

【來源】《泡腳按摩祛百病》

方 5　南星梔子方

【藥物組成】天南星 30 克，焦梔子 15 克。

【功能主治】清熱瀉火。主治咽喉作痛型口瘡。

【使用方法】將上藥同入鍋中，加入適量的水，先浸泡 5～10 分鐘，再煎煮 30～40 分鐘，去渣取汁，倒入泡足器中，待藥溫降至 40℃左右時，泡腳 10～15 分鐘，同時按壓足大趾，每晚 2 次，每天 1 劑，連用 3～5 天，也可將上藥研磨用醋調敷於足心。

【來源】《足浴指南》

方 6　石膏知母方

【藥物組成】生石膏 60 克，知母 20 克，升麻 15 克，竹葉 30 克。

【功能主治】清胃瀉火。主治復發性口瘡。症見潰瘍紅腫熱痛，口臭便秘者。

【使用方法】將上藥同入鍋中，加入適量的水，煎煮 30 分鐘，去渣取汁，取 1 小杯漱口，剩下的倒入泡足器中，待藥溫降至 40℃左右時，泡腳 30 分鐘，每晚 1 次，3 天為 1 個療程。

【來源】《泡足驗方》

方 7　生地玄參方

【藥物組成】蘆根 50 克，生地黃 30 克，玄參 20 克，木通 10 克，生甘草 5 克。

【功能主治】滋陰清火。主治復發性口瘡。症見潰瘍紅腫熱痛，口臭便秘者。

【使用方法】將上藥同入鍋中，加入適量的水，煎煮

30 分鐘，去渣取汁，取 1 小杯漱口，剩下的倒入泡足器中，待藥溫降至 40℃左右時，泡腳 30 分鐘，每晚 1 次，3 天為 1 個療程。

【來源】《泡足驗方》

方 8　生地丹皮方

【藥物組成】生地黃 30 克，丹皮 15 克，玄參 20 克，知母 15 克，黃柏 15 克。

【功能主治】滋陰清火。主治復發性口瘡。症見潰瘍紅腫熱痛不明顯，疲勞易發作者。

【使用方法】將上藥同入鍋中，加入適量的水，煎煮 30 分鐘，去渣取汁，取 1 小杯漱口，剩下的倒入泡足器中，待藥溫降至 40℃左右時，泡腳 30 分鐘，每晚 1 次，3 天為 1 個療程。

【來源】《泡足驗方》

方 9　黃柏山豆根方

【藥物組成】黃柏 20 克，山豆根 50 克，金銀花 20 克，元明花 30 克。

【功能主治】清熱解毒，瀉火消腫。主治復發性口瘡。症見潰瘍紅腫疼痛。

【使用方法】將上藥同入鍋中，加入適量的水，煎煮 30 分鐘，去渣取汁，取 1 小杯漱口，剩下的倒入泡足器中，待藥溫降至 40℃左右時，泡腳 30 分鐘，每晚 1 次，3 天為 1 個療程。

【來源】《泡足驗方》

方 10　石膏薄荷方

【藥物組成】石膏 60 克，薄荷 15 克，青黛 5 克，天

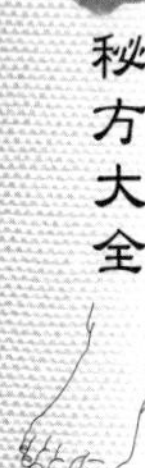

花粉 20 克，青果核 50 克。

【功能主治】清熱解毒，瀉火消腫。主治復發性口瘡。症見潰瘍紅腫疼痛。

【使用方法】將上藥同入鍋中，加入適量的水，煎煮 30 分鐘，去渣取汁，取 1 小杯漱口，剩下的倒入泡足器中，待藥溫降至 40℃左右時，泡腳 30 分鐘，每晚 1 次，3 天為 1 個療程。

【來源】《泡足驗方》

二、牙　痛

牙痛是牙體、牙周組織或頜骨的某些疾病所引起的一種症狀。

臨床主要表現為牙齒疼痛。基本病機為風火、風寒之邪外侵，脈絡瘀阻；或胃火上攻，灼傷牙絡；或腎陰不足，虛火上炎，灼傷牙絡，牙齒失養而痛。多見於西醫學的牙髓炎、牙齦炎、根尖周圍炎、牙周炎等疾病。

泡腳藥組方選擇以疏散風邪，瀉火解毒，滋陰清熱之品為主。

方 1　白芷吳萸茴香方

【藥物組成】白芷 20 克，吳茱萸 20 克，茴香 10 克。

【功能主治】疏風散寒，溫經止痛。主治風寒牙痛。

【使用方法】將上藥同入鍋中，加入適量的水，先浸泡 5～10 分鐘，再煎煮 30～40 分鐘，去渣取汁，倒入泡足器中，待藥溫降至 40℃左右時，泡腳 10～15 分鐘，同時按壓八風穴 30～60，每晚 1 次。即痛既用。

【來源】《足浴指南》

方 2　地骨皮石膏方

【藥物組成】地骨皮、石膏各 60 克，丹皮、防風各 12 克，菊花 30 克。

【功能主治】疏風清熱，瀉火解毒。主治風火牙痛。症見牙齒疼痛劇烈，牙齦紅腫，或出膿血，腫連腮頰，頭痛，口渴，口氣臭穢，大便秘結，舌苔黃厚，脈洪數。

【使用方法】將上藥同入鍋中，加入適量的水，煎煮 30 分鐘，去渣取汁，倒入泡足器中，待藥溫降至 40℃左右時，泡腳 30 分鐘，每天 3 次。

【來源】董偉，洗足療法，2000，6

方 3　牛子薄荷方

【藥物組成】牛蒡子 15 克，薄荷 10 克，夏枯草 20 克，赤芍 15 克，山梔 20 克，金銀花 15 克，連翹 20 克。

【功能主治】疏風清熱消腫。主治急性牙周炎引起的牙痛。

【使用方法】將上藥同入鍋中，加入適量的水，煎煮 30 分鐘，去渣取汁，取 1 小杯漱口，剩下的倒入泡足器中，待藥溫降至 40℃左右時，泡腳 30 分鐘，每晚 1 次，3 天為 1 個療程。

【來源】《泡足驗方》

方 4　生大黃元明粉方

【藥物組成】生大黃 30 克，元明粉 30 克。

【功能主治】清熱瀉火，通便止痛。主治急性牙周炎、急性牙槽膿腫和牙髓炎等病引起的牙痛伴大便秘結。

【使用方法】將生大黃入鍋中，加入適量的水，煎煮 10 分鐘，去渣取汁，調入元明粉，待元明粉溶化，取 1

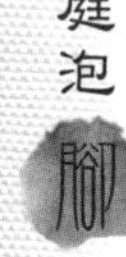

小杯漱口，剩下的倒入泡足器中，待藥溫降至 40℃左右時，泡腳 30 分鐘，每晚 1 次，3 天為 1 個療程。

【來源】《泡足驗方》

方 5　石膏地骨皮方

【藥物組成】生石膏 60 克，地骨皮 50 克，知母 15 克，白芷 10 克。

【功能主治】清熱瀉火，止痛。主治急性牙周炎、急性牙槽膿腫和牙髓炎等病引起的牙痛。

【使用方法】將上藥同入鍋中，加入適量的水，煎煮 30 分鐘，去渣取汁，取 1 小杯漱口，剩下的倒入泡足器中，待藥溫降至 40℃左右時，泡腳 30 分鐘，每晚 1 次，3 天為 1 個療程。

【來源】《泡足驗方》

方 6　二黃牛膝湯

【藥物組成】大黃、黃芩、丹皮、牛膝各 15 克。

【功能主治】清瀉胃火。主治胃火牙痛。

【使用方法】將上藥同入鍋中，加入適量的水，煎煮沸 5～10 分鐘，去渣取汁，1 煎口服，1 天兩次，2、3 煎，倒入泡足器中，待藥溫降至 40℃左右時，泡腳 30 分鐘，每晚 2 次。

【來源】《足底療法治百病》

方 7　升麻連翹方

【藥物組成】升麻 15 克，連翹 20 克，生地黃 30 克，丹皮 15 克，生石膏 40 克。

【功能主治】滋陰清熱，瀉火止痛。主治急性牙周炎、急性牙槽膿腫和牙髓炎等病引起的牙痛。

【使用方法】將上藥同入鍋中，加入適量的水，煎煮30分鐘，去渣取汁，取1小杯漱口，剩下的倒入泡足器中，待藥溫降至40℃左右時，泡腳30分鐘，每晚1次，3天為1個療程。

【來源】《泡足驗方》

三、結膜炎

結膜炎是以細胞浸潤與滲出為特徵的結膜炎症。臨床上以眼分泌物與結膜充血為主要症狀。一般分為細菌性結膜炎、淋菌性結膜炎、病毒性結膜炎、流行性角結膜炎和流行性出血性結膜炎等。

中醫稱本病為「暴風客熱」、「天行赤眼」、「目癢」、「赤絲虯脈」等。其基本病機為風熱邪毒侵目所致。

泡腳藥組方選擇以疏風清熱，清肝明目，清熱瀉火之品為主。

方1　菊花方

【藥物組成】菊花60克。

【功能主治】清肝明目。主治急性結膜炎。症見患眼灼熱疼痛，胞瞼紅腫，有淚黏稠，頭痛煩躁，舌紅，苔黃，脈數。

【使用方法】將上藥同入鍋中，加水適量，浸泡5～10分鐘，煎煮待沸，倒入盆中，待藥溫降至40℃左右時，泡腳15～30分鐘，每天1～4次。

【來源】劉建英，家庭醫學，2001，9

方2　茶葉黃連方

【藥物組成】茶葉20克，黃連5克。

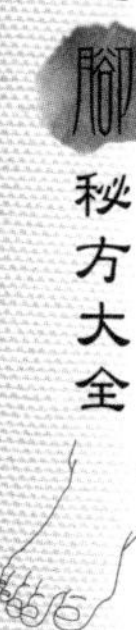

【功能主治】清熱瀉火。主治急性結膜炎。症見患眼灼熱疼痛，胞瞼紅腫，有淚黏稠，頭痛煩躁，舌紅，苔黃，脈數。

【使用方法】將上藥同入鍋中，加水適量，浸泡5～10分鐘，煎煮待沸，去渣取汁，部分存儲滴眼，其餘倒入盆中，待藥溫降至40℃左右時，泡腳10～30分鐘，每天2次，連續2～3天。

【來源】《家庭足浴》

方3　銀花菊花方

【藥物組成】金銀花20克，野菊花30克。

【功能主治】清熱瀉火。主治急性結膜炎。

【使用方法】將上藥同入鍋中，加入適量的水，煎煮30分鐘，去渣取汁，取1小杯藥汁薰洗患眼，剩下的倒入泡足器中，待藥溫降至40℃左右時，泡腳30分鐘，每晚1次，3天為1個療程。

【來源】《泡足驗方》

方4　菊花浮萍方

【藥物組成】白菊花30克，浮萍50克，明礬粉3克。

【功能主治】清熱瀉火。主治急性結膜炎。

【使用方法】將前2藥同入鍋中，加入適量的水，煎煮30分鐘，去渣取汁，調入明礬粉，取1小杯藥汁薰洗患眼，剩下的倒入泡足器中，待藥溫降至40℃左右時，泡腳30分鐘，每晚1次，3天為1個療程。

【來源】《泡足驗方》

方5　金錢三草方

【藥物組成】金錢草、夏枯草、龍膽草各30克。

【功能主治】清瀉肝火。主治急性結膜炎。症見患眼灼熱疼痛，胞瞼紅腫，有淚黏稠，頭痛煩躁，舌紅，苔黃，脈數。

【使用方法】將上藥同入鍋中，加水適量，浸泡5～10分鐘，煎煮30分鐘，去渣取汁，取1小杯藥汁，先薰洗並擦眼，其餘倒入盆中，待藥溫降至40℃左右時，泡腳10～30分鐘，每天2次，連續2～3天。

【來源】《家庭足浴》

方6　秦皮黃柏方

【藥物組成】秦皮15克，黃柏20克，明礬粉3克。

【功能主治】清熱瀉火。主治急性結膜炎。

【使用方法】將前2藥同入鍋中，加入適量的水，煎煮30分鐘，去渣取汁，調入明礬粉，取1小杯藥汁薰洗患眼，剩下的倒入泡足器中，待藥溫降至40℃左右時，泡腳30分鐘，每晚1次，3天為1個療程。

【來源】《泡足驗方》

方7　大黃穿心蓮方

【藥物組成】大黃15克，穿心蓮30克，夏枯草20克。

【功能主治】清熱瀉火。主治急性結膜炎。

【使用方法】將上藥同入鍋中，加入適量的水，煎煮30分鐘，去渣取汁，取1小杯藥汁薰洗患眼，剩下的倒入泡足器中，待藥溫降至40℃左右時，泡腳30分鐘，每晚1次，3天為1個療程。

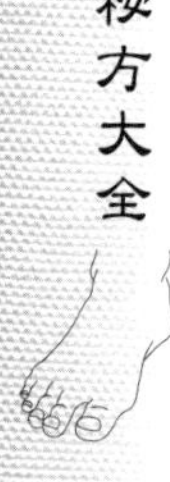

【來源】《泡足驗方》

方8　大青二花方

【藥物組成】大青葉25克，金銀花20克，菊花20克，蛇床子20克。

【功能主治】清熱解毒，消腫止痛。適用於急、慢性結膜炎。

【使用方法】將上藥同入鍋中，加入適量的水，煎煮30分鐘，去渣取汁，取1小杯藥汁薰洗患眼，剩下的倒入泡足器中，待藥溫降至40℃左右時，泡腳30分鐘，每天2次。

【來源】《中藥泡腳祛百病》

方9　黃柏蒼朮方

【藥物組成】黃柏25克，蒼朮25克，菊花25克，牛膝25克。

【功能主治】疏風清熱，明目除濕。適用於下焦濕熱燻蒸所致眼目紅腫。

【使用方法】將上藥同入鍋中，加入適量的水，煎煮30分鐘，去渣取汁，取1小杯藥汁薰洗患眼，剩下的倒入泡足器中，待藥溫降至40℃左右時，泡腳30分鐘，每天2次。

【來源】《中藥泡腳祛百病》

方10　龍膽黃連方

【藥物組成】龍膽草25克，生梔子20克，蒲公英15克，黃連12克，牛膝12克。

【功能主治】清熱解毒，引熱下行。適用於急、慢性結膜炎。

【使用方法】將上藥同入鍋中，加入適量的水，煎煮30分鐘，去渣取汁，取1小杯藥汁薰洗患眼，剩下的倒入泡足器中，待藥溫降至40℃左右時，泡腳30分鐘，每天2次。

【來源】《中藥泡腳祛百病》

方11　五倍子明礬方

【藥物組成】五倍子12克，明礬12克，薄荷12克，荊芥穗12克，苦參20克。

【功能主治】清熱燥濕，祛風止癢。適用於風火赤眼。

【使用方法】將上藥同入鍋中，加入適量的水，煎煮30分鐘，去渣取汁，取1小杯藥汁薰洗患眼，剩下的倒入泡足器中，待藥溫降至40℃左右時，泡腳30分鐘，每天2次。

【來源】《中藥泡腳祛百病》

方12　烏梅菊花方

【藥物組成】烏梅12克，菊花12克，陳皮12克，防風12克，明礬15克，冰片3克。

【功能主治】清熱解毒，消腫止痛。適用於風火爛眼。

【使用方法】將上藥同入鍋中，加入適量的水，煎煮30分鐘，去渣取汁，取1小杯藥汁薰洗患眼，剩下的倒入泡足器中，待藥溫降至40℃左右時，泡腳30分鐘，每天2次。

【來源】《中藥泡腳祛百病》

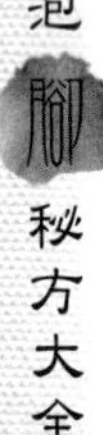

方 13　菊花大黃方

【藥物組成】菊花 20 克，芒硝 20 克，川大黃 15 克，當歸 12 克，明礬 12 克，花椒 9 克。

【功能主治】清熱散風，消腫止痛。適用於急、慢性結膜炎。

【使用方法】將上藥同入鍋中，加入適量的水，煎煮 30 分鐘，去渣取汁，取 1 小杯藥汁薰洗患眼，剩下的倒入泡足器中，待藥溫降至 40℃左右時，泡腳 30 分鐘，每天 2 次。

【來源】《中藥泡腳祛百病》

方 14　薄荷防風方

【藥物組成】薄荷 20 克，荊芥 20 克，防風 20 克，秦皮 15 克，川黃柏 15 克，川椒 15 克。

【功能主治】清熱明目。適用於急、慢性結膜炎。

【使用方法】將上藥同入鍋中，加入適量的水，煎煮 30 分鐘，去渣取汁，取 1 小杯藥汁薰洗患眼，剩下的倒入泡足器中，待藥溫降至 40℃左右時，泡腳 30 分鐘，每天 2 次。

【來源】《中藥泡腳祛百病》

方 15　桑葉夏枯草方

【藥物組成】桑葉 20 克，生地 20 克，菊花 20 克，夏枯草 20 克，羚羊角 8 克，薄荷 3 克。

【功能主治】疏風清肝，養陰明目。適用於急、慢性結膜炎。

【使用方法】將上藥同入鍋中，加入適量的水，煎煮 30 分鐘，去渣取汁，取 1 小杯藥汁薰洗患眼，剩下的倒入泡足器中，待藥溫降至 40℃左右時，泡腳 30 分鐘，每天 2 次。

【來源】《中藥泡腳祛百病》

方 16　黃連菊花方

【藥物組成】川黃連 20 克，菊花 20 克，當歸尾 25 克，防風 15 克，膽礬 15 克，荊芥穗 15 克。

【功能主治】祛風燥濕，清熱明目。主治急、慢性結膜炎。

【使用方法】將上藥同入鍋中，加入適量的水，煎煮 30 分鐘，去渣取汁，取 1 小杯藥汁薰洗患眼，剩下的倒入泡足器中，待藥溫降至 40℃左右時，泡腳 30 分鐘，每天 2 次。

【來源】《中藥泡腳祛百病》

方 17　蒲公英紅花方

【藥物組成】蒲公英 25 克，菊花 20 克，連翹 20 克，赤芍 20 克，金銀花 15 克，紅花 12 克，薄荷 12 克，蟬蛻 12 克，製大黃 6 克。

【功能主治】清熱解毒，活血化瘀，消腫止痛。適用於急、慢性結膜炎。

【使用方法】將上藥同入鍋中，加入適量的水，煎煮 30 分鐘，去渣取汁，取 1 小杯藥汁薰洗患眼，剩下的倒入泡足器中，待藥溫降至 40℃左右時，泡腳 30 分鐘，每天 2 次。

【來源】《中藥泡腳祛百病》

方 18　板藍根夏枯草方

【藥物組成】板藍根 25 克，夏枯草 20 克，防風 20

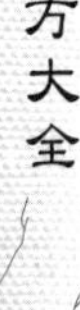

克，桑葉 15 克，金銀花 15 克，黃芩 15 克，白茅根 15 克，白菊花 12 克，連翹 12 克，蟬蛻 5 克。

【功能主治】疏風清熱。適用於急、慢性結膜炎。

【使用方法】將上藥同入鍋中，加入適量的水，煎煮 30 分鐘，去渣取汁，取 1 小杯藥汁薰洗患眼，剩下的倒入泡足器中，待藥溫降至 40℃左右時，泡腳 30 分鐘，每天 2 次。

【來源】《中藥泡腳祛百病》

四、麥粒腫

麥粒腫是指眼瞼腺體化膿性炎症，多與金黃色葡萄球菌感染有關。因眼瞼忽起小癤，形若麥粒而得名。

臨床主要表現為眼瞼邊緣或瞼內面生有麥粒的小癤腫，紅腫疼痛，易成膿破潰。一般為單眼發病，可發生任何年齡，但青少年多見。素體虛弱、屈光不正，不良衛生習慣及糖尿病患者易患本病。

中醫稱本病為「針眼」，俗稱「偷針」。其基本病機為熱毒蘊結所致。泡腳藥組方選擇以清熱散風，涼血解毒之品為主。

方 1　蒲公英野菊方

【藥物組成】蒲公英 35 克，野菊花 25 克。

【功能主治】清熱解毒。適用於風熱型麥粒腫。

【使用方法】將上藥入鍋中，加水適量，煎熬待沸後，過濾去渣，先用藥液薰洗患眼，然後倒入足盆，待藥溫降至 40℃左右時泡腳，每次 15—20 分鐘，每天 2—3 次，3 天為 1 個療程。

【來源】《中藥泡腳祛百病》

方 2　蒲公英地丁方

【藥物組成】蒲公英 25 克，紫花地丁 20 克，野菊花 15 克。

【功能主治】清熱散風，涼血解毒。適用於麥粒腫紅腫熱痛。

【使用方法】將上藥入鍋中。加水適量，煎熬待沸後，過濾去渣，先用藥液薰洗患眼，然後倒入足盆，待藥溫降至 40℃左右時泡腳，每次 15—20 分鐘，每天 2 次，3 天為 1 個療程。

【來源】《中藥泡腳祛百病》

方 3　蒲公英赤芍方

【藥物組成】蒲公英 25 克，金銀花 25 克，白芷 15 克，赤芍 15 克。

【功能主治】清熱散風，涼血消腫。適用於風熱型麥粒腫。

【使用方法】將上藥入鍋中，加水適量，煎沸，先趁熱燻患眼，過濾去渣，先用部分藥液口服，其餘藥液倒入足盆，待藥溫降至 40℃左右時泡腳，每天 2 次。

【來源】《中藥泡腳祛百病》

方 4　枯草銀菊竹浴

【藥物組成】夏枯草、金銀花、野菊花、淡竹葉各 10 克。

【功能主治】清熱明目，解毒消腫。適用於麥粒腫紅腫熱痛。

【使用方法】將上藥同入鍋中，加入適量的水，先浸

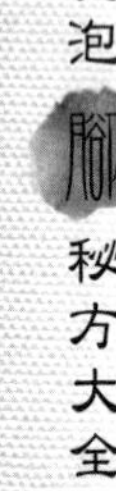

泡 5～10 分鐘，煎煮 30～40 分鐘，去渣取汁，先燻眼，倒入泡足器中，待藥溫降至 40℃左右時，泡腳 30 分鐘，每晚 2 次，連用 2～3 天。

【來源】《泡腳按摩》

方 5　黃連桑葉菊花方

【藥物組成】黃連 25 克，桑葉 20 克，菊花 20 克，連翹 20 克，生地 20 克。

【功能主治】清熱散風，涼血解毒。適用於風熱型麥粒腫。

【使用方法】將上藥入鍋中，加入適量的水，煎熬待沸後，過濾去渣，先用藥液薰洗患眼，然後倒入足盆，待藥溫降至 40℃左右時泡腳，每次 15—20 分鐘，每天 2 次。

【來源】《中藥泡腳祛百病》

方 6　桑葉二花方

【藥物組成】桑葉 25 克，菊花 25 克，金銀花 25 克，防風 15 克，歸尾 15 克，黃連 15 克，赤芍 15 克。

【功能主治】清熱散風，涼血解毒。適用於風熱型麥粒腫。

【使用方法】將上藥入鍋中，加水適量，煎熬待沸後，過濾去渣，先用藥液薰洗患眼，然後倒入足盆，待藥溫降至 40℃左右時泡腳，每次 15—20 分鐘，每天 2—3 次，3 天為 1 個療程。

【來源】《中藥泡腳祛百病》

方 7　祛風解毒湯

【藥物組成】蒼朮、白芷、野菊花、金銀花各等量。

【功能主治】祛風燥濕，解毒消腫。主治濕熱蘊結型麥粒腫。

【使用方法】將上藥同入鍋中，加入適量的水，煎煮30～40分鐘，去渣取汁，先燻眼，再倒入泡足器中，待藥溫降至40℃左右時，泡腳30分鐘，每晚1～2次，連用5天。

【來源】《足底療法治百病》

方8 苡仁銀花湯

【藥物組成】薏苡仁30克，金銀花20克，蒲公英、當歸、川芎、陳皮、甘草、梔子、大黃各10克。

【功能主治】清熱明目，解毒消腫。主治濕熱蘊結型麥粒腫。

【使用方法】將上藥同入鍋中，加入適量的水，先浸泡5～10分鐘，煎煮30～40分鐘，去渣取汁，先燻眼，倒入泡足器中，待藥溫降至40℃左右時，泡腳30分鐘，每晚2次，連用2～3天。

【來源】《泡腳按摩》

五、瞼緣炎

瞼緣炎是指發生於瞼緣部急性或慢性炎症。臨床主要表現為：眼瞼邊緣赤腫潰爛，刺癢灼痛。其病程較長，病情頑固，且有復發傾向。

中醫稱本病為「迎風赤爛」、「眼弦赤爛」，基本病機為風濕熱邪蘊結於瞼緣所致。

泡腳藥組方選擇以清熱祛濕，瀉火解毒之品為主。

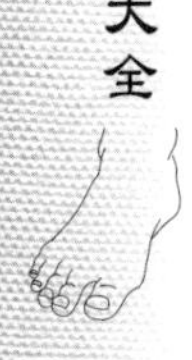

方 1　紫花地丁綠茶方

【藥物組成】紫花地丁 60 克，綠茶 5 克。

【功能主治】清熱瀉火，活血止癢。主治急性瞼緣炎。

【使用方法】將上 2 藥同入鍋中，加入適量的水，煎煮 30 分鐘，去渣取汁，取 1 小杯藥汁薰洗患眼，剩下的倒入泡足器中，待藥溫降至 40℃左右時，泡腳 30 分鐘，每晚 1 次，3 天為 1 個療程。

【來源】《泡足驗方》

方 2　穿心蓮白鮮皮方

【藥物組成】穿心蓮 30 克，白鮮皮 20 克，精鹽 6 克。

【功能主治】清熱瀉火，活血止癢。主治急性瞼緣炎。

【使用方法】將前 2 藥同入鍋中，加入適量的水，煎煮 30 分鐘，去渣取汁，調入精鹽，取 1 小杯藥汁薰洗患眼，剩下的倒入泡足器中，待藥溫降至 40℃左右時，泡腳 30 分鐘，每晚 1 次，3 天為 1 個療程。

【來源】《泡足驗方》

方 3　黃連苦參方

【藥物組成】川黃連 12 克，黃柏 15 克，苦參 20 克。

【功能主治】清熱瀉火，解毒止癢。適用於瞼緣炎。

【使用方法】將上藥入鍋中，加水適量，煎熬待沸後，過濾去渣，先用藥液薰洗患眼，然後倒入足盆，待藥溫降至 40℃左右時泡腳，每次 20 分鐘，每天 2 次。

【來源】《中藥泡腳祛百病》

方 4　苦參當歸方

【藥物組成】苦參 30 克，當歸 15 克，川芎 15 克，荊芥 10 克。

【功能主治】清熱瀉火，活血止癢。主治急性瞼緣炎。

【使用方法】將上藥同入鍋中，加入適量的水，煎煮 30 分鐘，去渣取汁，取 1 小杯藥汁薰洗患眼，剩下的倒入泡足器中，待藥溫降至 40℃左右時，泡腳 30 分鐘，每晚 1 次，3 天為 1 個療程。

【來源】《泡足驗方》

方 5　枯草銀菊竹浴

【藥物組成】夏枯草、金銀花、野菊花、淡竹葉各 10 克。

【功能主治】清熱明目，解毒消腫。主治風眩赤眼。

【使用方法】將上藥同入鍋中，加入適量的水，先浸泡 5～10 分鐘，煎煮 30～40 分鐘，去渣取汁，薰洗眼部，倒入泡足器中，待藥溫降至 40℃左右時，泡腳 30 分鐘，每晚 2 次，每天 1 劑，連用 2～3 天。

【來源】《泡腳按摩祛百病》

方 6　苦參菊花方

【藥物組成】苦參 25 克，菊花 25 克，防風 20 克，馬尾蓮 15 克，白鮮皮 15 克，蛇床子 15 克。

【功能主治】清熱解毒，祛風止癢。適用於瞼緣炎癢痛。

【使用方法】將上藥入鍋中，加水適量，煎熬待沸後，過濾去渣，先用藥液薰洗患眼，然後倒入足盆，待藥溫降至 40℃左右時泡腳，每次 20 分鐘，每天 2～3 次。

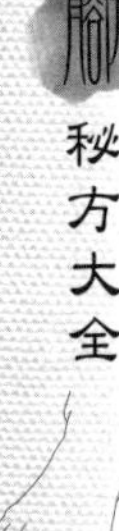

【來源】《中藥泡腳祛百病》

方7　防風白芷方

【藥物組成】防風25克，杏仁25克，白芷15克，荊芥15克。

【功能主治】祛風退腫，祛腐斂瘡。適用於風眩赤眼。

【使用方法】將上藥入鍋中，加水適量，煎熬待沸後，過濾去渣，先用藥液薰洗患眼，然後倒入足盆，待藥溫降至40℃左右時泡腳，每次20分鐘，每天2～3次。

【來源】《中藥泡腳祛百病》

方8　菊花燈芯方

【藥物組成】菊花20克，艾葉20克，黃柏20克，燈芯草20克。

【功能主治】清熱散風，利尿除濕。適用於潰瘍瞼緣炎。

【使用方法】將上藥入鍋中，加水適量，煎熬待沸後，過濾去渣，先用藥液薰洗患眼，然後倒入足盆，待藥溫降至40℃左右時泡腳，每次20分鐘，每天2次。

【來源】《中藥泡腳祛百病》

方9　苦參黃連方

【藥物組成】苦參25克，黃連25克，五倍子15克，荊芥穗15克，防風15克，蕤仁15克。

【功能主治】清熱滲濕，化腐生肌。適用於瞼緣炎。

【使用方法】將上藥入鍋中，加水適量，煎熬待沸後，過濾去渣，先用藥液薰洗患眼，然後倒入足盆，待藥溫降至40℃左右時泡腳，每次20分鐘，每天2次。

【來源】《中藥泡腳祛百病》

方 10　苦參野菊方

【藥物組成】苦參 30 克，黃柏 30 克，野菊花 30 克，大黃 30 克，黃連 25 克，防風 15 克，芒硝 15 克。

【功能主治】清熱祛濕，疏風解毒。適用於瞼緣炎，眼瞼有濕疹，潮紅赤爛。

【使用方法】將上藥入鍋中，加水適量，煎熬待沸後，過濾去渣，先用藥液薰洗患眼，然後倒入足盆，待藥溫降至 40℃左右時泡腳，每次 20 分鐘，每天 3 次。

【來源】《中藥泡腳祛百病》

方 11　五倍子防風方

【藥物組成】五倍子 15 克，荊芥 15 克，防風 15 克，黃連 15 克，苦參 20 克，當歸 20 克，銅綠 2 克。

【功能主治】燥濕祛風，清熱化瘀。適用於瞼緣炎。

【使用方法】將上藥入鍋中，加水適量，煎熬待沸後，過濾去渣，先用藥液薰洗患眼，然後倒入足盆，待藥溫降至 40℃左右時泡腳，每次 20 分鐘，每天 3 次。

【來源】《中藥泡腳祛百病》

方 12　苡仁銀花湯

【藥物組成】薏苡仁 30 克，金銀花 20 克，蒲公英、當歸、川芎、陳皮、甘草、梔子、大黃各 10 克。

【功能主治】清熱滲濕，解毒消腫。主治潰瘍瞼緣炎。

【使用方法】將上藥同入鍋中，加入適量的水，先浸泡 5～10 分鐘，煎煮 30～40 分鐘，去渣取汁，薰洗眼部，倒入泡足器中，待藥溫降至 40℃左右時，泡腳 10～30 分鐘，每晚 2 次，每天 1 劑，連用 2～3 天。

【來源】《泡腳按摩祛百病》

六、視疲勞

視疲勞是眼科常見的一種疾病，患者的症狀多種多樣，常見的有近距離工作不能持久，出現眼及眼眶周圍疼痛、視物模糊、眼睛乾澀、流淚等，嚴重者頭痛、噁心、眩暈。它不是獨立的疾病，而是由於各種原因引起的一組疲勞綜合徵。

中醫認為視疲勞多因肝血不足，目失滋養所致。泡腳藥組方選擇以滋陰養肝之品為主。

方1　滋陰養血湯

【藥物組成】熟地、丹參各30克，枸杞子、當歸、柴胡、杭菊花各9克。

【功能主治】清熱滋陰，養肝。主治視疲勞。

【使用方法】將上藥同入鍋中，加入適量的水，煎煮30～40分鐘，去渣取汁，1煎口服，1天2次，2、3煎，倒入泡足器中，待藥溫降至40℃左右時，泡腳30分鐘，每晚2次。

【來源】《足底療法治百病》

七、近視眼

近視眼也稱短視眼，因為這種眼只能看近不能看遠。這種眼在休息時，從無限遠處來的平行光，經過眼的屈光系折光之後，在視網膜之集合成焦點，在視網膜上則結成不清楚的像，遠視力明顯降低，但近視力尚正常。

資料顯示，絕大多數近視發生在兒童和青少年時期的身體生長發育期，若營養跟不上或是孩子食慾不好，挑食，厭食，都會導致孩子出現營養不足，從而促成近視的產生。

中醫認為近視眼多由肝經鬱熱上擾目睛，目失滋養所致。泡腳藥組方選擇以清肝明目之品為主。

方1　菊花冬青方

【藥物組成】菊花6克，毛冬青6克。

【功能主治】清肝明目。主治視疲勞和因近視導致的視力減退。

【使用方法】將上藥同入鍋中，加入適量的水，先浸泡5～10分鐘，煎煮30～40分鐘，去渣取汁，倒入泡足器中，待藥溫降至40℃左右時，泡腳10～15分鐘，每晚1次。

【來源】張世紅，藥物足浴，1998，7

方2　決明子夏枯草方

【藥物組成】決明子20克，夏枯草20克，千里光10克。

【功能主治】清肝明目。主治近視眼。

【使用方法】將上藥同入鍋中，加入適量的水，先浸泡5～10分鐘，煎煮30～40分鐘，去渣取汁，倒入泡足器中，待藥溫降至40℃左右時，泡腳10～15分鐘，每晚1次。

【來源】《足浴指南》

八、鼻　炎

鼻炎是以鼻塞不通，流涕，甚至聞不出香臭為特徵的鼻部疾患。可分為急性鼻炎、慢性鼻炎和過敏性鼻炎。

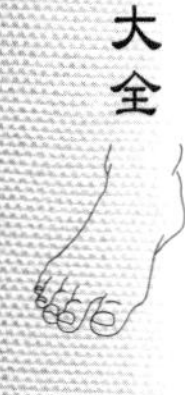

急性鼻炎是常見的鼻腔黏膜急性感染性炎症，往往為上呼吸道感染的一部分。臨床主要表現為鼻塞、流涕伴有嗅覺減退，閉塞性鼻音。

中醫稱為「傷風鼻塞」。基本病機為風寒或風熱之邪入侵，上犯鼻竅，宣降失常，清竅不利。

慢性鼻炎為鼻腔黏膜或黏膜下層的慢性非特異性炎症。臨床主要表現為長期反覆流涕，伴嗅覺減退，閉塞性鼻音。

中醫稱之為「鼻窒」。基本病機為肺脾氣虛，邪滯鼻竅，久則氣滯血瘀。

過敏性鼻炎是發生於鼻部的 I 型變態反應。臨床特徵為反覆發作性鼻癢、噴嚏，流大量清涕，以及發作時鼻黏膜蒼白，呈季節性或常年性發作。可發生任何年齡，但以青少年多見，發病率高。

中醫稱本病為「鼻鼽」。基本病機為肺脾腎虛，正氣不足，衛外無力，風寒外湊，至營衛失和，正邪交爭，津液失固。鼻炎泡腳藥組方選擇以疏散風邪，宣肺通竅之品為主。

方 1　半夏香附方

【藥物組成】生半夏、生香附各等分。

【功能主治】理氣化痰通竅。主治急性鼻炎。

【使用方法】將上藥同入鍋中，加入適量的水，先浸泡 5～10 分鐘，煎煮 30～40 分鐘，去渣取汁，倒入泡足器中，待藥溫降至 40℃左右時，泡腳 10～15 分鐘，同時按壓湧泉，每晚 1 次。

【來源】《足浴指南》

方 2　生地樟腦方

【藥物組成】生地 12 克，樟腦 2 克。

【功能主治】滋陰清熱通竅。主治急性鼻炎。

【使用方法】將上藥同入鍋中，加入適量的水，先浸泡 5～10 分鐘，煎煮 30～40 分鐘，去渣取汁，倒入泡足器中，待藥溫降至 40℃左右時，泡腳 10～15 分鐘，同時按壓湧泉，每晚 1 次，連用 3 次即可。

【來源】《足浴指南》

方 3　黃柏生地方

【藥物組成】黃柏 9 克，生地 12 克。

【功能主治】清熱滋陰通竅。主治急性鼻炎。

【使用方法】將上藥同入鍋中，加入適量的水，先浸泡 5～10 分鐘，煎煮 30～40 分鐘，去渣取汁，倒入泡足器中，待藥溫降至 40℃左右時，泡腳 10～15 分鐘，每晚 1 次，後可用黃酒調敷於湧泉。

【來源】《足浴指南》

方 4　辛夷蒼耳清涼浴

【藥物組成】辛夷、蒼耳子、白芷、薄荷各 10 克。

【功能主治】疏風宣肺，通竅理氣。主治急性鼻炎。

【使用方法】將上藥同入鍋中，加入適量的水，先浸泡 5～10 分鐘，煎煮 30～40 分鐘，去渣取汁，倒入泡足器中，待藥溫降至 40℃左右時，泡腳 30 分鐘，每天 2 次，每天 1 劑，7～10 天為 1 個療程。

【來源】《泡腳按摩祛百病》

方 5　蒼耳白芷薰洗方

【藥物組成】蒼耳子、白芷、露蜂房、牛蒡子、薄

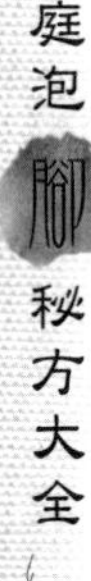

荷、細辛、升麻、藿香、蛇床子各10克。

【功能主治】疏風宣肺，清熱通竅。主治急性鼻炎。

【使用方法】將上藥同入鍋中，加入適量的水，先浸泡5～10分鐘，煎煮30～40分鐘，去渣取汁，倒入泡足器中，待藥溫降至40℃左右時，泡腳10～30分鐘，每天2次，每天1劑，7～10天為1個療程。

【來源】《泡腳按摩祛百病》

方6　散風通竅方

【藥物組成】川芎15克，桂枝、麻黃、防己、荊芥各6克，附子4克，防風2克。

【功能主治】疏風散寒，宣肺通竅。主治急性鼻炎風寒型。

【使用方法】將上藥同入鍋中，加入適量的水，加蔥煎煮30～40分鐘，去渣取汁，倒入泡足器中，待藥溫降至40℃左右時，泡腳10～15分鐘，每晚1次，微汗即可。

【來源】《足浴指南》

方7　鵝不食草白芷方

【藥物組成】鵝不食草200克，白芷15克。

【功能主治】疏風宣肺通竅。主治慢性鼻炎鼻流黃涕者。

【使用方法】將上藥同入鍋中，加入適量的水，煎煮30分鐘，去渣取汁，先燻蒸鼻部，再倒入泡足器中，待藥溫降至40℃左右時，泡腳30分鐘，每晚1次，10天為1個療程。

【來源】《泡足驗方》

方 8　鵝不食草蒼耳葉方

【藥物組成】鵝不食草 50 克，蒼耳莖葉 40 克，薄荷 15 克。

【功能主治】疏風宣肺通竅。主治慢性鼻炎。

【使用方法】將上藥同入鍋中，加入適量的水，煎煮 30 分鐘，去渣取汁，先燻蒸鼻部，再倒入泡足器中，待藥溫降至 40℃左右時，泡腳 30 分鐘，每晚 1 次，10 天 1 療程。

【來源】《泡足驗方》

方 9　蒼耳子辛夷方

【藥物組成】蒼耳子 50 克，辛夷 15 克，白芷 10 克。

【功能主治】疏風宣肺通竅。主治慢性鼻炎。

【使用方法】將上藥同入鍋中，加入適量的水，煎煮 30 分鐘，去渣取汁，先燻蒸鼻部，再倒入泡足器中，待藥溫降至 40℃左右時，泡腳 30 分鐘，每晚 1 次，3 天為 1 個療程。

【來源】《泡足驗方》

方 10　桑白皮黃芩方

【藥物組成】桑白皮 50 克，黃芩 20 克，夏枯草 30 克，白芷 10 克。

【功能主治】疏風宣肺通竅。主治慢性鼻炎鼻流黃涕者。

【使用方法】將上藥同入鍋中，加入適量的水，煎煮 30 分鐘，去渣取汁，先燻蒸鼻部，再倒入泡足器中，待藥溫降至 40℃左右時，泡腳 30 分鐘，每晚 1 次，10 天為 1 個療程。

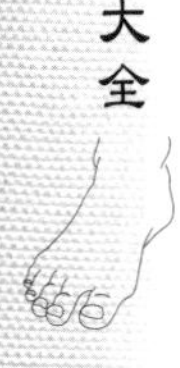

【來源】《泡足驗方》

方 11　蒼耳子枇杷葉方

【藥物組成】蒼耳子 20 克，枇杷葉 30 克，桔梗 20 克，薄荷 15 克，生甘草 5 克。

【功能主治】疏風宣肺通竅。主治慢性鼻炎。

【使用方法】將上藥同入鍋中，加入適量的水，煎煮 30 分鐘，去渣取汁，先燻蒸鼻部，再倒入泡足器中待藥溫降至 40℃左右時，泡腳 30 分鐘，每晚 1 次，10 天為 1 個療程。

【來源】《泡足驗方》

方 12　加味桂枝湯

【藥物組成】黃蓍 30 克，桂枝、白芍各 9 克，辛夷、蟬蛻、烏梅各 6 克，炙甘草 45 克，生薑 3 克，大棗 5 枚。

【功能主治】祛風燥濕，解毒消腫。主治過敏性鼻炎。

【使用方法】將上藥同入鍋中，加入適量的水，煎煮 30～40 分鐘，去渣取汁，1 煎口服，1 天 2 次，2、3 煎，倒入泡足器中，待藥溫降至 40℃左右時，泡腳 30 分鐘，每晚 2 次，10 次為 1 個療程。

【來源】《足底療法治百病》

九、鼻竇炎

鼻竇炎包括急性化膿性鼻竇炎和慢性化膿性鼻竇炎。

急性化膿性鼻竇炎是鼻竇的急性化膿性炎症。臨床主要表現為鼻塞、多膿和頭痛。一般以上頜竇炎多見，次為篩竇、額竇、蝶竇。

中醫稱本病為「急性鼻淵」。基本病機為外感風寒熱邪，位於臟腑的蘊熱，上燻鼻竅。

慢性化膿性鼻竇炎多發於急性化膿性鼻竇炎之後。上頜竇炎及部分篩竇炎，有開始即呈慢性者。本病較急性化膿性鼻竇炎更多見，可單發於某一鼻竇，也可多個鼻竇合併感染。臨床主要表現為持續性鼻塞，多濁涕、頭痛、嗅覺減退或消失。

中醫稱之為「慢性鼻淵」。基本病機為肺、膽鬱熱燻蒸，或肺脾腎寒邪鬱積，鬱熱者多為實，寒濕者多兼虛。泡腳藥組方選擇以清熱疏風解毒，溫腎散寒通竅之品為主。

方 1　辛夷蒼耳子方

【藥物組成】辛夷 20 克，蒼耳子、金銀花各 30 克。

【功能主治】散風清熱通竅。適用於急性鼻竇炎。

【使用方法】將上藥同入鍋中，加入適量的水，煎煮 30～40 分鐘，去渣取汁，先燻鼻，再倒入泡足器中，待藥溫降至 40℃左右時，泡腳 30 分鐘，每晚 2 次。

【來源】《足部保健》

方 2　白芷黃芩湯

【藥物組成】白芷、黃芩各 15 克，辛夷花、蒼耳子、鵝不食草各 9 克。

【功能主治】祛風清熱通竅。主治急性化膿性鼻竇炎。

【使用方法】將上藥同入鍋中，加入適量的水，煎煮 30～40 分鐘，去渣取汁，先燻鼻，再倒入泡足器中，待藥溫降至 40℃左右時，泡腳 30 分鐘，每晚 1～2 次，5 次為 1 個療程。

【來源】《足底療法治百病》

方 3　玄參二烏方

【藥物組成】玄參、川烏、草烏、白芷、金銀花、柴胡、薄荷、鉤藤各 10 克。

【功能主治】清熱祛風解毒。主治急性化膿性鼻竇炎。

【使用方法】將上藥同入鍋中，加入適量的水，煎煮 30～40 分鐘，去渣取汁，先燻鼻，再倒入泡足器中，待藥溫降至 40℃左右時，泡腳 30 分鐘，每晚 2 次。

【來源】《足部保健》

方 4　銀花丹皮方

【藥物組成】金銀花 25 克，丹皮 25 克，玄參 25 克，辛夷 25 克，路路通 25 克。

【功能主治】清熱活血開竅。適用於慢性鼻竇炎不聞香臭者。

【使用方法】將上藥同入鍋中，加入適量的水，煎煮 30～40 分鐘，去渣取汁，先燻鼻，再倒入泡足器中，待藥溫降至 40℃左右時，泡腳 20 分鐘，每晚 1 次。

【來源】《中藥泡腳祛百病》

方 5　桂枝麻黃加附方

【藥物組成】桂枝、麻黃、防己、荊芥各 15 克，防風 9 克，附子 4 克。

【功能主治】溫腎散寒，宣肺通竅。適用於慢性鼻竇炎。

【使用方法】將上藥同入鍋中，加入適量的水，煎煮30～40分鐘，去渣取汁，先燻鼻，再倒入泡足器中，待藥溫降至40℃左右時，泡腳20分鐘，每晚1次。

【來源】《足部保健》

方6　川芎防風方

【藥物組成】川芎15克，防風12克，桂枝10克，麻黃10克，防己10克，荊芥10克，附子4克。

【功能主治】疏風宣肺通竅。適用於慢性鼻竇炎。

【使用方法】將上藥同入鍋中，加入適量的水，煎煮30～40分鐘，去渣取汁，先燻鼻，再倒入泡足器中，待藥溫降至40℃左右時，泡腳20分鐘，每晚1次。

【來源】《中藥泡腳祛百病》

十、酒糟鼻

酒糟鼻，因鼻色紫紅如酒糟而得名，是一種多發於中年人，以鼻部皮膚潮紅，伴發丘疹、膿瘡、毛細血管擴張為特點的皮膚病，後期鼻頭可變大、增厚、表面凹凸不平，顏面變呈暗紅色，嚴重者局部瘤狀隆起，形成鼻贅。

中醫亦稱本病為「酒糟鼻」，其基本病機為肺熱胃火上攻，血瘀成皻。泡腳藥組方選擇以清瀉肺胃之火，活血消腫之品為主。

方1　魚腥草湯

【藥物組成】大黃、黃芩、魚腥草各10克。

【功能主治】清瀉胃火，活血消腫。主治酒糟鼻。

【使用方法】將上藥同入鍋中，加入適量的水，先浸泡5～10分鐘，煎煮30～40分鐘，去渣取汁，先用消毒

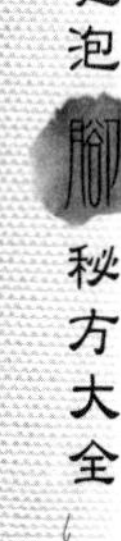

藥棉蘸藥液外擦鼻部，倒入泡足器中，待藥溫降至 40℃左右時，再泡腳 30 分鐘，每晚 1～3 次，每天 1 劑，7 天為 1 個療程，連用 2～3 個療程。

【來源】《泡腳按摩祛百病》

方 2　枇杷金桔三葉湯

【藥物組成】枇杷葉、桑葉、金桔葉各適量。

【功能主治】清肺瀉火。主治酒糟鼻。

【使用方法】將上藥同入鍋中，加入適量的水，先浸泡 5～10 分鐘，煎煮 30～40 分鐘，去渣取汁，先用消毒藥棉蘸藥液外擦鼻部，倒入泡足器中，待藥溫降至 40℃左右時，再泡腳 30 分鐘，每晚 1～2 次，每天 1 劑，10 天為 1 個療程，連用 1～2 個療程。

【來源】《泡腳按摩祛百病》

方 3　黃芩銀花浴

【藥物組成】黃芩、金銀花、桑葉、野菊花各 10 克。

【功能主治】清瀉肺火，活血消腫。主治酒糟鼻。

【使用方法】將上藥同入鍋中，加入適量的水，先浸泡 5～10 分鐘，煎煮 30～40 分鐘，去渣取汁，先用消毒藥棉蘸藥液外擦鼻部，倒入泡足器中，待藥溫降至 40℃左右時，再泡腳 30 分鐘，每晚 1～3 次，每天 1 劑，5 天為 1 個療程，連用 2～4 個療程。

【來源】《泡腳按摩祛百病》

方 4　公英菊花湯

【藥物組成】蒲公英、野菊花、魚腥草、淡竹葉各 10 克。

【功能主治】清熱解毒，活血消腫。主治酒糟鼻。

【使用方法】將上藥同入鍋中，加入適量的水，先浸泡 5～10 分鐘，煎煮 30～40 分鐘，去渣取汁，先用消毒藥棉蘸藥液外擦鼻部，倒入泡足器中，待藥溫降至 40℃左右時，再泡腳 30 分鐘，每晚 1～2 次，每天 1 劑，10 天為 1 個療程，連用 1～2 個療程。

【來源】《泡腳按摩祛百病》

十一、鼻出血

鼻出血又稱鼻衄。其病機非火即氣，因於火者，其中以肺熱、肝火、胃火最為常見；因於氣者，多因脾氣虧虛，氣不攝血，血溢脈外。

現代醫學認為，鼻出血多由於鼻中隔下部（梨氏區）黏膜的小血管破裂，少數由於鼻腔腫瘤或高血壓等疾病引起，此外外傷、挖鼻、鼻黏膜乾燥、高熱、傳染病等均可引起鼻出血，為臨床上多種疾病的常見症狀。泡腳藥組方選擇以清熱瀉火，涼血止血之品為主。

方 1　牛角涼血浴

【藥物組成】水牛角 30 克。

【功能主治】清熱涼血。主治火熱型鼻出血。症見鼻出血，血鮮紅，手腳心發熱。

【使用方法】將上藥入鍋中，加入適量的水，浸泡 5～10 分鐘，煎煮 15～20 分鐘，煎煮兩次，去渣取汁，倒入泡足器中，待藥溫降至 40℃左右時，泡腳 30 分鐘，每晚 1～2 次，連用 3 天。

【來源】《泡腳按摩祛百病》

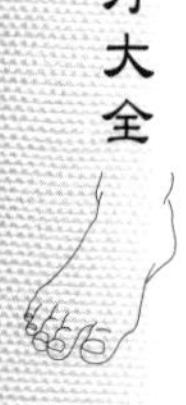

方 2　槐花側柏方

【藥物組成】槐花 20 克，側柏葉 60 克。

【功能主治】涼血止血。主治火熱型鼻出血。

【使用方法】將上藥同入鍋中，加入適量的水，煎煮 30～40 分鐘，去渣取汁，倒入泡足器中，待藥溫降至 40℃左右時，泡腳 15～20 分鐘，每晚 2 次，每天 1 劑，連續 3 天。

【來源】《泡腳按摩祛百病》

方 3　二薊浴

【藥物組成】大薊、小薊各 10 克。

【功能主治】清熱涼血。主治火熱型鼻出血。

【使用方法】將上藥同入鍋中，加入適量的水，煎煮 30～40 分鐘，去渣取汁，倒入泡足器中，待藥溫降至 40℃左右時，泡腳 20 分鐘，每晚 2 次，每天 1 劑，連用 3 天。

【來源】《泡腳按摩祛百病》

方 4　茅根竹葉浴

【藥物組成】白茅根 30 克，淡竹葉 10 克。

【功能主治】清熱涼血。主治火熱型鼻出血。症見鼻出血，血鮮紅，呼吸氣粗咳嗽。

【使用方法】將上藥同入鍋中，加入適量的水，煎煮 30～40 分鐘，去渣取汁，倒入泡足器中，待藥溫降至 40℃左右時，泡腳 30 分鐘，每晚 1～2 次，連用 2 天。

【來源】《泡腳按摩祛百病》

方 5　竹草石膏湯

【藥物組成】夏枯草、淡竹葉、生石膏各 20 克。

【功能主治】清熱宣肺，涼血止血。適用於肺熱鼻出血。

【使用方法】將上藥同入鍋中，加入適量的水，煎煮30～40 分鐘，去渣取汁，倒入泡足器中，待藥溫降至40℃左右時，泡腳 15～20 分鐘，每晚 1～2 次，連用 1～2 天。

【來源】《泡腳按摩祛百病》

十二、慢性咽炎

慢性咽炎為咽部黏膜、黏膜下及淋巴組織的瀰漫性炎症，常為呼吸道慢性炎症的一部分。其病程較長，反覆發作，尤與長期嗜煙酒、辛辣及有害氣體刺激有關。

臨床主要表現為：咽部乾燥、瘙癢、異物感、梗阻感，有痰附著感（喜作「吭」、「喀」動作）等。

中醫稱之為「慢喉痺」或「虛火喉痺」。基本病機為肺腎陰虛、虛火上炎，灼傷咽喉。泡腳藥組方選擇以滋陰降火之品為主。

方 1　知柏砂仁方

【藥物組成】知母 15 克，黃柏 15 克，砂仁 10 克。

【功能主治】滋陰降火。主治咽炎。症見咽炎乾燥不適，或咽痛，吞嚥時加劇。

【使用方法】將上藥同入鍋中，加入適量的水，煎沸5～10 分鐘，去渣取汁，倒入足盆，待藥溫降至 40℃左右時泡腳，每天 1 次，每次 30 分鐘，連續 10 天

【來源】鐘仲義，雙足與保健，2003，2

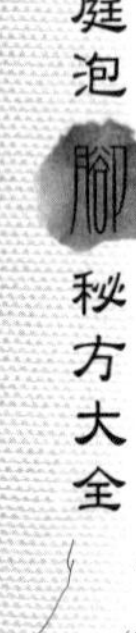

方 2　消腫利咽湯

【藥物組成】玄參、石斛各 30 克，牛蒡子 9 克。

【功能主治】滋陰降火。主治慢性咽炎。

【使用方法】將上藥同入鍋中，加入適量的水，煎沸 5～10 分鐘，去渣取汁，1 煎口服，1 天 2 次，2、3 煎，倒入泡足器中，待藥溫降至 40℃左右時，泡腳 30 分鐘，每晚 2 次。

【來源】《足底療法治百病》

十三、急性扁桃體炎

急性扁桃體炎為顎部扁桃體的急性非特異性炎症，往往伴有程度和範圍不一的咽黏膜急性炎症。兒童及青年發病率高。

臨床主要表現為：咽喉疼痛，吞嚥時加劇，扁桃體紅腫，表面可有黃白色膿點，伴有全身症狀。

中醫稱本病為「急乳蛾」或「風熱乳蛾」，基本病機為風熱外邪，搏結咽喉，甚至引動肺胃積熱，化腐成膿。泡腳藥組方選擇以清熱瀉火解毒之品為主。

方 1　二根方

【藥物組成】板藍根 30 克，蘆根 20 克。

【功能主治】清熱解毒，生津利咽。主治扁桃體發炎。

【使用方法】將上藥同入鍋中，加入適量的水，煎煮 30～40 分鐘，去渣取汁，倒入泡足器中，待藥溫降至 40℃左右時，泡腳 30 分鐘，每天 2 次。

【來源】《中藥泡腳治百病》

方 2　大黃銀花甘草方

【藥物組成】生大黃 9 克，金銀花 30 克，甘草 6 克。

【功能主治】清熱瀉火。主治急性扁桃體炎。

【使用方法】將上藥入鍋中，加水適量，煎煮 20 分鐘，去渣取汁，倒入足浴盆中，先燻蒸，待藥溫降到 40℃時，再浸泡雙腳 30 分鐘，每天 2 次，7 天為 1 個療程。

【來源】《足療圖解》

十四、化膿性中耳炎

化膿性中耳炎是中耳粘骨膜化膿性炎症，臨床分為急性化膿性中耳炎和慢性中耳炎。

急性化膿性中耳炎主要表現為：耳痛、流膿、耳鳴、聽力減退，多伴有全身症狀。中醫稱之為「急膿耳」，基本病機為外傷風熱毒邪，內引肝臟之火上炎，結聚耳竅，灼膜腐肉，變化成膿外溢。

慢性化膿性中耳炎臨床往往為耳漏、耳聾、鼓膜穿孔。中醫稱之為「慢膿耳」，基本病機為脾虛濕蘊，停留耳竅，或腎虛毒蘊，腐膜蝕骨。泡腳藥組方選擇以清熱瀉火解毒，健脾補腎之品為主。

方 1　二黃雙耳湯

【藥物組成】川黃連、虎耳草各 15 克，蒼耳子、大黃各 9 克。

【功能主治】清熱瀉火解毒。主治急性化膿性中耳炎。

【使用方法】將上藥同入鍋中，加入適量的水，煎煮

30～40 分鐘，去渣取汁，先燻耳，倒入泡足器中，待藥溫降至 40℃左右時，再泡腳 30 分鐘，10 次為 1 個療程。

【來源】《足底療法治百病》

十五、耳鳴耳聾

耳鳴，即耳中鳴響如蟬鳴，或如鐘鳴。是發於耳部的一種病證。多見於中耳道局部疾病。也可見於全身性疾病，如高血壓、動脈硬化、糖尿病、尿毒症、慢性肝炎、頸椎骨質增生等病。

中醫也稱耳鳴，基本病機為風熱外襲，耳竅失聰；或肝火挾痰上擾，清竅失養；或腎精不足，髓海空虛；或脾胃虧損，清氣不升。

耳聾症是指由藥物、某些化學製劑或其他原因所致的聽力暫時或永久性喪失的一種病證。臨床常見的有藥物性耳聾、突發性耳聾及先天性耳聾或疾病所致耳聾等幾種。藥物性耳聾一般均有近期的用藥（如氨基糖甙類抗生素等）史或化學製劑接觸史，臨床以耳鳴、耳聾、眩暈、共濟失調，並可伴有肢端麻木等特徵；而突發性耳聾則可能與病毒感染、情緒波動或耳窗膜破裂有關，臨床上以突然出現的耳聾，伴耳鳴、眩暈等為特徵。

中醫稱本證亦為「耳聾」。其基本病機為臟腑氣血陰陽失調，兼挾血脈血阻。泡腳藥組方選擇以滋陰清熱，補腎聰耳之品為主。

方 1　麥冬柴胡方

【藥物組成】麥冬 50 克，柴胡 15 克，梔子 15 克，白芥子 15 克，熟地黃 15 克，白芍 15 克。

【功能主治】滋陰清熱。主治耳鳴、耳聾。

【使用方法】將上藥同入鍋中，加水適量，煎煮 20 分鐘，去渣取汁，倒入足浴盆中，先燻耳，待藥溫降到 40℃時，浸泡雙腳 30 分鐘，每天 2 次，7 天為 1 個療程。

【來源】《足療圖解》

方 2　熟地磁石方

【藥物組成】熟地黃 20 克，枸杞子 20 克，磁石 30 克。

【功能主治】補腎聰耳。主治耳鳴。

【使用方法】將上藥同入鍋中，加入適量的水，煎煮 30～40 分鐘，去渣取汁，倒入泡足器中，待藥溫降至 40℃左右時，泡腳 30 分鐘，每天 2 次。

【來源】《中藥泡腳治百病》

第9章 男科疾病泡腳秘方

一、遺　精

遺精，又名「失精」、「精失自下」，是指以不因性交而精液自行遺洩，一天 4 次以上為主要表現的男性疾病。有夢遺和滑精之分，有夢而遺者，稱為夢遺；無夢而遺，甚至清醒時精自滑者，名為滑精。其病機為腎失封藏，精關不固。

相當於現代醫學中的性神經衰弱症。泡腳藥組方選擇以溫腎散寒，清熱利濕，固澀止遺之品為主。

方 1　艾葉方

【藥物組成】艾葉 60 克。

【功能主治】暖腎固精。主治腎虛所致遺精。

【使用方法】將上藥入鍋中，加水適量，煎煮 30 分鐘，去渣取汁，倒入泡足器中，待藥溫降至 40℃左右時，泡腳 30 分鐘，每天 2 次。

【來源】《中藥泡腳祛百病》

方 2　玉蘭食鹽方

【藥物組成】玉蘭葉適量，食鹽適量。

【功能主治】溫腎散寒。主治上熱下寒足冷型遺精。

【使用方法】將上藥同入鍋中，加入適量的水，煎煮

30分鐘，去渣取汁，倒入泡足器中，待藥溫降至40℃左右時，泡腳30分鐘，每晚1次，並按壓湧泉穴。

【來源】《足浴指南》

方3　苦參黃柏湯

【藥物組成】苦參15克，黃柏15克。

【功能主治】清熱利濕。主治濕熱下擾，精關不固的遺精。

【使用方法】將上藥同入鍋中，加入適量的水，煎煮30分鐘，去渣取汁，倒入泡足器中，待藥溫降至40℃左右時，泡腳30分鐘，每晚1次，2天1劑，連續7～10劑。

【來源】《家庭足浴》

方4　馬齒莧車前草方

【藥物組成】馬齒莧200克，車前草100克，蒲公英100克。

【功能主治】清熱利濕。主治濕熱下注型遺精。症見遺精頻數，小便混濁，陰莖癢痛，口苦苔膩。

【使用方法】將上藥同入鍋中，加入適量的水，煎煮30分鐘，去渣取汁，倒入泡足器中，待藥溫降至40℃左右時，泡腳30分鐘，每晚1次，15天為1個療程。

【來源】《泡足驗方》

方5　苦瓜蘆根方

【藥物組成】鮮苦瓜200克，鮮蘆根250克，生薏苡仁50克，玉米鬚100克。

【功能主治】清熱利濕。主治濕熱下注型遺精。症見遺精頻數，小便混濁，陰莖癢痛，口苦苔膩。

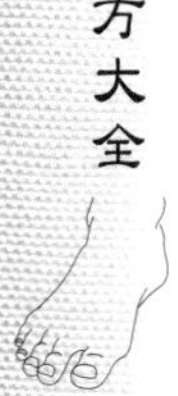

【使用方法】將上藥同入鍋中，加入適量的水，煎煮30分鐘，去渣取汁，倒入泡足器中，待藥溫降至40℃左右時，泡腳30分鐘，每晚1次，15天為1個療程。

【來源】《泡足驗方》

方6　仙鶴黃芩方

【藥物組成】仙鶴草30克，黃芩20克，丹皮20克。

【功能主治】清熱止遺。主治虛火下擾精室的遺精。

【使用方法】將上藥放入鍋中，煎煮30分鐘，去渣取汁，倒入泡足器中，待藥溫降至40℃左右時，先薰洗會陰部，再泡腳30分鐘，每天1次。

【來源】《中藥泡腳祛百病》

方7　知柏澤瀉湯

【藥物組成】知母15克，黃柏15克，澤瀉15克。

【功能主治】養陰清熱。主治腎陰虧損，虛火下擾，精室不固者。

【使用方法】將上藥同入鍋中，加入適量的水，煎煮30分鐘，去渣取汁，倒入泡足器中，待藥溫降至40℃左右時，泡腳30分鐘，每晚1次，2天1劑，連續7～10劑。

【來源】《家庭足浴》

方8　參蝟湯

【藥物組成】元參、刺蝟皮各30克，五倍子15克。

【功能主治】清熱滋陰止遺。主治熱擾精室的遺精。

【使用方法】將上藥同入鍋中，加入適量的水，煎沸10分鐘，去渣取汁，倒入泡足器中，待藥溫降至40℃左右時，泡腳30分鐘，每晚1次，10次為1個療程。

【來源】《足底療法治百病》

方 9　五倍子方

【藥物組成】五倍子 45 克。

【功能主治】補腎固澀。主治遺精。

【使用方法】將上藥入鍋中，加入適量的水，煎煮 30 分鐘，去渣取汁，倒入泡足器中，待藥溫降至 40℃左右時，泡腳 30 分鐘，每天 3 次。

【來源】《中藥泡腳祛百病》

方 10　五倍子五味子方

【藥物組成】五倍子 50 克，五味子 30 克，黃瓜藤 200 克。

【功能主治】補腎止遺。主治遺精。

【使用方法】將上藥同入鍋中，加入適量的水，煎煮 30 分鐘，去渣取汁，倒入泡足器中，待藥溫降至 40℃左右時，泡腳 30 分鐘，每晚 1 次，15 天為 1 個療程。

【來源】《泡足驗方》

方 11　益智仁杜仲方

【藥物組成】益智仁 30 克，杜仲 20 克，五倍子 15 克，桑螵蛸 20 克。

【功能主治】補腎止遺。主治遺精。

【使用方法】將上藥同入鍋中，加入適量的水，煎煮 30 分鐘，去渣取汁，倒入泡足器中，待藥溫降至 40℃左右時，泡腳 30 分鐘，每晚 1 次，15 天為 1 個療程。

【來源】《泡足驗方》

方 12　二子芡實方

【藥物組成】沙苑子 20 克，金櫻子 40 克，芡實 50

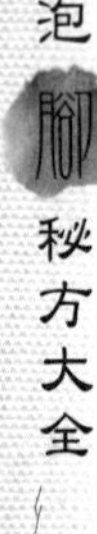

克，柏子仁 15 克，蓮鬚 40 克。

【功能主治】補腎止遺。主治遺精。

【使用方法】將上藥同入鍋中，加入適量的水，煎煮 30 分鐘，去渣取汁，倒入泡足器中，待藥溫降至 40℃左右時，泡腳 30 分鐘，每晚 1 次，15 天為 1 個療程。

【來源】《泡足驗方》

方 13　龍骨牡蠣方

【藥物組成】生龍骨 50 克，生牡蠣 100 克，烏賊骨 50 克，蓮鬚 20 克，白芷 10 克。

【功能主治】補腎止遺。主治遺精。

【使用方法】將上藥同入鍋中，加入適量的水，煎煮 30 分鐘，去渣取汁，倒入泡足器中，待藥溫降至 40℃左右時，泡腳 30 分鐘，每晚 1 次，15 天為 1 個療程。

【來源】《泡足驗方》

方 14　二子龍骨牡蠣方

【藥物組成】韭菜子 25 克，菟絲子 20 克，龍骨 20 克，白芷 15 克，牡蠣 12 克。

【功能主治】補腎固澀。適用於腎虛遺精。

【使用方法】將上藥入鍋中，煎煮 30 分鐘，去渣取汁，倒入泡足器中，待藥溫降至 40℃左右時，泡腳 30 分鐘，每天 2～3 次。

【來源】《中藥泡腳祛百病》

方 15　六味地黃方

【藥物組成】熟地 24 克，山藥 12 克，山萸肉 12 克，丹皮 10 克，茯苓 9 克，澤瀉 9 克。

【功能主治】補腎固精。主治上熱下寒足冷型遺精。

【使用方法】將上藥同入鍋中，加入適量的水，煎煮30分鐘，去渣取汁，倒入泡足器中，待藥溫降至40℃左右時，泡腳30分鐘，每晚1次，15天為1個療程。

【來源】《足浴指南》

方16　附子陽起石方

【藥物組成】生附子25克，陽起石25克，穿山甲20克，母丁香20克，鎖陽12克，川椒15克。

【功能主治】溫陽固澀。適用於下元虛損，腰膝痠軟，男子遺精白濁。

【使用方法】將上藥同入鍋中，加入適量的水，煎煮30分鐘，去渣取汁，倒入泡足器中，待藥溫降至40℃左右時，泡腳30分鐘，每天2～3次。

【來源】《中藥泡腳祛百病》

方17　龜板當歸方

【藥物組成】龜板15克，當歸12克，茯苓12克，黨參12克，桑螵蛸12克，遠志12克。

【功能主治】補心寧神，固精止遺。主治滑精，遺尿，尿頻，健忘。

【使用方法】將上藥同入鍋中，加入適量的水，煎煮30分鐘，去渣取汁，倒入泡足器中，待藥溫降至40℃左右時，泡腳30分鐘，每天2～3次。

【來源】《中藥泡腳祛百病》

方18　溫腎養血固精方

【藥物組成】製附子20克，當歸20克，龍骨20克，五味子20克，淮山藥20克，遠志20克，懷牛膝15克，肉蓯蓉15克，菟絲子12克。

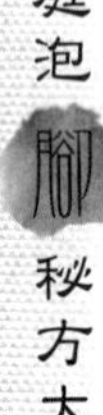

【功能主治】溫腎壯陽，養血固精。適用於腎虛，精關不固的遺精。

【使用方法】將上藥同入鍋中，加入適量的水，煎煮30分鐘，去渣取汁，倒入泡足器中，待藥溫降至40℃左右時，泡腳30分鐘，每天3次。

【來源】《中藥泡腳祛百病》

方19　仙鶴龍牡方

【藥物組成】仙鶴草25克，煅龍骨25克，煅牡蠣25克，黃連8克，肉桂8克，知母15克，黃柏15克，五倍子15克，菟絲子15克。

【功能主治】補腎固澀。主治遺精。

【使用方法】將上藥同入鍋中，加入適量的水，煎煮30分鐘，去渣取汁，倒入泡足器中，待藥溫降至40℃左右時，泡腳30分鐘，每天2次，睡前用更佳。

【來源】《中藥泡腳祛百病》

方20　龍牡三子補腎方

【藥物組成】龍骨25克，牡蠣20克，補骨脂15克，五味子15克，菟絲子15克，龜板12克，芡實12克，沙苑子12克，白蒺藜12克。

【功能主治】補腎固精。適用於遺精，早洩，腰酸耳鳴，倦怠乏力等。

【使用方法】將上藥同入鍋中，加入適量的水，煎煮30分鐘，去渣取汁，倒入泡足器中，待藥溫降至40℃左右時，泡腳30分鐘，每天2次，7天為1個療程。

【來源】《中藥泡腳祛百病》

方 21　二子補血充精方

【藥物組成】五味子 10 克，菟絲子 15 克，山藥 15 克，熟地黃 15 克，知母 15 克，牛膝 15 克，天冬 15 克，茯苓 12 克，芡實 12 克，金櫻子 12 克，黃柏 12 克。

【功能主治】補氣血，益肝腎，充精髓。適用於身體虛弱，遺精，腰膝痠軟，頭暈目眩者。

【使用方法】將上藥同入鍋中，加入適量的水，煎煮 30 分鐘，去渣取汁，倒入泡足器中，待藥溫降至 40℃左右時，泡腳 30 分鐘，每天 2～3 次。

【來源】《中藥泡腳祛百病》

方 22　牡蠣歸芎固精方

【藥物組成】煅牡蠣 20 克，當歸 12 克，白芍 12 克，川芎 12 克，黃柏 15 克，黃連 15 克，梔子 15 克，生地 15 克，麥冬 15 克，知母 15 克，炮薑 15 克，山茱萸 15 克。

【功能主治】溫補腎陽，固精止遺。適用於下元虛損，腰膝痠軟，男子遺精白濁。

【使用方法】將上藥同入鍋中，加入適量的水，煎煮 30 分鐘，去渣取汁，倒入泡足器中，待藥溫降至 40℃左右時，泡腳 30 分鐘，每天 1 次。

【來源】《中藥泡腳祛百病》

二、早　洩

早洩是指在性交之始即行排精，甚至性交前即洩精的病證。其病因多為房勞過度及頻犯手淫，導致腎精虧耗，腎陰不足，相火偏亢而引起早洩，或稟賦素虧或遺精日

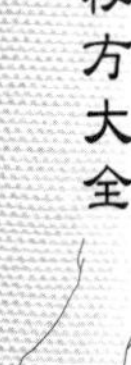

久，導致腎陰腎陽俱虛而引起早洩，早洩的辨證有陰虛火旺及陰陽兩虛、肝經濕熱等型。

泡腳藥組方選擇以滋陰瀉火，補腎澀精，清瀉肝經濕熱之品為主。

方 1　五倍子方

【藥物組成】五倍子 20 克。

【功能主治】收斂止瀉。主治早洩。

【使用方法】將上藥入鍋中，加水適量，煎沸後去渣取汁，倒入足盆，待藥溫降至 40℃左右時，泡腳 20～30 分鐘，每天 1 次，15～20 天為 1 個療程，連用 1～2 個療程。

【來源】《百病足療 900 方》

方 2　馬蘭頭車前草方

【藥物組成】鮮馬蘭頭 500 克，鮮蒲公英 500 克，鮮車前草 500 克。

【功能主治】清瀉肝經濕熱。主治早洩伴口苦，咽乾，心煩，尿黃者。

【使用方法】將上 3 藥切碎同入鍋中，加入適量的水，煎煮 30 分鐘，去渣取汁，待藥溫降至 40℃左右時，先清洗陰莖，再倒入泡足器中，泡腳 30 分鐘，每晚 1 次，15 天為 1 個療程。

【來源】《泡足驗方》

方 3　龍膽草黃芩方

【藥物組成】龍膽草 5 克，黃芩 20 克，鮮馬齒莧 100 克。

【功能主治】清瀉肝經濕熱。主治早洩伴口苦，咽乾，心煩，尿黃者。

【使用方法】將上 3 藥切碎同入鍋中，加入適量的水，煎煮 30 分鐘，去渣取汁，待藥溫降至 40℃左右時，先清洗陰莖，再倒入泡足器中，泡腳 30 分鐘，每晚 1 次，15 天為 1 個療程。

【來源】《泡足驗方》

方 4　苦瓜芹菜方

【藥物組成】鮮苦瓜 200 克，鮮芹菜 200 克，夏枯草 50 克。

【功能主治】清瀉肝經濕熱。主治早洩伴口苦，咽乾，心煩，尿黃者。

【使用方法】將上 3 藥切碎同入鍋中，加入適量的水，煎煮 30 分鐘，去渣取汁，待藥溫降至 40℃左右時，先清洗陰莖，再倒入泡足器中，泡腳 30 分鐘，每晚 1 次，15 天為 1 個療程。

【來源】《泡足驗方》

方 5　仙鶴草黃芩二皮方

【藥物組成】仙鶴草 40 克，黃芩 20 克，丹皮 15 克，地骨皮 30 克，石榴皮 30 克。

【功能主治】清瀉肝經濕熱。主治早洩症伴口苦，咽乾，心煩，尿黃者。

【使用方法】將上 5 藥切碎同入鍋中，加入適量的水，煎煮 30 分鐘，去渣取汁，待藥溫降至 40℃左右時，先清洗陰莖，再倒入泡足器中，泡腳 30 分鐘，每晚 1 次，15 天為 1 個療程。

【來源】《泡足驗方》

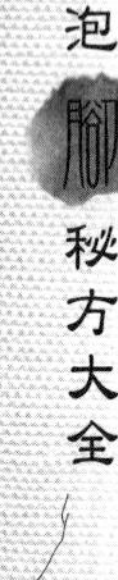

方 6　仙鶴黃芩方

【藥物組成】仙鶴草 20 克，黃芩、丹皮各 9 克。

【功能主治】清熱瀉火。主治早洩。症見慾念時起，陽事不舉，或舉而不堅，臨房早洩，夢遺滑精，腰膝痠軟，頭暈耳鳴，五心煩熱，口燥咽乾，舌紅，苔少，脈細數。

【使用方法】將上藥同入鍋中，加水適量，煎煮 30 分鐘，去渣取汁，倒入泡足器中，待藥溫降至 40℃左右時，泡腳 10～30 分鐘，每天 1 次。

【來源】任彩元，醫藥養生，1994，1

方 7　二皮一子方

【藥物組成】地骨皮 20 克，蛇床子 20 克，石榴皮 20 克。

【功能主治】清熱祛濕，固精關。主治早洩。

【使用方法】將上藥放入鍋中，加水適量，煎煮 30 分鐘，去渣取汁，倒入泡足器中，待藥溫降至 40℃左右時，泡腳 30 分鐘，每天 2～3 次。

【來源】《中藥泡腳祛百病》

方 8　細辛丁香方

【藥物組成】細辛、丁香各 20 克，75%乙醇 100 毫升。

【功能主治】溫腎益氣。主治早洩。症見遺精日久，短氣乏力，腰膝痠軟，陽痿精薄，小便清長，夜尿多，舌淡，苔白，脈細數。

【使用方法】將上藥同入乙醇中浸泡 1 週，入鍋加水煎煮，沸後去渣取汁，倒入足盆中，待藥溫降至 40℃左右時，泡腳 20～30 分鐘，每天 1 次，7～10 天為 1 個療程。

【來源】鐘仲義，雙足與保健，2002，6

方 9　三子仙茅湯

【藥物組成】枸杞子、仙茅、蛇床子、五倍子各 15 克。

【功能主治】滋腎陰，溫腎陽。主治早洩。

【使用方法】將上藥同入鍋中，加入適量的水，煎沸 10 分鐘，去渣取汁，倒入泡足器中，待藥溫降至 40℃左右時，泡腳 30 分鐘，每晚 1～2 次，5～10 次為 1 個療程。

【來源】《足底療法治百病》

方 10　烏賊二子方

【藥物組成】金櫻子 50 克，烏賊骨 50 克，覆盆子 30 克，桑螵蛸 30 克。

【功能主治】補腎澀精。主治早洩伴精神萎靡，腰酸膝軟。

【使用方法】將上 4 藥搗碎同入鍋中，加入適量的水，煎煮 30 分鐘，去渣取汁，待藥溫降至 40℃左右時，先清洗陰莖，再倒入泡足器中，泡腳 30 分鐘，每晚 1 次，15 天為 1 個療程。

【來源】《泡足驗方》

方 11　菟絲子蓮鬚方

【藥物組成】菟絲子 30 克，蓮鬚 30 克，遠志 20 克，精鹽 2 克。

【功能主治】補腎澀精。主治早洩伴精神萎靡，腰酸

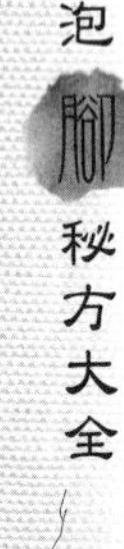

膝軟。

【使用方法】將前 3 藥同入鍋中，加入適量的水，煎煮 30 分鐘，去渣取汁，調入精鹽，待藥溫降至 40℃左右時，先清洗陰莖，再倒入泡足器中，泡腳 30 分鐘，每晚 1 次，15 天為 1 個療程。

【來源】《足藥浴療法》

方 12　芡實金櫻龍牡方

【藥物組成】芡實 25 克，五倍子 25 克，金櫻子 20 克，生龍骨 15 克，生牡蠣 15 克。

【功能主治】補腎澀精。主治早洩。

【使用方法】將上藥同入鍋中，加水適量，煎煮 30 分鐘，去渣取汁，倒入泡足器中，待藥溫降至 40℃左右時，泡腳 30 分鐘，每天 2 次，15～20 天為 1 個療程。

【來源】《中藥泡腳祛百病》

方 13　芡實沙苑子方

【藥物組成】芡實 20 克，沙苑子 20 克，蓮子鬚 15 克，龍骨 15 克。

【功能主治】補腎養陰，固精。主治早洩，遺精，腰膝痠軟。

【使用方法】將上藥同入鍋中，加水適量，煎煮 30 分鐘，去渣取汁，倒入泡足器中，待藥溫降至 40℃左右時，泡腳 30 分鐘，每天 2 次。

【來源】《中藥泡腳祛百病》

方 14　蛇床子湯

【藥物組成】蛇床子 10 克，細辛 10 克，石榴皮 10 克，菊花 5 克。

【功能主治】溫陽止洩。主治早洩。

【使用方法】將上 4 藥同入鍋中，加入適量的水，煎煮 30 分鐘，去渣取汁，待藥溫降至 40℃左右時，先清洗陰莖，再倒入泡足器中，泡腳 30 分鐘，每晚 1 次，10 天為 1 個療程。

【來源】《泡足驗方》

方 15　鎖陽蓯蓉方

【藥物組成】鎖陽 25 克，肉蓯蓉 25 克，桑螵蛸 20 克，茯苓 20 克，龍骨 15 克。

【功能主治】補腎溫陽，固精。主治早洩，腰膝痠軟。

【使用方法】將上藥同入鍋中，加水適量，煎煮 30 分鐘，去渣取汁，倒入泡足器中，待藥溫降至 40℃左右時，泡腳 30 分鐘，每天 3 次。

【來源】《中藥泡腳祛百病》

方 16　巴戟熟地方

【藥物組成】巴戟天 25 克，熟地黃 20 克，枸杞子 15 克，製附子 15 克，甘菊花 15 克，川椒 15 克。

【功能主治】補腎壯陽。主治腎陽久虛、早洩，腰膝痠軟。

【使用方法】將上藥同入鍋中，加水適量，煎煮 30 分鐘，去渣取汁，倒入泡足器中，待藥溫降至 40℃左右時，泡腳 30 分鐘，每天 2～3 次。

【來源】《中藥泡腳祛百病》

三、陽　痿

陽痿是指青壯年男子，由於虛損、驚恐或濕熱等原

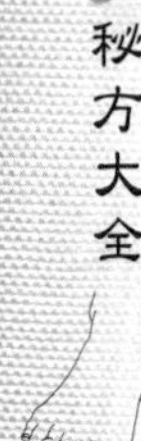

因，致使宗筋弛縱，引起陰莖痿軟不舉，或臨房舉而不堅的病證。

現代醫學的男子性功能障礙和某些慢性疾病表現為陽痿為主者，可參考本病治療。泡腳藥組方選擇以溫補腎陽，清熱利濕之品為主。

方1　韭菜子刀豆方

【藥物組成】韭菜子30克，刀豆100克，生薑30克。

【功能主治】溫補腎陽。主治陽痿命門火衰者。

【使用方法】將上3藥同入鍋中，加入適量的水，煎煮30分鐘，去渣取汁，倒入泡足器中，待藥溫降至40℃左右時，泡腳30分鐘，每晚1次，15天為1個療程。

【來源】《泡足驗方》

方2　鎖陽補骨脂方

【藥物組成】鎖陽20克，補骨脂30克，韭菜子30克，胡椒20克。

【功能主治】溫補腎陽。主治陽痿。症見頭暈耳鳴，畏寒肢冷，腰膝痠軟者。

【使用方法】將上藥同入鍋中，加入適量的水，煎煮30分鐘，去渣取汁，倒入泡足器中，待藥溫降至40℃左右時，泡腳30分鐘，每晚1次，15天為1個療程。

【來源】《泡足驗方》

方3　急性子大蔥方

【藥物組成】急性子20克，大蔥50克，烏藥20克，紅茶5克。

【功能主治】溫補腎陽。主治陽痿。

【使用方法】將上藥同入鍋中，加入適量的水，煎煮 30 分鐘，去渣取汁，倒入泡足器中，待藥溫降至 40℃左右時，泡腳 30 分鐘，每晚 1 次，15 天為 1 個療程。

【來源】《泡足驗方》

方 4　蛇床子牡蠣方

【藥物組成】蛇床子 20 克，牡蠣粉 20 克，乾荷葉 20 克，浮萍 20 克。

【功能主治】潛陽固澀，溫陽通絡。適用於陽痿。

【使用方法】將上藥放入鍋中，加水適量，煎煮 30 分鐘，去渣取汁，倒入泡足器中，待藥溫降至 40℃左右時，泡腳 30 分鐘，每天 2 次。

【來源】《中藥泡腳祛百病》

方 5　菟絲補骨脂方

【藥物組成】菟絲子、補骨脂、鎖陽各 10 克，附片 5 克。

【功能主治】補腎助陽。適用於腎虛陽痿。症見頭暈耳鳴，畏寒肢冷，腰膝痠軟者。

【使用方法】將上藥同入鍋中，加入適量的水，先浸泡 30 分鐘，再煎煮 30～40 分鐘，去渣取汁，倒入泡足器中，待藥溫降至 40℃左右時，泡腳 30 分鐘，每天 1 次，1 劑 2 天，連續用 5～10 劑。

【來源】《足部保健》

方 6　刺五加葫蘆巴方

【藥物組成】刺五加 30 克，葫蘆巴 20 克，巴戟天 15 克，川芎 20 克，細辛 10 克。

【功能主治】溫補腎陽。主治陽痿。

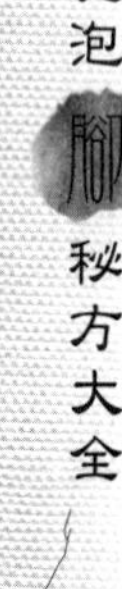

【使用方法】將上藥同入鍋中，加入適量的水，煎煮30分鐘，去渣取汁，倒入泡足器中，待藥溫降至40℃左右時，泡腳30分鐘，每晚1次，15天為1個療程。

【來源】《泡足驗方》

方7　杜仲桑寄生方

【藥物組成】杜仲50克，桑寄生、枸杞子、鎖陽、桂枝各30克。

【功能主治】溫補下元。主治陽痿。症見陽事不舉，精薄清冷，陰囊陰莖冰涼冷縮，腰膝痠軟，頭暈耳鳴，畏寒肢冷，精神萎靡，面色白，舌淡，苔白，脈沉細，右尺尤甚。

【使用方法】將上藥同入鍋中，加水適量，煎煮30分鐘，去渣取汁，倒入泡足器中，待藥溫降至40℃左右時，泡腳10～30分鐘，每天1次，2天1劑。

【來源】鐘仲義，雙足與保健，2002，6

方8　二子葫蘆巴方

【藥物組成】蛇床子、韭菜籽各30克，葫蘆巴、肉桂、丁香各15克。

【功能主治】溫補腎陽。主治陽痿。症見陽事不舉，精薄清冷，陰囊陰莖冰涼冷縮，腰膝痠軟，頭暈耳鳴，畏寒肢冷，精神萎靡。

【使用方法】將上藥同入鍋中，加水適量，煎煮30分鐘，去渣取汁，倒入泡足器中，待藥溫降至40℃左右時，泡腳30分鐘，每天1次，10天1個療程。

【來源】王穎，洗出健康精神爽，2005，6

方9　刺五加葫蘆巴方

【藥物組成】刺五加30克，葫蘆巴20克，巴戟天15

克，川芎20克，細辛10克。

【功能主治】溫補腎陽。主治陽痿。

【使用方法】將上藥同入鍋中，加入適量的水，煎煮30分鐘，去渣取汁，待藥溫降至40℃左右時，倒入泡足器中，泡腳30分鐘，每晚1次，15天為1個療程。

【來源】《泡足驗方》

方10　陽起石柴胡方

【藥物組成】陽起石20克，柴胡15克，巴戟天、淫羊藿、葫蘆巴各10克。

【功能主治】補腎助陽。主治腎陽不足，命門火衰所致的陽痿。

【使用方法】將上藥同入鍋中，加入適量的水，先浸泡30分鐘，再煎煮30～40分鐘，去渣取汁，倒入泡足器中，待藥溫降至40℃左右時，泡腳30分鐘，每天2次。

【來源】《足部保健》

方11　巴戟天淫羊藿方

【藥物組成】巴戟天15克，淫羊藿15克，金櫻子15克，葫蘆巴15克，柴胡12克，陽起石6克。

【功能主治】溫陽補腎。適用於虛症陽痿。

【使用方法】將上藥入鍋中，加水適量，煎煮30分鐘，去渣取汁，倒入泡足器中，待藥溫降至40℃左右時，泡腳30分鐘，每天2次。

【來源】《中藥泡腳祛百病》

方12　蛇床子五倍子方

【藥物組成】蛇床子20克，五倍子15克，遠志15克，杜仲20克，巴戟天15克，丁香3克。

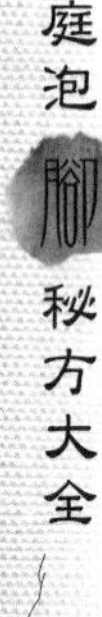

【功能主治】溫補腎陽。主治陽痿。

【使用方法】將上藥同入鍋中，加入適量的水，煎煮30分鐘，去渣取汁，倒入泡足器中，待藥溫降至40℃左右時，泡足30分鐘，每晚1次，15天為1個療程。

【來源】《泡足驗方》

方13　附仙湯

【藥物組成】製附片、仙茅、蛇床子、韭菜子、當歸、白芍各15克。

【功能主治】溫腎陽，補精血。主治陽痿。

【使用方法】將上藥同入鍋中，加入適量的水，煎沸10分鐘，去渣取汁，倒入泡足器中，待藥溫降至40℃左右時，泡腳30分鐘，每晚1次，10天為1個療程。

【來源】《足底療法治百病》

方14　蛇床子菟絲子方

【藥物組成】蛇床子50克，菟絲子30克，陽起石30克，仙茅20克，仙靈脾20克，巴戟天15克，小茴香10克。

【功能主治】溫補腎陽。主治陽痿。

【使用方法】將上藥同入鍋中，加入適量的水，煎煮30分鐘，去渣取汁，倒入泡足器中，待藥溫降至40℃左右時，泡腳30分鐘，每晚1次，15天為1個療程。

【來源】《泡足驗方》

方15　杜仲牛膝方

【藥物組成】杜仲15克，牛膝15克，菟絲子15克，炒巴戟天15克，骨碎補15克，核桃仁15克，枸杞子15克，續斷12克。

【功能主治】補肝腎，壯陽，強筋骨，通血脈。適用於陽痿，遺精，耳鳴，尿頻。

【使用方法】將藥同入鍋中，加水適量，煎煮30分鐘，去渣取汁，倒入泡足器中，待藥溫降至40℃左右時，泡腳30分鐘，每天2次，10～15天為1個療程。

【來源】《中藥泡腳祛百病》

方16　吳萸木鱉子方

【藥物組成】吳茱萸15克，木鱉子15克，露蜂房15克，川椒15克，鍛牡蠣15克，白礬15克，紫梢花15克，丁香15克，蛇床子15克。

【功能主治】溫陽散寒，活血通絡。適用於陽痿。

【使用方法】將上藥同入鍋中，加水適量，煎煮30分鐘，去渣取汁，倒入泡足器中，待藥溫降至40℃左右時，泡腳30分鐘，每天2次。

【來源】《中藥泡腳祛百病》

方17　木鱉子丁香方

【藥物組成】木鱉子12克，丁香12克，黑附子12克，蛇床子12克，紫梢花12克，遠志12克，蒲黃12克，海螵蛸12克，樟腦5克。

【功能主治】溫經祛濕，壯陽舉痿。主治陽痿。

【使用方法】將上藥同入鍋中，加水適量，煎煮30分鐘，去渣取汁，倒入泡足器中，待藥溫降至40℃左右時，泡腳30分鐘，每天2次。

【來源】《中藥泡腳祛百病》

方18　露蜂房丁香方

【藥物組成】露蜂房20克，丁香15克，肉桂15

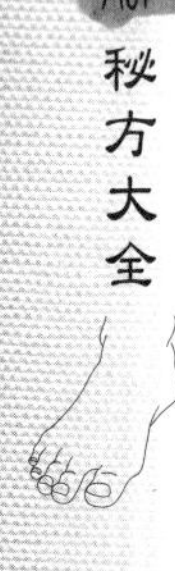

克，川椒 15 克，吳茱萸 15 克，淫羊藿 15 克，巴戟天 15 克，當歸尾 15 克，肉蓯蓉 15 克，蛇床子 12 克，路路通 10 克。

【功能主治】補腎壯陽，溫陽散寒，活血通絡。適用於陽痿。

【使用方法】將上藥同入鍋中，加水適量，煎煮 30 分鐘，去渣取汁，倒入泡足器中，待藥溫降至 40℃左右時，泡腳 30 分鐘，每天 2 次。

【來源】《中藥泡腳祛百病》

方 19　淫羊藿蓯蓉方

【藥物組成】淫羊藿 100 克，肉蓯蓉 100 克，路路通 50 克，蛇床子 50 克，巴戟天 50 克，韭菜子 50 克，丁香 30 克，肉桂 30 克，川椒 30 克，吳茱萸 30 克，零陵香 30 克，歸尾 30 克，露蜂房 30 克。

【功能主治】補腎壯陽、溫陽散寒、活血通絡。主治陽痿。

【使用方法】將上藥同入鍋中，加入適量的水，煎煮 30 分鐘，去渣取汁，倒入泡足器中，待藥溫降至 40℃左右時，泡腳 30 分鐘，每晚 1 次。

【來源】《足浴指南》

方 20　苦參蛇床子方

【藥物組成】苦參 30 克，蛇床子 30 克，知母 20 克，黃柏 15 克，夜交藤 30 克。

【功能主治】清熱利濕。主治濕熱下注引起的陽痿。症見陰莖萎軟，陰囊潮濕等。

【使用方法】將上藥同入鍋中，加入適量的水，煎煮

30 分鐘，去渣取汁，待藥溫降至 40℃左右時，倒入泡足器中，泡腳 30 分鐘，每晚 1 次，15 天為 1 個療程。

【來源】《泡足驗方》

方 21　牛膝車前子方

【藥物組成】牛膝 20 克，車前子 20 克，黃柏 20 克，知母 20 克，蒼朮 20 克。

【功能主治】清熱利濕。適用於濕熱下注性陽痿。症見小便短赤，大便乾結，陰部搔癢。

【使用方法】將上藥同入鍋中，加水適量，煎煮 30 分鐘，去渣取汁，倒入泡足器中，待藥溫降至 40℃左右時，泡腳 30 分鐘，每天 2 次，10～15 天為 1 個療程。

【來源】《中藥泡腳祛百病》

方 22　知母黃柏方

【藥物組成】知母 30 克，黃柏 20 克，蒼朮 30 克，車前子 20 克，生薏苡仁 30 克，牛膝 20 克。

【功能主治】清熱利濕。主治濕熱下注引起的陽痿。症見陰莖萎軟，陰囊潮濕等。

【使用方法】將上藥同入鍋中，加入適量的水，煎煮 30 分鐘，去渣取汁，倒入泡足器中，待藥溫降至 40℃左右時，泡腳 30 分鐘，每晚 1 次，15 天為 1 個療程。

【來源】《泡足驗方》

方 23　苦參蛇床子方

【藥物組成】苦參 20 克，蛇床子 20 克，白鮮皮 15 克，百部 15 克，夜交藤 15 克，荊芥 12 克，黃柏 12 克，龍膽草 12 克，海風藤 12 克。

【功能主治】清熱化濕止癢。主治陽痿陰囊搔癢。

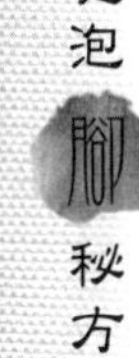

【使用方法】將上藥同入鍋中，加水適量，煎煮 30 分鐘，去渣取汁，倒入泡足器中，待藥溫降至 40℃左右時，泡腳 30 分鐘，每天 2 次。

【來源】《中藥泡腳祛百病》

四、前列腺炎（攝護腺炎）

前列腺炎是發生於前列腺體的一種常見感染性疾病，往往與後尿道炎，精囊炎等同時發生。臨床上有急性和慢性、細菌性和非細菌性、特異性與非特異性的區別。其中，以慢性非特異性細菌性前列腺炎多見。

據不完全統計，本病約佔泌尿外科門診病人的 1/3 左右，其臨床特點為發病緩慢，病情頑固，纏綿難癒，反覆發作。

中醫稱本病為「精濁」，其基本病機為本虛標實，發病與腎虛、濕熱、瘀滯等有密切關係。泡腳藥組方選擇以清熱利濕，化瘀通淋之品為主。

方 1　萆薢黃柏方

【藥物組成】萆薢 30 克，黃柏 15 克，茵陳 20 克，淡竹葉 100 克。

【功能主治】清熱利濕，利水通淋。主治急性前列腺炎。

【使用方法】將上藥入鍋中，加入適量的水，煮沸，去渣取汁，藥液的 2/3 口服，1/3 倒入盆中，加入熱水，待藥溫降至 40℃左右時，坐浴，後泡腳 30 分鐘，每天 1 次，每天 1 劑，連續用 7 天。

【來源】《足療足浴治病大全》

方 2　益母草蒲公英方

【藥物組成】益母草 30 克，蒲公英 50 克，玉米鬚 100 克，皂角刺 30 克。

【功能主治】清熱利濕，解毒通淋。主治慢性前列腺炎。

【使用方法】將藥入鍋中，加入適量的水，煮沸，去渣取汁，藥液的 2/3 口服，1/3 倒入盆中，加入熱水，待藥溫降至 40℃左右時，坐浴，後泡腳 30 分鐘，每天 1 次，每天 1 劑，連續用 7 天。

【來源】《足療足浴治病大全》

方 3　車前子熟大黃方

【藥物組成】車前子 20 克，車前草 50 克，熟大黃 15 克，石菖蒲 30 克。

【功能主治】清熱利濕，利水通淋。主治急性前列腺炎。

【使用方法】將上藥入鍋中，加入適量的水，煮沸，去渣取汁，藥液的 2/3 口服，1/3 倒入盆中，加入熱水，待藥溫降至 40℃左右時，坐浴，後泡腳 30 分鐘，每天 1 劑，連續用 7 天。

【來源】《足療足浴治病大全》

方 4　忍冬藤地丁方

【藥物組成】忍冬藤 50 克，紫花地丁 40 克，車前草 30 克，牛膝 20 克。

【功能主治】清熱利濕，利水通淋。主治急性前列腺炎。

【使用方法】將上藥入鍋中，加入適量的水，煮沸，

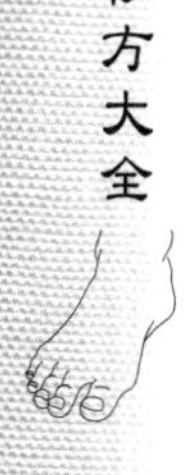

去渣取汁，藥液的 2/3 口服，1/3 倒入盆中，加入熱水，待藥溫降至 40℃左右時，坐浴，後泡腳 30 分鐘，每天 1 次，每天 1 劑，連續用 7 天。

【來源】《足療足浴治病大全》

方 5　蒲公英車前方

【藥物組成】蒲公英 25 克，車前草 25 克，紅花 12 克，金銀花 12 克。

【功能主治】清熱解毒，利濕化瘀。主治前列腺炎。

【使用方法】將上藥入鍋中，加入適量的水，煎煮 30 分鐘，去渣取汁，待藥溫降至 40℃左右時，先用毛巾蘸洗患處，再倒入泡足器中，泡腳 30 分鐘，每天 2～3 次。

【來源】《中藥泡腳祛百病》

方 6　雞血藤當歸方

【藥物組成】雞血藤 20 克，當歸 15 克，乳香 15 克，沒藥 15 克，續斷 15 克。

【功能主治】活血化瘀通絡。適用於慢性前列腺炎。

【使用方法】將上藥同入鍋中，加入適量的水，煎煮 30 分鐘，去渣取汁，待藥溫降至 40℃左右時，先用毛巾蘸洗患處，再倒入泡足器中，泡腳 30 分鐘，每天 2～3 次。

【來源】《中藥泡腳祛百病》

方 7　敗醬草澤蘭方

【藥物組成】敗醬草 50 克，澤蘭 30 克，赤芍 20 克，桃仁 20 克，白芷 15 克。

【功能主治】活血化瘀，清熱解毒。主治慢性前列腺炎。

【使用方法】將上藥入鍋中，加入適量的水，煮沸，藥液的 2/3 口服，1/3 倒入盆中，加入熱水，待藥溫降至 40℃左右時，坐浴，後泡腳 30 分鐘，每天 1 劑，連續用 7 天。

【來源】《足療足浴治病大全》

方 8　蛇舌草石葦方

【藥物組成】白花蛇舌草 30 克，冬葵子 30 克，白茅根 30 克，土茯苓 20 克，石葦 20 克。

【功能主治】清熱利濕，解毒通淋。主治慢性前列腺炎。

【使用方法】將上藥入鍋中，加入適量的水，煮沸，去渣取汁，藥液的 2/3 口服，1/3 倒入盆中，加入熱水，待藥溫降至 40℃左右時，坐浴，後泡腳 30 分鐘，每天 1 次，每天 1 劑，連續用 7 天。

【來源】《足療足浴治病大全》

方 9　大黃野菊方

【藥物組成】生大黃 25 克，野菊花 25 克，黃柏 20 克，虎杖 20 克，知母 20 克，牛膝 20 克。

【功能主治】清熱、活血、燥濕。適用於各性前列腺炎。

【使用方法】將上藥同入鍋中，加入適量的水，煎煮 30 分鐘，去渣取汁，待藥溫降至 40℃左右時，先用毛巾蘸洗患處，再倒入泡足器中，泡腳 30 分鐘，每天 3 次，10 天為 1 個療程。

【來源】《中藥泡腳祛百病》

方 10　龍膽草山梔方

【藥物組成】龍膽草 20 克，山梔子 20 克，野菊花 20

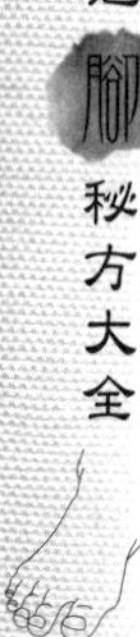

克，黃柏 15 克，土茯苓 15 克，車前草 15 克。

【功能主治】清熱、利濕。適用於慢性前列腺炎。

【使用方法】將上藥同入鍋中，加入適量的水煎煮 30 分鐘，去渣取汁，倒入盆中，待藥溫降至 40℃左右時，先用毛巾蘸洗患處，再倒入泡足器中，泡腳 30 分鐘，每天 2～3 次。

【來源】《中藥泡腳祛百病》

方 11　龍膽草土茯苓湯

【藥物組成】龍膽草、土茯苓、馬齒莧各 30 克，川楝子 15 克，川萆薢 9 克，金銀花 20～50 克，薄荷 9 克。

【功能主治】清熱利濕，利水通淋。主治急性期前列腺炎。

【使用方法】將上藥同入鍋中，加入適量的水，煎沸 10 分鐘，去渣取汁，倒入泡足器中，待藥溫降至 40℃左右時，泡腳 30 分鐘，每晚 2 次。

【來源】《足底療法治百病》

方 12　魚腥草紫草方

【藥物組成】魚腥草 15 克，紫草 15 克，黃柏 15 克，野菊花 15 克，白花蛇舌草 15 克，丹參 12 克，赤芍 12 克。

【功能主治】清熱燥濕，活血祛瘀。適用於前列腺炎。

【使用方法】將上藥同入鍋中，加入適量的水，煎煮 30 分鐘，去渣取汁，待藥溫降至 40℃左右時，先用毛巾蘸洗患處，再倒入泡足器中，泡腳 30 分鐘，每天 2～3 次。

【來源】《中藥泡腳祛百病》

方 13　二黃龍膽湯方

【藥物組成】黃芩 15 克，黃柏 15 克，龍膽草 15 克，生地 15 克，黑山梔 15 克，土茯苓 15 克，車前草 15 克。

【功能主治】清熱利濕。主治前列腺炎。

【使用方法】將上藥放入鍋中，加入適量的水，煎煮 30 分鐘，去渣取汁，待藥溫降至 40℃左右時，先用毛巾蘸洗患處，再倒入泡足器中，泡腳 30 分鐘，每天 2～3 次。

【來源】《中藥泡腳祛百病》

方 14　野菊花苦參方

【藥物組成】野菊花 20 克，苦參 20 克，馬齒莧 20 克，敗醬草 20 克，元胡 15 克，檳榔 15 克，當歸 12 克。

【功能主治】清熱燥濕，活血解毒。適用於前列腺炎。

【使用方法】將上藥同入鍋中，煎煮 30 分鐘，去渣取汁，待藥溫降至 40℃左右時，先用毛巾蘸洗患處，再倒入泡足器中，泡腳 30 分鐘，每天 2～3 次。

【來源】《中藥泡腳祛百病》

五、性功能亢奮

性功能亢奮又叫性慾過盛或性慾過旺。它是指性興奮出現過多、過快、過劇而超過正常狀態。引起性亢奮的原因可分為體質性和心理性兩類。

前者包括顳葉病變、腦梅毒、使用大麻葉或可卡因過量，大量使用睾丸酮等；女性患腎上腺腫瘤或卵巢腫瘤

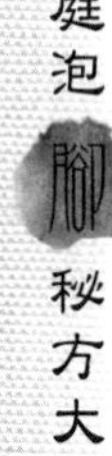

時，有時出現色情狂。心理性者可見於某些強迫症、躁狂症、精神分裂症及偏執性精神病，也可見於並無精神疾病，但具有潛意識心理變態的人。

中醫稱性功能亢奮為「陽事易舉」，認為本病多因色慾過度，七情內傷，心舒腎虛損，相火妄動所致。泡腳藥組方選擇以清洩腎火，活血通絡之品為主。

方 1　玄明粉方

【藥物組成】玄明粉 60 克，生大黃 15 克，白芷 10 克。

【功能主治】清洩腎火。主治性功能亢奮。

【使用方法】將上藥同入鍋中，加入適量的水，煎煮 30 分鐘，去渣取汁，待藥溫降至 40℃左右時，倒入泡足器中，泡腳 20 分鐘，每晚 1 次，15 天為 1 個療程。

【來源】《泡足驗方》

方 2　黃柏澤瀉方

【藥物組成】黃柏 30 克，澤瀉 40 克，丹皮 15 克，旱蓮草 30 克。

【功能主治】清洩腎火。主治性功能亢奮。

【使用方法】將上藥同入鍋中，加入適量的水，煎煮 30 分鐘，去渣取汁，待藥溫降至 40℃左右時，倒入泡足器中，泡腳 20 分鐘，每晚 1 次，15 天為 1 個療程。

【來源】《泡足驗方》

方 3　生地黃梔子方

【藥物組成】生地黃 30 克，梔子 20 克，桂枝 15 克，知母 15 克，龍膽草 10 克，白芷 10 克。

【功能主治】清洩腎火。主治性功能亢奮。

【使用方法】將上藥同入鍋中，加入適量的水，煎煮30分鐘，去渣取汁，待藥溫降至40℃左右時，倒入泡足器中，泡腳20分鐘，每晚1次，15天為1個療程。

【來源】《泡足驗方》

方4　絲瓜藤地龍方

【藥物組成】絲瓜藤500克，地龍50克，五倍子30克。

【功能主治】活血通絡。主治性功能亢奮。

【使用方法】將上藥同入鍋中，加入適量的水，煎煮30分鐘，去渣取汁，待藥溫降至40℃左右時，倒入泡足器中，泡腳20分鐘，每晚1次，15天為1個療程。

【來源】《泡足驗方》

方5　水蛭藿香方

【藥物組成】水蛭30克，藿香20克，白芷10克，白芥子20克。

【功能主治】活血通絡。主治性功能亢奮。

【使用方法】將上藥同入鍋中，加入適量的水，煎煮30分鐘，去渣取汁，待藥溫降至40℃左右時，倒入泡足器中，泡腳20分鐘，每晚1次，15天為1個療程。

【來源】《泡足驗方》

六、前列腺肥大

前列腺肥大，又稱良性前列腺增生，是老年男性泌尿生殖系統的常見病。

一般認為是由於內分泌激素平衡失調等綜合因素引起腺體增生，使後尿道延長、彎曲、受壓、膀胱出口抬高，

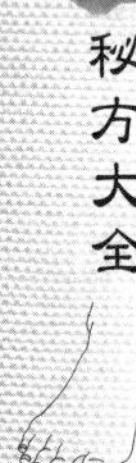

出現排尿困難並逐漸加重的下尿道梗阻、尿瀦留，繼發感染、結石、腫瘤，以致腎功能衰竭等。前列腺肥大的臨床表現主要是排尿困難進行性加重。早期尿頻，尤其是夜尿增多；逐漸出現排尿躊躇，增加腹壓迸尿。排尿無力，尿液變細，以致淋漓不盡，急性尿瀦留或尿失禁，也可能發生不同程度的血尿等。

中醫稱本病為「精癃」，其基本病機為腎虛血瘀。泡腳藥組方選擇以清熱利濕，活血散結，溫陽通閉之品為主。

方 1　黃蓍木瓜方

【藥物組成】黃蓍 200 克，木瓜 30 克，蔥白 10 根。

【功能主治】溫陽化氣通閉。主治前列腺肥大壓迫輸尿管者。

【使用方法】將上藥入鍋中，加水適量，煎煮 20 分鐘，去渣取汁，倒入足浴盆中，先燻蒸，待藥溫降到 40℃時，浸泡雙腳 30 分鐘，每天 2 次，7 天為 1 個療程。

【來源】《足療圖解》

方 2　冬葵子莪朮方

【藥物組成】冬葵子 30 克，莪朮 30 克，三棱 30 克，王不留行 20 克。

【功能主治】活血散結，利尿通閉。主治前列腺增生。

【使用方法】將上藥入鍋中，加入適量的水，煮沸，去渣取汁，藥液的 2/3 口服，1/3 倒入盆中，加入熱水，待藥溫降至 40℃左右時，坐浴，後泡腳 30 分鐘，每天 1 次，每天 1 劑，連續用 7 天。

【來源】《足療足浴治病大全》

方 3　生大黃山梔方

【藥物組成】生大黃、生山梔、龍膽草各 30 克，滑石 15 克。

【功能主治】清熱瀉火，利濕通閉。主治三焦火盛型前列腺肥大。

【使用方法】將上藥同入鍋中，加入適量的水，煎沸 10 分鐘，去渣取汁，倒入泡足器中，待藥溫降至 40℃左右時，泡腳 15～30 分鐘，每晚 1 次，10 次為 1 個療程。

【來源】《足底療法治百病》

方 4　黃芩桑白皮方

【藥物組成】黃芩、桑白皮各 30 克，桔梗、黑、白丑各 6 克。

【功能主治】清瀉肺火。主治肺熱氣壅型前列腺增生。

【使用方法】將上藥同入鍋中，加入適量的水，煎沸 10 分鐘，去渣取汁，倒入泡足器中，待藥溫降至 40℃左右時，泡腳 15～30 分鐘，每晚 1 次，10 次為 1 個療程。

【來源】《足底療法治百病》

方 5　桃仁當歸方

【藥物組成】桃仁 30 克，當歸 20 克，川牛膝 20 克，丹皮 15 克，大黃 10 克。

【功能主治】清熱活血，散結通閉。主治前列腺增生。

【使用方法】將上藥入鍋中，加入適量的水，煮沸，去渣取汁，藥液的 2/3 口服，1/3 倒入盆中，加入熱水，

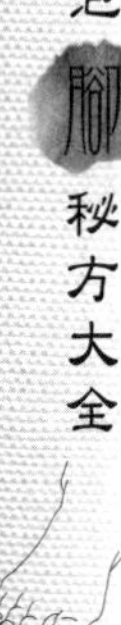

待藥溫降至 40℃左右時坐浴，後泡腳 30 分鐘，每天 1 次，每天 1 劑，連續用 7 天。

【來源】《足療足浴治病大全》

方 6　毛冬青忍冬藤方

【藥物組成】毛冬青 20 克，忍冬藤 20 克，吳茱萸 20 克，大黃 20 克，紅花 15 克。

【功能主治】溫經通絡，活血散結。主治前列腺肥大。

【使用方法】將上藥同入鍋中，加入適量的水，煎煮 30 分鐘，去渣取汁，待藥溫降至 40℃左右時，先用毛巾蘸洗患處，後倒入泡足器中，泡腳 30 分鐘，每天 1 次。

【來源】《中藥泡腳祛百病》

方 7　桂枝紅花方

【藥物組成】桂枝 20 克，紅花 20 克，苦參 15 克，蒲公英 15 克，艾葉 15 克，赤芍 15 克，澤蘭 15 克。

【功能主治】溫經通絡，活血散結。主治前列腺肥大。

【使用方法】將上藥同入鍋中，加入適量的水，煎煮 30 分鐘，去渣取汁，待藥溫降至 40℃左右時，先用毛巾蘸洗患處，再倒入泡足器中，泡腳 30 分鐘，每天 1 次。

【來源】《中藥泡腳祛百病》

方 8　白芷桂枝方

【藥物組成】白芷 15 克，桂枝 15 克，車前草 12 克，澤蘭 12 克，益母草 12 克，天花粉 12 克，芒硝 12 克，艾葉 12 克，生蔥 10 克。

【功能主治】溫經通絡，活血散結。主治前列腺肥大。

【使用方法】將上藥同入鍋中，加入適量的水，煎煮30分鐘，去渣取汁，待藥溫降至40℃左右時，先用毛巾蘸洗患處，再倒入泡足器中，泡腳30分鐘，每天2次。

【來源】《中藥泡腳祛百病》

第10章 皮膚科疾病泡腳秘方

一、皮膚瘙癢症

皮膚瘙癢症是指無原發性皮膚損害，而以瘙癢為主要症狀的皮膚感覺異常的皮膚病。好發於老年及青壯年，多見於冬季，少數亦有夏季發作。

臨床特徵為：皮膚陣發性瘙癢，搔抓後常現抓痕、血痂、色素沉著和苔蘚樣變等繼發性損害。

中醫稱本病為「風瘙癢」，其病機為濕蘊於膚，或血虛風燥。泡腳藥組方選擇以疏風祛濕，清熱涼血之品為主。

方1　徐長卿方

【藥物組成】徐長卿100克。

【功能主治】祛風化濕，止痛止癢。主治皮膚瘙癢。

【使用方法】將上藥入鍋中，加水適量，浸泡5～10分鐘，煎煮30分鐘，倒入泡足器中，待藥溫降至40℃左右時，泡腳20～30分鐘，每晚1次，連續2週。

【來源】《家庭足浴》

方2　荊芥蔓荊子方

【藥物組成】荊芥穗60克，蔓荊子60克，枳殼（去瓤麩炒）60克，蒺藜子（炒）15克，防風10克，益母草

10 克，苦參 10 克。

【功能主治】祛風止癢。適用於皮膚瘙癢症。

【使用方法】以上 7 藥粗搗過篩入鍋中，加水 3000 毫升，煎煮 30 分鐘，去渣取汁，倒入盆中，待藥溫降至 40℃左右時，泡腳 30 分鐘，每晚 1 次。

【來源】《藥浴治百病》

方 3　石榴皮方

【藥物組成】石榴皮 50 克。

【功能主治】收斂止癢，利濕解毒。主治皮膚瘙癢症及慢性皮膚瘙癢。

【使用方法】將石榴皮入鍋中，加入適量的水，煎煮 30 分鐘，去渣取汁，待藥溫降至 40℃左右時，先清洗瘙癢部，再倒入泡足器中，泡腳 20 分鐘，每晚 1 次。

【來源】《足部保健》

方 4　紅茶旱蓮方

【藥物組成】紅茶葉 20 克，墨旱蓮汁 400 克，明礬 200 克。

【功能主治】祛濕解毒，收斂止癢。主治皮膚瘙癢。

【使用方法】取紅茶葉入鍋中，煎水 4000 毫升，墨旱蓮（水楊樹），搗汁 400 克，將上液混合後，加明礬 20 克，浸洗足部。

【來源】《百病治腳療法》

方 5　蛇床子地膚子方

【藥物組成】蛇床子 50 克，地膚子 40 克，土荊皮 30 克，白礬 15 克。

【功能主治】疏風清熱止癢。主治早期皮膚瘙癢症。

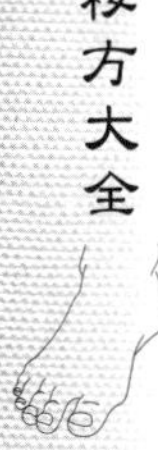

【使用方法】將前3藥同入鍋中，加入適量的水，煎煮30分鐘，去渣取汁，加入白礬，待藥溫降至40℃左右時，先清洗瘙癢部，再倒入泡足器中，泡腳20分鐘，每晚1次，7天為1個療程。

【來源】《泡足驗方》

方6 蒼耳草白鮮皮方

【藥物組成】蒼耳草100克，白鮮皮50克，苦參40克，地膚子20克，白礬15克。

【功能主治】疏風清熱止癢。主治皮膚瘙癢症。

【使用方法】將前4藥同入鍋中，加入適量的水，煎煮30分鐘，去渣取汁，加入白礬，待藥溫降至40℃左右時，先清洗瘙癢部，再倒入泡足器中，泡腳20分鐘，每晚1次，7天為1個療程。

【來源】《泡足驗方》

方7 荊芥蟬衣方

【藥物組成】荊芥15克，防風15克，蟬衣15克，野菊花15克，皂角刺30克，玄參20克。

【功能主治】疏風清熱止癢。主治皮膚瘙癢症。

【使用方法】將上藥同入鍋中，加入適量的水，煎煮30分鐘，去渣取汁，待藥溫降至40℃左右時，先清洗瘙癢部，再倒入泡足器中，泡腳20分鐘，每晚1次，7天為1個療程。

【來源】《泡足驗方》

方8 止癢足浴方

【藥物組成】蛇床子、地膚子、大楓子各30克，荊芥、防風、白礬各10克。

【功能主治】疏風清熱止癢。主治皮膚瘙癢。

【使用方法】將前 5 藥同入鍋中，加入適量的水，煎沸 10 分鐘，去渣取汁，加入白礬，先清洗瘙癢部，倒入泡足器中，待藥溫降至 40℃左右時，再泡腳 30 分鐘，每晚 1～2 次，每劑 6 次。

【來源】《足底療法治百病》

方 9　歸芍麻黃方

【藥物組成】當歸 20 克，赤芍 30 克，生麻黃 20 克，蟬衣 15 克。

【功能主治】清熱涼血，祛風止癢。主治各類皮膚瘙癢症。

【使用方法】將上藥同入鍋中，加入適量的水，煎煮 30 分鐘，去渣取汁，先清洗瘙癢部，再倒入泡足器中，待藥溫降至 40℃左右時，泡腳 20 分鐘，每晚 1 次，7 天為 1 個療程。

【來源】《泡足驗方》

方 10　生地赤芍方

【藥物組成】生地黃 30 克，赤芍 20 克，苦參 30 克，白鮮皮 40 克，薄荷 15 克。

【功能主治】清熱涼血，祛風止癢。主治各類皮膚瘙癢症。

【使用方法】將上藥同入鍋中，加入適量的水，煎煮 30 分鐘，去渣取汁，待藥溫降至 40℃左右時，先清洗瘙癢部，再倒入泡足器中，泡腳 20 分鐘，每晚 1 次，7 天為 1 個療程。

【來源】《泡足驗方》

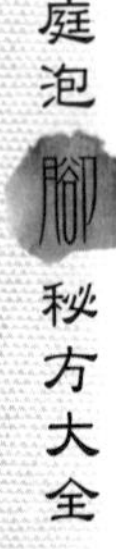

方 11　首烏殭蠶方

【藥物組成】生何首烏 50 克，桑枝 50 克，殭蠶 30 克，赤芍 20 克，當歸 15 克，川芎 15 克。

【功能主治】清熱涼血，祛風止癢。主治各類皮膚搔癢症。

【使用方法】將上藥同入鍋中，加入適量的水，煎煮 30 分鐘，去渣取汁，待藥溫降至 40℃左右時，先清洗搔癢部，再倒入泡足器中，泡腳 20 分鐘，每晚 1 次，7 天為 1 個療程。

【來源】《泡足驗方》

方 12　防風紅花方

【藥物組成】防風 10 克，紅花 6 克，白芷 6 克，羌活 6 克，桑葉 6 克，薄荷 6 克，杭菊花 6 克，殭蠶 3 克。

【功能主治】祛風清熱，活血止癢。適用於皮膚搔癢症。

【使用方法】將上 8 藥入鍋中，加水適量，煎煮至沸，去渣取汁，倒入腳盆，待藥溫降至 40℃左右時，泡腳 30 分鐘，每天 1 次。

【來源】《藥浴治百病》

方 13　莽草藁本方

【藥物組成】莽草、藁本、桔梗、地榆、穀精草、生地黃、枳殼各 30 克，蜂窩 10 克。

【功能主治】清熱涼血，祛風止癢。主治皮膚搔癢。症見皮膚搔癢劇烈，遇熱更甚，抓破後有血痂，心煩，口乾，舌淡紅，脈浮數。

【使用方法】將上藥同入鍋中，加入 3000 毫升水，煎煮 30 分鐘，去渣取汁，倒入泡足器中，待藥溫降至 40℃左右時，泡腳 30 分鐘以上，每天 2 次。

【來源】鐘仲義，中藥足浴保健療法，2002，6

方 14　防風桑葉薄荷方

【藥物組成】防風 10 克，桑葉、薄荷、紅花、白芷、羌活、杭菊花各 6 克，殭蠶 3 克。

【功能主治】清熱涼血，祛風止癢。主治皮膚搔癢。症見皮膚乾燥，抓破後有血痂，頭昏眼花，失眠多夢，舌紅，脈細數。

【使用方法】將上藥同入鍋中，加水適量，煎煮 30 分鐘，去渣取汁，倒入泡足器中，待藥溫降至 40℃左右時，泡腳 30 分鐘以上，每天 2 次。

【來源】鐘仲義，中藥足浴保健療法，2002，6

方 15　三子黃柏方

【藥物組成】蛇床子、大楓子、地膚子、川黃柏各等份。

【功能主治】清熱燥濕，祛風止癢。主治皮膚搔癢。

【使用方法】將藥同研磨入鍋中，加入 3000 毫升水，煎煮 30 分鐘，去渣取汁，倒入泡足器中，待藥溫降至 40℃左右時，泡腳 20～30 分鐘，每天 1 次。

【來源】鐘仲義，中藥足浴保健療法，2002，6

方 16　蛇床子蒼朮方

【藥物組成】蛇床子 30 克，蒼朮 30 克，黃柏 20 克，荊芥 15 克，白礬 10 克。

【功能主治】清熱化濕，祛風止癢。主治夏季皮膚搔癢症。

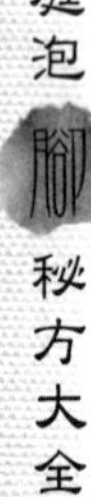

【使用方法】將前 4 藥同入鍋中，加入適量的水，煎煮 30 分鐘，去渣取汁，加入白礬，待藥溫降至 40℃左右時，先清洗瘙癢部，再倒入泡足器中，泡腳 20 分鐘，每晚 1 次，7 天為 1 個療程。

【來源】《泡足驗方》

方 17　石膏浮萍方

【藥物組成】生石膏 60 克，浮萍 50 克，地膚子 30 克，知母 20 克，白礬 10 克。

【功能主治】清熱化濕，祛風止癢。主治夏季皮膚瘙癢症。

【使用方法】將前 4 藥同入鍋中，加入適量的水，煎煮 30 分鐘，去渣取汁，加入白礬，待藥溫降至 40℃左右時，先清洗瘙癢部，再倒入泡足器中，泡腳 20 分鐘，每晚 1 次，7 天為 1 個療程。

【來源】《泡足驗方》

方 18　蛇床子黃柏

【藥物組成】蛇床子 9 克，黃柏、蒼朮、荊芥各 6 克，明礬 3 克。

【功能主治】清熱燥濕，疏風止癢。主治皮膚瘙癢。症見皮膚瘙癢劇烈，久不止，抓破後汁水淋漓。

【使用方法】將前 4 藥同入鍋中，加入 3000 毫升水，煎煮 30 分鐘，去渣取汁，加入明礬，倒入泡足器中，待藥溫降至 40℃左右時，泡腳 20～30 分鐘，每天 1 次。

【來源】鐘仲義，中藥足浴保健療法，2002，6

方 19　防風苦參方

【藥物組成】防風、益母草、苦參各 90 克，荊芥穗

60克，枳殼60克，蒺藜子50克。

【功能主治】清熱燥濕，祛風止癢。主治皮膚瘙癢。症見皮膚瘙癢劇烈，遇熱更甚，抓破後有血痂，心煩，口乾，失眠多夢。

【使用方法】將上藥同研磨入鍋中，加入3000毫升水，煎煮30分鐘，去渣取汁，倒入泡足器中，待藥溫降至40℃左右時，泡腳30分鐘以上，每天2次。

【來源】鐘仲義，中藥足浴保健療2002，6

方20　鳳眼草百部方

【藥物組成】鳳眼草、百部、野菊花各9克，苦參3克，樟腦0.5克，75%乙醇500毫升。

【功能主治】清熱燥濕止癢。主治皮膚瘙癢。

【使用方法】將前4藥放入瓶中，加入乙醇，浸泡7天，加入樟腦，倒入泡足器中，泡腳20～30分鐘，每天2次。

【來源】鐘仲義，中藥足浴保健療法，2002，6

方21　防風當歸方

【藥物組成】防風20克，生黃蓍20克，當歸15克，黃柏15克，赤芍15克，苦參15克，白礬10克。

【功能主治】清熱化濕，祛風止癢。主治夏季皮膚瘙癢症。

【使用方法】將前6藥同入鍋中，加入適量的水，煎煮30分鐘，去渣取汁，加入白礬，待藥溫降至40℃左右時，先清洗瘙癢部，再倒入泡足器中，泡腳20分鐘，每晚1次，7天為1個療程。

【來源】《泡足驗方》

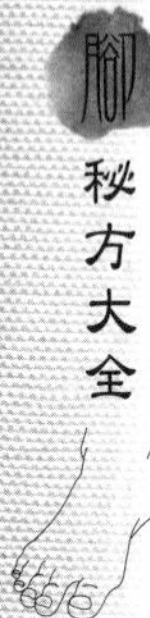

方22　防風黃蓍方

【藥物組成】防風、黃蓍各20克，當歸15克，黃柏、紅花、川芎、苦參、硫黃各10克。

【功能主治】祛風燥濕。主治皮膚瘙癢。

【使用方法】將前6藥同入鍋中，浸泡5～10分鐘，煎煮30分鐘，加入硫黃，倒入泡足器中，待藥溫降至40℃左右時，泡腳30分鐘，每天1～2次，3天1劑，連續用3～5劑。

【來源】《家庭足浴》

方23　茵陳穀精草方

【藥物組成】茵陳、穀精草、石決明、桑枝、白菊花各30克，木瓜、桑葉、青皮各15克。

【功能主治】清熱利濕止癢。主治皮膚瘙癢。症見皮膚瘙癢劇烈，抓破後汁水淋漓，口乾，口苦，小便黃赤，大便秘結，舌紅，苔黃膩，脈浮數。

【使用方法】將上藥同入鍋中，加入3000毫升水，煎煮30分鐘，去渣取汁，倒入泡足器中，待藥溫降至40℃左右時，泡腳20～30分鐘。

【來源】鐘仲義，中藥足浴保健療法，2002，6

方24　烏梢蛇蜈蚣方

【藥物組成】烏梢蛇20克，蜈蚣兩條，全蠍兩條，蛇床子20克。

【功能主治】搜風通絡止癢。主治頑固難癒的皮膚瘙癢。

【使用方法】將上藥同入鍋中，加入適量的水，煎煮30分鐘，去渣取汁，待藥溫降至40℃左右時，先清洗瘙癢部，再倒入泡足器中，泡腳 20 分鐘，每晚 1 次，7 天為 1 個療程。

【來源】《泡足驗方》

方 25　雞血藤火麻仁方

【藥物組成】雞血藤 50 克，火麻仁 30 克，當歸 20 克，赤芍 20 克，川芎 15 克。

【功能主治】養血祛風止癢。主治老年血虛引起的皮膚瘙癢。

【使用方法】將上藥同入鍋中，加入適量的水，煎煮 30 分鐘，去渣取汁，待藥溫降至 40℃左右時，先清洗瘙癢部，再倒入泡足器中，泡腳 20 分鐘，每晚 1 次，7 天為 1 個療程。

【來源】《泡足驗方》

二、膿疱瘡

膿疱瘡又名膿痂疱，是一種常見的由化膿性球菌感染所引起的急性化膿性皮膚病。其臨床特徵為膿疱、膿痂，自覺瘙癢。本病具有較強的傳染性，易在托兒所、幼兒園或家庭中傳播流行。好發於夏季秋季，尤以夏末秋初悶熱天氣多見。中醫稱本病為「黃水瘡」，其基本病機為暑濕熱毒外侵，泛溢肌膚。

泡腳藥組方選擇以清熱燥濕解毒之品為主。

方 1　石灰硫黃方

【藥物組成】生石灰 100 克，硫黃 250 克。

【功能主治】解毒燥濕。適用於膿疱瘡。症見多發於小兒面部及四肢，為膿瘡或膿痂，遍傳全身。

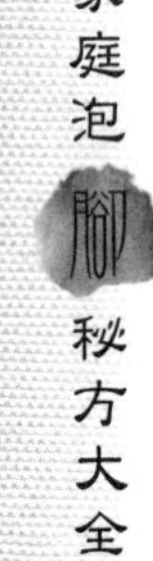

【使用方法】將上 2 藥研為細末入鍋，加水 1250 毫升，溫火煮煎約 2 小時，如水不足可再加水，最後煎至 1000 毫升，待藥溫降至 40℃左右時泡腳。

【來源】《藥浴治百病》

方 2 黃柏連翹方

【藥物組成】黃柏 12 克，連翹 12 克。

【功能主治】清熱燥濕解毒。適用於膿疱瘡。症見面部或四肢散在膿痂，周邊有紅暈或有糜爛，分泌黃色膿液，自身傳染，膿痂周圍可見較小紅色丘疹或膿疱。

【使用方法】將上 2 藥入鍋，加水 2000 毫升，煮沸去渣取汁，待藥溫降至 40℃左右時泡腳，每天 2～3 次，每次 20～30 分鐘。

【來源】《藥浴治百病》

方 3 魚腥草黃柏方

【藥物組成】魚腥草 15 克，黃柏 15 克，白鮮皮 15 克。

【功能主治】清熱解毒，燥濕收斂。適用於膿疱瘡。

【使用方法】將上 3 藥入鍋，加水適量煎煮，沸後去渣取汁，待藥溫降至 40℃左右時泡腳，每天 3～4 次，4～6 天為 1 療程。

【來源】《藥浴治百病》

方 4 雄黃防風方

【藥物組成】雄黃 15 克，防風 15 克，荊芥 9 克，苦參 9 克。

【功能主治】清熱除濕，祛風止癢。適用於膿疱瘡初起。症見面部或軀幹起膿疱，很快破潰流出黃膿汁，瘙癢明顯，遍體傳染。

【使用方法】將上 4 藥入鍋，加水 2000 毫升，煮沸去渣取汁，待藥溫降至 40℃左右時泡腳，每天 2～3 次。

【來源】《藥浴治百病》

方 5　蒲公英防風方

【藥物組成】蒲公英 15 克，防風 12 克，地膚子 12 克，白鮮皮 12 克，金銀花 15 克，薄荷 6 克，生甘草 6 克。

【功能主治】清熱解毒，祛濕止癢，消腫鎮痛。適用於濕疹腳氣，膿疱瘡等。

【使用方法】將上 7 藥入鍋，加水適量煎煮，沸後去渣取汁，待藥溫降至 40℃左右時泡腳，每天 2～3 次，每天 1 劑，連續 3～5 天為 1 個療程。

【來源】《藥浴治百病》

三、痤　瘡

痤瘡是一種毛囊、皮脂腺的慢性炎症。因皮脂腺管與毛孔的堵塞，引起皮脂外流不暢所致。

多發生於青春期男女，常伴有皮脂溢出。青春期過後，大多自然痊癒或減輕。

其臨床特徵為顏面、胸背部黑頭或白頭粉刺、丘疹、膿疱、結節、囊腫及疤痕等皮膚損害。

中醫稱本病為「粉刺」，其基本病機為素體陽熱偏盛，加上青春期生機旺盛，營血日漸偏熱，血熱外壅，氣血鬱滯，蘊阻肌膚。泡腳藥組方選擇以疏散風熱，涼血降火之品為主。

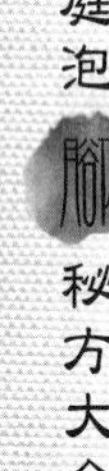

方 1　枇杷葉方

【藥物組成】生枇杷葉 150 克，桑白皮 100 克，冰片 3 克。

【功能主治】清瀉肺熱。主治各類痤瘡。

【使用方法】將前 2 藥同入鍋中，加入適量的水，煎煮 30 分鐘，去渣取汁，加入冰片，待藥溫降至 40℃左右時，先清洗顏面部痤瘡部位，再倒入泡足器中，泡腳 20 分鐘，每晚 1 次，20 天為 1 個療程。

【來源】《泡足驗方》

方 2　桑葉野菊花方

【藥物組成】桑葉 50 克，野菊花 40 克，葛根 30 克。

【功能主治】疏散風熱，涼血降火。主治各類痤瘡。

【使用方法】將上 3 藥同入鍋中，加入適量的水，煎煮 30 分鐘，去渣取汁，待藥溫降至 40℃左右時，先清洗顏面部痤瘡部位，再倒入泡足器中，泡腳 20 分鐘，每晚 1 次，20 天為 1 個療程。

【來源】《泡足驗方》

方 3　皂角丹皮方

【藥物組成】皂角 50 克，丹皮 30 克，透骨草 50 克，白芷 15 克。

【功能主治】清熱涼血除痤。主治各類痤瘡。

【使用方法】將上 4 藥同入鍋中，加入適量的水，煎煮 30 分鐘，去渣取汁，待藥溫降至 40℃左右時，先清洗顏面部痤瘡部位，再倒入泡足器中，泡腳 20 分鐘，每晚 1 次，20 天為 1 個療程。

【來源】《泡足驗方》

方 4　生大黃澤瀉方

【藥物組成】生大黃 30 克，澤瀉 20 克，知母 15 克，川芎 15 克。

【功能主治】通大便，瀉腎火。主治腎火旺盛，大便秘結引起的青少年痤瘡。

【使用方法】將後 3 藥同入鍋中，加入適量的水，煎煮 30 分鐘，再加入大黃，再煮 5 分鐘，去渣取汁，待藥溫降至 40℃左右時，先清洗顏面部痤瘡部位，再倒入泡足器中，泡腳 20 分鐘，每晚 1 次，20 天為 1 個療程。

【來源】《泡足驗方》

方 5　桑紫煎

【藥物組成】桑葉、蒲公英、紫草各 30 克，川紅花 9 克。

【功能主治】清熱、瀉火、涼血。主治痤瘡。

【使用方法】將上藥同入鍋中，加入適量的水，煎沸 10 分鐘，去渣取汁，待藥溫降至 40℃左右時，先蘸洗患處，再倒入泡足器中，泡腳 15～30 分鐘，每晚 1 次，10 次為 1 個療程。

【來源】《足底療法治百病》

方 6　赤芍生地方

【藥物組成】赤芍 30 克，生地黃 20 克，丹皮 20 克，生大黃 15 克。

【功能主治】清熱涼血，洩肺通便。主治各類痤瘡。

【使用方法】將前 3 藥同入鍋中，加入適量的水，煎煮 30 分鐘，加入生大黃，去渣取汁，待藥溫降至 40℃左右時，先清洗顏面部痤瘡部位，再倒入泡足器中，泡腳

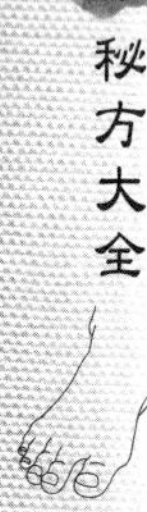

20 分鐘，每晚 1 次，20 天為 1 個療程。

【來源】《泡足驗方》

方 7　三葉豬膽方

【藥物組成】鮮柳樹枝葉 50 克，鮮桃樹枝葉 40 克，鮮槐樹枝葉 50 克，鮮豬膽 1 個。

【功能主治】清熱涼血，瀉火解毒。主治各類痤瘡。

【使用方法】將前 3 藥同入鍋中，加入適量的水，煎煮 30 分鐘，去渣取汁，調入半個豬膽，待藥溫降至 40℃左右時，先清洗顏面部痤瘡部位，再倒入泡足器中，泡腳 20 分鐘，每晚 1 次，20 天為 1 個療程。

【來源】《泡足驗方》

方 8　紫丹柏芩湯

【藥物組成】紫花地丁、丹參、側柏葉、黃芩各 10 克。

【功能主治】清熱解毒，涼血消腫。主治各類痤瘡。

【使用方法】將上藥同入鍋中，加入適量的水，煎煮 30 分鐘，去渣取汁，另取 1 小瓶，每日蘸於患處，1 天 2～3 次，其餘待藥溫降至 40℃左右時，倒入泡足器中，泡腳 20 分鐘，每天 2 次，每天 1 劑，10 天 1 療程，連用 1～2 個療程。

【來源】《泡腳按摩》

方 9　醋泡苦參首烏

【藥物組成】苦參、何首烏、當歸各 50 克，白醋 500 毫升。

【功能主治】清熱利濕，解毒消腫。主治各類痤瘡。

【使用方法】將上藥同入鍋中，加入醋中浸泡 5～10

分鐘，煎煮 30 分鐘，去渣取汁，另取 1 小瓶，每日蘸於患處，1 天 2～3 次，其餘待藥溫降至 40℃左右時，倒入泡足器中，泡腳 20 分鐘，每天 2 次，每天 1 劑，20 天為 1 個療程，連用 1～3 個療程。

【來源】《泡腳按摩》

方 10　銀翹解毒湯

【藥物組成】金銀花 10 克，連翹 10 克，黃芩 10 克，黃柏 10 克，大黃 10 克。

【功能主治】清熱解毒，活血消腫。主治各類痤瘡。

【使用方法】將上藥入鍋中，加水適量，先浸泡 5～10 分鐘，再煎煮 30 分鐘，去渣取汁，待藥溫降到 40℃時，先用紗布蘸取搽患處，再倒入足浴盆中，浸泡雙腳 30 分鐘，每天 2 次，10 天為 1 個療程，連用 1～2 個療程。

【來源】《足療足浴治病大全》

方 11　三黃方

【藥物組成】生大黃 20 克，黃柏 30 克，黃連 10 克，穿心蓮 30 克，白芷 15 克。

【功能主治】清熱瀉火，洩肺通便。主治各類痤瘡。

【使用方法】將後 4 藥同入鍋中，加入適量的水，煎煮 30 分鐘，再加入大黃，煮 5 分鐘，去渣取汁，待藥溫降至 40℃左右時，先清洗顏面部痤瘡部位，再倒入泡足器中，泡腳 20 分鐘，每晚 1 次，20 天為 1 個療程。

【來源】《泡足驗方》

方 12　黃芩黃柏方

【藥物組成】黃芩 20 克，黃柏 20 克，生地黃 20

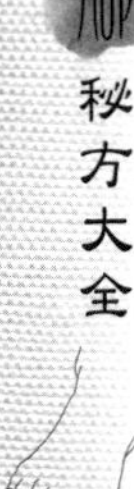

克，連翹 20 克，山梔子 15 克，知母 15 克，樟腦 10 克。

【功能主治】清瀉肺熱。主治各類痤瘡。

【使用方法】將前 6 味藥同入鍋中，加入適量的水，煎煮 30 分鐘，去渣取汁，加入樟腦末，待藥溫降至 40℃左右時，先清洗顏面部痤瘡部位，再倒入泡足器中，泡腳 20 分鐘，每晚 1 次，20 天為 1 個療程。

【來源】《泡足驗方》

方 13　茵陳苦參洗劑

【藥物組成】馬齒莧、金銀花、山豆根、棉茵陳、紫丹參、黃柏、苦參各 15 克，山梔子、川芎、蒼朮各 10 克。

【功能主治】清熱利濕，解毒消腫。主治各類痤瘡。

【使用方法】將上藥同入鍋中，加入適量的水，煎煮 30 分鐘，去渣取汁，另取 1 小瓶，每天蘸於患處，1 天 2～3 次，其餘待藥溫降至 40℃左右時，倒入泡足器中，泡腳 20 分鐘，每天 2 次，每天 1 劑，10 天為 1 個療程，連用 1～2 個療程。

【來源】《泡腳按摩》

四、脫皮症

手掌脫皮症又叫「剝脫性角質鬆懈症」、「板狀汗出不良」、汗疱（疹）症。好發於手掌、手指的掌面及足底。其特徵為夏秋季節，出現手掌，手指的掌面脫皮現象。開始時在手掌面出現一些小白點，以後小白點漸擴大，形成大小不一，像乾涸的水疱一樣的東西。

表面是一層發白的角質層，角質層可以自然破裂，脫落下來像一層半透明的薄紙。如果沒有等到自然脫落而去撕脫，就會出現出血、疼痛。除了手掌以外，足趾部也可以發生相同的脫皮。

手掌脫皮症與中醫「鵝掌風」相類似，中醫認為其發病主要是由血虛而燥、皮膚失養、燥熱生風所致。泡腳藥組方選擇以清熱涼血，疏風潤膚之品為主。

方1　生地白礬方

【藥物組成】生地黃30克，當歸尾30克，白礬20克。

【功能主治】清熱涼血，潤膚斂皮。主治手足脫皮症。

【使用方法】將上藥入鍋中，加水適量，煎煮30分鐘，去渣取汁，倒入足浴盆中，先燻蒸，待藥溫降到40℃時，再浸泡雙腳30分鐘，每天1次，10天為1個療程。

【來源】《泡足驗方》

方2　側柏葉兒茶方

【藥物組成】生側柏葉100克，兒茶10克，皂礬15克。

【功能主治】清熱涼血，祛濕止癢。主治手足脫皮症。

【使用方法】將上藥入鍋中，加水適量，煎煮30分鐘，去渣取汁，倒入足浴盆中，先燻蒸，待藥溫降到40℃時，再浸泡雙腳30分鐘，每天1次，10天為1個療程。

【來源】《泡足驗方》

方3　苦參五倍子方

【藥物組成】苦參30克，五倍子50克，蒼耳子60

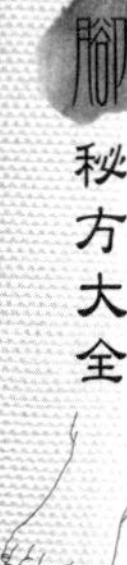

克，杏仁30克。

【功能主治】清熱祛濕，護膚止癢。主治手足脫皮症。

【使用方法】將上藥入鍋中，加水適量，煎煮30分鐘，去渣取汁，倒入足浴盆中，先燻蒸，待藥溫降到40℃時，再浸泡雙腳30分鐘，每天1次，10天為1個療程。

【來源】《泡足驗方》

方4　狗脊白鮮皮方

【藥物組成】狗脊30克，白鮮皮20克，地膚子20克，蒼耳子15克，當歸尾20克。

【功能主治】清熱祛濕，活血祛風，護膚止癢。主治手足脫皮症。

【使用方法】將上藥入鍋中，加水適量，煎煮30分鐘，去渣取汁，倒入足浴盆中，先燻蒸，待藥溫降到40℃時，再浸泡雙腳30分鐘，每天1次，10天為1個療程。

【來源】《泡足驗方》

方5　車前草夏枯草方

【藥物組成】車前草30克，夏枯草50克，薄荷20克，白蒺藜30克，茵陳20克，防風15克。

【功能主治】清熱祛濕，護膚止癢。主治手足脫皮症。

【使用方法】將上藥入鍋中，加水適量，煎煮30分鐘，去渣取汁，倒入足浴盆中，先燻蒸，待藥溫降到40℃時，再浸泡雙腳30分鐘，每天1次，10天為1個療程。

【來源】《泡足驗方》

五、皮膚皸裂

皮膚皸裂是指一種主要發生於秋冬的手足乾燥和裂開的常見皮膚病。本病好發於工人、農民、漁民及某些行業（如飲食、理髮等）的服務員。

本病初起時，手掌、指尖、指屈面及足跟、足外緣等處，皮膚乾燥，角化增厚，皮紋明顯，沿皮紋出現多數直線或微彎曲的裂口，嚴重者裂口深達皮下，常伴有疼痛或出血，影響勞動與生產。

中醫亦稱本病為「皸裂」，其基本病機為血虛內燥，肌膚失於濡養。泡腳藥組方選擇以滋陰潤膚，養血生肌之品為主。

方 1　川椒方

【藥物組成】川椒適量。

【功能主治】開腠理，散寒濕，通血脈，助新生肌。主治手足皸裂。

【使用方法】將上藥入鍋中，加水適量，煎沸取汁，待藥溫降至 40℃左右時，先泡雙手，再倒入泡足器中，溫泡雙腳，每晚 1 次。

【來源】《百病足療 900 方》

方 2　陳皮蔥白方

【藥物組成】陳皮 30 克，蔥白 25 克，小麥 20 克，白及 15 克。

【功能主治】理氣散寒，收斂生肌。主治手足皸裂。

【使用方法】將上藥入鍋中，加水適量，煎沸後，過濾去渣，待藥溫降至 40℃左右時，先泡雙手，再倒入泡

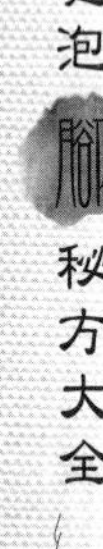

足器中，然後泡腳，每次20分鐘，每天1次。

【來源】《中藥泡腳祛百病》

方3　苦楝子方

【藥物組成】苦楝子60粒。

【功能主治】收斂生肌。主治手足皸裂。

【使用方法】將上藥入鍋中，加入適量的水，煎煮30分鐘，去渣取汁，待藥溫降至40℃左右時，先泡雙手，再倒入泡足器中，泡腳30分鐘，每晚1次，外搭配塗膏藥，10天為1個療程。

【來源】《泡足驗方》

方4　白及明礬方

【藥物組成】白及40克，馬勃10克，明礬15克。

【功能主治】收斂生肌。主治手足皸裂。

【使用方法】將前2藥同入鍋中，加入適量的水，煎煮30分鐘，去渣取汁，加入明礬，待藥溫降至40℃左右時，先泡雙手，再倒入泡足器中，泡腳30分鐘，每晚1次，外搭配塗膏藥，10天為1個療程。

【來源】《泡足驗方》

方5　白及香薷方

【藥物組成】白及粉45克，香薷50克，酒精150毫升。

【功能主治】收斂生肌。適用於手足皸裂。

【使用方法】將前2藥入鍋中，加水適量，煎沸後，過濾去渣，加入酒精，待藥溫降至40℃左右時，先泡雙手，再倒入泡足器中，然後泡腳，每次20分鐘，每天1次。

【來源】《中藥泡腳祛百病》

方 6　地骨皮白鮮皮方

【藥物組成】地骨皮 50 克，白鮮皮 40 克，王不留行 20 克，明礬 10 克。

【功能主治】收斂生肌。主治手足皸裂。

【使用方法】將前 3 藥藥同入鍋中，加入適量的水，煎煮 30 分鐘，去渣取汁，加入明礬，待藥溫降至 40℃左右時，先泡雙手，再倒入泡足器中，泡腳 30 分鐘，每晚 1 次，外搭配塗膏藥，10 天為 1 個療程。

【來源】《泡足驗方》

方 7　蒼朮白及方

【藥物組成】蒼朮 30 克，白及 30 克，地骨皮 30 克，紅花 10 克。

【功能主治】清熱燥濕，收斂生肌。適用於手足皸裂。

【使用方法】將上藥同入鍋中，加水適量，煎沸取汁約 1500 毫升，倒入盆中，待藥溫降至 40℃左右時，先泡雙手，再倒入泡足器中，趁熱泡腳，每次 40 分鐘，每天 1 劑，每劑可用 2 次。

【來源】《百病足療 900 方》

方 8　二白明礬湯

【藥物組成】明礬、地骨皮、白及、馬勃、白鮮皮各 10～30 克。

【功能主治】收斂生肌。主治手足皸裂。

【使用方法】將後 4 藥同入鍋中，加入適量的水，煎沸 10 分鐘，去渣取汁，加入明礬，倒入泡足器中，待藥

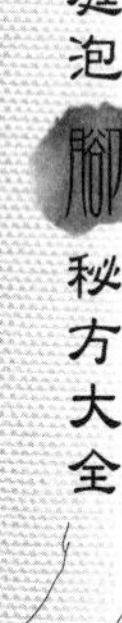

溫降至 40℃左右時，先薰洗患處，再泡腳 15～30 分鐘，每晚 1～2 次，連用 1～2 周。

【來源】《足底療法治百病》

方 9　黃精地骨皮方

【藥物組成】黃精 30 克，地骨皮 30 克，白及 20 克，黃柏 20 克，升麻 20 克，甘草 25 克，明礬 30 克。

【功能主治】收斂生肌。適用於手足皸裂。

【使用方法】將前 6 藥同入鍋中，加水適量，煎沸後過濾去渣，加入明礬，待藥溫降至 40℃左右時，先泡雙手，再倒入泡足器中，然後泡腳，每次 20 分鐘，每天 1 次。

【來源】《中藥泡腳祛百病》

方 10　柏子方

【藥物組成】烏柏子適量。

【功能主治】潤膚生肌。主治手足皸裂。

【使用方法】上藥入鍋中，加水適量，煎沸取汁，待藥溫降至 40℃左右時，先泡雙手，再倒入泡足器中，溫泡雙腳，每晚 1 次。

【來源】《百病足療 900 方》

方 11　地骨皮白礬方

【藥物組成】地骨皮 30 克，白礬 15 克。

【功能主治】滋陰潤膚生肌。主治手足皸裂。

【使用方法】將地骨皮入鍋中，加水適量煎沸，取汁加入白礬溶化，待藥溫降至 40℃左右時，先泡雙手，再倒入泡足器中，浸泡雙腳，1 天 1 次，拭乾後再塗上萬花油軟膏或蛤蜊油等。

【來源】《百病足療 900 方》

方 12　生地當歸方

【藥物組成】生地 30 克，當歸 30 克，首烏 30 克。

【功能主治】養血生肌。適用於手足皸裂。

【使用方法】將上 3 藥入鍋。加水適量，煎沸後，去渣取汁，待藥溫降至 40℃左右時，先泡雙手，再倒入泡足器中，然後泡腳，每次 20 分鐘，每天 1 次。

【來源】《中藥泡腳祛百病》

方 13　地骨皮紫草方

【藥物組成】地骨皮 60 克，紫草 50 克，明礬 10 克。

【功能主治】潤膚活血生肌。主治手足皸裂。

【使用方法】將前 2 藥同入鍋中，加入適量的水，煎煮 30 分鐘，去渣取汁，加入明礬，待藥溫降至 40℃左右時，先泡雙手，再倒入泡足器中，泡腳 30 分鐘，每晚 1 次，外搭配塗膏藥，10 天為 1 個療程。

【來源】《泡足驗方》

方 14　烏柏子側柏葉方

【藥物組成】烏柏子 40 克，側柏葉 50 克，明礬 15 克。

【功能主治】潤膚活血生肌。主治手足皸裂。

【使用方法】將前 2 藥同入鍋中，加入適量的水，煎煮 30 分鐘，去渣取汁，加入明礬，待藥溫降至 40℃左右時，先泡雙手，再倒入泡足器中，泡腳 30 分鐘，每晚 1 次，外搭配塗膏藥，10 天為 1 個療程。

【來源】《泡足驗方》

方 15　銀花地骨皮方

【藥物組成】金銀花 25 克，地骨皮 30 克，白礬 15

克。

【功能主治】清熱潤膚生肌。適用於手足皸裂。

【使用方法】將前 2 藥入鍋中，加水適量，煎沸後，過濾去渣，加入白礬，待藥溫降至 40℃左右時，先泡雙手，再倒入泡足器中，然後泡腳，每次 20 分鐘，每天 1 次。

【來源】《中藥泡腳祛百病》

方 16　何首烏生地方

【藥物組成】何首烏 50 克，生地黃 40 克，當歸尾 30 克，白及 30 克。

【功能主治】潤膚活血生肌。主治手足皸裂。

【使用方法】將上藥同入鍋中，加入適量的水，煎煮 30 分鐘，去渣取汁，待藥溫降至 40℃左右時，先泡雙手，再倒入泡足器中，泡腳 30 分鐘，每晚 1 次，外搭配塗膏藥，10 天為 1 個療程。

【來源】《泡足驗方》

方 17　當歸紫草方

【藥物組成】當歸 30 克，紫草 30 克，忍冬藤 15 克，茜草 12 克。

【功能主治】養血通絡，潤膚生肌。適用於手足皸裂。

【使用方法】將上藥入鍋中，加水適量，煎沸後，過濾去渣，待藥溫降至 40℃左右時，先泡雙手，再倒入泡足器中，然後泡腳，每次 20 分鐘，每天 1 次。

【來源】《中藥泡腳祛百病》

方 18　大黃大棗方

【藥物組成】大黃 35 克，大棗 20 克，白蓮子 20

克，冰片 20 克。

【功能主治】活血逐淤，潤膚生肌。適用於手足皸裂。

【使用方法】將前 3 藥入鍋中，加水適量，煎沸後，過濾去渣，加入冰片，待藥溫降至 40℃左右時，先泡雙手，再倒入泡足器中，然後泡腳，每次 20 分鐘，每天 1 次。

【來源】《中藥泡腳祛百病》

六、濕　疹

濕疹是由各種內外因素引起的一種具有滲出傾向的皮膚炎症反應，是皮膚科的常見病、多發病。其臨床特徵是多形性皮損，瀰漫性分佈，對稱發作，慢性期間侷限而有浸潤和肥厚，瘙癢劇烈，易復發。

中醫稱本病為「濕瘡」。因其發病部位不同，又有不同病名，發於耳部者稱「旋耳瘡」；發於手部者稱「渦瘡」；發於乳頭部的稱「乳狀風」；發於臍部的稱「臍瘡」，發於陰囊部的稱「腎囊風」。其基本病機為稟賦不耐，風濕熱邪客於肌膚，病久血虛風燥，肌膚失養。泡腳藥組方選擇以清熱燥濕，養血潤燥之品為主。

方 1　苦參白酒方

【藥物組成】苦參 20 克，上等白酒或 75%的乙醇適量。

【功能主治】清熱燥濕，消腫散結。主治濕疹。

【使用方法】將苦參入鍋中，加入 2000 毫升水，浸泡 5～10 分鐘，再煎煮 30 分鐘，加入白酒或 75%的乙

醇，待藥溫降至 40℃左右時，先薰洗患處，再倒入泡足器中，泡腳 30 分鐘以上，每天 2 次，連續 3～5 天

【來源】《家庭足浴》

方 2　吳茱萸蛇床子苦參方

【藥物組成】吳茱萸 25 克，蛇床子 20 克，苦參 10 克，枯礬、雄黃各 5 克。

【功能主治】清熱利濕，消腫止癢。主治濕疹。

【使用方法】將前 3 藥同入鍋中，加入 2000 毫升水，浸泡 5～10 分鐘，再煎煮 30 分鐘，加入枯礬粉、雄黃，先薰洗患處，再倒入泡足器中，待藥溫降至 40℃左右時，泡腳 30 分鐘以上，每天 2 次，連續 3～5 天。

【來源】《家庭足浴》

方 3　光石方

【藥物組成】千里光、石菖蒲各 30 克。

【功能主治】清熱祛濕解毒。主治陰囊濕疹。

【使用方法】將上 2 藥同入鍋中，加入 2000 毫升水，煎煮 30 分鐘，倒入足盆中，待藥溫降至 40℃左右時，坐浴清洗陰部，後泡腳 30 分鐘以上，每天 2 次。

【來源】鐘仲義，中藥足浴保健療，2002，6

方 4　苦參蛇床子湯

【藥物組成】苦參 20 克，蛇床子 20 克，皂礬 20 克。

【功能主治】清熱燥濕止癢。主治陰囊濕疹。

【使用方法】將前 2 藥同入鍋中，加入適量的水，煎煮 30 分鐘，去渣取汁，加入皂礬，倒入腳盆中，待藥溫降至 40℃左右時，坐浴清洗陰部，再泡腳 30 分鐘，每晚 1 次。

【來源】《足藥浴療法》

方 5　大黃苦參浮萍方

【藥物組成】生大黃 25 克，嫩苦參 25 克，紫背浮萍 25 克，花椒 15 克。

【功能主治】清熱燥濕，殺蟲止癢，消炎殺菌。適用於陰囊濕疹。

【使用方法】將上藥同入鍋中，加入適量的水，煎煮 30～40 分鐘，去渣取汁，倒入腳盆中，待藥溫降至 40℃左右時，坐浴清洗陰部，再泡腳 30 分鐘，每天 3 次。

【來源】《中藥泡腳治百病》

方 6　苦參二子方

【藥物組成】苦參 20 克，蛇床子 15 克，地膚子 12 克，花椒 12 克。

【功能主治】清熱燥濕，殺蟲止癢，消炎殺菌。適用於陰囊濕疹。

【使用方法】將上藥同入鍋中，加入適量的水，煎煮 30～40 分鐘，去渣取汁，倒入泡足器中，待藥溫降至 40℃左右時，坐浴清洗陰部，再泡腳 30 分鐘，每天 2 次。

【來源】《中藥泡腳治百病》

方 7　威靈仙苦參方

【藥物組成】威靈仙 20 克，苦參 20 克，蛇床子 20 克，當歸 20 克。

【功能主治】清熱活血，燥濕止癢，消炎殺菌。適用於陰囊濕疹。

【使用方法】將上藥同入鍋中，加入適量的水，煎煮

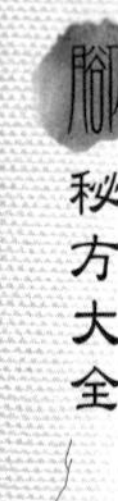

30～40 分鐘，去渣取汁，倒入泡足器中，待藥溫降至 40℃左右時，坐浴清洗陰部，再泡腳 30 分鐘，每天 1 次。

【來源】《中藥泡腳治百病》

方 8　苦參白鮮皮方

【藥物組成】苦參 50 克，百部、白鮮皮各 30 克，雄黃 5～10 克。

【功能主治】清熱利濕，消腫止癢。主治各類濕疹。

【使用方法】將上藥同入鍋中，加入適量的水，煎沸 10 分鐘，去渣取汁，倒入泡足器中，待藥溫降至 40℃左右時，先薰洗患處，再泡腳 25 分鐘，每晚 3 次。

【來源】《足底療法治百病》

方 9　歸尾二子苦參方

【藥物組成】當歸尾 20 克，地膚子 20 克，蛇床子 20 克，苦參 20 克。

【功能主治】清熱燥濕，祛風活血。適用於慢性陰囊濕疹。

【使用方法】將上藥同入鍋中，加入適量的水，煎煮 30～40 分鐘，去渣取汁，倒入腳盆中，待藥溫降至 40℃左右時，坐浴清洗陰部，再泡腳 30 分鐘，每天 2 次。

【來源】《中藥泡腳治百病》

方 10　芒硝蛇床子方

【藥物組成】芒硝 50 克，蛇床子 30 克，苦參、白鮮皮各 20 克。

【功能主治】清熱燥濕，消腫止癢。主治濕疹。症見皮膚潮紅，腫脹，瘙癢，在腫脹、潮紅部位出現丘疹、丘疱疹、水泡。

【使用方法】將後 3 藥同入鍋中，加入 2000 毫升水，浸泡 5～10 分鐘，煎煮 30 分鐘，加入芒硝，倒入泡足器中，待藥溫降至 40℃左右時，先薰洗患處，再泡腳 30 分鐘以上，每天 2 次，連續 3～5 天。

【來源】《家庭足浴》

方 11　苦參黃柏川椒方

【藥物組成】苦參 25 克，黃柏 25 克，川椒 25 克，蛇床子 20 克，地膚子 20 克，明礬 25 克。

【功能主治】清熱燥濕，消腫止癢。適用於陰囊濕疹。

【使用方法】將前 5 藥同入鍋中，加入適量的水，煎煮 30～40 分鐘，去渣取汁，加入明礬，倒入足盆中，待藥溫降至 40℃左右時，坐浴清洗陰部，再泡腳 30 分鐘，每天 2 次。

【來源】《中藥泡腳治百病》

方 12　當歸大黃湯

【藥物組成】當歸 15 克，大黃 15 克，苦參 15 克，蛇床子 15 克，威靈仙 15 克，砂仁殼 10 克，蔥頭 9 根。

【功能主治】養血清熱，燥濕止癢。主治陰囊濕疹。

【使用方法】將上 7 藥同入鍋中，加入適量的水，煎煮 30 分鐘，去渣取汁，倒入腳盆中，待藥溫降至 40℃左右時，坐浴清洗陰部，再泡腳 30 分鐘，每晚 1 次。

【來源】《足藥浴療法》

方 13　芫花黃柏方

【藥物組成】芫花 25 克，黃柏 15 克，川椒 15 克，

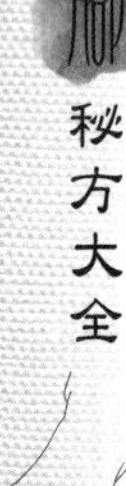

艾葉 15 克，蒼朮 15 克，金銀花 15 克，蛇床子 15 克，明礬 20 克。

【功能主治】清熱燥濕，消炎殺菌。適用於陰囊濕疹。

【使用方法】將前 7 藥同入鍋中，加入適量的水，煎煮 30～40 分鐘，去渣取汁，加入明礬，倒入腳盆中，待藥溫降至 40℃左右時，坐浴清洗陰部，再泡腳 30 分鐘，每天 2 次。

【來源】《中藥泡腳治百病》

方 14　威靈仙苦參蛇床子方

【藥物組成】威靈仙 25 克，苦參 25 克，蛇床子 25 克，香附子 20 克，白芷 20 克，川椒 20 克，細辛 20 克，白礬 20 克。

【功能主治】清熱燥濕，消炎殺菌。適用於陰囊濕疹。

【使用方法】將前 7 藥同入鍋中，加入適量的水，煎煮 30～40 分鐘，去渣取汁，加入白礬，倒入腳盆中，待藥溫降至 40℃左右時，坐浴清洗陰部，再泡腳 30 分鐘，每天 2 次。

【來源】《中藥泡腳治百病》

方 15　參蛇靈仙湯

【藥物組成】苦參 30 克，蛇床子 30 克，威靈仙 30 克，川椒 10 克，香附子 10 克，白芷 10 克，狗脊 10 克，細辛 10 克，桂心 10 克，白礬 10 克。

【功能主治】清熱燥濕，祛風止癢。主治陰囊濕疹急性期。症見陰囊皮損潮紅灼熱，瘙癢，滲液，身熱，心煩，口渴，便乾，尿赤，舌紅，苔黃，脈滑數。

【使用方法】將前 9 藥同入鍋中，加入適量的水，煎煮 30 分鐘，去渣取汁，加入白礬，倒入腳盆中，待藥溫降至 40℃左右時，坐浴清洗陰部，再泡腳 30 分鐘，每晚 1 次。

【來源】《足藥浴療法》

七、汗　腳

汗腳是指腳很容易出汗。由於汗液中的有機質分解，有時常產生一種難聞的刺激性氣味，俗稱臭腳。中醫雖無汗腳之病名，但對其病機多歸於濕熱內蘊，灼於腳底而致。泡腳藥組方選擇以清熱燥濕，收斂止汗之品為主。

方 1　白蘿蔔湯

【藥物組成】白蘿蔔 500 克。

【功能主治】收斂止汗。主治汗腳。

【使用方法】將白蘿蔔入鍋中，加入適量的水，先浸泡 5～10 分鐘，煎煮 30～40 分鐘，去渣取汁，倒入泡足器中，待藥溫降至 40℃左右時，泡腳 30 分鐘，每晚 2 次，每天 1 劑，連用 5～7 天。

【來源】《泡腳按摩祛百病》

方 2　白礬葛根湯

【藥物組成】白礬、葛根各 25 克。

【功能主治】收斂止汗。主治汗腳。

【使用方法】將葛根入鍋中，加入適量的水，煎煮 30 分鐘，去渣取汁，加入白礬，待藥溫降至 40℃左右時，再倒入泡足器中，泡腳 30 分鐘，每天 3 次，7 天為 1 個療程，連用 2 個療程。

【來源】《百病足療 900 方》

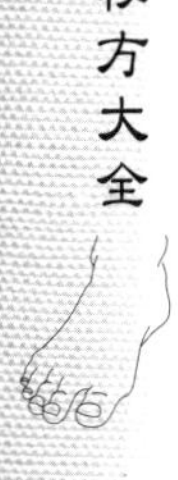

方3　王不留行明礬方

【藥物組成】王不留行 30 克，明礬 20 克。

【功能主治】收斂止汗，除臭。適用於足多汗症，汗瘡疹等。

【使用方法】將王不留行入鍋中，加水 1500 克，煮沸 10 分鐘，去渣取汁，加入枯礬，倒入盆中，待藥溫降至 40℃左右時，泡腳 15 分鐘，1 天 2 次。

【來源】《藥浴治百病》

方4　萊菔明礬水

【藥物組成】萊菔子 60 克，明礬 15 克。

【功能主治】收斂止汗。主治汗腳。

【使用方法】將萊菔子入鍋中，加入適量的水，先浸泡 5～10 分鐘，煎煮 30～40 分鐘，去渣取汁，加入明礬，倒入泡足器中，待藥溫降至 40℃左右時，泡腳 20 分鐘，每晚 2 次，每天 1 劑，連用 3～5 天。

【來源】《泡腳按摩祛百病》

方5　冬瓜子葛根方

【藥物組成】冬瓜子 30 克，葛根 25 克，白礬 25 克。

【功能主治】收斂止汗。適用於汗腳。

【使用方法】將前 2 藥入鍋中，加水適量煎沸後，過濾去渣，加入白礬，待藥溫降至 40℃左右時，再倒入泡足器中，泡腳 30 分鐘，每天 1 次，3 天為 1 個療程。

【來源】《中藥泡腳祛百病》

方6　二子枯礬方

【藥物組成】蛇床子 30 克，蒼耳子 20 克，枯礬 15 克。

【功能主治】清熱利濕斂汗。主治汗腳。

【使用方法】將蛇床子、蒼耳子 2 藥同入鍋中，加入適量的水，煎煮 30 分鐘，去渣取汁，加入枯礬，待藥溫降至 40℃左右時，先薰洗雙足，再倒入泡足器中，泡腳 30 分鐘，每晚 1 次，10 天為 1 個療程。

【來源】《泡足驗方》

方 7　五倍子黃柏方

【藥物組成】五倍子 40 克，黃柏 30 克，枯礬 15 克。

【功能主治】清熱利濕斂汗。主治汗腳。

【使用方法】將前 2 藥同入鍋中，加入適量的水，煎煮 30 分鐘，去渣取汁，加入枯礬，待藥溫降至 40℃左右時，先薰洗雙足，再倒入泡足器中，泡腳 30 分鐘，每晚 1 次 10 天為 1 個療程。

【來源】《泡足驗方》

方 8　冬瓜皮苡仁方

【藥物組成】冬瓜皮 100 克，生苡仁 60 克，枯礬 20 克。

【功能主治】清熱利濕斂汗。主治汗腳。

【使用方法】將苡仁、冬瓜皮 2 藥同入鍋中，加入適量的水，煎煮 30 分鐘，去渣取汁，加入枯礬，待藥溫降至 40℃左右時，先薰洗雙足，再倒入泡足器中，泡腳 30 分鐘，每晚 1 次，10 天為 1 個療程。

【來源】《泡足驗方》

方 9　百部雄黃苦參方

【藥物組成】百部 200 克，雄黃 50 克，苦參 10 克，醋 1500 克。

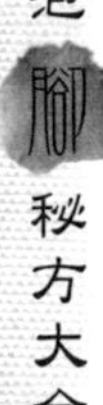

【功能主治】清熱利濕，祛風殺蟲。適用於汗腳、爛腳丫，趾端刺癢。

【使用方法】先將前 3 味放入醋中浸泡 2 天，晚上用溫水洗腳後，再在藥液中浸泡 30 分鐘，1 劑可連浸泡 7 天。

【來源】《藥浴治百病》

方 10　白蘿蔔冬瓜皮方

【藥物組成】白蘿蔔 50 克，冬瓜皮 50 克，苦杏仁 30 克，枯礬 15 克。

【功能主治】清熱利濕斂汗。適用於汗腳臭氣。

【使用方法】將前 3 藥入鍋中，加水適量，煎沸後，過濾去渣，加入枯礬，待藥溫降至 40℃左右時，先薰洗雙足，再倒入泡足器中，泡腳 30 分鐘，每天 1 次，3 天 1 個療程。

【來源】《中藥泡腳祛百病》

方 11　千里光龍膽草方

【藥物組成】千里光 30 克，黃柏 20 克，龍膽草 15 克，枯礬 15 克。

【功能主治】清熱利濕斂汗。主治汗腳。

【使用方法】將前 3 藥同入鍋中，加入適量的水，煎煮 30 分鐘，去渣取汁，加入枯礬，待藥溫降至 40℃左右時，先薰洗雙足，再倒入泡足器中，泡腳 30 分鐘，每晚 1 次，10 天為 1 個療程。

【來源】《泡足驗方》

方 12　葛礬千里光散

【藥物組成】葛根、千里光、白礬各等量。

【功能主治】清熱斂汗。主治汗腳。

【使用方法】將前 2 藥研粹，每次取 40 克入鍋中，加入適量的水，煎煮 30 分鐘，去渣取汁，加入白礬，待藥溫降至 40℃左右時，先薰洗雙足，再倒入泡足器中，泡腳 30 分鐘，每天 2 次，連用 7 天。

【來源】《百病足療 900 方》

方 13　礬杏蘿蔔湯

【藥物組成】苦杏仁 30 克，白蘿蔔 100 克，枯礬 10 克。

【功能主治】利濕斂汗。主治汗腳。

【使用方法】將前 2 藥同入鍋中，加入適量的水，煎煮 30 分鐘，去渣取汁，加入枯礬，待藥溫降至 40℃左右時，先薰洗雙足，再倒入泡足器中，泡腳 30 分鐘，每天 2 次。

【來源】《中國外治雜法》

方 14　苦參花椒陳醋方

【藥物組成】苦參 30 克，花椒 20 克，陳醋 50 克。

【功能主治】清熱燥濕斂汗。適用於汗腳。

【使用方法】將前 2 藥同入盆中，加入熱水泡 15 分鐘，水量以淹過踝部為好，再加入陳醋，待藥溫降至 40℃左右時，泡腳 10 分鐘，每晚睡前 1 次，2～3 天見效，7 天收到良好效果。

【來源】《藥浴治百病》

方 15　白芍烏梅明礬湯

【藥物組成】白芍 50 克，烏梅 15 克，煅明礬 10 克。

【功能主治】燥濕斂汗。主治汗腳。

【使用方法】將前 2 藥同入鍋中，加入適量的水，先浸泡 60 分鐘，再煎煮 30 分鐘，去渣取汁，加入煅明礬，待藥溫降至 40℃左右時，先薰洗雙足，再倒入泡足器中，泡腳 30 分鐘，每晚 1 次，3 天為 1 個療程，連用 1～2 個療程。

【來源】《泡足驗方》

方 16　二子草礬湯

【藥物組成】蒼耳子 15 克，蛇床子 15 克，甘草 15 克，枯礬 15 克。

【功能主治】清熱燥濕斂汗。主治汗腳。

【使用方法】將前 3 藥同入鍋中，加入適量的水，煎煮 30 分鐘，去渣取汁，加入枯礬，待藥溫降至 40℃左右時，先薰洗雙足，再倒入泡足器中，泡腳 30 分鐘，每天 2～3 次，連續 5～7 天。

【來源】《百病足療 900 方》

方 17　龍膽草蒼黃湯

【藥物組成】龍膽草 30 克，蒼朮 20 克，黃柏 20 克，川牛膝 10 克，明礬 40 克。

【功能主治】清熱燥濕，斂汗。主治汗腳。

【使用方法】將上藥研粹，每次取 40 克入鍋，加入適量的水，煎煮 30 分鐘，去渣取汁，待藥溫降至 40℃左右時，先薰洗雙腳，再倒入泡足器中，泡腳 30 分鐘，每天 2 次，連用 3 天。

【來源】《百病足療 900 方》

方 18　柏槐龍骨浴

【藥物組成】黃柏、煅龍骨各 30 克，槐花、五倍子、鬱金各15克，白礬10克。

【功能主治】清熱燥濕，斂汗。主治汗腳。

【使用方法】將前5藥同入鍋中，加入適量的水，先浸泡5～10分鐘，煮沸25分鐘，去渣取汁，加入白礬，倒入泡足器中，待藥溫降至40℃左右時，泡腳20分鐘，每晚2次，每天1劑，連用3～5天。

【來源】《泡腳按摩祛百病》

八、足　癬

足癬是皮膚真菌侵犯蹠趾間表皮所引起的淺部真菌感染性疾病，以皮膚起丘疹、丘疱疹、水疱、脫皮、皸裂，自覺瘙癢，反覆發作為特徵。

中醫稱之為「腳濕氣」。其基本病機為濕熱化濁，侵蝕肌膚。泡腳藥組方選擇以清熱燥濕，殺菌止癢之品為主。

方1　芒硝方

【藥物組成】芒硝10克。

【功能主治】殺菌止癢。主治足癬。

【使用方法】將上藥溶解在500毫升沸水中，倒入泡足器中，待藥溫降至40℃左右時，浸泡雙腳，每天1次。

【來源】任彩元，自我保健法足浴，1994，1。

方2　冰乙酸方

【藥物組成】冰乙酸1份，生理鹽水5份。

【功能主治】殺滅真菌，消炎止癢。主治足癬。

【使用方法】將上藥攪勻，加入適量油，倒入泡足器中，再加入適量沸水，待藥溫降至40℃左右時，泡腳15

分鐘，每天 1 次，連用 5～7 天。

【來源】《百病足療 900 方》

方 3　側柏葉白醋方

【藥物組成】鮮側柏葉 300 克，白醋 100 克。

【功能主治】清熱燥濕，殺菌止癢。主治各型足癬。

【使用方法】將側柏葉入鍋中，加入適量的水，煎煮 30 分鐘，去渣取汁，加入白醋，倒入泡足器中，待藥溫降至 40℃左右時，泡腳 30 分鐘，每晚 1 次，15 天為 1 個療程。

【來源】《泡足驗方》

方 4　木瓜甘草湯

【藥物組成】木瓜 30 克，甘草 30 克。

【功能主治】清熱利濕。主治足癬。

【使用方法】將上藥同入鍋中，加入適量的水，煎煮 30 分鐘，去渣取汁，倒入泡足器中，待藥溫降至 40℃左右時，泡腳 30 分鐘，每晚 1 次，每天 1 劑，連續 5～10 天。

【來源】《家庭足浴》

方 5　土荊皮百部方

【藥物組成】土荊皮 50 克，百部 50 克。

【功能主治】清熱燥濕，殺菌止癢。主治各型足癬。

【使用方法】將土荊皮、百部入鍋中，加入適量的水，煎煮 30 分鐘，去渣取汁，倒入泡足器中，待藥溫降至 40℃左右時，泡腳 30 分鐘，每晚 1 次，15 天為 1 個療程。

【來源】《泡足驗方》

方 6　二蛇草子方

【藥物組成】白花蛇舌草、蛇床子各 15 克。

【功能主治】燥濕殺菌止癢。主治足癬。症見皮下水泡，趾間糜爛，滲流汁水。

【使用方法】將上 2 藥入鍋中，加入適量的水，煎煮 20 分鐘，去渣取汁，倒入泡足器中，待藥溫降至 40℃左右時，泡腳 1 小時。

【來源】譚家峰，中藥浴足療法驗方 5 則，2005，22

方 7　醋大蒜方

【藥物組成】紅皮大蒜搗爛 1 枚，醋 30～60 克。

【功能主治】殺菌止癢。主治足癬。

【使用方法】將紅皮大蒜搗爛，放於杯中加 30～60 克優質醋攪勻，加蓋浸泡 2 小時，將患趾插到醋蒜液裡，每次浸 10 分鐘，每天浸泡 3～5 次，並常用剪刀刮除指甲表面的增厚部分，泡後將醋蒜液蓋好，放於陰暗處，可繼續使用。

【來源】《百病治腳療法》

方 8　陳醋苦參花椒方

【藥物組成】陳醋 50 毫升，苦參 30 克，花椒 20 克。

【功能主治】清熱燥濕，殺菌止癢。主治足癬。

【使用方法】將後 2 藥入鍋中，加水適量，煎煮 20 分鐘，去渣取汁，加入陳醋，倒入泡足器中，待藥溫降至 40℃左右時，泡腳 20 分鐘，每天 1 次。

【來源】任彩元，自我保健法足浴，1994，1

方 9　苦楝根皮方

【藥物組成】苦楝根皮 100 克，白鮮皮 30 克，土槿皮 30 克。

【功能主治】清熱利濕，殺菌止癢。主治各型足癬。

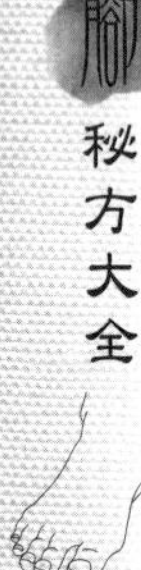

【使用方法】將上藥同入鍋中，加入適量的水，煎煮30分鐘，去渣取汁，倒入泡足器中，待藥溫降至40℃左右時，泡腳30分鐘，每晚1次，15天為1個療程。

【來源】《泡足驗方》

方10　一枝黃花白醋方

【藥物組成】一枝黃花200克，蛇床子20克，白醋100克。

【功能主治】清熱燥濕，殺菌止癢。主治各型足癬。

【使用方法】將一枝黃花、蛇床子入鍋中，加入適量的水，煎煮30分鐘，去渣取汁，加入白醋，倒入泡足器中，待藥溫降至40℃左右時，泡腳30分鐘，每晚1次，15天為1個療程。

【來源】《泡足驗方》

方11　苦參黃精陳皮方

【藥物組成】苦參、薏苡仁、黃精各30克，陳皮20克。

【功能主治】燥濕止癢。主治足癬。症見皮下水泡，趾間糜爛，滲流汁水，劇烈瘙癢。

【使用方法】將4藥放入鍋中，加水適量，煎煮20分鐘，去渣取汁，倒入泡足器中，待藥溫降至40℃左右時，泡腳30分鐘，每天1次。

【來源】李彬，醫藥與保健，2001，12

方12　土槿皮二子方

【藥物組成】土槿皮、蛇床子各30克，黃柏、沒食子各15克。

【功能主治】清熱燥濕止癢。主治足癬。症見皮下水泡，皮膚浸漬發白，除去白皮見鮮紅色，劇烈瘙癢，皮下水疱。

【使用方法】將 4 藥入鍋中，加水適量，煎煮 20 分鐘，去渣取汁，倒入泡足器中，待藥溫降至 40℃左右時，泡腳 20 分鐘，每天 2～3 次。

【來源】李彬，醫藥與保健，2001，12

方 13　枯礬石榴皮方

【藥物組成】枯礬、石榴皮、白鮮皮各 65 克，苦參 30 克。

【功能主治】清熱殺菌，燥濕止癢。適用於濕性足癬。

【使用方法】將後 3 藥放入鍋中，加水適量，煎煮 20 分鐘，去渣取汁，加入枯礬，倒入泡足器中，待藥溫降至 40℃左右時，泡腳 30 分鐘，每天 1 次，7 天為 1 個療程。

【來源】《足部保健》

方 14　野菊花白鮮皮方

【藥物組成】野菊花 30 克，白鮮皮、茶葉、明礬各 10 克。

【功能主治】清熱燥濕，殺蟲止癢。主治足癬。症見皮下水泡，趾間糜爛，滲流汁水，劇烈瘙癢。

【使用方法】將前 3 藥放入鍋中，加水適量，煎煮 20 分鐘，去渣取汁，加入明礬，倒入泡足器中，待藥溫降至 40℃左右時，泡腳 30 分鐘，每天 1～2 次。

【來源】李彬，醫藥與保健，2001，12

方 15　車前草馬齒莧方

【藥物組成】鮮車前草 200 克，鮮馬齒莧 150 克，生

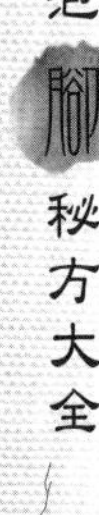

百部 50 克，苦參 30 克。

【功能主治】清熱燥濕，殺菌止癢。主治各型足癬。

【使用方法】將上藥同入鍋中，加入適量的水，煎煮 30 分鐘，去渣取汁，倒入泡足器中，待藥溫降至 40℃左右時，泡腳 30 分鐘，每晚 1 次，15 天為 1 個療程。

【來源】《泡足驗方》

方 16　萆薢苦參方

【藥物組成】萆薢 30 克，苦參 20 克，地膚子 30 克，白鮮皮 20 克。

【功能主治】清熱燥濕，殺菌止癢。主治各型足癬。

【使用方法】將上藥同入鍋中，加入適量的水，煎煮 30 分鐘，去渣取汁，倒入泡足器中，待藥溫降至 40℃左右時，泡腳 30 分鐘，每晚 1 次，15 天為 1 個療程。

【來源】《泡足驗方》

方 17　蛇床子苦參方

【藥物組成】蛇床子 30 克，苦參 20 克，黃柏 15 克，半邊蓮 20 克。

【功能主治】清熱燥濕，殺菌止癢。主治各型足癬。

【使用方法】將上藥同入鍋中，加入適量的水，煎煮 30 分鐘，去渣取汁，倒入泡足器中，待藥溫降至 40℃左右時，泡腳 30 分鐘，每晚 1 次，15 天為 1 個療程。

【來源】《泡足驗方》

方 18　苦參花椒綠茶方

【藥物組成】苦參 20 克，花椒 15 克，綠茶 10 克，陳醋 50 克。

【功能主治】清熱燥濕，抑菌止癢。主治各型足癬。

【使用方法】將前 3 藥同入鍋中，加入適量的水，煎煮 30 分鐘，去渣取汁，加入陳醋，倒入泡足器中，待藥溫降至 40℃左右時，泡腳 30 分鐘，每晚 1 次，15 天為 1 個療程。

【來源】《泡足驗方》

方 19　魚腥草徐長卿方

【藥物組成】魚腥草 30 克，徐長卿 40 克，蛇床子 30 克，牛蒡子 20 克，地膚子 20 克。

【功能主治】清熱燥濕，殺菌止癢。主治各型足癬。

【使用方法】將上藥同入鍋中，加入適量的水，煎煮 30 分鐘，去渣取汁，倒入泡足器中，待藥溫降至 40℃左右時，泡腳 30 分鐘，每晚 1 次，15 天為 1 個療程。

【來源】《泡足驗方》

方 20　二黃散

【藥物組成】黃丹、明礬、川黃柏各 30 克，蜀椒 20 克，百部 15 克。

【功能主治】清熱燥濕，殺菌止癢。主治足癬。

【使用方法】將上藥同入鍋中，加入適量的水，煎沸 10 分鐘，去渣取汁，倒入泡足器中，待藥溫降至 40℃左右時，泡腳 15～30 分鐘，每晚 2 次，也可取藥物粉末擦於患處。

【來源】《足底療法治百病》

方 21　土茯苓白鮮皮方

【藥物組成】土茯苓 60 克，白鮮皮 20 克，大楓子肉 20 克，半邊蓮 15 克，地膚子 15 克。

【功能主治】清熱燥濕，殺菌止癢。主治各型足癬。

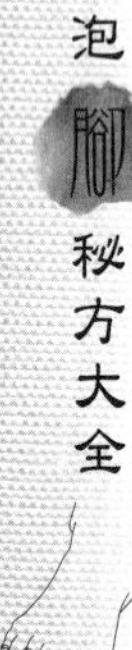

【使用方法】將上藥同入鍋中，加入適量的水，煎煮30分鐘，去渣取汁，倒入泡足器中，待藥溫降至40℃左右時，泡腳30分鐘，每晚1次，15天為1個療程。

【來源】《泡足驗方》

方22　二蛇白鮮皮方

【藥物組成】白花蛇舌草、蛇床子、白鮮皮各30克，黃芩、澤瀉各15克。

【功能主治】清熱利濕，殺菌止癢。主治足癬。

【使用方法】將上藥入鍋中，加入適量的水，煎煮20分鐘，去渣取汁，倒入泡足器中，待藥溫降至40℃左右時，泡腳50分鐘，每天1次。

【來源】魏永泉，浴足疾病驗方，1998，7

方23　二皮一參方

【藥物組成】土槿皮、苦楝根皮各15克，苦參20克，冰片5克，豬油95克。

【功能主治】清熱燥濕，殺菌止癢。適用於乾性足癬。

【使用方法】將前3藥同入鍋中，加入適量的水，煎煮30分鐘，去渣取汁，加入冰片，倒入泡足器中，待藥溫降至40℃左右時，泡腳20分鐘，並用豬油加上藥調的膏擦於患處。

【來源】《足部保健》

方24　漏蘆湯

【藥物組成】漏蘆、甘草、槐白皮、五加皮、白蘞各50克，白蒺藜200克。

【功能主治】祛風止癢。主治足癬。

【使用方法】將上藥同入鍋中研磨，加入適量的水，煎煮 30 分鐘，去渣取汁，倒入泡足器中，待藥溫降至 40℃左右時，泡腳 30 分鐘，每天 2 次，2 天 1 劑。

【來源】《百病足療 900 方》

方 25　苦參百部方

【藥物組成】苦參 60 克，百部 50 克，黃柏 40 克，水楊酸 50 克，樟腦 10 克，陳醋 50 克。

【功能主治】清熱燥濕，抑菌止癢。主治各型足癬。

【使用方法】將上藥同入鍋中，加入適量的水，煎煮 30 分鐘，去渣取汁，倒入泡足器中，待藥溫降至 40℃左右時，泡腳 30 分鐘，每晚 1 次，15 天為 1 個療程。

【來源】《泡足驗方》

方 26　荊防馬齒莧方

【藥物組成】荊芥 15 克，防風 15 克，馬齒莧 30 克，白鮮皮 20 克，土槿皮 20 克，苦參 20 克，大楓子 20 克。

【功能主治】清熱燥濕，殺菌止癢。主治各型足癬。

【使用方法】將上藥同入鍋中，加入適量的水，煎煮 30 分鐘，去渣取汁，倒入泡足器中，待藥溫降至 40℃左右時，泡腳 30 分鐘，每晚 1 次，15 天為 1 個療程。

【來源】《泡足驗方》

方 27　大楓子百部方

【藥物組成】大楓子 50 克，百部 30 克，苦參 20 克，蛇床子 30 克，花椒 15 克，防風 20 克，醋 100 克。

【功能主治】清熱燥濕，殺菌止癢。主治各型足癬。

【使用方法】將前 6 藥同入鍋中，加入適量的水，煎煮 30 分鐘，去渣取汁，加入醋，倒入泡足器中，待藥溫

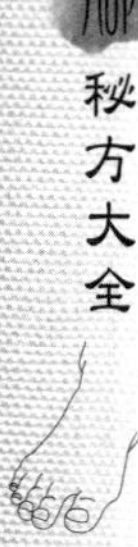

降至 40℃左右時，泡腳 30 分鐘，每晚 1 次，15 天為 1 個療程。

【來源】《泡足驗方》

方 28　黃精苦參湯

【藥物組成】黃精 60 克，苦參 60 克，浮萍 20 克，明礬 20 克，金銀花 20 克，白鮮皮 30 克，貫眾 30 克，川楝子 40 克，米醋 200 毫升。

【功能主治】清熱燥濕，殺蟲止癢。主治足癬。

【使用方法】將前 8 藥同入鍋中，加入適量的水，煎煮 30 分鐘，去渣取汁，加入米醋，倒入泡足器中，待藥溫降至 40℃左右時，泡腳 30 分鐘，每晚 1 次，每天 1 劑，7 天為 1 個療程，連用 2～4 個療程。

【來源】《家庭足浴》

方 29　苦參白礬大楓子方

【藥物組成】苦參 60 克，白礬 45 克，大楓子 30 克，白鮮皮 30 克，地膚子 30 克，蛇床子 30 克，花椒 20 克，蟬蛻 10 克，食醋 150 克。

【功能主治】清熱燥濕，祛風止癢，抑殺癬菌。主治足癬。

【使用方法】將前 8 藥同入鍋中，加水 2500 毫升，煎沸 20 分鐘，去渣取汁，加入食醋，倒入泡足器中，待藥溫降至 40℃左右時，泡腳每次 30～60 分鐘，至皮泛白為度，1 天 1 次。連用 2 次。

【來源】《薰洗療法》

方 30　丁香花椒湯

【藥物組成】丁香、花椒各 12 克，苦參、地膚子、黃柏、生大黃各30克，枯礬、五倍子、烏賊骨各20克，米醋100毫升。

【功能主治】祛濕止癢。主治足癬。

【使用方法】將上藥同入鍋中研磨，加入適量的水，煎煮30分鐘，去渣取汁，倒入泡足器中，待藥溫降至40℃左右時，泡腳30分鐘，每天2次，連用4～5天。

【來源】《百病足療900方》

方31　苦參敗醬草方

【藥物組成】苦參、蒲公英、敗醬草各15克，百部、黃柏、黃芩各12克，明礬、川椒、地膚子、防風各10克，丁香6克。

【功能主治】清熱燥濕，祛風止癢。足癬合併細菌感染。

【使用方法】將上藥同入鍋中，加入適量的水，煎沸10分鐘，去渣取汁，倒入泡足器中，待藥溫降至40℃左右時，泡腳10～15分鐘，每晚3～4次，10次為1個療程。

【來源】《足底療法治百病》

方32　藥醋洗劑

【藥物組成】生黃精30克，生百部30克，生首烏24克，苦參30克，蒼朮30克，豬牙皂30克，土槿皮30克，蛇床子15克，川椒15克，明礬15克，食用醋150毫升。

【功能主治】清熱燥濕，解毒殺蟲，祛風止癢。主治足癬。

【使用方法】將上藥同入鍋中，加入適量的水，煎煮

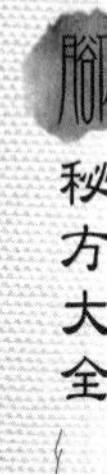

30 分鐘，去渣取汁，倒入泡足器中，待藥溫降至 40℃左右時，泡腳 30 分鐘，每晚 1 次，每天 1 劑，15 天為 1 個療程，連用 1～2 個療程。

【來源】《家庭足浴》

方 33　白鮮皮湯

【藥物組成】白鮮皮 40 克，苦參 30 克，黃柏 30 克，蒼朮 30 克，防風 30 克，荊芥穗 30 克，枯礬 10 克，蛇床子 50 克，地膚子 50 克，黃精 50 克，藿香 50 克，蔥白 4 枚。

【功能主治】清熱利濕，解毒止癢。主治足癬。

【使用方法】將上藥同入鍋中，加入適量的水，煎煮 30 分鐘，去渣取汁，倒入泡足器中，待藥溫降至 40℃左右時，泡腳 30 分鐘，每天 2 次，每天 1 劑，連續 4～5 天。

【來源】《家庭足浴》

方 34　浮萍湯

【藥物組成】浮萍、白鮮皮、牙皂各 12 克，荊芥、防風、川烏、草烏、羌活、獨活、殭蠶、威靈仙各 10 克，鮮鳳仙花 1 株，食醋 100 毫升。

【功能主治】清熱止癢，解毒殺蟲。主治足癬。

【使用方法】將上藥同入鍋中，加入適量的水，煎煮 30 分鐘，去渣取汁，倒入泡足器中，待藥溫降至 40℃左右時，泡腳 30 分鐘，每天 1 次。

【來源】《百病足療 900 方》

方 35　二子二川湯

【藥物組成】苦楝子、地膚子、海桐皮、苦參、蒼朮、金銀花各 30 克，川椒 20 克，川槿皮、土茯苓、馬齒莧、皂角刺各60克，食醋250毫升。

【功能主治】清熱祛風，燥濕止癢。主治足癬。

【使用方法】將上藥同入鍋中用醋浸泡7～10天，加入適量的水，煎煮30分鐘，去渣取汁，倒入泡足器中，待藥溫降至40℃左右時，泡腳30分鐘，每天2次，連用10～30天即可。

【來源】《百病足療900方》

九、稻田性皮炎

稻田皮炎是農業勞動者從事水稻耕作過程中發生的一種皮膚病，臨床分為禽畜類血吸蟲尾蚴皮炎和浸漬糜爛型皮炎兩種。以皮膚瘙癢、發熱、繼發丘疹、水泡，甚則糜爛、滲液等為主症。

中醫認為此病病機為濕毒之邪入侵肌膚，鬱而化熱，邪熱與氣血相搏所致。泡腳藥組方選以清熱燥濕解毒之品為主。

方1　石榴皮方

【藥物組成】石榴皮50克。

【功能主治】收斂止癢。主治稻田性皮炎。

【使用方法】將上藥入鍋中，煎煮20分鐘，去渣取汁，倒入泡足器中，待藥溫降至40℃左右時，泡腳20分鐘，每天數次。

【來源】鐘仲義，中藥足浴保健療法，2003，3

方2　蒲公英野菊花方

【藥物組成】蒲公英、野菊花各適量。

【功能主治】清熱解毒。適用於稻田皮炎。

【使用方法】將上 2 藥入鍋中，加水煮沸，去渣取汁，倒入盆中，待藥溫降至 40℃左右時，泡腳 30 分鐘。每天 4 次。

【來源】《藥浴治百病》

方 3　生石灰南瓜葉方

【藥物組成】生石灰 15 克，鮮南瓜葉 10 克。

【功能主治】燥濕解毒。適用於稻田皮炎、鉤蟲性皮炎。

【使用方法】將 2 藥入鍋中，加水 2000 毫升，煎煮至沸，倒入盆中，待藥溫降至 40℃左右時，泡腳 30 分鐘，1 天 1 次。

【來源】《藥浴治百病》

方 4　花椒食鹽方

【藥物組成】土花椒 60 克，食鹽少許。

【功能主治】燥濕解毒。適用於稻田皮炎、鉤蟲性皮炎。

【使用方法】將前 1 藥入鍋中，加水適量，煎煮待沸，去渣取汁，加人食鹽，倒入盆中，待藥溫降至 40℃左右時，泡腳 30 分鐘。1 天 2 次，5 次為 1 個療程。

【來源】《藥浴治百病》

方 5　赤石脂枯礬方

【藥物組成】赤石脂 60 克，枯礬粉 20 克。

【功能主治】清熱燥濕，收斂止癢。主治稻田性皮炎。

【使用方法】將赤石脂藥入鍋中，加入適量的水，煎煮 30 分鐘，去渣取汁，加入枯礬粉，倒入泡足器中，待藥溫降至 40℃左右時，泡腳 30 分鐘，每晚 1 次，3 天為 1 個療程。

【來源】《泡足驗方》

方 6　五倍子蛇床子方

【藥物組成】五倍子 30 克，蛇床子 40 克。

【功能主治】清熱燥濕，收斂止癢。主治稻田性皮炎。

【使用方法】將上藥同入鍋中，加入適量的水，煎煮 30 分鐘，去渣取汁，倒入泡足器中，待藥溫降至 40℃左右時，泡腳 30 分鐘，每晚 1 次，3 天為 1 個療程。

【來源】《泡足驗方》

方 7　蒲公英野菊花方

【藥物組成】蒲公英 300 克，野菊花 200 克。

【功能主治】清熱燥濕，收斂止癢。主治稻田性皮炎。

【使用方法】將上藥同入鍋中，加入適量的水，煎煮 30 分鐘，去渣取汁，倒入泡足器中，待藥溫降至 40℃左右時，泡腳 30 分鐘，每晚 1 次，3 天為 1 個療程。

【來源】《泡足驗方》

方 8　濃茶方

【藥物組成】粗茶葉 100 克，明礬粉 50 克。

【功能主治】清熱燥濕，收斂止癢。主治稻田性皮炎。

【使用方法】將茶葉入鍋中，加入適量的水，煎煮 30 分鐘，去渣取汁，加入明礬粉，倒入泡足器中，待藥溫降至 40℃左右時，泡腳 30 分鐘，每晚 1 次，3 天為 1 個療程。

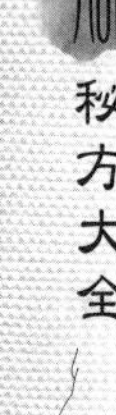

【來源】《泡足驗方》

方 9　甘草明礬方

【藥物組成】甘草 60 克，明礬 30 克。

【功能主治】清熱燥濕，收斂止癢。主治稻田性皮炎。

【使用方法】將甘草放入鍋中，煎煮 20 分鐘，去渣取汁，加入明礬，倒入泡足器中，待藥溫降至 40℃左右時，泡腳 20 分鐘，每天數次。

【來源】鐘仲義，中藥足浴保健療法，2003，3

方 10　明礬食鹽方

【藥物組成】明礬、食鹽適量。

【功能主治】清熱燥濕，收斂止癢。主治稻田性皮炎。

【使用方法】將上 2 藥混合，加水，倒入泡足器中，泡腳 20 分鐘，每天 1 次。

【來源】鐘仲義，中藥足浴保健療法，2003，3

方 11　射干食鹽方

【藥物組成】射干 750 克、食鹽 200 克。

【功能主治】清熱解毒，活血祛瘀。適用於稻田皮炎。

【使用方法】將射干入鍋中，加水適量，煎煮 20 分鐘，加入食鹽，倒入泡足器中，待藥溫降至 40℃左右時，泡腳 20 分鐘，每天 2 次。

【來源】《藥浴治百病》

方 12　羊蹄車前草方

【藥物組成】鮮羊蹄草 300 克，鮮車前草 300 克，枯礬粉 20 克。

【功能主治】清熱燥濕，收斂止癢。主治稻田性皮炎。

【使用方法】將羊蹄、車前草同入鍋中，加入適量的水，煎煮 30 分鐘，去渣取汁，加入枯礬粉，倒入泡足器中，待藥溫降至 40℃左右時，泡腳 30 分鐘，每晚 1 次，3 天為 1 個療程。

【來源】《泡足驗方》

方 13　墨旱蓮紅茶方

【藥物組成】墨旱蓮汁 400 克，紅茶葉 20 克，明礬 20 克。

【功能主治】清熱燥濕，收斂止癢。主治稻田性皮炎。

【使用方法】將紅茶放入鍋中，煎煮 20 分鐘，加入墨旱蓮，明礬，倒入泡足器中，待藥溫降至 40℃左右時，泡腳 20 分鐘，每日數次。

【來源】鐘仲義，中藥足浴保健療法，2003，3

方 14　腦礬湯

【藥物組成】明礬、樟腦、千里光、野菊花各 30 克。

【功能主治】清熱燥濕，收斂止癢。主治水田皮炎。

【使用方法】將上藥同入鍋中，加入適量的水，煎沸 10 分鐘，去渣取汁，倒入泡足器中，待藥溫降至 40℃左右時，泡腳 15～30 分鐘，每晚 2 次，10 次為 1 個療程。

【來源】《足底療法治百病》

十、神經性皮炎

神經性皮炎是一種常見的慢性頑固性皮膚病。多發於

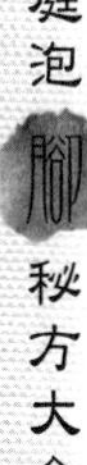

青壯年。其特點為起病緩慢，好發於頸部、會陰、大腿內側、前臂等皮膚易受摩擦的部位。初起為淡褐色密集扁平丘疹，以後融合成片，呈苔蘚樣硬化，瘙癢劇烈，以夜間和情緒波動時為重。

中醫稱本病為「牛皮癬」、「攝頸瘡」，其基本病機為營血失和，經脈失疏，氣血凝滯。泡腳藥組方選以清熱燥濕解毒，消腫散結之品為主。

方 1　苦參醋液

【藥物組成】苦參 200 克，陳醋適量。

【功能主治】清熱燥濕，消腫散結。主治神經性皮炎。

【使用方法】將苦參入鍋中，加入適量的水，煎煮 30 分鐘，去渣取汁，加入陳醋，倒入泡足器中，待藥溫降至 40℃左右時，泡腳 30 分鐘，每晚 1 次，連續 7～10 天。

【來源】《家庭足浴》

方 2　黃柏醋液

【藥物組成】黃柏 50 克，食用醋精 200 毫升。

【功能主治】清熱燥濕，消腫散結。主治神經性皮炎。

【使用方法】將上藥同入鍋中，加入適量的水，煎煮 30 分鐘，去渣取汁，倒入泡足器中，待藥溫降至 40℃左右時，泡腳 30 分鐘，每晚 1 次，每天 1 劑，連續 7～10 天。

【來源】《家庭足浴》

方 3　徐長卿苦參酊

【藥物組成】徐長卿 50 克，苦參 50 克，75%乙醇適量。

【功能主治】清熱燥濕止癢。主治神經性皮炎。

【使用方法】將前 2 藥同入鍋中，加入適量的水，先浸泡 5～7 天，再煎煮 30 分鐘，去渣取汁，加入乙醇，倒入泡足器中，待藥溫降至 40℃左右時，泡腳 30 分鐘，每晚 1 次，每天 1 劑，連續 7～10 天。

【來源】《家庭足浴》

方 4　消炎湯

【藥物組成】苦參、蛇床子、地膚子、白鮮皮、川黃柏、明礬各 30 克，川椒、陳艾葉各 15 克，冰片 10 克。

【功能主治】清熱燥濕，消腫散結。主治神經性皮炎。

【使用方法】將前 8 藥同入鍋中，加入適量的水，煎沸 10 分鐘，去渣取汁，加入冰片，倒入泡足器中，待藥溫降至 40℃左右時，先薰洗患處，再泡腳 15～30 分鐘，每晚 1～2 次。

【來源】《足底療法治百病》

方 5　蒼白蛇床子湯

【藥物組成】蒼耳子 30 克，白鮮皮 30 克，蛇床子 30 克，荊芥 10 克，防風 10 克，川椒 10 克，薄荷 10 克，苦參 10 克，明礬 10 克。

【功能主治】清熱解毒，祛風止癢。主治神經性皮炎。

【使用方法】將上藥同入鍋中，加入適量的水，煎煮 30 分鐘，去渣取汁，倒入泡足器中，待藥溫降至 40℃左右時，泡腳 30 分鐘，每晚 1 次，2 天 1 劑，連續 15 天。

【來源】《家庭足浴》

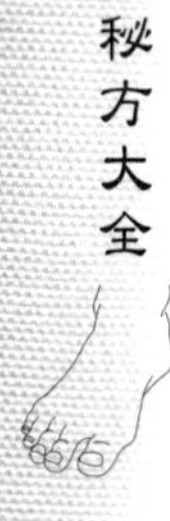

十一、扁平疣

扁平疣是人類乳狀瘤病毒感染所引起的表皮贅生物，好發於青少年面部的慢性皮膚病。

其症狀表現為面部、手足背部及前臂處，皮損初起如粟粒、芝麻樣丘疹，漸增大如米粒狀或綠豆狀扁平丘疹，呈淺褐色或淺灰褐色，亦可見淡紅色或皮色，多密集出現，也可因搔抓而呈帶狀排列，有輕度瘙癢感，或無自覺症狀，能自然痊癒，亦可復發。

中醫稱本病為「扁瘊」，其基本病機為濕熱鬱結，兼感邪毒。泡腳藥組方選擇以清熱解毒，消腫散結之品為主。

方 1　木賊薏苡仁湯

【藥物組成】木賊 100 克，薏苡仁 100 克，香附 150 克。

【功能主治】清熱解毒，活血散結。主治扁平疣。

【使用方法】將上藥同入鍋中，加入適量的水，煎煮 30 分鐘，去渣取汁，倒入泡足器中，待藥溫降至 40℃左右時，泡腳 30 分鐘，每天 2～3 次，2 天 1 劑，連續 2～3 週。

【來源】《家庭足浴》

方 2　馬齒莧地膚子湯

【藥物組成】馬齒莧、地膚子、苦參、香附、蒼耳子、薏苡仁、露蜂房、蛇床子各等量。

【功能主治】清熱解毒，疏肝行氣，散結消腫。主治扁平疣。

【使用方法】將上藥同入鍋中，加入適量的水，煎煮30分鐘，去渣取汁，倒入泡足器中，待藥溫降至40℃左右時，泡腳30分鐘，每晚1次，每天2～3次，連續2～3週。

【來源】《家庭足浴》

方3　馬齒莧苡仁湯

【藥物組成】馬齒莧30克，薏苡仁30克，苦參15克，陳皮15克，蛇床子12克，露蜂房9克，白芷9克，蒼朮6克，細辛6克。

【功能主治】清熱解毒，消腫散結。主治扁平疣。

【使用方法】將上藥同入鍋中，加入適量的水，煎煮30分鐘，去渣取汁，倒入泡足器中，待藥溫降至40℃左右時，泡腳30分鐘，每天2～3次，2天1劑，連續2～3週。

【來源】《家庭足浴》

方4　透骨草湯

【藥物組成】透骨草、木賊、香附、薏苡仁、板藍根、馬齒莧各等量。

【功能主治】行氣散結，消腫止癢。主治扁平疣。

【使用方法】將上藥同入鍋中，加入適量的水，煎煮30分鐘，去渣取汁，倒入泡足器中，待藥溫降至40℃左右時，泡腳30分鐘，每天2～3次，2天1劑，連續5～10劑。

【來源】《家庭足浴》

十二、疥　瘡

疥瘡俗稱「癩疥瘡」，是由疥蟎引起的接觸傳染性皮膚病。本病可發於任何年齡，常在集體單位中，如學校、幼兒園、旅社以及家庭中流行。其臨床特徵為：手腕、指縫、臍周、下腹部及兩股內側出現粟粒大丘疹、丘疱疹、水疱，夜間劇烈瘙癢。

中醫亦稱本病為「疥瘡」，其基本病機為：感染疥蟲，兼受風濕蘊結，蟲毒濕熱相搏，結聚肌膚。泡腳藥組方選擇以解毒殺蟲，燥濕止癢之品為主。

方 1　香椿葉方

【藥物組成】香椿葉適量。

【功能主治】清熱解毒殺蟲。適用於疥瘡。

【使用方法】將香椿葉入鍋中，加水適量，煎湯取汁，倒入盆中，待藥溫降至 40℃左右時，洗浴全身後，泡腳 30 分鐘，1 天 1 次。

【來源】《藥浴治百病》

方 2　苦參豬膽方

【藥物組成】苦參 250 克，豬膽 4～5 個。

【功能主治】殺蟲止癢。適用於疥瘡。

【使用方法】以上 2 藥入鍋中，加水 3000 毫升，煎煮 20 分鐘，去渣取汁，倒入盆中，待藥溫降至 40℃左右時，洗浴全身後，泡腳 30 分鐘，3 天 1 次，可洗 3～5 次。

【來源】《藥浴治百病》

方 3　雄黃解毒湯

【藥物組成】雄黃 30 克，百部 30 克，苦參 30 克，花椒 30 克。

【功能主治】解毒殺蟲，燥濕止癢。主治疥瘡。症見皮膚褶皺處隧道，丘疹，水疱，或結節，夜間劇癢。

【使用方法】將上藥同入鍋中，加入適量的水，煎煮30分鐘，去渣取汁，倒入泡足器中，待藥溫降至40℃左右時，洗浴全身後，泡腳30分鐘，每天2次，每天1劑，連續3～5天。

【來源】《家庭足浴》

方4　鶴蝨苦參方

【藥物組成】鶴蝨草30克，苦參15克，海桐皮15克，蛇床子15克，當歸尾15克，百部15克。

【功能主治】燥濕殺蟲，活血止癢。適用於蝨叮、蚤咬、疥瘡。

【使用方法】將上6藥入鍋中，加水3000毫升，煎煮20分鐘，去渣取汁，倒入盆中，待藥溫降至40℃左右時，洗浴全身後，泡腳30分鐘，1天1次。臨用時加公豬膽2～3個同洗更佳。

【來源】《藥浴治百病》

方5　苦參花椒方

【藥物組成】苦參、青蒿、夜交藤各15克，花椒12克，川芎10克，紅花10克。

【功能主治】解毒殺蟲，活血止癢。主治疥瘡。症見皮膚褶皺處隧道，丘疹，水疱，或結節，夜間劇癢。

【使用方法】將上藥同入鍋中，煎煮20分鐘，去渣取汁，倒入泡足器中，待藥溫降至40℃左右時，泡腳30分鐘；再洗浴全身，外塗硫黃膏，每天1～2次，3天為1個療程。

【來源】張友高，中國民間療法，1996，4

方 6　雄黃苦參湯

【藥物組成】金錢草 60 克，苦參 40 克，地膚子 40 克，蛇床子 40 克，白鮮皮 40 克，雄黃 20 克，明礬 20 克，大楓子 20 克。

【功能主治】殺蟲解毒，祛風止癢。主治疥瘡。症見皮膚褶皺處隧道，丘疹，水疱，或結節，夜間劇癢。

【使用方法】將上藥同入鍋中，加入適量的水，煎煮 30 分鐘，去渣取汁，倒入泡足器中，待藥溫降至 40℃左右時，洗浴全身後，泡腳 30 分鐘，每天 3～5 次，每天 1 劑，連續 3～5 天。

【來源】《家庭足浴》

十三、肛門瘙癢

肛門瘙癢是一種常見的局部瘙癢症。它是一種常見的侷限性神經機能障礙性皮膚病。一般只限於肛門周圍，有的可蔓延到會陰、外陰或陰囊後方。多發生在 20～40 歲中年、老年。

肛門瘙癢早期的表現為：僅限於肛門周圍皮膚瘙癢，時輕時重，有時刺痛或灼痛，有時如蟲行蟻走，有時如蚊咬火烤，有時劇癢難忍，入夜更甚，令人坐臥不安。由於瘙癢使皮膚潰爛、滲出、結痂、長期不癒，致肛周皮膚增厚，皺襞肥厚粗糙呈放射狀褶紋，苔蘚樣變，色素沉著或色素脫失，蔓延至會陰、陰囊、陰唇或　尾部。患病日久，易繼發皸裂。久之可引起神經衰弱，精神萎縮，食不知味，夜不成眠。

中醫認為，肛門瘙癢的外因主要是感受風、濕、熱邪以及蟲毒騷擾等，內因常為血虛風燥，肝腎不足、臟腑虛弱、濕熱下注所致。

泡腳藥組方選擇以清熱燥濕止癢之品為主。

方 1　三子燥濕止癢方

【藥物組成】地膚子、蛇床子、五倍子各 20 克。

【功能主治】清熱燥濕止癢。主治肛門瘙癢。

【使用方法】將上藥入鍋中，加水適量，煎煮 20 分鐘，去渣取汁，倒入足浴盆中，先燻蒸，待藥溫降到 40℃時，再浸泡雙腳 15～20 分鐘，每天 2 次，1 天 1 劑。

【來源】《百病足療 900 方》

方 2　蛇床子魚腥草方

【藥物組成】蛇床子 15 克，魚腥草、龍膽草、豨薟草、地膚子、枯礬、馬齒莧、苦楝皮各 12 克，白蘞 9 克，朴硝 6 克。

【功能主治】清熱燥濕止癢。適用於急性肛門瘙癢、濕疹。

【使用方法】將上藥入鍋中，加水適量，煎煮 20 分鐘，去渣取汁，倒入足浴盆中，先燻蒸，待藥溫降到 40℃時，浸泡雙腳 15～20 分鐘，每天 2 次，1 天 1 劑。

【來源】《百病足療 900 方》

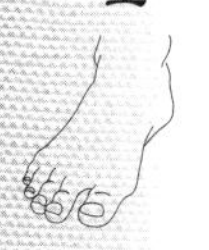

第11章 骨科疾病泡腳秘方

一、頸椎病

頸椎病，又稱頸椎綜合徵，係因頸椎長期勞損、骨質增生、椎間盤突出、韌帶增厚、壓迫頸脊髓神經根和血液循環功能障礙所致的綜合徵。

臨床主要表現為頸肩、背疼痛、頭痛頭暈、頸部板硬、上肢麻木、頸部活動受限。好發於長期低頭工作的40歲以上的中年人，發病緩慢。一般分為5種類型：

① **頸型頸椎病**。突出表現為頸項疼痛，它是頸椎病最常見而首發的症狀。

② **神經根型頸椎病**。疼痛由頸向肩、臂及手放射，頸向病側屈曲，後伸或咳嗽、噴嚏和用力等皆使疼痛加劇，平臥或頭向上牽引後減輕。多數患者有患側上肢沉重無力、麻木或蟲爬等異常感覺。

③ **脊髓型頸椎病**。表現為一側或雙側下肢步態笨拙不穩，手的精細動作受限，最後發展為痙攣性癱瘓。

④ **椎動脈型頸椎病**。表現為頭痛、頭暈、昏厥，共濟失調，步態不穩，複視，眼球震顫，面部麻木，吞嚥困難等，以上可因頸部活動，特別是後仰或轉頭動作引起或加劇。

⑤ **交感神經型頸椎病**。表現為頸肩痛，頭痛，枕部痛，頭暈，頭脹，視物模糊，彩視，眼發澀或流淚，雙側瞳孔或瞼裂大小不等，眼窩部脹痛，耳鳴耳聾，一側面部無汗或多汗，手麻木、腫、發涼，心律不整，心動過速或過緩等。

中醫稱本病為「項痺」基本病機為年老正虛，氣血不足，經氣不利所致。泡腳藥組方選擇以祛風散寒，活血化瘀，溫經通絡之品為主。

方 1　辣椒天麻方

【藥物組成】尖頭辣椒 60 克，雞血藤 30 克，天麻 20 克，白酒 50 克。

【功能主治】祛風散寒，舒筋通絡。主治風寒阻絡型頸椎病。症見頸部痠痛，前臂手指麻木疼痛，遇冷加重，得熱痛緩。

【使用方法】將前 3 藥入鍋中，加入適量的水，煮沸去渣取汁，加入白酒，倒入泡足器中，待藥溫降至 40℃左右時，先薰洗，再泡腳 30 分鐘，每天 1 次，每天 1 劑，連續用 10 天。

【來源】《足療足浴治病大全》

方 2　歸芍川芎方

【藥物組成】當歸尾 20 克，赤芍 15 克，川芎 30 克，白酒 50 克。

【功能主治】活血化瘀，溫通經絡。主治血寒凝型頸椎病。症見頸部疼痛、鈍痛、刺痛，前臂手指麻木疼痛，遇冷加重，得熱痛緩。

【使用方法】將前 3 藥入鍋中，加入適量的水，煮沸

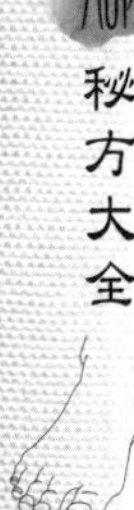

去渣取汁，加入白酒，倒入泡足器中，待藥溫降至 40℃左右時，先薰洗，再泡腳 30 分鐘，每天 1 次，每天 1 劑，連續用 10 天。

【來源】《足療足浴治病大全》

方 3　桃紅葛根方

【藥物組成】桃仁 30 克，紅花 10 克，葛根 30 克，白酒 50 克。

【功能主治】活血化瘀，溫通經絡。主治瘀血寒凝型頸椎病。

症見頸部疼痛、鈍痛、刺痛，前臂手指麻木疼痛，遇冷加重，得熱痛緩。

【使用方法】將前 3 藥入鍋中，加入適量的水，煮沸去渣取汁，加入白酒，倒入泡足器中，待藥溫降至 40℃左右時，先薰洗，再泡腳 30 分鐘，每天 1 次，每天 1 劑，連續用 10 天。

【來源】《足療足浴治病大全》

方 4　乳沒葛根湯

【藥物組成】葛根 20 克，羌活、桂枝、當歸、土鱉蟲、千年健、川椒、沒藥、大黃、血竭各 15 克，片薑黃、威靈仙各 30 克，兒茶、乳香各 10 克。

【功能主治】活血化瘀，溫經通絡。主治頸椎病。

【使用方法】將上藥同入鍋中，加入適量的水，浸泡 10 分鐘，煎沸 10 分鐘，去渣取汁，布包藥渣，敷與阿是穴；待藥溫降至 40℃左右時，倒入泡足器中，泡腳 30 分鐘，每晚 2 次，每劑連用 3～5 天。

【來源】《足底療法治百病》

二、踝關節扭傷

踝關節扭傷是指踝關節韌帶損傷或斷裂的一種病證。為骨傷科常見多發病。踝關節扭傷多在行走、跑步、跳躍或下樓梯、下坡時，踝蹠屈位，突然向外或向內翻，外側或內側副韌帶受到強大的張力作用，致使踝關節的穩定性失去平衡與協調，而發生踝關節扭傷。

以外踝損傷最為常見。常見症狀為，踝部明顯腫脹疼痛，不能著地，傷處有明顯壓痛、局部皮下瘀血。如外踝韌帶扭傷，則足內翻時疼痛明顯；內踝韌帶扭傷，則足外翻時疼痛明顯。如果是韌帶撕裂，則可有內、外翻畸形、血腫。

中醫學認為，本病的發生是由於外傷等因素，使踝部的經脈受損，氣血運行不暢，經絡不通，氣滯血瘀而致。泡腳藥組方選擇以活血化瘀，通絡止痛之品為主。

方 1　鳳仙花老蔥方

【藥物組成】鳳仙花全草適量，老蔥白 3 根。

【功能主治】溫經通絡，消腫止痛。主治踝關節扭傷。症見局部腫脹青紫，肌肉疼痛，屈伸不利。

【使用方法】將上藥入鍋中，加入適量的水，煎煮 20 分鐘，去渣取汁，倒入泡足器中，待藥溫降至 40℃左右時，泡腳 10～20 分鐘，每天 3 次。

【來源】鐘仲義，中醫足浴保健療法，2003，3

方 2　當歸大黃山梔方

【藥物組成】當歸、大黃、生山梔各 30 克。

【功能主治】清熱涼血，消腫止痛。主治踝關節扭傷。

【使用方法】將上藥同入鍋中，加入適量的水，煎沸10分鐘，去渣取汁，倒入泡足器中，待藥溫降至40℃左右時，泡腳20～30分鐘，每晚2次。

【來源】《足底療法治百病》

方3　四枝方

【藥物組成】桃樹枝、花椒枝、桂樹枝、柳樹枝各50克。

【功能主治】溫經通絡，消腫止痛。主治踝關節扭傷。症見局部腫脹青紫，肌肉疼痛，屈伸不利。

【使用方法】將上4藥放入鍋中，煎煮20分鐘，去渣取汁，倒入泡足器中，待藥溫降至40℃左右時，泡腳10～20分鐘，每天2次。

【來源】家庭泡腳治跌打損傷，2002，9

方4　五倍子桃紅方

【藥物組成】五倍子30克，桃仁20克，川牛膝20克，紅花15克。

【功能主治】活血化瘀，通絡止痛。主治踝關節扭傷。

【使用方法】將上藥同入鍋中，加入適量的水，煎煮30分鐘，去渣取汁，倒入泡足器中，待藥溫降至40℃左右時，泡腳30分鐘，每晚2次，7天為1個療程。

【來源】《泡足驗方》

方5　赤芍當歸方

【藥物組成】赤芍30克，伸筋草30克，當歸尾20克，川芎20克，紅花15克。

【功能主治】活血化瘀，通絡止痛。主治踝關節扭傷。

【使用方法】將上藥同入鍋中，加入適量的水，煎煮30分鐘，去渣取汁，倒入泡足器中，待藥溫降至40℃左右時，泡腳30分鐘，每晚2次，7天為1個療程。

【來源】《泡足驗方》

方6　伸筋草乳沒方

【藥物組成】伸筋草30克，三棱20克，蘇木20克，乳香10克，沒藥10克。

【功能主治】活血化瘀，通絡止痛。主治踝關節扭傷。

【使用方法】將上藥同入鍋中，加入適量的水，煎煮30分鐘，去渣取汁，倒入泡足器中，待藥溫降至40℃左右時，泡腳30分鐘，每晚2次，7天為1個療程。

【來源】《泡足驗方》

方7　益母草三棱莪朮方

【藥物組成】益母草50克，劉寄奴30克，三棱20克，莪朮20克，花椒15克。

【功能主治】活血化瘀，通絡止痛。主治踝關節扭傷。

【使用方法】將上藥同入鍋中，加入適量的水，煎煮30分鐘，去渣取汁，倒入泡足器中，待藥溫降至40℃左右時，泡腳30分鐘，每晚2次，7天為1個療程。

【來源】《泡足驗方》

方8　骨碎補川斷方

【藥物組成】骨碎補30克，川斷20克，蘇木20

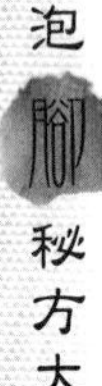

克，補骨脂 20 克，白芷 15 克。

【功能主治】活血化瘀，通絡止痛。主治踝關節扭傷。

【使用方法】將上藥同入鍋中，加入適量的水，煎煮 30 分鐘，去渣取汁，倒入泡足器中，待藥溫降至 40℃左右時，泡腳 30 分鐘，每晚 2 次，7 天為 1 個療程。

【來源】《泡足驗方》

方 9　二草蘇木方

【藥物組成】益母草 30 克，透骨草 30 克，蘇木 20 克，赤芍 20 克，川椒 20 克，芒硝 60 克。

【功能主治】活血化瘀，通絡止痛。主治踝關節扭傷。

【使用方法】將上藥同入鍋中，加入適量的水，煎煮 30 分鐘，去渣取汁，倒入泡足器中，待藥溫降至 40℃左右時，泡腳 30 分鐘，每晚 2 次，7 天為 1 個療程。

【來源】《泡足驗方》

方 10　蘇木桃紅方

【藥物組成】蘇木 30 克，桃仁、血竭各 12 克，紅花、乳香、沒藥各 10 克，自然銅 20 克。

【功能主治】活血化瘀，通絡止痛。主治足部跌打損傷。症見局部腫脹青紫，肌肉疼痛，屈伸不利。

【使用方法】將上藥同入鍋中，加入適量的水，煎煮 20 分鐘，去渣取汁，倒入泡足器中，待藥溫降至 40℃左右時，泡腳 10～20 分鐘。

【來源】魏永泉，家庭醫學，1998，7

方 11　三草三棱莪朮方

【藥物組成】伸筋草、透骨草各 30 克，豨薟草、海桐皮、三棱、莪朮、秦皮、牛膝、紅花、黃柏各 15 克。

【功能主治】活血通絡，消腫止痛。主治踝關節扭傷。症見局部腫脹青紫，肌肉疼痛，屈伸不利。

【使用方法】將上藥同入鍋中，加入適量的水，煎煮 20 分鐘，去渣取汁，倒入泡足器中，待藥溫降至 40℃左右時，泡腳 15～30 分鐘，每天 3 次，每劑用 5～6 次。

【來源】鐘仲義，中藥足浴保健療法，2002，4

方 12　當歸艾葉方

【藥物組成】當歸 60 克，艾葉 40 克，木鱉子、地榆、黃柏、赤芍、金銀花、白芍各 30 克，乳香 15 克，沒藥 15 克。

【功能主治】活血通絡，消腫止痛。主治踝關節扭傷。

【使用方法】將上藥同入鍋中，加入適量的水，煎煮 20 分鐘，去渣取汁，倒入泡足器中，待藥溫降至 40℃左右時，泡腳 20～30 分鐘，每天 2～3 次。

【來源】作者驗方

方 13　透骨草活血止痛方

【藥物組成】透骨草 15 克，當歸、木鱉子、乳香、沒藥、紅花、川斷、骨碎補、血竭、自然銅各 10 克，白酒 1 杯。

【功能主治】活血化瘀，通絡止痛。主治踝關節扭挫傷。

【使用方法】將上藥同入鍋中，用溫水浸泡 30 分鐘，

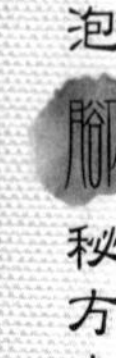

煎煮20分鐘，去渣取汁，加入白酒，倒入泡足器中，待藥溫降至40℃左右時，泡腳30～40分鐘，每天2次。

【來源】家庭泡腳治跌打損傷，2002，9

方14 二烏活血通絡方

【藥物組成】生川烏、生草烏、羌活、獨活、澤蘭、艾葉各30克，伸筋草、透骨草、五靈脂、蘇木各30克，老蔥連根50根。

【功能主治】活血化瘀，通絡止痛。主治足部跌打損傷。

【使用方法】將上藥同入鍋中，加入適量的水，煎煮20分鐘，去渣取汁，倒入泡足器中，待藥溫降至40℃左右時，泡腳15～20分鐘，每天2次。

【來源】家庭泡腳跌打損傷，2002，9

三、急性腰扭傷

急性腰扭傷為常見的腰部損傷，多發於腰骶、骶髂關節、椎間關節或兩側骶棘肌等部位。本病多為突然遭受間接外力所致。表現為腰部劇烈疼痛，活動受限，腰不能挺直，俯、仰、轉側均感困難。患者常以手按腰部，藉以防止因活動而發生更劇烈的疼痛，嚴重者不能站立。

中醫稱本病為「閃腰岔氣」，多由搬運重物時用力過度或體位不正，或因撞擊、墜下、重壓等原因，傷及腰脊，累及氣血，而致瘀血內阻，氣行不暢，發展為閃腰。泡腳藥組方選擇以活血通絡，行氣止痛之品為主。

方1 川斷牛膝方

【藥物組成】川斷30克，川牛膝20克，澤蘭30

克，桑寄生40克，川芎20克，白酒50克。

【功能主治】活血通絡，行氣止痛。主治急性腰扭傷。

【使用方法】將前5藥入鍋中，加入適量的水，煎沸10分鐘，去渣取汁，加入白酒，倒入泡足器中，待藥溫降至40℃左右時，泡腳30分鐘，每天1次，每天1劑，連續用5天。

【來源】《足療足浴治病大全》

方2　海紅透骨湯

【藥物組成】海桐皮、紅花、透骨草、丹皮、大黃各15克，川牛膝15克，乳香、沒藥各9克。

【功能主治】活血通絡，行氣止痛。主治腰扭傷。

【使用方法】將上藥同入鍋中，加入適量的水，煎沸10分鐘，去渣取汁，倒入泡足器中，待藥溫降至40℃左右時，泡腳30分鐘，每晚1次。

【來源】《足底療法治百病》

四、膝關節骨性關節炎

膝關節骨性關節炎是指由於膝關節軟骨變性、骨質增生而引起的一種慢性骨關節疾患，又稱為膝關節增生性關節炎、退行性關節炎及骨性關節病等。本病發病緩慢，多見於中老年肥胖女性，往往有勞累史。表現為膝關節活動時疼痛加重，膝關節活動受限，甚則跛行，極少數患者可出現膝關節積液，日久可見關節畸形。

中醫認為本病多為肝腎虧虛，氣血不足，筋骨失其所養，或兼遭風寒濕邪內侵而發病。泡腳藥組方選擇以活血

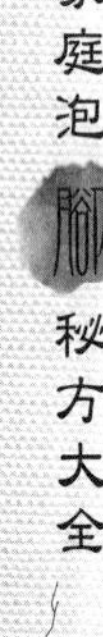

通絡，補益肝腎，祛風散寒之品為主。

方 1　老鸛草伸筋草方

【藥物組成】老鸛草 60 克，伸筋草 50 克，川牛膝 30 克，白酒 50 克。

【功能主治】活血通絡，行氣止痛。主治膝關節骨性關節炎。

【使用方法】將前 3 藥入鍋中，加入適量的水，煎沸 10 分鐘，去渣取汁，加入白酒，倒入泡足器中，待藥溫降至 40℃左右時，泡腳 30 分鐘，每天 1 次，每天 1 劑，連續用 5 天。

【來源】《足療足浴治病大全》

方 2　獨活桑寄生方

【藥物組成】獨活 30 克，桑寄生 40 克，皂梧桐 60 克，白酒 50 克。

【功能主治】活血通絡，行氣止痛。主治膝關節骨性關節炎。

【使用方法】將前 3 藥入鍋中，加入適量的水，煎沸 10 分鐘，去渣取汁，加入白酒，倒入泡足器中，待藥溫降至 40℃左右時，泡腳 30 分鐘，每天 1 次，每天 1 劑，連續用 5 天。

【來源】《足療足浴治病大全》

方 3　赤芍透骨湯

【藥物組成】赤芍、透骨草、延胡索、當歸各 10 克，雞血藤、海桐皮、忍冬藤各 20 克。

【功能主治】活血化瘀，行氣止痛。主治膝關節骨性關節炎。

【使用方法】將上藥同入鍋中，加入適量的水，先浸泡 5～10 分鐘，煮沸 15 分鐘，去渣取汁，倒入泡足器中，待藥溫降至 40℃左右時，泡腳 20 分鐘，每晚 3 次，每天 1 劑，7 天為 1 個療程，連用 2～3 個療程。

【來源】《泡腳按摩祛百病》

方 4　透骨草二烏湯

【藥物組成】透骨草 30 克，川烏、草烏、細辛、荊芥、桂枝、防風、羌活、牛蒡子各 15 克。

【功能主治】溫筋通絡，祛風止痛。主治膝關節骨性關節炎。

【使用方法】將上藥同入鍋中，加入適量的水，先浸泡 5～10 分鐘，煮沸 15 分鐘，去渣取汁，倒入泡足器中，待藥溫降至 40℃左右時，泡腳 20 分鐘，每晚 2 次，2 天 1 劑，連用 7～10 劑。

【來源】《泡腳按摩祛百病》

方 5　尋骨血藤湯

【藥物組成】杜仲、牛膝、蒼朮、威靈仙、海桐皮、木瓜、白芷、尋骨風、雞血藤、川椒各 15 克。

【功能主治】補益肝腎，活血通絡。主治膝關節骨性關節炎。

【使用方法】將上藥同入鍋中，加入適量的水，先浸泡 10 分鐘，煮沸 15 分鐘，去渣取汁，倒入泡足器中，待藥溫降至 40℃左右時，泡腳 20 分鐘，每晚 2 次，2 天 1 劑，連用 7～10 劑。

【來源】《泡腳按摩祛百病》

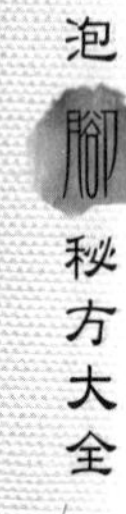

方 6　透骨五加紅花浴

【藥物組成】透骨草、荊芥、防風、蒲公英、紫花地丁、艾葉、細辛、牛膝、紅花、川椒、五加皮各 15 克。

【功能主治】活血散寒，通絡止痛。主治膝關節骨性關節炎。

【使用方法】將上藥同入鍋中，加入適量的水，先浸泡 5 分鐘，煮沸 15 分鐘，去渣取汁，倒入泡足器中，待藥溫降至 40℃左右時，泡腳 20 分鐘，每晚 2 次，每天 1 劑，連用 5～7 劑。

【來源】《泡腳按摩祛百病》

五、骨髓炎

骨髓炎是骨與周圍組織化膿性炎症。一般分為急性骨髓炎和慢性骨髓兩類。中醫稱本病為「附骨疽」。好發於 3～15 歲兒童，男多於女，多見於四肢長骨幹骺端，尤以脛骨、股骨多見。

臨床主要表現為：徹骨疼痛，局部漫腫，潰後膿水淋漓不斷，易成瘻道，損傷筋骨。其基本病機為毒邪深居，蝕傷筋骨，或體虛骨弱，邪阻筋骨所致。泡腳藥組方選擇以清熱解毒，活血止痛之品為主。

方 1　黃連方

【藥物組成】黃連 45 克。

【功能主治】清熱瀉火，解毒療瘡。適用於化膿性骨髓炎。

【使用方法】將黃連放入鍋中，加入適量的水，煎煮 30 分鐘，去渣取汁，倒入泡足器中，待藥溫降至 40℃左右時，泡腳 30～60 分鐘，每天 2 次。

【來源】《中藥泡腳祛百病》

方 2　黃連硼酸方

【藥物組成】黃柏 60 克，硼酸 8 克。

【功能主治】清熱解毒。適用於趾骨骨髓炎下肢潰爛。

【使用方法】將上 2 藥放入鍋中，加入適量的水，煎煮 30 分鐘，去渣取汁，倒入泡足器中，待藥溫降至 40℃左右時，泡腳 30～60 分鐘，每天 2 次。

【來源】《中藥泡腳祛百病》

方 3　野菊芙蓉葉方

【藥物組成】鮮野菊花 500 克，鮮芙蓉葉 400 克，藤黃 1 克。

【功能主治】清熱解毒。主治慢性骨髓炎。

【使用方法】將上 3 藥放入鍋中，加入適量的水，煎煮 30 分鐘，去渣取汁，倒入泡足器中，待藥溫降至 40℃左右時，泡腳 30～60 分鐘，每天 2 次，竇道可以用注射器沖洗。

【來源】《中藥泡腳祛百病》

方 4　芙蓉葉野菊花方

【藥物組成】鮮芙蓉葉 500 克，鮮野菊花 300 克，川芎 30 克。

【功能主治】清熱解毒，活血止痛。主治脛骨部及趾骨慢性骨髓炎。

【使用方法】將上藥同入鍋中，加水適量，煎煮 30 分鐘，去渣取汁，倒入足浴盆中，先燻蒸，待藥溫降到

40℃時，再浸泡雙腳 30 分鐘，每天 1 次，20 天為 1 個療程。

【來源】《泡足驗方》

方 5　知柏硼酸方

【藥物組成】知母 30 克，黃柏 30 克，硼酸 10 克。

【功能主治】清熱解毒，活血止痛。主治脛骨部及趾骨慢性骨髓炎。

【使用方法】將前 2 藥入鍋中，加水適量，煎煮 30 分鐘，去渣取汁，調入硼酸，倒入足浴盆中，先燻蒸，待藥溫降到 40℃時，再浸泡雙腳 30 分鐘，每天 1 次，20 天為 1 個療程。

【來源】《泡足驗方》

方 6　土茯苓甘草方

【藥物組成】土茯苓 60 克，生甘草 10 克，精鹽 10 克。

【功能主治】清熱解毒，瀉火燥濕。主治脛骨部及趾骨慢性骨髓炎。

【使用方法】將上藥入鍋中，加水適量，煎煮 30 分鐘，去渣取汁，倒入足浴盆中，先燻蒸，待藥溫降到 40℃時，再浸泡雙腳 30 分鐘，每天 1 次，20 天為 1 個療程。

【來源】《泡足驗方》

方 7　三黃一花方

【藥物組成】金銀花 30 克，黃芩 20 克，黃柏 15 克，黃連 10 克。

【功能主治】清熱解毒，瀉火燥濕。主治脛骨部及趾骨慢性骨髓炎。

【使用方法】將上藥入鍋中，加水適量，煎 30 分鐘，倒入足浴盆中，先燻蒸，待藥溫降到 40℃時，再浸泡雙腳 30 分鐘，每天 1 次，20 天為 1 個療程。

【來源】《泡足驗方》

方 8　甘草蒲公英方

【藥物組成】甘草、威靈仙、茯苓、川芎、黃柏、赤芍、三棱、莪朮、爐甘石、騷休、蒲公英各 30 克。

【功能主治】清熱解毒，活血化瘀。主治慢性骨髓炎。

【使用方法】將上藥入鍋中，加入適量的水，煎煮 30 分鐘，去渣取汁，倒入泡足器中，待藥溫降至 40℃左右時，泡腳 30～60 分鐘，每天 3 次，30 天為 1 個療程。

【來源】陸炳全，實用中醫藥雜誌，1998，2

六、肩周炎

肩周炎是肩部關節囊、關節周圍軟組織的損傷性退變而引起的一種慢性炎症疾患。好發於 50 歲左右的女性。其發病與受寒或外傷有關。

一般由肩關節周圍的滑液囊、韌帶、肌肉、肌腱或神經的病變所引起，亦可繼發於治療上肢骨折較長時期石膏固定或缺少上肢功能鍛鍊者。

本病早期肩關節疼痛腫脹明顯，活動受限，後期腫痛減輕，但活動障礙逐漸加重、甚至洗臉、梳頭、穿衣、睡眠等均受影響。肩部周圍有廣泛壓痛點，肩關節主動和被動上舉、後伸、內收、外展，內旋等動作受限制，病程由

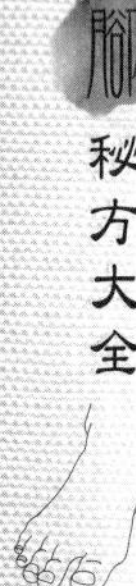

數月可達 2 年之久，雖然部分病人可自行痊癒，但因病程長而致肩部肌肉萎縮，甚至後遺肩關節強直。

中醫稱本病為「肩痺」，俗稱「漏肩風」、「五十肩」，其基本病機為年老體衰，外傷，勞損，氣血虛損，筋失所養，風寒濕邪侵襲肩部，經脈拘急而發病。泡腳藥組方選擇以疏風活血，通絡止痛之品為主。

方 1　桂枝透骨伸筋湯

【藥物組成】桂枝、透骨草、伸筋草各 30 克，艾葉 50 克。

【功能主治】疏風活血，通絡止痛。主治肩痺症。

【使用方法】將上藥同入鍋中，加入適量的水，煎沸 10 分鐘，去渣取汁，倒入泡足器中，待藥溫降至 40℃左右時，先薰洗患部，再泡腳 15～30 分鐘，每晚 1 次，10 次為 1 個療程。

【來源】《足底療法治百病》

方 2　桂枝威靈仙方

【藥物組成】桂枝 70 克，威靈仙 60 克，桑枝 50 克，川芎 20 克，當歸 15 克。

【功能主治】疏風活血，通絡止痛。主治肩周炎。

【使用方法】將上 5 藥入鍋中，加入適量的水，煮沸去渣取汁，倒入泡足器中，待藥溫降至 40℃左右時，泡腳 30 分鐘，藥渣布包熱熨患處，每天 1 次，每天 1 劑，連續用 7 天。

【來源】《足療足浴治病大全》

方 3　二藤川芎方

【藥物組成】海風藤 60 克，絡石藤 50 克，川芎 20

克，羌活 20 克，防風 15 克，當歸 10 克。

【功能主治】疏風活血，通絡止痛。主治肩周炎。

【使用方法】將上 6 藥入鍋中，加入適量的水，煮沸後去渣取汁，倒入泡足器中，待藥溫降至 40℃左右時，泡腳 30 分鐘，藥渣布包熱熨患處，每天 1 次，每天 1 劑，連續用 7 天。

【來源】《足療足浴治病大全》

七、骨質增生

骨質增生是指由於骨質的增生性病變而致局部或牽涉神經區域的痠痛麻木，甚至影響活動功能。常見者有頸椎骨質增生、腰椎骨質增生、下肢骨質增生。

中醫稱本病為「骨痺」。其病因多為肝腎虧虛，氣血不足，風寒濕邪侵襲經絡，氣血瘀滯，經絡不通所致。泡腳藥組方選擇以祛風散寒濕，搜風活血通絡之品為主。

方 1　夏枯草方

【藥物組成】夏枯草 50 克，食醋 1000 克。

【功能主治】清熱散結，消腫止痛。適用於骨質增生。

【使用方法】先將夏枯草放入食醋中浸泡 2～4 小時，然後入鍋加水，煮沸 15 分鐘，去渣取汁，倒入盆中，待藥溫降至 40℃左右時，泡腳 20 分鐘，1 天 1～3 次，每劑可用 2 天。

【來源】《藥浴治百病》

方 2　二烏木瓜紅花方

【藥物組成】製川烏 30 克，製草烏 30 克，木瓜 30

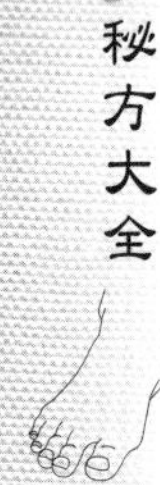

克，紅花 30 克。

【功能主治】溫中散寒，化瘀止痛。適用於足跟骨質增生。

【使用方法】將上 4 藥入鍋中，加水適量，煎煮 30 分鐘，去渣取汁，倒入盆中，待藥溫降至 40℃左右時，泡腳 20 分鐘，1 天 2 次，1 天 1 劑，洗畢用拇指沿足跟骨內、外後側進行按摩，然後按摩足跟底部。

【來源】《藥浴治百病》

方 3　二烏當歸方

【藥物組成】製川烏 25 克，製草烏 25 克，白芷 25 克，當歸 25 克，伸筋草 20 克，紅花 20 克，萊菔子 15 克。

【功能主治】溫經通絡，活血止痛。適用於增生性膝關節疼痛。

【使用方法】將上藥同入鍋中，加入適量的水，煎煮 30～40 分鐘，去渣取汁，倒入泡足器中，待藥溫降至 40℃左右時，泡腳 30 分鐘，每天 3 次，並用毛巾蘸取敷患處。

【來源】《中藥泡腳治百病》

方 4　牛膝透骨方

【藥物組成】川牛膝 25 克，葛根 25 克，川椒 25 克，羌活 25 克，透骨草 20 克，蒼朮 20 克，丹參 20 克，細辛 20 克，生草烏 15 克，艾葉 15 克，米醋 250 毫升。

【功能主治】活血化瘀，溫經止痛。適用於下肢骨質增生。

【使用方法】將上藥同入鍋中，加入適量的水，煎煮

30～40 分鐘，去渣取汁，倒入泡足器中，待藥溫降至 40℃左右時，泡腳 30 分鐘，每天 3 次，並用毛巾蘸取敷於患處。

【來源】《中藥泡腳治百病》

方 5　威靈仙方

【藥物組成】威靈仙粉 150 克，醋 500 克。

【功能主治】祛風散濕，通絡止痛。適用於下肢骨質增生。

【使用方法】將以上 2 藥共煎，煮沸後去渣取汁，盛於小盆中，待藥溫降至 40℃左右時，泡腳 30 分鐘，拭乾後用拇指按摩患部 1 分鐘，每天 2 次，7 天為 1 個療程，2～3 個療程即可見效。

【來源】《藥浴治百病》

方 6　透骨草全蠍方

【藥物組成】透骨草 60 克，川牛膝 20 克，川芎 15 克，全蠍 12 克，蜈蚣 10 克。

【功能主治】搜風活血，通絡止痛。主治下肢骨質增生。

【使用方法】將上藥入鍋中，加水適量，煎煮 30 分鐘，去渣取汁，倒入足浴盆中，先燻蒸，待藥溫降到 40℃時，再浸泡雙腳 30 分鐘，每天 1 次，15 天為 1 個療程。

【來源】《泡足驗方》

方 7　二烏細辛方

【藥物組成】製川烏 15 克，製草烏 15 克，伸筋草 30 克，當歸尾 20 克，細辛 5 克。

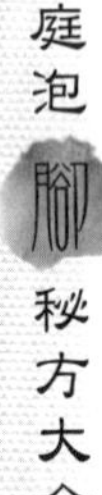

【功能主治】搜風活血，溫經止痛。主治下肢骨質增生。

【使用方法】將上藥入鍋中，加水適量，煎煮30分鐘，去渣取汁，倒入足浴盆中，先燻蒸，待藥溫降到40℃時，再浸泡雙腳30分鐘，每天1次，15天為1個療程。

【來源】《泡足驗方》

方8　二白半夏地龍方

【藥物組成】白附子30克，白芥子25克，半夏20克，地龍15克，食醋500毫升。

【功能主治】祛風散結，消腫止痛。適用於各種骨質增生。

【使用方法】將上藥同入鍋中，加入適量的水，煎煮30～40分鐘，去渣取汁，倒入泡足器中，待藥溫降至40℃左右時，泡腳30分鐘，每天1次。

【來源】《中藥泡腳治百病》

方9　伸筋靈仙方

【藥物組成】伸筋草60克，威靈仙30克，蘇木20克，木瓜20克，川牛膝20克，細辛5克。

【功能主治】祛濕通絡，活血止痛。主治下肢骨質增生。

【使用方法】將上藥入鍋中，加水適量，煎煮30分鐘，去渣取汁，倒入足浴盆中，先燻蒸，待藥溫降到40℃時，再浸泡雙腳30分鐘，每天1次，15天為1個療程。

【來源】《泡足驗方》

方 10　地龍五加皮方

【藥物組成】地龍 20 克，五加皮 20 克，艾葉 20 克，羌活 15 克，獨活 15 克，川芎 10 克，川椒 10 克。

【功能主治】祛風散濕，活血通絡。主治下肢骨質增生。

【使用方法】將上藥入鍋中，加水適量，煎煮 30 分鐘，去渣取汁，倒入足浴盆中，先燻蒸，待藥溫降到 40℃時，再浸泡雙腳 30 分鐘，每天 1 次，15 天為 1 個療程。

【來源】《泡足驗方》

方 11　靈仙獨活方

【藥物組成】威靈仙 60 克，烏梅 30 克，石菖蒲 30 克，艾葉 20 克，獨活 20 克，羌活 20 克，紅花 15 克，醋 500 克。

【功能主治】祛風散濕，活絡止痛。適用於骨質增生。

【使用方法】先將前 7 藥同入鍋中，用醋浸泡 20 分鐘，再加水 2500 毫升，煎煮沸後，去渣取汁，盛於盆中，待藥溫降到 40℃時，泡腳 30 分鐘，1 天 1 次，1 劑藥可反覆用 8 次。

【來源】《藥浴治百病》

方 12　艾葉木瓜地龍方

【藥物組成】炒艾葉 20 克，生川烏 20 克，木瓜 20 克，防風 20 克，五加皮 15 克，地龍 15 克，羌活 15 克，土鱉子 15 克，伸筋草 15 克。

【功能主治】祛風活絡，散濕止痛。適用於骨性關節

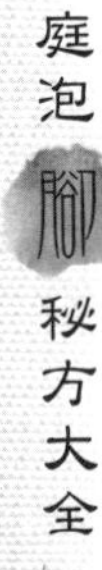

炎，創傷性關節炎。

【使用方法】將上藥同入鍋中，加入適量的水，煎煮30～40分鐘，去渣取汁，倒入泡足器中，待藥溫降至40℃左右時，泡腳30分鐘，每天3次，並用毛巾蘸取敷患處。

【來源】《中藥泡腳治百病》

方13　尋骨祛風散濕方

【藥物組成】尋骨風30克，透骨草30克，白毛藤30克，獨活15克，乳香10克，沒藥10克，血竭10克，老鶴草20克，青蒿20克。

【功能主治】祛風散濕，通絡止痛。適用於足跟痛，足部骨質增生性關節炎。

【使用方法】將上9藥同入鍋中，加水1500毫升，先浸泡1小時，再用武火煎煮20分鐘，去渣取汁盛於盆中，待藥溫降到40℃時，泡腳30分鐘，每天2次。

【來源】《藥浴治百病》

方14　獨活秦艽方

【藥物組成】獨活25克，秦艽25克，防風25克，艾葉25克，威靈仙20克，木瓜20克，透骨草15克，劉寄奴15克，蘇木15克。

【功能主治】疏風散寒，活血化瘀。適用於各種骨質增生。

【使用方法】將上藥同入鍋中，加入適量的水，煎煮30～40分鐘，去渣取汁，倒入泡足器中，待藥溫降至40℃左右時，泡腳30分鐘，每天3次，並用毛巾蘸取敷患處。

【來源】《中藥泡腳治百病》

方 15　防風川烏方

【藥物組成】防風 25 克，炙川烏 25 克，地龍 25 克，木通 25 克，川椒 25 克，羌活 20 克，烏梅 20 克，炒艾葉 20 克，五加皮 20 克，生薑 15 克。

【功能主治】祛風散寒除濕，活血通絡。適用於增生性關節炎。

【使用方法】將上藥同入鍋中，加入適量的水，煎煮 30～40 分鐘，去渣取汁，倒入泡足器中，待藥溫降至 40℃左右時，泡腳 30 分鐘，每天 3 次，並用毛巾蘸取敷患處。

【來源】《中藥泡腳治百病》

方 16　丹參當歸方

【藥物組成】丹參 30 克，川芎 30 克，透骨草 30 克，當歸 20 克，桂枝 20 克，黃蓍 15 克，細辛 10 克，蜈蚣 2 條，全蠍 2 條，冰片 2 克。

【功能主治】搜風活血，通絡止痛。主治下肢骨質增生。

【使用方法】將前 9 藥加入鍋中，加水適量，煎煮 30 分鐘，去渣取汁，加入冰片，倒入足浴盆中，先燻蒸，待藥溫降到 40℃時，再浸泡雙腳 30 分鐘，每天 1 次，7 天為 1 個療程。

【來源】《泡足驗方》

方 17　靈仙川烏方

【藥物組成】威靈仙 25 克，製川烏 25 克，蘇木 25 克，羌活 25 克，獨活 25 克，防風 20 克，伸筋草 10 克，

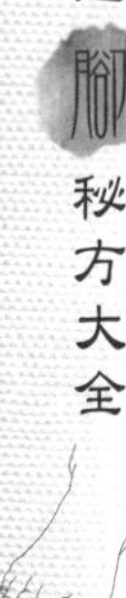

艾葉 10 克，松節 10 克，透骨草 10 克。

【功能主治】祛風除濕散寒，活血舒筋。適用於各種骨質增生症。

【使用方法】將上藥同入鍋中，加入適量的水，煎煮 30～40 分鐘，去渣取汁，倒入泡足器中，待藥溫降至 40℃左右時，泡腳 30 分鐘，每天 3 次，並用毛巾蘸取敷患處。

【來源】《中藥泡腳治百病》

方 18　羌活當歸方

【藥物組成】羌活 30 克，當歸 30 克，烏梅 30 克，炒艾葉 30 克，五加皮 30 克，防風 30 克，炙川烏 30 克，地龍 30 克，木通 30 克，萆薢 30 克，花椒 30 克，生薑 150 克。

【功能主治】祛風散寒，溫中活絡。適用於骨質增生性關節病。

【使用方法】將上 12 藥用消毒紗布包裹入鍋中，加水適量，煎沸 5 分鐘，取汁盛於盆中，待藥溫降到 40℃時，泡腳 30 分鐘，1 天 2 次，每劑可用 5～7 天。

【來源】《藥浴治百病》

方 19　山楂五味子方

【藥物組成】生山楂 25 克，五味子 25 克，川椒 25 克，透骨草 20 克，赤芍 15 克，紅花 15 克，生川烏 15 克，生草烏 15 克，蒼朮 15 克，甘遂 10 克，芫花 10 克，陳醋適量。

【功能主治】除濕散寒，軟堅散結，祛痺止痛。適用於頸、腰、膝、足跟等部位的骨質增生。

【使用方法】將前 11 藥切碎，裝入布袋，加水 2000 毫升，浸泡 20 分鐘，入鍋煮沸約 25 分鐘，加入陳醋，倒入盆中，待藥溫降到 40℃時，浸泡雙腳 45 分鐘，每天 2 次。

【來源】《藥浴治百病》

方 20　蘇木紅花透骨伸筋方

【藥物組成】蘇木 30 克，紅花 15 克，赤芍 15 克，透骨草 15 克，伸筋草 15 克，丹參 10 克，防風 10 克，荊芥 10 克，艾葉 10 克，乳香 10 克，花椒 10 克，卷柏 10 克，食鹽 30 克，陳醋 30 克。

【功能主治】活血通絡。適用於足跟痛。

【使用方法】將前 12 藥入鍋中，加水 2000 毫升，煎煮 30 分鐘，去渣後加入食鹽和陳醋盛於盆中，待藥溫降到 40℃時泡腳 30 分鐘，泡後可再進行局部按摩 15 分鐘左右。1 天 2 次，每劑可連用 3 天。

【來源】《藥浴治百病》

方 21　蒼朮地龍方

【藥物組成】蒼朮 15 克，秦艽 10 克，防風 10 克，威靈仙 10 克，地龍 10 克，艾葉 10 克，卷柏 10 克，骨碎補 6 克，土茯苓 6 克，羌活 6 克，獨活 6 克，木瓜 6 克，牛膝 6 克，花椒 6 克。

【功能主治】搜內除濕，溫經通絡。適用於足跟骨骨質增生。

【使用方法】將上 14 藥同入鍋中，加水適量，浸泡 20 分鐘，煮沸約 25 分鐘，去渣取汁，倒入盆中，待藥溫降到 40℃時，浸泡雙腳 30 分鐘，1 天 2 次。

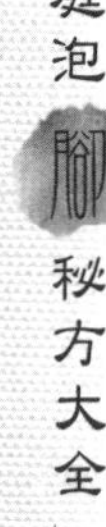

【來源】《藥浴治百病》

方 22　靈仙化瘀方

【藥物組成】威靈仙 60 克，楮實子 60 克，馬鞭草 60 克，茄莖 60 克，海帶 60 克，皂角刺 60 克，蒲公英 60 克，延胡索 60 克，漢防已 60 克，五靈脂 30 克，白芥子 30 克，製草烏 30 克，三棱 30 克，地鱉蟲 4 條，鮮蔥 100 克，食醋 100 克。

【功能主治】活血化瘀，散寒止痛。適用於足跟骨質增生，跟部筋膜炎，跟鍵炎及其他骨質增生症。

【使用方法】將前 14 藥入鍋中，加水適量，用武火煎沸後，文火再煎 3～5 分鐘，去渣取汁，加入鮮蔥和食醋，盛於盆中，待藥溫降到 40℃時，泡腳 30 分鐘，每天 2 次，每劑可用 2 天，孕婦禁用。

【來源】《藥浴治百病》

八、骨折後關節僵硬

骨折後關節僵硬是指由於直接暴力、間接暴力、肌肉牽拉力及持續勞損造成的骨（或骨小梁）的完整性或持續性中斷，透過對患者受傷史及 X 線檢查確診，經動靜結合，筋骨並重，內外兼治後，局部疼痛、壓痛，腫脹和瘀斑等症消失，但關節僵硬，活動受限。泡腳藥組方選擇以活血化瘀，舒筋通絡之品為主。

方 1　伸透筋骨方

【藥物組成】透骨草 30 克，伸筋草 30 克，澤蘭 15 克，劉寄奴 15 克。

【功能主治】活血化瘀，舒筋通絡。主治下肢骨折後關節僵硬。

【使用方法】將上藥同入鍋中，加水 2500 毫升，煎沸 20 分鐘，去渣取汁，倒入足浴盆中，待藥溫降到 40℃時，先薰洗，再泡腳，每天 3 次，每次 15～30 分鐘，每劑可用 5～6 次。

【來源】《薰洗療法》

方 2　桃紅歸芎方

【藥物組成】桃紅 15 克，紅花 10 克，當歸尾 15 克，川芎 20 克，赤芍 15 克。

【功能主治】活血化瘀，通絡止痛。主治下肢骨折後關節僵硬。

【使用方法】將上藥同入鍋中，加水適量，煎煮 40 分鐘，倒入足浴盆中，待藥溫降到 40℃時，先燻蒸，再浸泡雙腳 30 分鐘，每天 1 次，10 天為 1 個療程。

【來源】《泡足驗方》

方 3　海桐皮白芥子方

【藥物組成】海桐皮 25 克，白芥子 25 克，桂枝 20 克，細辛 20 克，麻黃 20 克。

【功能主治】祛風化滯，溫經活絡。主治下肢骨折後關節僵硬。

【使用方法】將上藥同入鍋中，加入適量的水，煎煮 30～40 分鐘，去渣取汁，倒入泡足器中，待藥溫降至 40℃左右時，泡腳 30 分鐘，每天 2～4 次。

【來源】《中藥泡腳治百病》

方 4　乳香大黃方

【藥物組成】乳香 10 克，生大黃 20 克，當歸尾 20

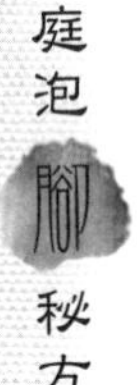

克，川芎 20 克，伸筋草 30 克。

【功能主治】活血化瘀，通絡止痛。主治下肢骨折後關節僵硬。

【使用方法】將上藥同入鍋中，加水適量，煎煮 40 分鐘，倒入足浴盆中，先燻蒸，待藥溫降到 40℃時，再浸泡雙腳 30 分鐘，每天 1 次，10 天為 1 個療程。

【來源】《泡足驗方》

方 5　丹參澤蘭方

【藥物組成】丹參 30 克，澤蘭 15 克，川芎 20 克，川斷 15 克，骨碎補 20 克。

【功能主治】活血化瘀，通絡止痛。主治下肢骨折後關節僵硬。

【使用方法】將上藥同入鍋中，加水適量，煎煮 40 分鐘，倒入足浴盆中，先燻蒸，待藥溫降到 40℃時，再浸泡雙腳 30 分鐘，每天 1 次，10 天為 1 個療程。

【來源】《泡足驗方》

方 6　桑白皮接骨草方

【藥物組成】桑白皮 900 克，接骨草 150 克，黑豆 100 克，乳香 75 克，明礬 75 克。

【功能主治】活血化瘀，舒筋止痛。適用於筋傷骨折後關節僵硬者。

【使用方法】將上 5 味搗篩為末，每取藥末 130 克，加水適量，煎沸 15 分鐘，去渣取汁，倒入盆中，待藥溫降到 40℃時，泡腳 30 分鐘，每天 1 劑，每劑煎 2 次。

【來源】《藥浴治百病》

方 7　川斷地鱉蟲方

【藥物組成】川斷 20 克，地鱉蟲 15 克，海風藤 30 克，海桐皮 30 克，白芷 10 克。

【功能主治】活血化瘀，祛風通絡。主治下肢骨折後關節僵硬。

【使用方法】將上藥同入鍋中，加水適量，煎煮 40 分鐘，倒入足浴盆中，先燻蒸，待藥溫降到 40℃時，再浸泡雙腳 30 分鐘，每天 1 次，10 天為 1 個療程。

【來源】《泡足驗方》

方 8　海桐皮蒼朮方

【藥物組成】海桐皮 20 克，蒼朮 30 克，雞血藤 20 克，桑枝 30 克，川芎 20 克。

【功能主治】活血化瘀，通絡止痛。主治下肢骨折後關節僵硬。

【使用方法】將上藥同入鍋中，加水適量，煎煮 40 分鐘，倒入足浴盆中，先燻蒸，待藥溫降到 40℃時，浸泡雙腳 30 分鐘，每天 1 次，10 天為 1 個療程。

【來源】《泡足驗方》

方 9　筋骨健靈方

【藥物組成】伸筋草 30 克，透骨草 20 克，千年健 15 克，威靈仙 30 克，劉寄奴 20 克，桂枝 15 克。

【功能主治】活血化瘀，通絡止痛。主治下肢骨折後關節僵硬。

【使用方法】將上藥入鍋中，加水適量，煎煮 40 分鐘，倒入足浴盆中，先燻蒸，待藥溫降到 40℃時，再浸泡雙腳 30 分鐘，每天 1 次，10 天為 1 個療程。

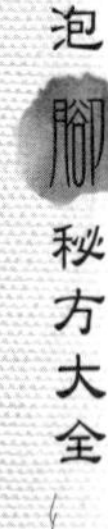

【來源】《泡足驗方》

方 10　二烏當歸方

【藥物組成】川烏 30 克，草烏 30 克，當歸 25 克，牛膝 25 克，薑黄 25 克，川芎 25 克，雞血藤 25 克。

【功能主治】活血化瘀，溫經通絡。主治下肢骨折後關節僵硬。

【使用方法】將上藥同入鍋中，加入適量的水，煎煮 30～40 分鐘，去渣取汁，倒入泡足器中，待藥溫降至 40℃左右時，泡腳 30 分鐘，每天 2～4 次。

【來源】《中藥泡腳治百病》

方 11　威靈仙荊芥紅花方

【藥物組成】威靈仙 20 克，桂枝 20 克，伸筋草 20 克，透骨草 20 克，千年健 20 克，劉寄奴 20 克，荊芥 15 克，防風 15 克，紅花 15 克，蘇木 15 克。

【功能主治】祛風通絡，活血止痛。主治下肢骨折後關節僵硬。

【使用方法】將上藥同入鍋中，加入適量的水，煎煮 30～40 分鐘，去渣取汁，倒入泡足器中，待藥溫降至 40℃左右時，泡腳 30 分鐘，每天 2～4 次。

【來源】《中藥泡腳治百病》

方 12　伸筋透骨祛風活絡方

【藥物組成】伸筋草 15 克，透骨草 15 克，千年健 12 克，荊芥 12 克，防風 12 克，紅花 12 克，劉寄奴 12 克，桂枝 12 克，蘇木 10 克，白芍 10 克，威靈仙 10 克。

【功能主治】祛風散濕，活血舒筋。適用於上肢骨折，脫位以及扭挫傷後筋絡攣縮痠痛，關節僵硬者。

【使用方法】以上 11 藥同入鍋中，加水 3000 毫升，煎沸 15 分鐘，去渣取汁，倒入盆中，待藥溫降到 40℃時泡腳，1 天 2 次，每次 30 分鐘。

【來源】《藥浴治百病》

方 13　骨碎補活血舒筋方

【藥物組成】骨碎補 15 克，桃仁 12 克，續斷 15 克，蘇木 15 克，當歸尾 15 克，桑枝 15 克，桑寄生 15 克，伸筋草 15 克，威靈仙 15 克，紅花 6 克，白芍 6 克，黃酒 60 克。

【功能主治】活血舒筋，化瘀通絡。適用於上肢骨折後期和筋絡攣縮疼痛、關節僵硬者。

【使用方法】將上 11 藥同入鍋中，加水 3000 毫升，煎沸 15 分鐘，去渣取汁，加入黃酒，倒入盆中，待藥溫降到 40℃時泡腳 30 分鐘，每天 1 劑，每劑煎 2 次。

【來源】《藥浴治百病》

方 14　防風羌活當歸方

【藥物組成】防風 50 克，羌活 50 克，宣木瓜 50 克，白芷 50 克，透骨草 50 克，當歸 50 克，紅花 50 克，製沒藥 50 克，製乳香 50 克，骨碎補 50 克，續斷 50 克，川椒 50 克，食鹽 30 克，白酒 30 克。

【功能主治】祛風勝濕，活血通絡，消腫止痛，舒筋接骨。適用於骨折，脫位以及一切筋疾患和陳舊性損傷而關節僵硬者。

【使用方法】將前 12 藥共研粗末，每取藥末 120 克，加入食鹽和白酒拌勻，裝入布袋縫口，加水 3000 毫升，入鍋煎沸 15 分鐘，去渣取汁，倒入盆中，待藥溫降

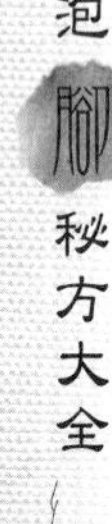

到 40℃時泡腳，1 天 2 次，每次 30 分鐘。

【來源】《藥浴治百病》

方 15　昆布伸筋方

【藥物組成】昆布 50 克，伸筋草 30 克，莪朮 30 克，三棱 30 克，甲珠 30 克，雞血藤 30 克，海藻 30 克，透骨草 20 克，威靈仙 20 克，黃柏 20 克，千年健 15 克，羌活 15 克，桂枝 15 克，紅花 15 克，地龍 15 克。

【功能主治】活血祛瘀，通絡止痛，軟堅散結。適用於骨折、脫臼及扭傷後期之筋絡拘攣、肌腱黏連、增生腫痛及關節僵硬等。

【使用方法】將上 15 藥同入鍋中，加水 5000 毫升，煎沸 15 分鐘，去渣取汁，倒入盆中，待藥溫降到 40℃時泡腳，1 天 2 次，每次 30 分鐘。

【來源】《藥浴治百病》

九、坐骨神經痛

坐骨神經痛是指坐骨神經本身受各種病因影響，引起坐骨神經通路及分佈區內的疼痛症候群。多為單側發病，臨床以腰、臀部位大腿後、小腿外側至足放射性疼痛為主要表現。本病多為急性或亞急性發病，少數為慢性，病程可達數年至數十年，好發於中青年，男性居多。一般認為，本病的發生與感染、外傷、腫瘤壓迫有關，寒冷、潮濕為發病的誘因。

中醫稱本病為「偏痺」，多由肝腎不足，氣血虛弱，風寒濕邪乘虛而入，邪留經絡，氣血運行不暢，阻塞經絡所致。泡腳藥組方選擇以祛風散濕，活血通絡之品為主。

方1　水蓼川芎方

【藥物組成】鮮水蓼300克，川芎20克，川牛膝15克。

【功能主治】祛濕通絡，活血止痛。主治坐骨神經痛。

【使用方法】將上藥入鍋中，加水適量，煎煮40分鐘，去渣取汁，倒入足浴盆中，先燻蒸，待藥溫降到40℃時，浸泡雙腳30分鐘，每天1次，15天為1個療程。

【來源】《泡足驗方》

方2　徐長卿木瓜方

【藥物組成】徐長卿40克，木瓜30克，赤白芍15克，細辛5克。

【功能主治】祛風勝濕，活血通絡。主治坐骨神經痛。

【使用方法】將上藥入鍋中，加水適量，煎煮40分鐘，去渣取汁，倒入足浴盆中，先燻蒸，待藥溫降到40℃時，再浸泡雙腳30分鐘，每天1次，15天為1個療程。

【來源】《泡足驗方》

方3　烏梢蛇乳沒方

【藥物組成】烏梢蛇30克，製乳香15克，製沒藥15克，川牛膝20克，絡石藤30克。

【功能主治】搜風通絡，活血止痛。主治坐骨神經痛。

【使用方法】將上藥入鍋中，加水適量，煎煮40分鐘，去渣取汁，倒入足浴盆中，先燻蒸，待藥溫降到40℃時，再浸泡雙腳30分鐘，每天1次，15天為1個療程。

【來源】泡足驗方

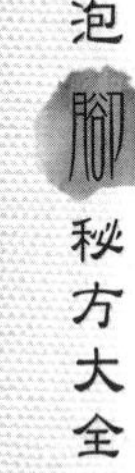

方 4　獨活狗脊方

【藥物組成】獨活 20 克，狗脊 15 克，當歸尾 10 克，蘇木 30 克，川斷 20 克，細辛 5 克。

【功能主治】祛濕通絡，補腎壯骨。主治坐骨神經痛。

【使用方法】將上藥入鍋中，加水適量，煎煮 40 分鐘，去渣取汁，倒入足浴盆中，先燻蒸，待藥溫降到 40℃ 時，再浸泡雙腳 30 分鐘，每天 1 次，15 天為 1 個療程。

【來源】《泡足驗方》

十、肱骨外上髁炎

肱骨外上髁炎，又名肘外側疼痛綜合徵，俗稱網球肘。以肘關節外側疼痛，用力握拳及前臂作旋前伸肘動作（如絞毛巾、掃地等）時可加重，局部有多處壓痛，而外觀無異常為主要臨床表現。

肱骨外上髁炎屬中醫學中「傷筋」、「肘痛」等範疇。其基本病機為肘部外傷或勞損、或外感風寒濕邪致使局部氣血凝滯，絡脈瘀阻而發為本病。泡腳藥組方選擇以活血通絡，舒經止痛之品為主。

方 1　元胡芎歸方

【藥物組成】元胡 40 克，川芎 30 克，橘皮 30 克，當歸 20 克。

【功能主治】活血通絡，舒經止痛。主治肱骨外上髁炎。

【使用方法】將上藥同入鍋中，加水適量，煎煮 40 分鐘，去渣取汁，倒入足浴盆中，先燻蒸，待藥溫降到

40℃時，再浸泡雙腳 30 分鐘，每天 1 次，7 天為 1 個療程。

【來源】《足療足浴治病大全》

方 2　元胡川草烏方

【藥物組成】元胡 30 克，製川草烏 20 克，川芎 20 克，徐長卿 15 克。

【功能主治】活血通絡，舒經止痛。主治肱骨外上髁炎。

【使用方法】將上藥同入鍋中，加水適量，煎煮 40 分鐘，倒入足浴盆中，先燻蒸，待藥溫降到 40℃時，再浸泡雙腳 30 分鐘，每天 1 次，7 天為 1 個療程。

【來源】《足療足浴治病大全》

十一、軟組織損傷

軟組織損傷主要是指人體關節周圍組織、肌肉遭受外來暴力撞擊、強力扭轉或牽拉壓迫等原因引起的損傷。可分為急性和慢性兩種。

急性又分為挫傷和扭傷。挫傷是直接外力打擊或衝撞所造成；扭傷是由間接外力作用於關節，引起周圍軟組織的牽拉或撕脫而造成的。主要的病理變化為皮下出血、漿液滲出、挫裂或斷裂。

慢性主要指慢性勞損或急性遷延而來，主要病理變化為局部組織充血、滲出、肥厚、黏連，繼而引起代謝障礙，細胞變性和功能障礙、攣縮等。本病的主要表現為疼痛、瘀腫和功能障礙。

急性損傷疼痛較劇，慢性損傷疼痛多與活動牽拉有

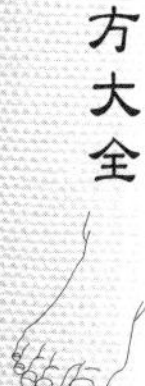

關，或僅有輕微痠痛。軟組織損傷壓痛點就是病灶之所在。中醫稱本病為「筋傷」，其基本病機為氣血瘀滯。泡腳藥組方選擇以祛風除濕，活血通絡之品為主。

方 1　鳳仙花川芎方

【藥物組成】鳳仙花 50 克，辣蓼 30 克，川芎 20 克。

【功能主治】祛風勝濕，活血通絡。適用於一切損傷疼痛和風濕疼痛。

【使用方法】將上藥同入鍋中，加入適量水，煎煮 30 分鐘，去渣取汁，倒入泡足器中，待藥溫降至 40℃左右時，泡腳 30 分鐘，每天 2 次。

【來源】《中藥泡腳祛百病》

方 2　蘇木丹參靈仙方

【藥物組成】蘇木 25 克，丹參 25 克，乳香 20 克，沒藥 20 克，桃仁 15 克，威靈仙 15 克，五加皮 15 克。

【功能主治】祛風勝濕，活血化瘀，消腫止痛。適用於一切陳舊損傷、疼痛不止者。

【使用方法】將上藥同入鍋中，加入適量水，煎煮 30 分鐘，去渣取汁，倒入泡足器中，待藥溫降至 40℃左右時，泡腳 30 分鐘，每天 1～3 次。

【來源】《中藥泡腳祛百病》

方 3　蘇木羌獨乳沒方

【藥物組成】蘇木 30 克，羌活 25 克，獨活 25 克，防己 20 克，桃仁 15 克，乳香 15 克，沒藥 15 克，紅花 12 克。

【功能主治】祛風勝濕，活血通絡，消腫止痛。適用於急、慢性軟組織損傷。

【使用方法】將上藥同入鍋中，加入適量的水，煎煮30～40 分鐘，去渣取汁，倒入泡足器中，待藥溫降至40℃左右時，泡腳 30 分鐘，每天 2 次。

【來源】《中藥泡腳治百病》

方 4　獨活秦艽當歸方

【藥物組成】獨活 25 克，秦艽 25 克，當歸 25 克，伸筋草 25 克，海桐皮 25 克，鉤藤 25 克，乳香 20 克，沒藥 20 克，紅花 20 克。

【功能主治】祛風勝濕，活血通絡。適用於損傷後筋肌痙攣疼痛者。

【使用方法】將上藥同入鍋中，加入適量水，煎煮 30 分鐘，去渣取汁，倒入泡足器中，待藥溫降至 40℃左右時，泡腳 30 分鐘，每天 2 次。

【來源】《中藥泡腳祛百病》

方 5　羌獨伸筋透骨方

【藥物組成】羌活 25 克，獨活 25 克，生川烏 25 克，澤蘭 25 克，艾葉 25 克，伸筋草 20 克，透骨草 20 克，蘇木 30 克，老蔥連根 50 克。

【功能主治】祛風勝濕，活血通絡，溫經止痛。適用於足跟軟組織損傷者。

【使用方法】將上藥同入鍋中，加入適量水，煎煮 30 分鐘，去渣取汁，倒入泡足器中，待藥溫降至 40℃左右時，泡腳 30 分鐘，每天 2 次。

【來源】《中藥泡腳祛百病》

方 6　海桐皮桃紅方

【藥物組成】海桐皮 15 克，透骨草 15 克，乳香 15

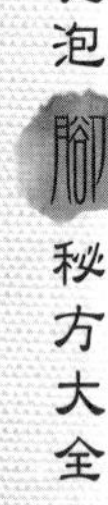

克，沒藥 15 克，桃仁 12 克，紅花 12 克，威靈仙 12 克，白花蛇舌草 12 克，防風 12 克。

【功能主治】祛風勝濕。活血止痛。適用於軟組織損傷。

【使用方法】將上藥同入鍋中，加入適量的水，煎煮 30～40 分鐘，去渣取汁，倒入泡足器中，待藥溫降至 40℃左右時，泡腳 30 分鐘，每天 2 次。

【來源】《中藥泡腳治百病》

方 7　荊防羌獨赤芍方

【藥物組成】荊芥 15 克，防風 15 克，透骨草 15 克，羌活 15 克，獨活 15 克，桔梗 15 克，艾葉 15 克，川椒 15 克，赤芍 15 克，一枝蒿 15 克。

【功能主治】祛風勝濕，活血祛瘀。主治跌打青腫。

【使用方法】將上藥同入鍋中，加入適量的水，煎煮 30～40 分鐘，去渣取汁，倒入泡足器中，待藥溫降至 40℃左右時，泡腳 30 分鐘，每天 2 次。

【來源】《中藥泡腳治百病》

方 8　芒硝地丁羌獨方

【藥物組成】芒硝 25 克，紫花地丁 20 克，菊花 20 克，蒲公英 20 克，穿心蓮 20 克，羌活 15 克，獨活 15 克，細辛 15 克，乳香 8 克，沒藥 8 克。

【功能主治】祛風勝濕，清熱解毒，消腫止痛。適用於軟組織急性炎症。

【使用方法】將上藥同入鍋中，加入適量的水，煎煮 30～40 分鐘，去渣取汁，倒入泡足器中，待藥溫降至 40℃左右時，泡腳 30 分鐘，每天 2 次。

【來源】《中藥泡腳治百病》

方 9　川烏雞血藤甲珠方

【藥物組成】川烏 30 克，白芷 30 克，白附子 30 克，赤芍 30 克，雞血藤 25 克，乾松 25 克，細辛 25 克，紅花 25 克，山甲珠 25 克，桐油 100～150 克，白酒 300～500 毫升。

【功能主治】祛風勝濕，活血通絡。適用於損傷後遺症。症見關節黏連、皮肉僵化，伸屈不利。

【使用方法】將前 9 藥放入鍋中，用桐油、白酒浸泡 20 分鐘，加入適量水，煎煮 30 分鐘，去渣取汁，倒入泡足器中，待藥溫降至 40℃左右時，泡腳 30 分鐘，每天 3 次，15 次為 1 個療程。

【來源】《中藥泡腳祛百病》

方 10　威靈仙透骨乳沒方

【藥物組成】威靈仙 25 克，白芷 25 克，甘草 25 克，防風 25 克，海桐皮 20 克，透骨草 20 克，乳香 20 克，沒藥 20 克，紅花 15 克，川椒 9 克，當歸 5 克。

【功能主治】祛風勝濕，活血舒筋，消腫止痛。適用於一切因跌打損傷所致筋骨錯亂，疼痛。

【使用方法】將上藥入鍋中，加入適量的水，煎煮 30 分鐘，去渣取汁，倒入泡足器中，待藥溫降至 40℃左右時，泡腳 30 分鐘，每天 2 次。

【來源】《中藥泡腳祛百病》

方 11　透骨伸筋荊防方

【藥物組成】透骨草 20 克，伸筋草 20 克，木瓜 20 克，桃仁 20 克，丹參 20 克，地龍 20 克，當歸 15 克，柴

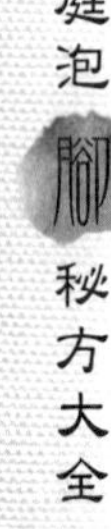

胡15克，紅花12克，荊芥12克，防風12克，甘草8克。

【功能主治】祛風勝濕，舒筋活血，消腫止痛。專治跌打青腫。

【使用方法】將上藥同入鍋中，加入適量的水，煎煮30～40分鐘，去渣取汁，倒入泡足器中，待藥溫降至40℃左右時，泡腳30分鐘，每天3次。

【來源】《中藥泡腳治百病》

方12　蘇木益母草薑黃方

【藥物組成】蘇木25克，丹參25克，赤芍25克，防風25克，獨活25克，花椒25克，益母草20克，紅花20克，劉寄奴20克，透骨草15克，五加皮15克，薑黃15克。

【功能主治】祛風勝濕，活血通絡，消腫止痛。適用於軟組織損傷。

【使用方法】將上藥同入鍋中，加入適量的水，煎煮30～40分鐘，去渣取汁，倒入泡足器中，待藥溫降至40℃左右時，泡腳30分鐘，每天2次。

【來源】《中藥泡腳治百病》

方13　蒼桂二烏二草方

【藥物組成】蒼朮30克，桂枝30克，防風30克，獨活30克，草烏30克，川烏30克，透骨草25克，伸筋草25克，艾葉15克，劉寄奴15克，花椒15克，紅花15克。

【功能主治】祛風勝濕，活血通絡，消腫止痛。適用於軟組織損傷。

【使用方法】將上藥同入鍋中，加入適量的水，煎煮30～40分鐘，去渣取汁，倒入泡足器中，待藥溫降至40℃左右時，泡腳30分鐘，每天2次。

【來源】《中藥泡腳治百病》

方14　桃紅羌獨方

【藥物組成】桃仁30克，紅花30克，三棱30克，莪朮30克，土牛膝25克，羌活25克，獨活25克，烏藥20克，企邊桂20克，當歸尾20克，澤蘭20克，生川烏20克，生草烏20克，陳醋45毫升。

【功能主治】祛風勝濕，溫經活血。適用於一切因跌打損傷所致筋骨錯亂，疼痛。

【使用方法】將前13藥放入鍋中，加入適量水，煎煮30分鐘，去渣取汁，加陳醋45毫升，倒入泡足器中，待藥溫降至40℃左右時，泡腳30分鐘，每天2次。

【來源】《中藥泡腳祛百病》

方15　透骨伸筋乳沒二枝方

【藥物組成】透骨草25克，伸筋草20克，製乳香20克，製沒藥20克，桂枝15克，桑枝15克，補骨脂15克，落得打15克，全當歸15克，紅花15克，羌活15克，牛膝12克，獨活12克，淫羊藿12克，宣木瓜6克。

【功能主治】祛風勝濕，活血通絡。適用於關節筋骨損傷。

【使用方法】將上藥同入鍋中，加入適量的水，煎煮30～40分鐘，去渣取汁，倒入泡足器中，待藥溫降至40℃左右時，泡腳30分鐘，每天2次。

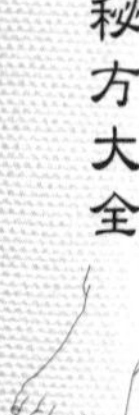

【來源】《中藥泡腳治百病》

方 16　芒硝紅花梔子方

【藥物組成】芒硝 50 克，紅花 30 克，桃仁 20 克，梔子 20 克。

【功能主治】活血通絡，化瘀止痛。適用於踝關節扭傷。

【使用方法】將上藥同入鍋中，加入適量水，煎煮 30 分鐘，去渣取汁，倒入泡足器中，待藥溫降至 40℃左右時，泡腳 30 分鐘，每天 2～3 次，15 天為 1 個療程。

【來源】《中藥泡腳祛百病》

方 17　伸筋透骨三棱莪朮方

【藥物組成】伸筋草 30 克，透骨草 30 克，海桐皮 15 克，豨薟草 15 克，三棱 15 克，莪朮 15 克，秦皮 15 克，牛膝 15 克，紅花 15 克，黃柏 15 克。

【功能主治】活血通絡，消腫止痛。主治軟組織損傷。

【使用方法】將上藥同入鍋中，加水 2500 毫升，煎沸 20 分鐘後，去渣取汁，藥液倒入盆內，待藥溫降至 40℃左右時，泡腳 15～30 分鐘，每天 3 次，每劑可用 5～6 次。

【來源】《薰洗療法》

方 18　艾葉桂枝川芎方

【藥物組成】艾葉 20 克，桂枝 20 克，防風 20 克，桑枝 20 克，枳殼 20 克，紅花 20 克，秦艽 20 克，赤芍 20 克，山梔 20 克，川芎 20 克，杜仲 20 克，透骨草 20 克。

【功能主治】溫經通絡，活血化瘀。適用於足部軟組織損傷，腫脹疼痛，青紫瘀斑者。

【使用方法】將上藥同入鍋中，加入適量水，煎煮 30 分鐘，去渣取汁，倒入泡足器中，待藥溫降至 40℃左右時，泡腳 30 分鐘，每天 2 次，7 天為 1 個療程。

【來源】《中藥泡腳祛百病》

參考書目

［1］謝英彪．泡足驗方［M］．長沙：湖南科學技術出版社，2004

［2］董傑．藥浴治百病［M］．吉林：吉林科學出版社，1993

［3］蘇培基．薰洗療法［M］．北京：中國中醫藥出版社，2001

［4］程爵棠，程功文．足底療法治百病［M］．北京：人民軍醫出版社，2010

［5］喬全英．圖解泡腳按摩祛百病［M］．北京：人民軍醫出版社，2009

［6］張仁慶，趙慶華．中藥泡腳治百病［M］．赤峰：內蒙古科學技術出版社，2004

［7］丘石．中藥泡腳祛百病［M］．北京：金城出版社，2005

［8］李輝．足療足浴治病大全［M］．北京：北京燕山出版社，2009

彩色圖解太極武術

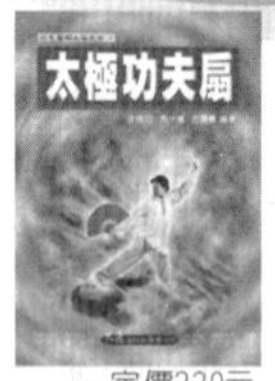

定價220元

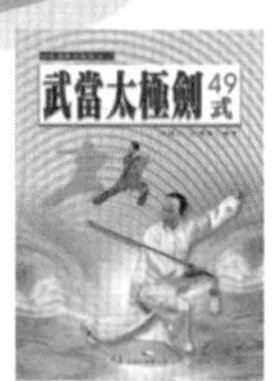

定價220元

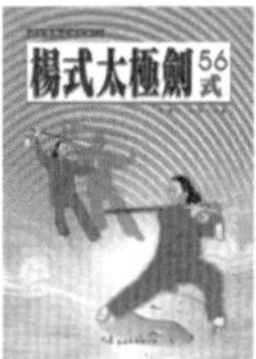

定價220元

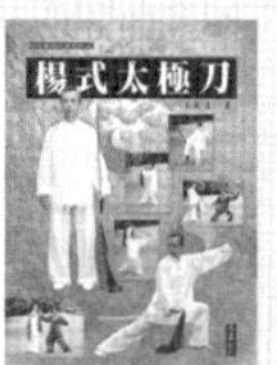

定價220元

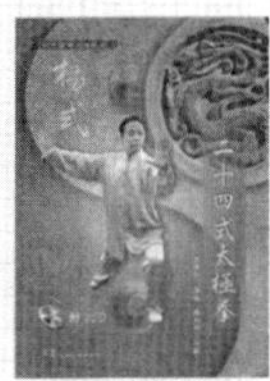
定價350元

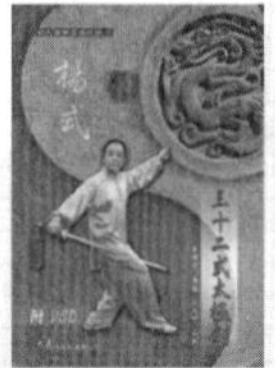
定價350元

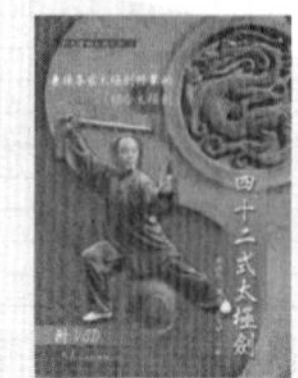
定價350元

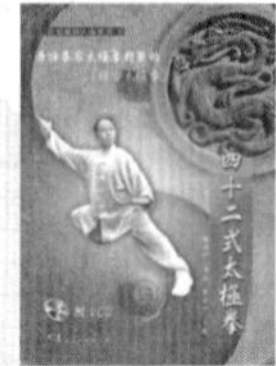
定價350元

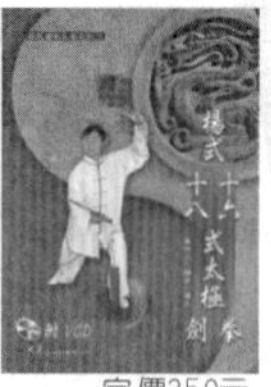
定價350元

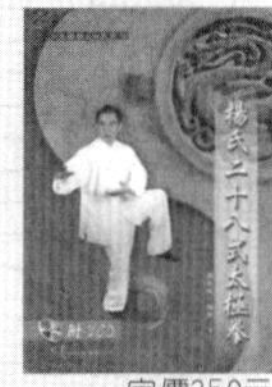
定價350元

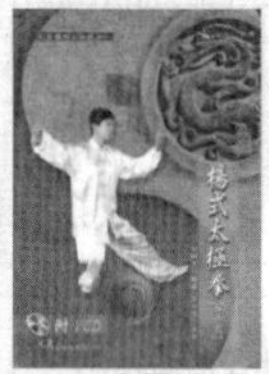
定價350元

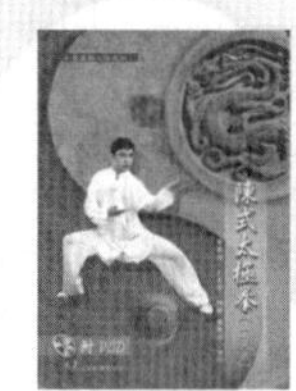
定價350元

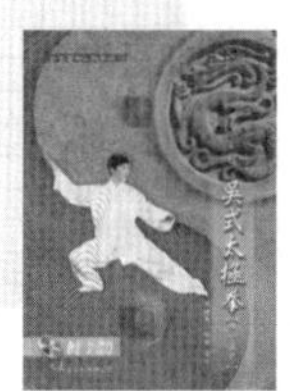
定價350元

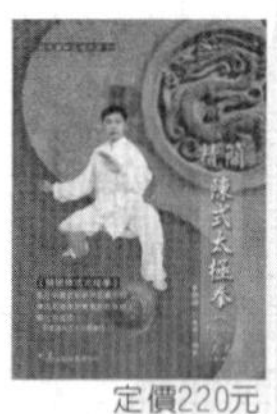
定價220元

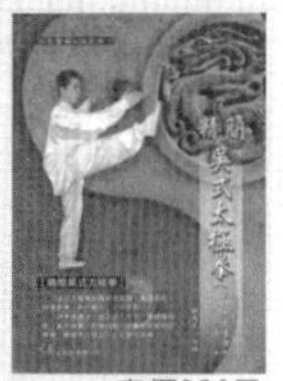
定價220元

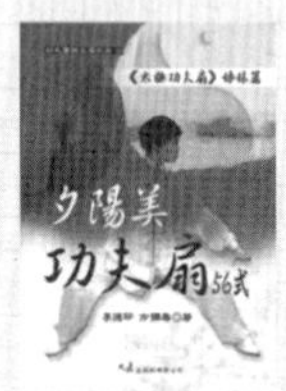
定價220元

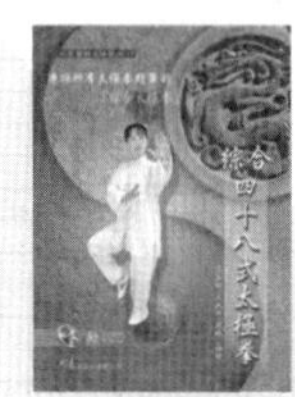
定價350元

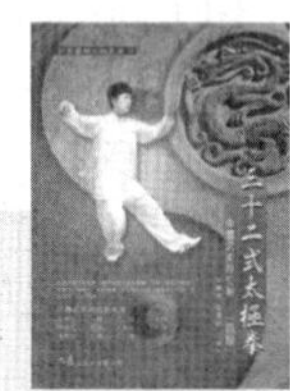
定價220元

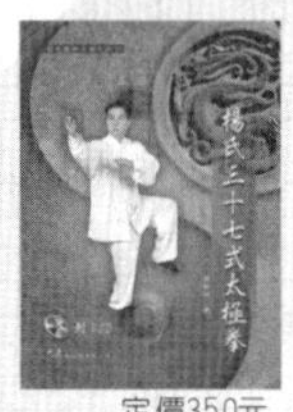
定價350元

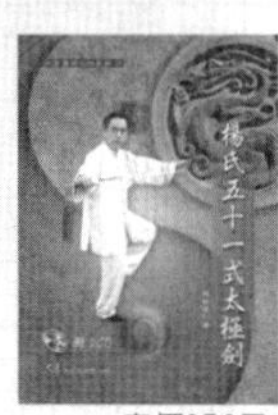
定價350元

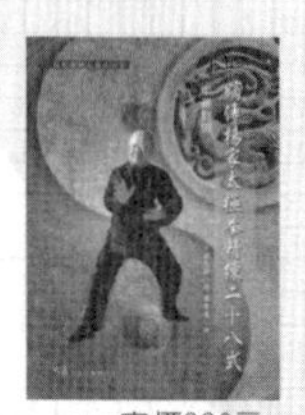
定價220元

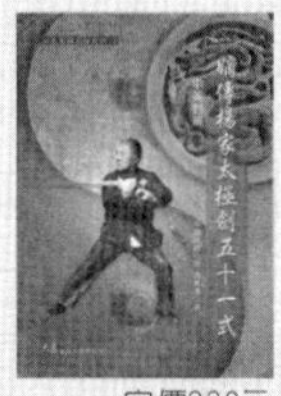
定價220元

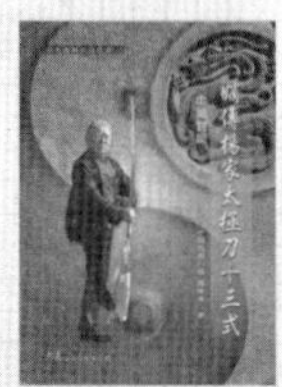
定價220元

導引養生功

全系列為彩色圖解附教學光碟

張廣德養生著作　每冊定價 350 元

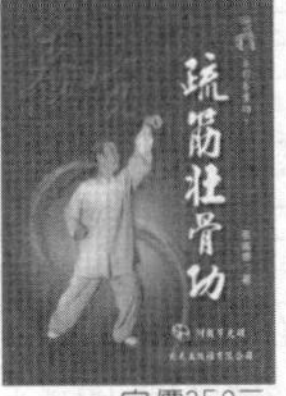

定價350元

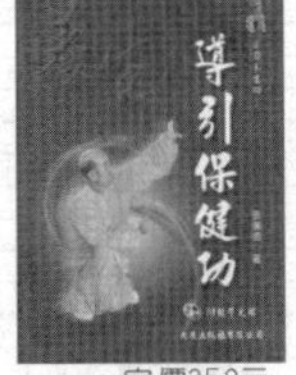

定價350元

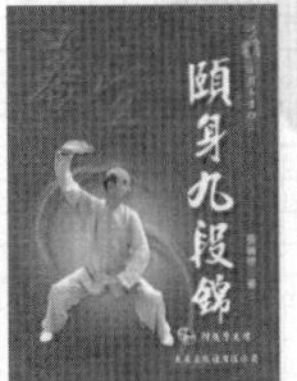

定價350元

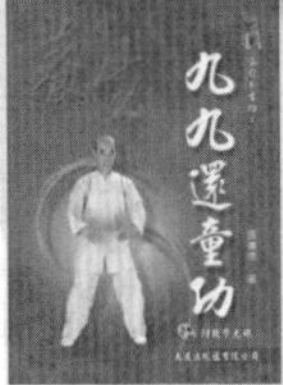

定價350元

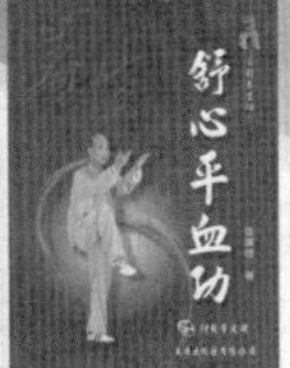

定價350元

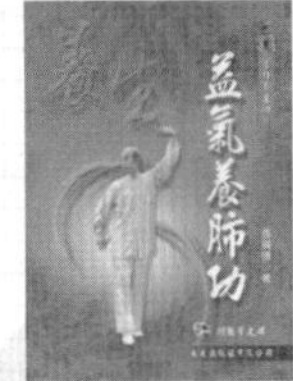

定價350元

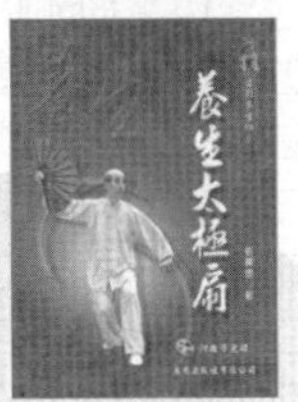

定價350元

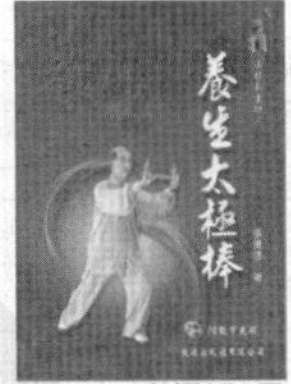

定價350元

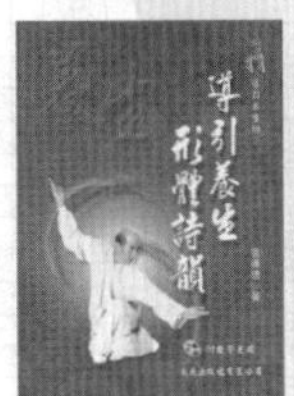

定價350元

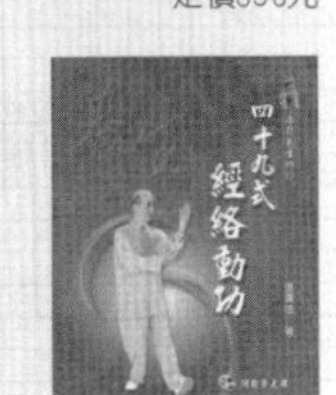

定價350元

輕鬆學武術

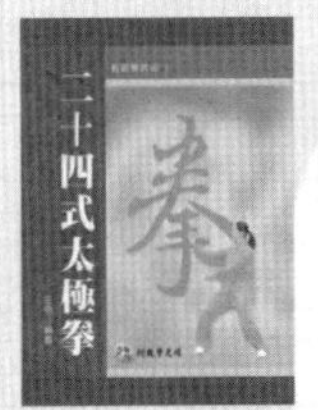

定價250元

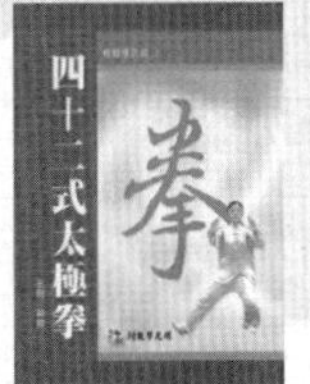

定價250元

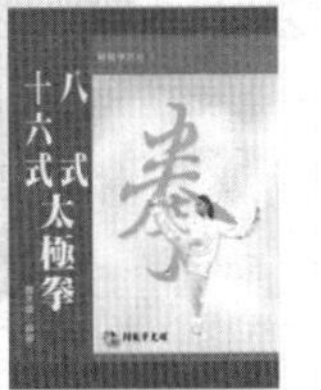

定價250元

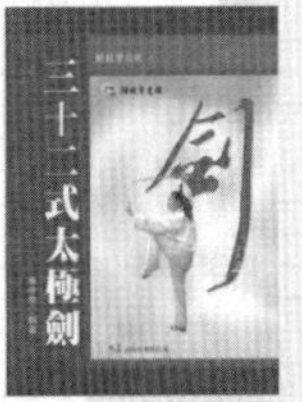

定價250元

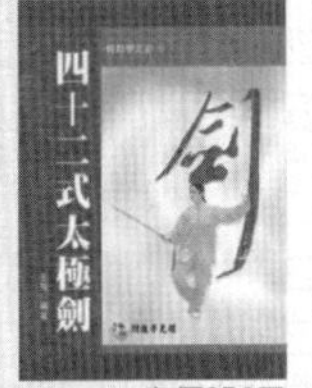

定價250元

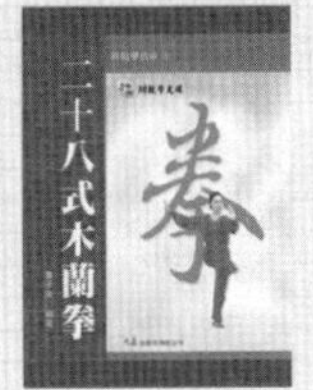

定價250元

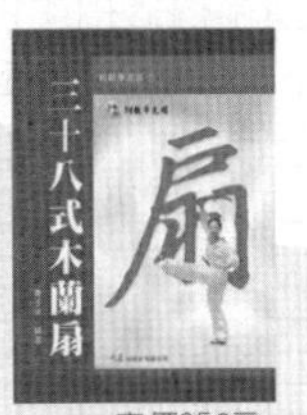

定價250元

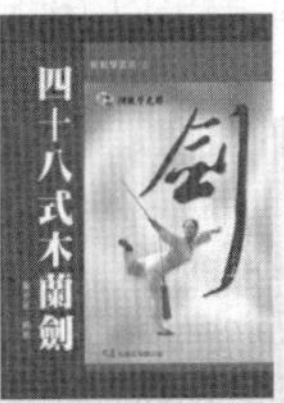

定價250元

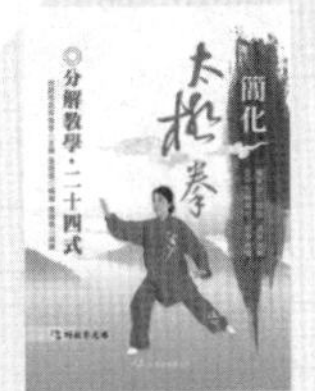

定價280元

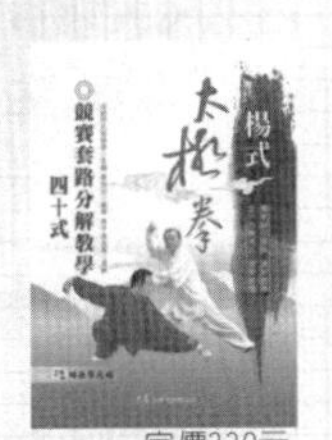

定價330元

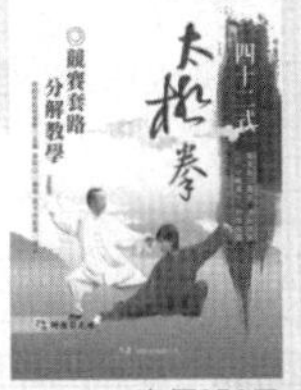

定價250元

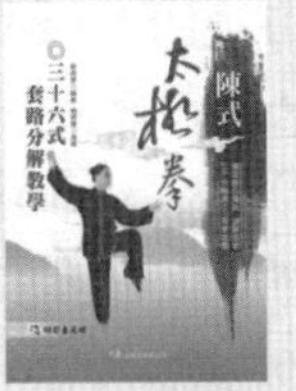

定價250元

太極跤

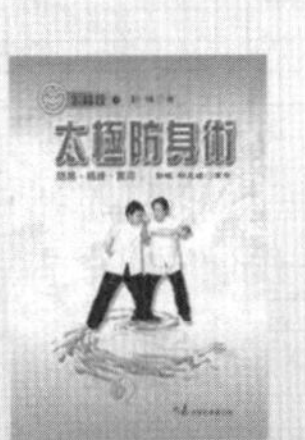

定價300元

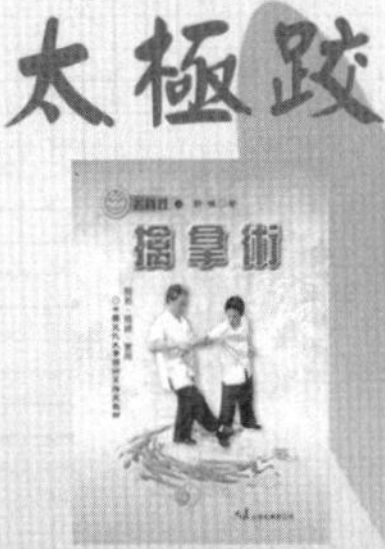

定價280元

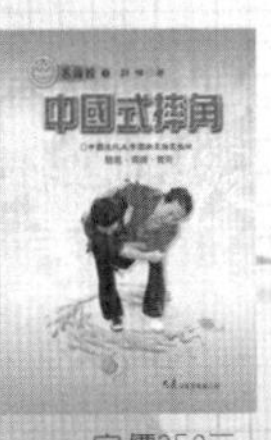

定價350元

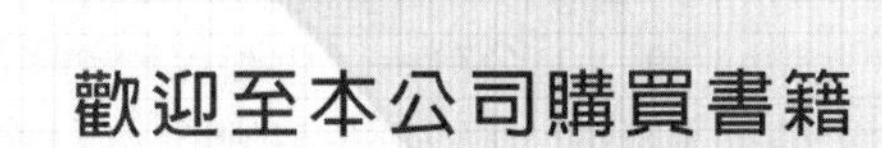

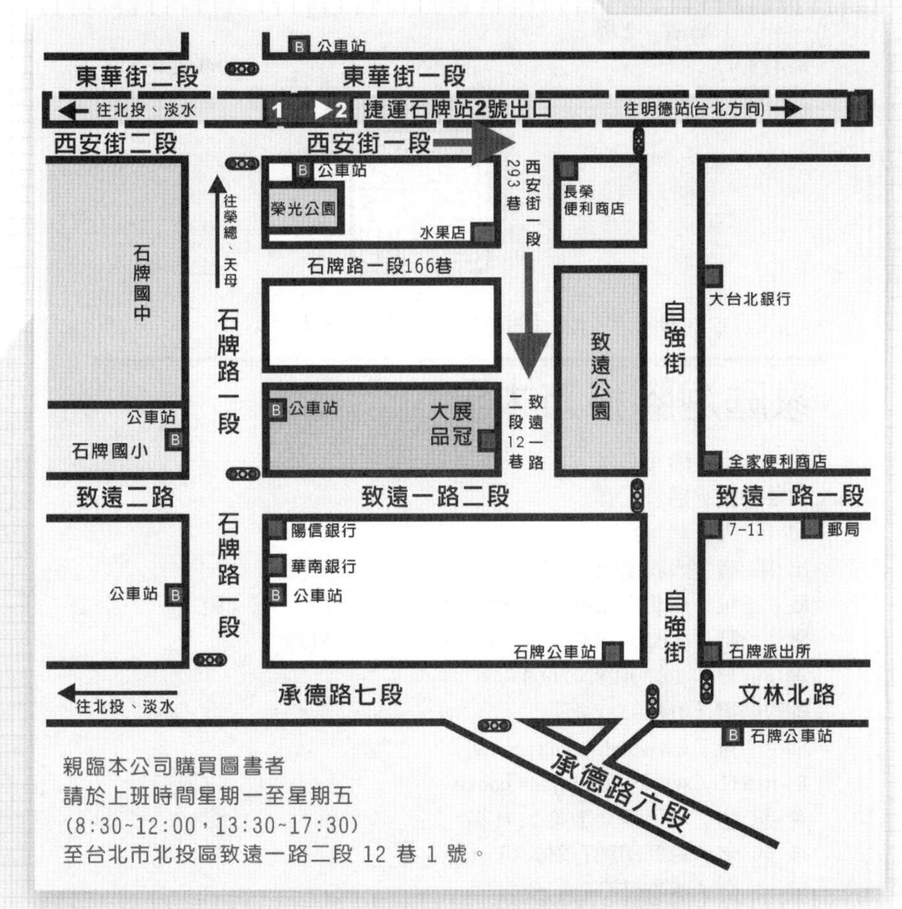

建議路線

1.搭乘捷運．公車

淡水線石牌站下車，由石牌捷運站2號出口出站(出站後靠右邊)，沿著捷運高架往台北方向走(往明德站方向)，其街名為西安街，約走100公尺(勿超過紅綠燈)，由西安街一段293巷進來(巷口有一公車站牌，站名為自強街口)，本公司位於致遠公園對面。搭公車者請於石牌站(石牌派出所)下車，走進自強街，遇致遠路口左轉，右手邊第一條巷子即為本社位置。

2.自行開車或騎車

由承德路接石牌路，看到陽信銀行右轉，此條即為致遠一路二段，在遇到自強街(紅綠燈)前的巷子(致遠公園)左轉，即可看到本公司招牌。

國家圖書館出版品預行編目資料

家庭泡腳秘方大全 / 譚同來主編
——初版，——臺北市，大展，2015 [民 104.04]
面；21公分—（中醫保健站；65）
ISBN 978-986-346-064-0（平裝）
1.藥浴 2.腳
413.97 104002073

家庭泡腳秘方大全

主 編 / 譚 同 來
責任編輯 / 趙 志 春
發 行 人 / 蔡 森 明
出 版 者 / 大展出版社有限公司
社 址 / 臺北市北投區（石牌）致遠一路 2 段 12 巷 1 號
電 話 /（02）28236031，28236033，28233123
傳 真 /（02）28272069
郵政劃撥 / 01669551
網 址 / www.dah-jaan.com.tw
E-mail / service@dah-jann.com.tw
登 記 證 / 局版臺業字第 2171 號
承 印 者 / 傳興印刷有限公司
裝 訂 / 承安裝訂有限公司
排 版 者 / 菩薩蠻數位文化有限公司
授 權 者 / 山西科學技術出版社
初版 1 刷 / 2015 年（民 104 年）4 月

定價 / 450元

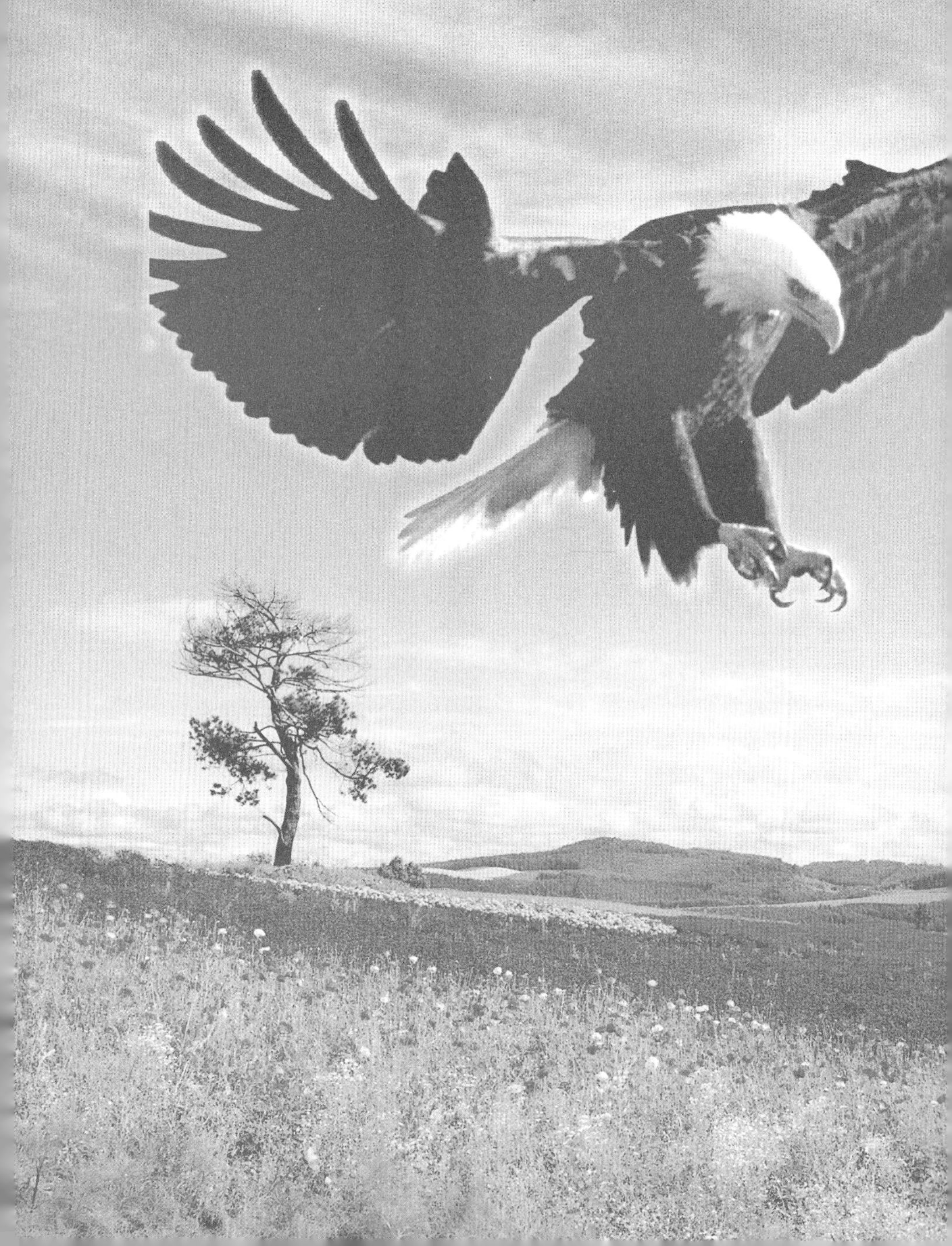

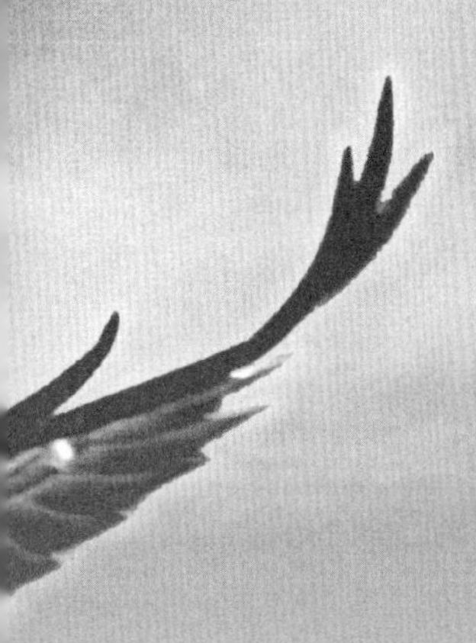

大展好書　好書大展

品嘗好書　冠群可期